颅脑损伤现代护理学

主编　朱桂彩 等

上海交通大學出版社

内容提要

本书详细介绍了神经外科基础知识、神经外科患者的护理与健康教育、常用护理技术操作、常用临床检查及常用药物等。全书对颅脑损伤患者的护理按照概述、评估、护理问题，护理措施等进行阐述，突出专科护理理论与实践相结合，是一本理论见长、技术实用、经验可鉴的好书。

本书适合护理专业学生和神经外科护理人员阅读。

图书在版编目(CIP)数据

颅脑损伤现代护理学/朱桂彩等主编. —上海：上海交通大学出版社，2010

ISBN 978-7-313-06714-2

Ⅰ. 颅...　Ⅱ. 朱...　Ⅲ. 颅脑损伤—护理　Ⅳ. R473.6

中国版本图书馆CIP数据核字(2010)第150503号

颅脑损伤现代护理学

朱桂彩　等主编

上海交通大学出版社出版发行

（上海市番禺路951号　邮政编码200030）

电话：64071208　出版人：韩建民

常熟市文化印刷有限公司 印刷　全国新华书店经销

开本：787mm×1092mm 1/16　印张：19.25　字数：507千字

2010年9月第1版　2010年9月第1次印刷

印数：1～1530

ISBN 978-7-313-06714-2/R　定价：48.00元

本书编委会

序

随着社会、经济水平的发展与提高，机动交通工具的应用与普及，建筑业的迅猛发展，加之各种快速、刺激性的体育运动等不断花样翻新，使颅脑损伤的发生率、致残率、致死率呈持续上升的趋势。因此，提高颅脑损伤，特别是重型颅脑损伤的救治水平，一直是神经外科医护人员不懈努力的目标。颅脑损伤的护理是颅脑损伤，特别是重型颅脑损伤救治工作的重要组成部分，护理质量的高低和是否到位将直接关系到伤者的安危，可以说，“三分治疗，七分护理”，在颅脑损伤和所有颅脑重症的护理工作中体现的最为充分。国际上已有颅脑损伤的护理著作，我国也出版了几本相关专著，对提高颅脑损伤的护理水平起到了很好的推动作用。

进入21世纪以来，医学科学迅猛发展，颅脑损伤的护理理念、护理新技术等都有了重大发展和变革。本书编写者长期工作在临床一线，他们有着丰富的临床护理经验和护理知识，结合国内外研究进展和护理新技术，用心编写完成此书，书中系统介绍了颅脑损伤基础知识、颅脑损伤病人的护理与健康教育、常用护理技术操作、常用临床检查及常用药物等，全书对患者的护理按照概述、评估、护理问题、护理措施(心理护理、健康教育)等进行阐述，突出专科护理特点，突出实用性、新颖性，体现了“以人为本”的护理理念，也反映了整体护理观在颅脑损伤患者护理中的应用，是一部理论见长、技术实用、经验可鉴的好书。

相信本书的出版对从事神经科的医护人员、护理专业的学生、进修生等都具有很好的参考价值，也可作为神经外科专科护士培训的参考用书。

山东省医学会神经外科分会
山东省医师协会神经外科分会　名誉主任委员
山东人学　终身教授

2010年9月于济南

前　　言

颅脑损伤是一种常见的损伤，据世界各国不同时期的统计资料显示，其发生率占全身各部位创伤的9%～21 %，但是死、残率处于第一位，在战争时期发生率更高。随着社会、经济水平的不断提高，高速交通工具的应用更为普及，建筑业高速发展，加之各种快速、刺激性的体育运动等不断花样翻新，使颅脑损伤的发生率呈持续上升的趋势。提高颅脑损伤特别是重型颅脑损伤的救治水平，一直是神经外科医护人员不懈努力的目标。因此神经外科护士不仅要具有良好的专业素质、专业知识、专业技能，还应具有丰富的实践经验及敏锐的观察能力，才能较好地完成临床护理任务。鉴于上述情况，我们组织编写了这部《颅脑损伤现代护理学》。

本书分十五章，详细介绍了神经外科基础知识、神经外科患者的护理与健康教育、常用护理技术操作、常用临床检查及常用药物等。全书对患者的护理按照概述、评估、护理问题、护理措施(心理护理、健康教育)等进行阐述，结合了编者丰富的临床护理经验，贯穿了新的护理理念，力求做到理论指导有针对性、实践性、可操作性。本书突出专科护理理论与实践相结合，突出专科护理特点，突出实用性、新技术、新进展，体现了“以人为本”的护理理念，也反映了整体护理观在神经外科患者护理中的应用，是一部理论见长、技术实用、经验可鉴的好书。

本书在编写过程中，山东大学张庆林教授对本书的结构和内容提出了宝贵建议并为之作序，同时得了上海交通大学出版社王祖华编辑的悉心指导，一并表示诚挚的谢意。

由于编写时间较紧，且编者的能力和水平有限，书中错误与疏漏之处恳请专家和护理界同仁多提宝贵意见。

编　者

2010年9月于山东日照

目　录

第一章　护理学发展简史

第一节　护理学的形成与发展

古代以自我护理、家庭护理为主，人类为谋求生存，在狩猎、械斗及与自然灾害抗争的活动中发生疾病、创伤，人们以自我保护式、互助式、经验式、家庭式等爱抚手段与疾病和死亡作斗争。中世纪以宗教护理、医院护理为主。文艺复兴时期，其间建立了许多图书馆、大学、医学院校，出现了一批医学科学家。

19世纪中叶南丁格尔首创了科学的护理专业，护理学理论才逐步形成和发展。国际上称这个时期为“南丁格尔时代”。这是护理工作的转折点，也是护理真正走向专业化的开端。

第二节　南丁格尔对现代护理学的贡献

弗罗伦斯·南丁格尔，出生于英国名门富有的家庭，受过高等教育，熟悉英、法、德、意等多国语言。她从小就立志从事救死扶伤的护理工作，在随家人到世界各国旅游时，她专注于参观、考察各地孤儿院、医院和慈善机构等。

1854年克里米亚战争中，南丁格尔率领38名护士，克服重重困难，前往战地救护伤员。半年后，使病死率由50%下降到2.2%，被战士们称为“提灯女神”和“克里米亚天使”。1860年，南丁格尔在英国圣托马斯医院创建了世界上第一所正式的护士学校，为护理教育奠定了基础。1907年，南丁格尔获英国政府颁发的最高国民荣誉勋章。1912年国际护士会决定将5月12日(南丁格尔生日)定为国际护士节。1920年，国际红十字会首次颁发南丁格尔奖章。

第三节　我国护理学的发展

(一) 中国传统医学与护理

早期的医、药、护一直保持着密不不分的状态，“三分治，七分养”就是对医学与护理学的关系所作出的高度概括。在我国医学中有关护理理论的技术记载颇为丰富。如我国最早的一部医学经典《黄帝内经》，强调了疾病与饮食调节、心理因素、环境和气候改变的关系。隋朝孙思邈的《备急千金要方》中提到“凡衣服、巾、栉、枕、镜，不宜与人同之”指的就是预防、隔离的观点。

(二) 中国护理事业发展概况

鸦片战争前后，清政府与西方国家签订了许多不平等条约，外国人可自由出入中国。护理工作就是随着各国的军队、宗教和医学进入中国而开始的。

1835年，美国传教士在广州开设了第一所西医院。

1888年，美国人约翰逊女士在福州开办第一所护士学校。

1909 年，在江西牯岭成立了中华护士会。会长均由外籍护士担任。

1921 年，北京协和医院和几所大学合办高等护士学校，学制 4～5 年，5 年制的毕业生可获学士学位，此为我国高等护理教育的开端。1934 年，教育部成立护士教育专门委员会，将护士教育改为高级护士职业教育，学制为 3～4 年，护士教育遂被纳入国家正式教育系统。直至 1950 年停办。

1922 年，国际红十字会在日内瓦开会，正式接纳中国护士会为第十一名会员国。

1924 年，由中国护士伍哲英担任中华护士会理事长；1936 年改名为中华护士学会；1964 年改名为中华护理学会。

1941～1942 年，中华护士学会在延安成立分会。毛泽东为大会题词："护士工作有很大的政治重要性"和"尊重护士，爱护护士"。延安分会的成立推动了护理学术和护理质量的提高，促进了中国当代护理学的发展。至 1949 年，全国共建立护士学校 183 所，有护士 32 800 人。

新中国成立后，随着卫生事业的发展，我国护理工作进入了一个新的时期。在"面向工农兵、预防为主、团结中西医、卫生工作与群众运动相结合"的国家卫生工作总方针指引下，我国护理工作有了迅速的发展。

1950 年，在第一届全国卫生工作会议上，护理教育被列为中等专业教育之一，并纳入正规教育系统。

1976 年以后，尤其是党的十一届三中全会以后，护理专业再一次获得新生。

1977 年以来，中华护理学会和各地分会先后恢复。

1978 年后，开展了护理国际交流。

1979 年为护理工作转折点，国家卫生部颁发了两个文件，即"关于加强护理工作的意见"和"关于加强护理教育工作的意见"。

1980 年，由南京医学院及南京军区总院联合开办了"文革"后的第一个高级护理进修班，学制 3 年，获大专学历。同年开始进行护理技术职称评定。

1983 年天津医学院率先开办了 5 年制护理本科专业，毕业获学士学位。其后，相继有 11 所高等院校开设了护理本科专业，学制 5 年。

1992 年、1993 年分别批准了北京医科大学、第二军医大学护理系为护理硕士学位授予点。

1982 年卫生部正式成立护理处，1985 年经卫生部批准，成立了护理中心，以加强对护理工作的领导、监督和指导，进一步取得了世界卫生组织对我国护理学科发展的支持。

随着医学科学的发展和社会的进步，医学模式已由生物医学模式转为生物、心理、社会医学模式。护理学的地位、任务、作用和目标也随之发生了很大的变化。护士既是治疗疾病的合作者，又是预防疾病的宣传者，还是家庭护理的教育者和社区护理的组织者。护士专业化和多面手的完美结合将使以患者为中心的护理得以进一步发展，护理的目标不仅是满足生理上的需求，还着眼于心理的平衡和对社会的适应，所有这一切都标志着传统护理向现代护理的过渡。

（朱桂彩　张文秀）

第二章　神经外科基础

第一节　神经系统解剖及生理

一、头皮的解剖

头皮是覆于头颅穹隆部的软组织，是颅脑部防御外界暴力的表面屏障，具有较大的弹性和韧性，对压力和牵张力均有较强的抵御能力。故而暴力可以通过头皮及颅骨传入颅内，造成脑组织损伤，而头皮却完整无损或仅有轻微损伤。头皮的结构与身体其他部位的皮肤有明显的不同，表层毛发浓密、血运丰富，皮下组织结构致密，有短纤维隔将表层、皮下组织层和帽状腱膜层连接在一起，三位一体不易分离，其间富含脂肪颗粒，有一定保护作用。帽状腱膜与颅骨骨膜之间有一疏松的结缔组织间隙，使头皮可以滑动，故有缓冲外界暴力的作用。当近于垂直的暴力作用在头皮上时，由于有硬组织颅骨的衬垫，常致头皮挫伤或头皮血肿，严重时可引起挫裂伤；近于斜向或切线的外力，因为头皮的滑动常导致头皮裂伤、撕裂伤，但在一定程度上又能缓冲暴力作用在颅骨上的强度。头皮的解剖层次在额顶枕部和颞部略有差异。

（一）额顶枕部

解剖学上可分为五层：

(1) 皮肤层。较身体其他部位厚而致密，含有大量毛囊、皮脂腺和汗腺。有丰富的血管和淋巴管，外伤时出血多，但愈合较快。

(2) 皮下组织层。由脂肪和粗大而垂直的纤维束构成，皮肤层和帽状腱膜层均由短纤维紧密相连，是结合头皮的关键，富含血管神经。

(3) 帽状腱膜层。覆盖于颅顶上部，为大片白色坚韧的腱膜结构，前连于额肌，后连于枕肌，侧方与颞浅筋膜融合，坚韧且有张力。该层与骨膜连接疏松，是易产生巨大帽状腱膜下血肿的原因。

(4) 腱膜下层。由纤细疏松的结缔组织构成，其间有许多导血管与颅内静脉窦相通。

(5) 骨膜层。紧贴于颅骨外板，在颅缝处贴附紧密，其余部位贴附疏松，可自颅骨表面剥离。

（二）颞部

颞部头皮向上以颞上线与颞顶枕部相接，向下以颧弓上缘为界。组织结构可分以下六层：

(1) 皮肤。颞后部皮肤与额顶枕部相同，前部皮肤较薄。

(2) 皮下组织。与皮肤结合不紧密，没有致密纤维性小梁，皮下组织内有耳颞神经和颞浅动、静脉经过。

(3) 颞浅筋膜。系帽状腱膜直接延续而成，在此处较薄弱。

(4) 颞深筋膜。被盖在颞肌表面，上起颞上线，向下分为深浅两层，分别附于颧弓的内外面，两层间合成一封闭间隙，内容脂肪组织。深层筋膜质地较硬，内含腱纤维，创伤撕裂后，手指触及裂缘，易误认为骨折。

(5) 颞肌。起自颞窝表面，向下以肌腱止于下颌骨冠突。颞肌表面与颞深筋膜之间有一间隙，内含脂肪，向下与颊脂体相延续。

(6) 骨膜。此处骨膜与骨结合紧密，不易分开。

(三) 颅顶软组织血管

1. 动脉

颅顶软组织的血液供给非常丰富，动脉之间吻合极多，所以头皮损伤愈合较快，对于创伤治疗十分有利。但是另一方面，因为血管丰富，头皮动脉在皮下组织内受其周围纤维性小梁的限制，当头皮损伤时血管壁不易收缩，所以出血极多甚至可致休克，必须用特殊止血法止血。

供应颅顶头皮的动脉，除眼动脉的两个终支外，都是颈外动脉的分支。

(1) 眶上动脉和滑车上动脉。是眼动脉(发自颈内动脉)的终支。自眶内绕过眶上缘向上分布于额部皮肤。在内眦部，眼动脉的分支鼻背动脉与面动脉的终支内眦动脉相吻合。

(2) 颞浅动脉。是颈外动脉的一个终支，越过颧弓根部后，行至皮下组织内(此处可以压迫止血)，随即分成前、后两支。前支(额支)分布额部，与眶上动脉相吻合；后支(顶支)走向顶部，与对侧同名动脉相吻合。

(3) 耳后动脉。自颈外动脉发出后，在耳廓后上行，分布于耳廓后部的肌肉皮肤。

(4) 枕动脉。起自颈外动脉，沿乳突根部内侧向后上，在乳突后部分成许多小支，分布顶枕部肌肉皮肤。另有脑膜支经颈静脉孔和髁孔入颅，供应颅后窝的硬脑膜。

上述诸动脉的走向都是由下向上，呈放射状走向颅顶，故手术钻孔或开颅时，皆应以颅顶为中心作放射状切口，皮瓣蒂部朝下，以保留供应皮瓣的血管主干不受损伤。

2. 静脉

头皮静脉与同名动脉伴行，各静脉相互交通，额部的静脉汇成内眦静脉，进而构成面前静脉；颞部的静脉汇成颞浅静脉；枕部的静脉汇入颈外浅静脉。

颅外静脉还介导血管和板障静脉与颅内的静脉窦相交通。头颅部的静脉没有静脉瓣，故头、面部的化脓性感染，常因肌肉收缩或挤压而经此径路引起颅骨或颅内感染。

常见的颅内、外静脉交通有：

(1) 内眦静脉经眼静脉与海绵窦交通。在内眦至口角连线以内的区域发生化脓感染时，可通过此径路造成感染性海绵窦栓塞，故此区有“危险三角”之称。

(2) 顶部导血管。位于顶骨前内侧部，联结头皮静脉与上矢状窦。顶部帽状腱膜下感染可引起上矢状窦感染性栓塞。

(3) 乳突部导血管。经乳突孔连接乙状窦与耳后静脉或枕静脉。

(4) 枕部导血管。联结枕静脉和横窦。项部的痈肿有引起横窦栓塞的危险。

(5) 经卵圆孔的导血管。联结翼静脉丛和海绵窦。故面深部的感染引起海绵窦感染者也不少见。

正常情况下板障静脉和导血管的静脉血流很不活跃，但当颅压增高时，颅内静脉血可经导血管流向颅外，所以在长期颅压增高的患者，板障静脉和导血管可以扩张变粗，儿童尚可见到头皮静脉怒张现象。

(四) 淋巴

颅顶无淋巴结，头部所有淋巴结均位于头颈交界处，其浅淋巴管分别注入下述淋巴结。

(1) 腮腺(耳前)淋巴结。位于颧弓上下侧,咬肌筋膜外面,有颞部和部分额部的淋巴管注入。

(2) 下颌下淋巴结。在颌下腺附近,有额部的淋巴管注入。

(3) 耳后淋巴结。在枕部皮下斜方肌起始处,有颅顶后半部的淋巴管注入。

以上淋巴结最后注入颈浅淋巴结和颈深淋巴结。

(五) 神经

除面神经分布于额肌、枕肌和耳周围肌外,颅顶部头皮的神经都是感觉神经。额部皮肤主要是三叉神经第一支眼神经的分支眶上神经和滑车上神经分布。颞部皮肤主要由三叉神经第三支下颌神经的耳颞神经支配。耳廓后面皮肤由颈丛的分支耳大神经支配。枕部皮肤由第二颈神经的后支枕大神经和颈丛的分支枕小神经支配。枕大神经投影在枕外隆凸下 2cm 距中线 2～4 cm 处,穿出斜方肌腱,分布于枕部大部分皮肤。枕大神经附近的疤痕、粘连可引起枕部疼痛(枕大神经痛),常在其浅出处做枕大神经封闭治疗。

二、颅骨解剖

除下颌骨和舌骨外,其他 21 块头骨都借缝、软骨或骨结合构成一个牢固的整体,称为颅。通常将组成脑颅腔的骨骼称为颅骨。脑颅共有骨 8 块,包括额骨 1 块、顶骨 2 块,枕骨 1 块、颞骨 2 块、蝶骨 1 块、筛骨 1 块。

(1) 额骨。位于颅的前上方,分额鳞、眶部和鼻部。额骨内有空腔叫额窦,开口于鼻腔。

(2) 顶骨。位于颅顶中部两侧,为方形扁骨,分内、外面,四角四缘。

(3) 枕骨。位于颅的后下方,前下部有枕骨大孔,以此孔分四部,后为鳞部,前为基底部,两侧为侧部。枕骨内面:枕骨大孔向前上为斜坡,枕骨大孔的前外侧有舌下神经管。在枕骨大孔后方有枕内嵴向后上延伸至枕内隆凸,其上方有矢状窦沟,两侧有横窦沟。枕骨外面:在枕骨大孔两侧有枕髁。大孔前方有隆起的咽结节,大孔后方有枕外嵴、枕外隆凸,隆凸向两侧有上项线,其下方有与之平行的下项线。

(4) 颞骨。位于颅骨两侧,分 3 部。颞鳞呈鳞片状,前部下方有颧突,与颧骨的颞突形成颧弓。颧突后端下方有下颌窝,窝的前缘隆起叫关节结节。鼓部是围绕外耳道前面、下面和部分后面的骨板。岩部有 3 个面,尖端朝向前内侧,前上面中部有一弓状隆起,其外侧为鼓室盖,靠近锥体尖处,有三叉神经压迹。后上面近中央部分有内耳门。下面对向颅底外面,近中央部有颈动脉管外口,在锥体尖处形成颈动脉管内口;外口的后方为颈静脉窝。窝的外侧有细而长的茎突和乳突,两者根部有茎乳孔。乳突内有空腔叫乳突小房,上方较大,叫鼓(乳突)窦。

(5) 蝶骨。位于颅底中央,形如蝴蝶,分体、小翼、大翼和翼突四个部分。体部位居中央,上面构成颅中窝的中央部,呈马鞍状叫蝶鞍,中央凹陷叫垂体窝;体部内有空腔叫蝶窦,向前开口于鼻腔。小翼从体部前上方向左右平伸,根部有视神经管,两视神经管内口之间有视交叉沟。大翼由体部平伸向两侧,可分 3 个面:脑面位于颅中窝,眶面朝向眶,颞面向外下。大翼根部由前向后可见圆孔,卵圆孔和棘孔。体部两侧有颈动脉沟。在小翼和大翼之间有眶上裂。翼突位于蝶骨下面,由内侧板和外侧板构成,两板的后部之间有楔形深窝叫翼腭窝,翼突根部有前后方向贯穿的翼管。

(6) 筛骨。位于两眶之间,分筛板、垂直板和筛骨迷路三部,约成“巾”字形。筛板正中有向上突起的鸡冠,表面有筛孔。垂直板向下伸出,组成鼻中隔。筛骨迷路位于筛板两侧,内有筛窦,窦口通鼻腔。迷路外侧面组成眶的内侧壁,叫眶板,迷路的内侧面有上、中鼻甲。

颅骨可分为颅盖和颅底两部分,其分界线为自枕外隆突沿着双侧上项线、乳突根部、外耳孔上缘、眶上缘至鼻根的连线，线以上为颅盖，线以下为颅底。

颅盖骨：由额骨鳞部，双侧的顶骨、蝶骨大翼、颞骨鳞部和枕骨鳞部的上半部借各骨之间的颅缝连接而成。颅盖骨一般分三层，即外板、板障和内板。内板和外板为密质骨，板障为松质骨。颅骨厚度不一，在额、顶结节处最厚，颞枕鳞部最薄。在内外骨板的表面有骨膜被覆，内骨膜亦是硬脑膜的外层。在颅骨的穹窿部，内骨膜与颅骨内板结合不紧密，因而颅顶骨折时易形成硬膜外血肿。在颅底部，内骨膜与颅骨内板结合紧密，故颅底骨折易致硬脑膜撕裂，造成脑脊液漏。颅骨板障内的板障静脉有额、枕、颞前和颞后 4 对，它们之间借分支吻合成网，并有导血管与颅内、外静脉相通。

颅盖外面：在外骨板表面可见锯齿状骨缝（在内骨板表面呈直线状）。顶骨和额骨间为冠状缝，两顶骨之间为矢状缝，后方为人字缝，位于顶骨与枕骨交界处。颞骨和额顶骨之间为鳞状缝。在额骨前面居两眉弓之间的颅骨中空部分是额窦。

颅盖内面：由于脑回、蛛网膜颗粒、静脉窦和脑膜血管的压迫，使颅盖内面凹凸不平。在正中线有矢状窦的压迹，称矢状窦沟。在前面有呈树状的压迹，为硬脑膜中动、静脉的压迹。硬脑膜中动脉经棘孔进中颅窝，在颞部分成前后两支。前支粗大向上方走行，后支较小并走向后上方。前支在顶骨前下角处（相当于颅外翼点处）多走行于骨性管中。若颞骨骨折往往撕断前支造成硬膜外血肿。

颅底外面：前面被面颅遮盖，后部的中央为枕骨大孔。孔的前外侧为枕骨髁，孔的后方为枕外嵴，其上为枕外粗隆。粗隆两侧是上项线。颅底外面有很多个孔。

颅底内面：由额骨眶部、筛骨筛板、蝶骨、颞骨和枕骨等组成。颅底内面自前向后有 3 个呈阶梯状的凹陷，分别为颅前窝、颅中窝和颅后窝。

颅前窝：由额骨眶部及筛骨筛板和部分蝶骨组成。后方以蝶骨小翼后缘与颅中窝分界。筛板上有许多小孔，称筛孔，有嗅神经通过，其下面为鼻腔上壁。筛板两侧的薄骨板即眶上壁。颅前窝的后缘与视交叉、垂体、颞叶相邻，窝内有嗅球、大脑额叶。临床上在额叶、垂体、鞍区、颞叶前部病变手术时，都从颅前窝入颅。颅前窝骨质较薄，易发生颅底骨折。

颅中窝：主要由蝶骨和颞骨组成。后方以颞骨岩部上缘和鞍背与颅后窝分界。颅中窝中部为蝶骨体，体上的凹陷为垂体窝，其内容纳垂体。垂体窝的前侧有交叉前沟，沟的两端为视神经，视神经和眼动脉由此管入眶。颅中窝的前壁有眶上裂，通向眶，其中有动眼神经、滑车神经、三叉神经的眼神经（第一支）和展神经通过，眶上裂发生骨折时可损伤这些神经。在眶上裂的后方有圆孔，为三叉神经的上颌神经（第二支）通过。圆孔的后外方有卵圆孔，三叉神经的下颌神经（第三支）由此出颅。在卵圆孔的后外方有棘孔，为脑膜中动脉入颅部位。在蝶骨体后外侧与颞骨岩部尖之间为破裂孔，在尖端有颈动脉管内口，颈内动脉由此入颅。

颅中窝某些部位的骨内形成空腔，如蝶骨体内有蝶窦，颞骨岩部内有鼓室，鼓室上壁为鼓室盖。以上这些部位骨质均薄弱，因此颅脑外伤的颅底骨折最常见于颅中窝。

颅后窝：由颞骨岩部和枕骨共同组成。窝的中部为枕骨大孔，此孔向下通椎管，延髓经此孔与脊髓相连，并有左、右椎动脉和副神经根通过。枕骨大孔的前外侧为舌下神经管，舌下神经经此管出颅。枕骨大孔的前方为斜坡，承托脑桥和延髓。枕骨大孔的前外方为颞骨岩部的后面，其中部有内耳门，面神经和前庭蜗神经由此进入内耳道，内耳门的后下方有颈静脉孔，颈内静脉、舌咽神经、迷走神经和副神经经过此孔。颈静脉孔向外与乙状窦沟相续，乙状窦沟向内与横窦沟移行，其沟内为同名硬脑膜窦。枕骨大孔的后方有一“十”字形凸起，称为枕内隆凸，为窦汇所在处。

颅后窝主要容纳小脑，其位置在枕骨大孔的后上方。小脑半球下面内侧为小脑扁桃体，当颅内压增高或小脑肿瘤时，可将小脑扁桃体压入枕骨大孔，形成枕骨大孔疝，压迫延髓生命中枢，危及生命。

颅内各层脑膜在枕骨大孔处与脊髓相应的各层被膜互相移行，但硬脊膜在枕骨大孔边缘与枕骨紧密愈着，因此硬膜外腔不与颅内相通。

颅后窝骨质最厚，发生骨折较颅前窝和颅中窝少见，一旦发生，多在枕骨大孔附近，如伤及延髓，可引起死亡。

三、脑的解剖

脑位于颅腔内，为胚胎时期神经管的前部，形态功能都很复杂。脑可分为大脑、间脑、中脑、脑桥、延髓和小脑。通常把中脑、脑桥和延髓合称为脑干。延髓是脊髓的延续，在腹侧面与脑桥间有桥延沟相分隔，脑桥上端与中脑、大脑相连脊髓的中央管开放成延髓、脑桥和小脑间的共同腔室(第四脑室)。中脑的导水管下通第四脑室、上通间脑的第三脑室。导水管的背侧为四叠体的下丘和上丘，腹侧为中脑的被盖和大脑脚。自室间孔到视交叉前部的连线，为间脑和大脑的分界线，自后连合到乳头体后缘的连线为中脑和间脑的分界线。大脑向前、向上、向后扩展，并覆盖间脑、中脑和小脑的一部分。大脑两半球内的室腔为侧脑室，借室间孔与第三脑室相通。

(一)大脑

大脑又称端脑，主要包括左、右大脑半球，是中枢神经系统的最高级部分。人类的大脑是在长期进化过程中发展起来的思维和意识的器官。

1. 大脑半球的外形和分叶

左、右大脑半球由胼胝体相连。半球内的腔隙称为侧脑室，借室间孔与第三脑室相通。每个半球有 3 个面，即膨隆的背外侧面，垂直的内侧面和凹凸不平的底面。背外侧面与内侧面以上缘为界，背外侧面与底面以下缘为界。半球表面凹凸不平，布满深浅不同的沟和裂，沟裂之间的隆起称为脑回。背外侧面的主要沟裂有：①中央沟，从上缘近中点斜向前下方；②大脑外侧裂，起自半球底面，转至外侧面由前下方斜向后上方。③顶枕裂，在半球的内侧面，从后上方斜向前下方；④距状裂，由后部向前连顶枕裂，向后达枕极附近。这些沟裂将大脑半球分为 5 个叶：即中央沟以前、外侧裂以上的额叶；外侧裂以下的颞叶；顶枕裂后方的枕叶以及外侧裂上方、中央沟与顶枕裂之间的顶叶；以及深藏在外侧裂里的脑岛。另外，以中央沟为界，在中央沟与中央前沟之间为中央前回，中央沟与中央后沟之间为中央后回。各叶的位置、结构和主要功能如下：

(1) 额叶。位于中央沟以前。在中央沟和中央前沟之间为中央前回。在其前方有额上沟和额下沟，被两沟相间的是额上回、额中回和额下回。额下回的后部被外侧裂的升支和水平分支分为眶部、三角部和盖部。额叶前端为额极。额叶底面有眶沟界出的直回和眶回，其最内方的深沟为嗅束沟，容纳嗅束和嗅球。嗅束向后分为内侧和外侧嗅纹，其分叉界出的三角区称为嗅三角，也称为前穿质，前部脑底动脉环的许多穿支血管由此入脑。在额叶的内侧面，中央前、后回延续的部分，称为旁中央小叶。负责运动、思维、计划，与个体的需求和情感相关。

(2) 顶叶。位于中央沟之后，顶枕裂于枕前切迹连线之前。在中央沟和中央后沟之间为中央后回。横行的顶间沟将顶叶余部分为顶上小叶和顶下小叶。顶下小叶又包括缘上回和角回。负责疼痛、触摸、温度、压力的感觉，该区域也与数学和逻辑相关。

(3) 颞叶。位于外侧裂下方，由颞上、中、下三条沟分为颞上回、颞中回、颞下回。侧副沟的内侧为海马回，围绕海马裂前端的钩状部分称为海马钩回。负责处理听觉信息，也与记忆和情感有关。

(4) 枕叶。位于枕顶裂和枕前切迹连线之后。在内侧面，距状裂和顶枕裂之间为楔叶，与侧副裂之间为舌回，负责处理视觉信息。

(5) 岛叶。位于外侧裂的深方，由其表面的斜行中央沟分为长回和短回。

2. 大脑半球的内部结构

覆盖在大脑半球表面的一层灰质称为大脑皮层，是神经元胞体集中的地方。这些神经元在皮层中的分布具有严格的层次，大脑半球内侧面的古皮层分化较简单，一般只有3层：①分子层；②锥体细胞层；③多形细胞层。在大脑半球外侧面的新皮层则分化程度较高，共有6层：①分子层（又称带状层）；②外颗粒层；③外锥体细胞层；④内颗粒层；⑤内锥体细胞层（又称节细胞层）；⑥多形细胞层。皮层的深面为白质，白质内还有灰质核，这些核靠近脑底，称为基底核（或称基底神经节），基底核中主要为纹状体。纹状体由尾状核和豆状核组成。尾状核前端粗、尾端细，弯曲并环绕丘脑；豆状核位于尾状核与丘脑的外侧，又分为苍白球与壳核。尾状核与壳核在种系发生（即动物进化）上出现较迟，称为新纹状体，而苍白球在种系发生上出现较早，称为旧纹状体。纹状体的主要功能是协调肌肉的运动，维持躯体一定的姿势。

（二）间脑

间脑位于中脑之上，尾状核和内囊的内侧。间脑一般被分成丘脑、丘脑上部、丘脑下部、丘脑底部和丘脑后部5个部分。两侧丘脑和丘脑下部相互接合，中间夹一矢状腔隙称第三脑室。第三脑室经其两侧的室间孔与侧脑室相通，向下通过中脑导水管与第四脑室相通。丘脑是间脑中最大的卵圆形灰质核团，位于第三脑室的两侧，左、右丘脑借灰质团块（称中间块）相连。丘脑被丫形的白质板（称内髓板）分隔成前、内侧和外侧三大核群。丘脑的核团及其纤维联系：①丘脑前核，位于丘脑前结节的深方，接受发自乳头体的乳头丘脑束，发出纤维投射至扣带回；②丘脑内侧核，接受丘脑其他核的纤维，发出纤维投射到额叶前部皮质；③丘脑外侧核，又分为较小的背侧部和较大的腹侧部。背侧部接受丘脑其他核团纤维，发出纤维至顶叶皮质。腹侧部与脊髓、脑干以及小脑有广泛联系。

（三）脑干

脑干包括中脑、脑桥和延髓。上接间脑，下连脊髓，背面与小脑连接，并同位于颅后窝中。脑干的背侧与小脑之间有一空腔，为脊髓中央管的延伸，称第四脑室。脑干由灰质和白质构成。脑干的灰质仅延髓下半部与脊髓相似，其他部位不形成连续的细胞柱，而是由机能相同的神经细胞集合成团块或短柱形神经核。神经核分两种，一种是与第3～12对脑神经相连的脑神经核；另一种是主要与传导束有关的神经核，如网状结构核团。脑干中有许多重要神经中枢，如心血管运动中枢、呼吸中枢、吞咽中枢，以及视、听和平衡等反射中枢。

(1) 脑干背侧面。延髓可分为上、下两段。下段称为闭合部，其室腔为脊髓中央管的延续，正中沟的两侧为薄束结节和楔束结节，其中分别隐有薄束核与楔束核。脑桥的背面构成第四脑室底的上半部。第四脑室底有横行的髓纹，是延髓和脑桥的分界标志。

(2) 脑干腹侧面。在延髓的正中裂处，有左右交叉的纤维，称锥体交叉，是延髓和脊髓的分界。正中裂两侧纵行的隆起，为皮质脊髓束（或锥体束）所构成的锥体。脑桥的下端以桥延沟与延髓分界，上端与中脑的大脑脚相接。

(3) 脑神经。脑神经亦称“颅神经”，是从脑发出左右成对的神经。共12对，依次为嗅神经、视神经、动眼神经、滑车神经、三叉神经、展神经、面神经、前庭蜗神经、舌咽神经、迷走神经、副神经和舌下神经。12对脑神经连接着脑的不同部位，并由颅底的孔裂出入颅腔。这些神经主要分布于头面部，其中迷走神经还分布到胸腹腔内脏器官。各脑神经所含的纤维成分不同。按所含主要纤维成分和功能的不同，可把脑神经分为3类：一类是感觉神经，包括嗅、视和前庭蜗神经；另一类是运动神经，包括动眼、滑车、展、副和舌下神经；第三类是混合神经，包括三叉、面、舌咽和迷走神经。近年来的研究证明，在一些感觉性神经内，含有传出纤维。许多运动性神经内，含有传入纤维。脑神经的运动纤维，由脑内运动神经核发出的轴突构成；感觉纤维是由脑神经节内的感觉神经元的周围突构成，其中枢突与脑干内的感觉神经元形成突触。1894年以来，先后在除圆口类及鸟类以外的脊椎动物中发现第"0"对脑神经（端神经）。人类由1～7条神经纤维束组成神经丛，自此发出神经纤维，经筛板的网孔进入鼻腔，主要分布于嗅区上皮的血管和腺体。

（四）小脑

小脑位于颅后窝内，其上面借小脑幕与大脑的枕叶相隔。小脑借上、中、下三对脚与脑干相连。上脚（结合臂）与中脑被盖相连，中脚（脑桥臂）与脑桥的基底部相连，下脚（绳状体）与延髓相连。小脑在脑干菱形窝的背方，与菱形窝之间的空间为第四脑室。小脑可分为中间的蚓部和两侧膨大的小脑半球。蚓部的下面凹陷，前缘凹陷称小脑前切迹，与脑干相适应；后缘凹陷称小脑后切迹，内容硬脑膜的小脑镰。根据小脑的后外侧裂，可将小脑分为绒球小结叶和小脑体两部分，小脑体又以原裂分为前叶和后叶。按发生的先后，可将小脑分为古小脑、旧小脑和新小脑三部。小脑表面为一层灰质，称小脑皮质，其下为大量纤维组成的小脑白质，称小脑髓质。在髓质内有灰质核团，称为小脑中央核。小脑皮质由神经元胞体和树突组成。由表及里分为分子层、梨状细胞层和颗粒层。小脑髓质主要由进出小脑的纤维组成，即小脑的上、中、下三对脚及小脑皮质与小脑中央核之间的联合纤维。小脑主要的功能是协调骨胳肌的运动，维持和调节肌肉的紧张，保持身体的平衡。

1. 脑脊液的循环

脑脊液（cerebral spinal fluid，CSF）。是充满脑室系统、蛛网膜下腔和脊髓中央管内的无色透明液体，内含各种浓度不等的无机盐、葡萄糖、微量蛋白和少量淋巴细胞，功能相当于外周组织中的淋巴液，对中枢神经系统起缓冲、保护、运输代谢产物和调节颅内压等作用。脑脊液总量在成人平均约150 ml，处于不断产生、循环和回流的平衡状态，其循环途径如下：脑脊液主要由脑室脉络丛产生，少量由室管膜上皮和毛细血管产生。由侧脑室脉络丛产生的脑脊液经室间孔流至第三脑室，与第三脑室脉络丛产生的脑脊液一起，经中脑水管流入第四脑室，再汇合第四脑室脉络丛产生的脑脊液一起经第四脑室正中孔和两个外侧孔流入蛛网膜下隙，然后，脑脊液再沿蛛网膜下隙流向大脑背面，经蛛网膜粒渗透到硬脑膜窦（主要是上矢状窦）内，回流入血液中。若在脑脊液循环途径中发生阻塞，可导致脑积水和颅内压升高，使脑组织受压移位，甚至形成脑疝而危及生命。此外，有少量脑脊液可经室管膜上皮、蛛网膜下隙的毛细血管、脑膜的淋巴管和脑、脊神经周围的淋巴管回流。

在中枢神经系存在着接触脑脊液的神经元系统（contacting neuronal system，CSF），这些神经细胞的胞体位于脑室腔内、室管膜内或脑实质中，借胞体或突起直接与脑脊液接触，称为触液神经元，接受脑脊液的化学和物理因素刺激并释放神经活性物质（如肽类、胺类和氨基酸类等）至脑脊液中，执行感受、分泌和调节的功能。因此，在脑脊液与脑组织之间存在着交流信息的神经——体液回路。神经系统疾病时，既可抽取脑脊液进行检测，又可经脑室内给药治疗。

2. 血液的循环

包括脑的动脉系统和脑的静脉系统。脑循环系的特点是：由成对的颈内动脉和椎动脉互相衔接成动脉循环；静脉系多不与同名动脉伴行，所收集的静脉血先进入静脉窦再汇入颈内静脉；各级静脉都没有瓣膜。

（1）颅脑的动脉。脑的动脉壁较薄，平滑肌纤维亦少。供应大脑的动脉主要是颈内动脉和椎动脉。前者主要供应大脑半球后 1/3 和部分间脑、脑干和小脑。椎动脉入颅后形成基底动脉，其分支与颈后动脉发出的交通支相吻合，形成大脑动脉环，有调节脑血液供应的平衡作用。当动脉环的血流阻断时，侧支循环即可起到代偿作用以保证脑的血液供给。

（2）颈内动脉系。颈内动脉自颈总动脉发出，在颈部上升至颅底，前行至破裂孔出入颅。临床上将颈内动脉分为四段：①颈段，位于颈部；②颈内动脉管段，又称岩骨段；③海绵窦段，位于海绵窦内；④床突上段，位于前后床突上方。颈内动脉的主要分支如下：①眼动脉，供应视网膜和眼球的血液；②后交通动脉；③脉络膜前动脉；④大脑前动脉及前交通动脉；⑤大脑中动脉，是颈内动脉的延续。

（3）椎-基底动脉系统。椎动脉为椎基底动脉系的主干动脉，左右各一。其主要动脉干和分支如下：①小脑后下动脉，发出的主要分支有延髓支、小脑支和脉络膜支；②小脑前下动脉；③内听动脉；④脑桥支；⑤小脑上动脉；⑥大脑后动脉，分为枕支和颞支。

（4）脑底动脉环。又称大脑动脉环或 Willis 环，位于脑底部。由两侧的颈内动脉、后交通动脉、大脑后动脉近侧端、大脑前动脉近侧端和一条前交通动脉组成。脑底动脉环是脑内主要动脉间的吻合结构，是一个潜在的侧副循环代偿装置。

（5）颅脑的静脉。脑的静脉多不与动脉伴行。它分为两组：浅组静脉主要收集皮质和皮质下髓质的静脉血，引入临近的静脉窦；深组静脉主要收集深部髓质、基底核、间脑、脑室等处静脉血，汇集成一条大静脉注入直窦。

脑的浅静脉可分为三组，即大脑上静脉、大脑中静脉、大脑下静脉：①大脑上静脉，收集半球外侧面上部和内侧面上部的静脉血，向上注入上矢状窦；②大脑中静脉，收集外侧裂附近的静脉血，注入蝶顶窦和海绵窦；③大脑下静脉，主要收集颞叶大部和枕叶外侧面的静脉血，向后注入横窦。

脑的深静脉位于脑深部的静脉，主要收集大脑半球深部髓质、基底神经节、间脑以及脑室脉络丛等处的静脉血。主要的深静脉如下：①大脑大静脉，在大脑镰和小脑幕相连接处的前端与下矢状窦汇合续为直窦；②大脑内静脉，该静脉主要收集豆状核、尾状核、胼胝体、侧脑室和第三脑室脉络丛及丘脑等处的血液；③丘脑纹状体静脉，主要收集丘脑、胼胝体、纹状体和丘脑等处的血液；④隔静脉，主要收集透明隔、胼胝体嘴部和额叶深部的血液；⑤基底静脉，主要收集垂体、基底节、前穿质、后穿质、灰结节、乳头体、岛叶、海马沟回及大脑脚的血液。

（宋良鹏　董金华）

第二节　神经系统检查相关概念

颅脑损伤病情急而危重、变化迅速，诊治不及时必将导致严重的后果。因此，对神经外科急诊室的医护人员素质要求较高。急诊室的诊断，要求医生在短时间内重点、简明扼要地询问受伤时间、受伤原因、暴力大小及着力部位、伤后表现、转运经过、伤后的处理以及既往病史等，通过重点的查体和必要的辅助检查，能迅速作出正确的诊断和处理。对于休克、活动性出血、脑疝及重危、生命体征紊乱者，应边问病史边进行积极抢救，如：立即止血、输液、升血压、气管插管、辅助呼吸、吸氧及脱水降颅压治疗等。对于舌后坠致呼吸道梗死者，在口腔内置通气管；对深昏迷患者，其呼吸道内有大量痰液及误吸呕吐物，应立即行气管插管或气管切开彻底吸痰，以避免或尽量减轻因呼吸道梗死所导致的低氧血症。因此，急诊室快速而正确的诊断和及时而有效的治疗，对提高疗效至关紧要。

一、病史和神经系统检查

（一）病史

询问病史，原则上要求简洁、客观、真实，尽可能地了解伤时及伤后的全过程。询问对象主要是清醒患者本人、当事人、现场目击者及护送者。特别是对事故伤的双方应郑重向其指出准确完整地提供受伤经过对救治患者至为重要，从而使医生了解真实、客观的病史，这对作出正确的诊断、采取有效的治疗措施及估计和观察病情都十分重要。

询问病史主要包括：①应尽量多地了解受伤原因、时间、暴力的大小及着力部位；②了解伤时意识状态、有无呕吐及频度、伤后有否癫痫发作和次数；③伤后现场抢救及转运过程和处理等；④简要询问家属，既往有否癫痫病史、各种血液病的出血倾向史以及其他重要脏器疾病史。如有大出血、休克或呼吸道梗死，临时送到附近医院进行紧急止血和心肺复苏是必要的，但切不可为了方便，伤后立即送至附近无神经外科专科设备的医院再行转院，这样往往会贻误救治时机。

（二）临床表现

当患者来到急诊室后，可有各种迥然不同的临床表现，根据其表现不同可判断伤情轻重及可能随时会发生的变化。轻型颅脑伤表现为神志清楚、能正确回答问题、恶心呕吐等；中型颅脑伤出现精神淡漠、不愿说话、嗜睡或烦躁不安、剧烈头痛头晕、恶心呕吐等；重型颅脑伤则表现为昏迷、躁动不安或完全不动、剧烈呕吐、偏瘫或瘫痪、呼吸困难、甚至大小便失禁等。对于轻型颅脑伤，大多数是由于突发创伤引起的惊恐，经短期休息治疗后可逐渐恢复。但也有少数轻型颅脑伤由于伤后颅内伤情的发展加重，临床表现会逐渐加重和恶化。因此，对伤后不久来急诊室的患者，应在治疗过程中密切观察其临床表现及神经系统体征的变化，以便及时处理。对于来到急诊室时病情危重的重型颅脑伤，甚至出现一侧或双侧瞳孔散大、光反应弱或消失等脑疝表现、对刺激完全无反应、甚至生命体征衰竭等接近或已进入脑死亡阶段的，必须首先予以紧急抢救，如：立即止血，输液，升血压、气管插管、辅助呼吸、吸氧及脱水降颅压治疗等。待病情稍稳定后，再及时行必要的辅助检查及进一步处理。有少数颅脑伤表现四肢或下肢力弱或瘫痪，这可能是合并脊柱骨折和脊髓损伤，在搬动时应十分注意，以防因骨折错位引起进一步损害。有些患者由于伤后大量出血，在来急诊室后即为面色苍白、脉搏细弱、血压低、四肢发凉等休克表现，须立即静脉输入代血浆等扩容液体，同时配血，随后尽早输血，如血压过低，可临时给升压药以及时纠正休克状态。颅脑伤常常在头面部有皮肤裂伤出血、耳鼻流血或血性脑脊液，表明可能有颅底骨折。特别应该注意的是：由于大多数颅脑损伤为交通事故所致，所以复合伤发生率高。神经外科医生切不可只顾颅脑伤而忽略了其他严重复合伤，最常见的是四肢骨折、颌面伤，其次是胸、腹部损伤，如多发性肋骨骨折引起的胸部反常呼吸，血气胸导致的呼吸困难，肝、脾、肾等脏器损伤引起的腹部膨隆，腹膜刺激征及失血性休克等，这些临床表现应引起神经外科急诊室医生的高度重视。如果未能及时发现及处理，将会导致严重后果。因此要求急诊室医生既要重视神经系统的临床表现，也要同时重视其他复合伤的临床表现，以免漏诊。

（三）体格检查

对于颅脑创伤患者，急诊室查体包括两个方面的内容，神经系统检查和全身其他系统检查。应根据病情轻重不同区别对待，对较轻患者可做较详细的检查，而对较重或垂危患者应根据其临床表现做重点检查，以便抓紧时间行必要的辅助检查及相应处理。

1. 头面部及全身体表伤痕检查

头、面、颈部和身体其他部位的体表，常在伤后有不同程度及范围的损伤，而皮肤的各种损伤都可能提示其下方相应部位存在骨折或脏器损伤。

(1) 皮肤擦伤和挫伤。应注意部位、面积及深浅。一般有局部肿胀、青紫及触痛，表面有渗血或渗液，皮下瘀血并伴有压痛。双眼睑周围青紫肿胀或伴有眼球结合膜下出血，常表示有前颅窝底骨折或脑脊液漏发生，耳后乳突部位青紫、皮下瘀血伴外耳道流血(或血性液体)，可能有中颅窝底骨折伴脑脊液耳漏。

(2) 皮肤裂伤及缺损。应注意检查伤口是否整齐规则，以判断是锐器伤还是钝器伤；伤口的部位、形状、长短、深度及出血多少；伤口内的污染状况，如油污、泥土、化学物质等；伤口内是否有碎骨片、碎化脑组织；伤口内有否异物，如碎布片、木屑、玻璃及金属碎片等。以上检查均应予以详细记录以备为法医提供参考。

(3) 皮下血肿。多见于头皮下，其中有帽状腱膜下血肿，应注意其范围及大小；出血较多者应注意是否有波动感；对血肿面积较大、出血量较多者应想到是否有凝血机制障碍的疾病，并及时行凝血时间等检查；另一类为颅骨骨膜下血肿，可无明显的波动，最大特点是肿胀局限于某一块颅骨的范围。

2. 生命体征检查

生命体征在急诊室检查中是一项常规的重要检查，包括体温、血压、脉搏、呼吸。这项检查虽然简单，但对颅脑创伤患者的诊断、判断其伤情轻重以及可能合并其他的损伤至关重要。如患者到达急诊室时发现脉搏细弱而快，面色及口唇苍白，血压下降等休克表现，则可判断多为失血过多所致，必须及时检查，查明出血原因。而单纯闭合性颅脑损伤者很少有低血压表现。相反颅压高的患者则多表现为血压升高，呼吸和脉搏减慢。如患者到达急诊室时表现为呼吸困难，在排除胸部损伤和上呼吸道梗死的前提下，要考虑脑干损伤的可能。当患者出现深昏迷和点头样呼吸时，提示病情危笃，已处于濒死状态。

3. 全身其他检查

主要包括颌面骨、锁骨、肋骨、四肢及骨盆骨折、胸腹部损伤等。患者可有不同的临床表现，如：肢体变形、骨摩擦音、骨折周围血肿、脊柱骨折及胸腹部损伤的临床表现。颅脑损伤特别是车祸致伤时常伴有多发复合伤。因此，不能只顾颅脑伤而忽略了其他部位的复合伤。在查体诊断过程中，一旦发现问题应立即处理。例如，当患者因多发性肋骨骨折致血气胸、严重呼吸困难时，胸部叩诊其一侧为鼓音、空瓦音或实音，听诊呼吸音消失，则判断可能为气胸或血气胸，应尽快行胸腔闭式引流术。当腹部同时遭到暴力损伤时，尤其是肝、脾、肾区的损伤，常致内脏破裂发生内出血性休克，临床可见口唇面色苍白、脉搏细弱而快、血压下降、腹部膨隆及压痛和反跳痛甚至出现板状腹，应立即行B超检查或腹腔穿刺，发现血腹时应行紧急处理，并同时积极行抗休克抢救。当发现患者休克由腹膜后血肿、骨盆或股骨骨折引起大量失血所致时，应立即静脉输人代血浆等扩容液，随后大量输入全血。

(四) 神经系统检查

神经系统检查应根据患者伤情轻重区别对待，对伤情较轻患者可做较详细的检查，而对较重或垂危患者应根据其临床表现做重点检查，以便抓紧时间做必要的辅助检查及相应急救处理。

1. 意识状态检查

意识障碍的程度和时程与创伤后脑功能不全程度呈正比。临床上通常将意识状态分为四级：

(1) 清醒。回答正确，查体合作，思维能力和定向力正常。

(2) 模糊。意识未丧失，可回答简单问话但不一定确切。也可做一些简单动作，如伸舌、握手等，但思维能力和定向力很差。患者可呈嗜睡状态或表现为烦躁不安。

(3) 昏迷。意识丧失，对痛刺激尚有反应，角膜、吞咽和病理反射均存在。

(4) 深昏迷。对痛刺激无任何反应，生理和病理反射均消失，可出现去脑强直、尿潴留或充溢性尿失禁。

对颅脑创伤患者的意识检查一般采用呼唤，提出问题令其回答，在无反应时则提高声音，仍无反应时采取压迫眶上缘内侧 1/3 处之三叉神经额支或刺激上肢、大腿上方内侧皮肤，同时令其回答问题或观察肢体运动情况，以此判断其意识状态及肢体活动状态，这是一种无损害的有效检查方法。当颅脑创伤患者由清醒转为嗜睡、烦躁不安或有进行性意识障碍加重时，考虑为脑功能不全或颅内病情加重，应引起临床医护人员高度重视。目前国内外临床上通常采用格拉斯哥昏迷记分法(Glasgow coma scale，GCS)表示。GCS 评分方法：①睁眼反应：自动睁眼 4 分，呼之睁眼 3 分，刺痛睁眼 2 分，不睁眼 1 分；②言语反应：答话切题 5 分，语句不清 4 分，吐词不清 3 分，发音含糊 2 分，不发音 1 分；③运动反应：按吩咐动作 6 分，定位动作 5 分，肢体回缩 4 分，屈曲状态 3 分，伸直状态 2 分，不动 1 分。将睁眼反应、言语反应和运动反应的每一项得分合计。总分最高为 15 分，最低为 3 分，总分越低、意识障碍越重。

2. 脑神经检查

(1) 嗅神经。用挥发油或含挥发油的物质，如松节油、杏仁，甚至牙膏、香烟等。请患者闭目，分侧嗅闻并讲出物质的名称。值得注意的是，临床医生不可用醋酸、氨水、酒精、甲醛等物质。嗅神经功能障碍多见于额部直接受伤所致，常伴有前颅窝底骨折，导致嗅束、嗅球和嗅神经在筛板出颅处被撕裂。枕部受伤也是常见原因，枕部着力致额底对冲伤，同样可撕裂损伤嗅束、嗅球。嗅神经损伤可分为双侧性(完全性)和单侧性(不完全性)嗅觉丧失，前者多见。

(2) 视神经。主要包括视力、视野、色觉和眼底检查。由于大多数色盲属先天性，故颅脑外伤患者色觉可不查。

(3) 动眼神经、滑车神经、展神经。包括检查患者的眼睑、瞳孔、眼球位置、眼球运动等。眼睑是否下垂、眼球是否突出、瞳孔大小、形状、对称性、位置、对光反射和其他反射是否存在、眼球位置和眼球运动是否正常等。其中检查颅脑创伤患者的瞳孔大小、形状、对称性和对光反射十分重要。颅脑创伤患者大脑半球受伤伴同侧瞳孔散大、光反应消失，对侧肢体偏瘫和病理征阳性，说明颞叶钩回疝的发生。颞叶钩回疝患者亦可出现对侧瞳孔散大，光反射消失和同侧肢体偏瘫、病理征阳性，但临床较少见。脑疝晚期则出现双侧瞳孔散大固定、光反射消失、去大脑强直等。临床上尤其要重视鉴别脑疝引起的瞳孔散大和动眼神经损伤所致的瞳孔散大。脑疝引起的瞳孔散大患者有严重的意识障碍和锥体束征阳性，而动眼神经损伤所致的瞳孔散大患者则无意识改变、锥体束征呈阴性。另外，颅脑创伤患者伤后眼球的位置和运动可反映伤情的轻重、脑损害的部位以及预后。当双眼球处于中位固定不动时，表示病情严重、预后不良；当双眼球处于中位伴不自主水平相活动时，表示脑损害程度较双眼球固定不动者轻；当双眼球向一侧斜视时表明同侧额叶损害较重，晚期则双眼球转向病变之对侧斜视；小脑半球损伤时可出现双眼球水平震颤；当双眼球处于外展位(分离)或内收位(对眼)时，表示有脑干损伤。

(4) 三叉神经。三叉神经检查可分为运动、感觉和反射三部分。

(5) 面神经。面神经检查可分为运动、味觉、反射和分泌 4 部分。

(6) 听神经。前庭蜗神经检查基本上限于听力。通过语音测验判断患者有无听力减退或丧失。通过音叉试验和电测听试验能鉴别诊断耳聋的性质和部位。颅脑损伤患者前庭蜗神经损伤在岩骨横形骨折中比较常见，其中以中耳部受伤多见，累及中耳可致中耳积血，表现为传导性耳聋，气导小于骨导，Weber征偏向伤侧。当骨折致内耳损伤时，表现为神经性耳聋，该侧气导、骨导均下降，Weber征偏向对侧。由于前庭神经和耳蜗神经解剖关系紧密，两者常共同累及。在听力障碍的同时出现前庭功能障碍，表现为眩晕、头晕等。

(7) 舌咽神经。由于反射中枢都在延髓，传入为舌咽神经，传出为迷走神经，故舌咽神经的运动功能仅能和迷走神经一起检查。

(8) 迷走神经。迷走神经具有广泛的功能，其检查尚缺乏客观的方法。

(9) 副神经。检查时可在头部向两侧旋转时分别施加阻力，观察胸锁乳突肌功能；在耸肩或头部向一侧后仰时施加阻力，观察斜方肌功能。副神经损伤时，患者头偏向健侧、上臂不能举过水平位。颅脑损伤患者单纯发生副神经损伤少见。

(10) 舌下神经。检查时观察舌在口腔内的位置及其形态。然后请患者伸舌，观察伸舌是否居中。

3. 肢体活动及肌张力检查

肢体活动的能力和状态可反应昏迷的深浅。当昏迷很深时，肢体不动，刺激亦无反应。也可以通过肢体活动的力度和状态发现脑损伤的部位，如一侧肢体偏瘫表明其对侧的运动区皮质有损害，也可以因幕上脑疝大脑脚受压迫所致；四肢瘫痪或下肢截瘫由高颈段脊髓损伤或颈膨大以下脊髓损伤引起。对神志清醒、合作的患者可以令其双手握住检查者的手指或双足趾用力向下蹬检查者的双手指，以判断双侧肌力是否相等。对于昏迷、不能合作的患者，只能用刺激的方法观察两侧的肢体活动度是否相等，同时观察鼻唇沟是否对称。刺激的方法一般常采用同时压迫双侧眉弓中点之三叉神经额支处，也可以在双侧上臂内侧及大腿内侧用拇指及食指捏住小块皮肤进行刺激，此处痛觉较为敏感，也不易造成严重损伤。

肌力大小常用0～5级表示。0级：刺激时肢体不动；1级：刺激时肢体不动，但肌肉可抽动；2级：刺激时肢体肌肉可收缩，但不能对抗重力；3级：肢体可轻度抬离床面及对抗重力；4级：肢体可自由反复抬起，有较大抗重力的能力，但较正常稍差；5级：肌力正常，肢体活动自如。

肌张力大小检查：主要是反复被动屈伸患者的双侧肘及膝关节。对清醒的患者应预先告知其放松肢体不要对抗，对比其双侧肌张力是否对称、降低抑或增高，去大脑强直的患者可呈持续或阵发性四肢挺直、肌张力极高的表现，而临终患者可呈四肢肌张力降低处于瘫软松弛状态。

4. 反射的检查

对急症患者通常只做主要的生理及病理反射检查。生理反射检查最常用叩诊锤，叩击肱二头肌腱及肱三头肌腱、尺骨或桡骨骨膜、膝腱处。观察通常用符号表示，如叩击时无反应用(－)表示，正常用(＋＋)表示，增高用(＋＋＋)表示，严重增高则用(＋＋＋＋)表示。另外用钝性金属物或叩诊锤的另一端(勿过尖以免划破皮肤)快速由上及下划动腹壁，及在双侧大腿内侧自下而上划动(用于男性患者)，观察双侧腹肌收缩及睾丸上提是否对称，借以判断是否偏瘫。偏瘫同侧之腹壁及提睾反射可以较对侧弱或消失；当胸12以上脊髓损伤时，双侧腹壁及提睾反射可减弱或消失。病理反射的检查最常做Babinski征、Chaddock征、Gordon征、Oppenheim征及Hoffmann征，阳性时表示大脑皮质运动区及锥体束有损伤。因颅脑损伤常同时发生脊髓损伤，临床表现轻重程度不同。急性脊髓横断时，其以下的各种生理和病理反射均消失。其他各种反射在急诊室检查中很少使用。

5. 脑膜刺激征

脑膜刺激征见于外伤性蛛网膜下腔出血和外伤后脑膜炎。

(1) 屈颈试验。主要表现为不同程度的颈强直，尤其是伸肌。被动屈颈时遇到阻力，严重时其他方向的被动动作也受到限制。

(2) Kernig试验。又称屈髋伸膝试验、抬腿试验。患者仰卧,检查者首先将患者一侧髋部屈成直角,然后试行伸直膝部。在此过程中,膝部大、小腿间夹角小于135°时即发生疼痛和股后肌群痉挛,即Kernig试验为阳性。

二、常见的神经系统症状和体征

颅脑损伤患者的神经系统症状和体征取决于损伤部位。准确地掌握创伤后患者神经系统症状和体征,对于判断颅脑损伤患者脑功能损伤部位和程度具有十分重要的价值。

(一) 大脑半球损伤

大脑半球损伤的定位主要根据大脑皮质功能区,皮质下神经核团和传导束受损进行判断。

1. 额叶损伤的主要症状和体征

(1) 运动区损伤。通常表现为不完全性瘫痪、偏瘫或单瘫,以及中枢性面瘫。局灶癫痫也较常见,有时可出现癫痫发作和瘫痪。

(2) 运动前区损伤。表现为肌张力增高、额叶性共济失调、抓握反射和摸索现象。还会出现心率、血压、胃肠蠕动变化、皮肤苍白、发凉等自主神经症状。

(3) 书写中枢损伤。优势半球额中回后部损伤会产生书写不能(失写症)。

(4) 运动性语言中枢损伤。优势半球额下回后部受损时会出现运动性失语。

(5) 前额叶损伤。患者表现为注意力不集中,判断力和理解力不清,反应迟钝,记忆力障碍。

(6) 同向凝视中枢损伤。额中回后部存在同向凝视中枢,受损后会出现暂时性两眼向患侧偏斜和对侧凝视麻痹;当此中枢受刺激时,两眼向对侧同向偏斜,并有睑裂开大和瞳孔放大,同时伴有头部向对侧扭转。

2. 顶叶损伤的主要症状和体征

(1) 皮质性感觉障碍。中央后回和顶上小叶受损时,患者感觉障碍的特点是浅感觉障碍轻,深感觉和复合型感觉障碍明显。

(2) 失用症。优势半球的缘上回是运用中枢。当此区受损时,表现为两侧肢体失用,即肢体虽无瘫痪,但不能完成日常熟悉的动作和技能。

(3) 失读症和计数力障碍。优势半球角回为阅读中枢。该区受损时,患者对看到的字和词句不能理解,产生失读症,并可出现计数能力障碍。

(4) 体象障碍。多见于非优势半球的顶叶下部损伤,表现为不能感觉一侧身体或某一肢体的存在。

(5) 视野缺损。顶叶受损可累及视放射的上部分纤维,产生对侧同向性下1/4象限偏盲。

(6) Gerstmann综合征。见于顶叶下后部受损,表现为手指不识症、左右定向障碍、计数能力障碍和书写不能等。

3. 颞叶损伤的主要症状和体征

(1) 耳鸣和幻听。听中枢受损早期会出现耳鸣和喧嚷等杂音。当两侧听中枢损害时会出现耳聋。

(2) 感觉性失语。优势半球听觉中枢受损时,患者对听到的声音和语言不能理解,称之为感觉性失语。

(3) 命名性失语。优势半球的颞叶后部受损时,患者对熟悉的物体只能说出用途,不能说出物体名称。

（4）眩晕。颞上回中后部为前庭皮质中枢，该区受损会出现眩晕症状。

（5）记忆障碍。颞叶内侧海马与记忆功能有密切关系，受损时主要表现为近记忆丧失，而远记忆则保持良好，智力亦正常，与额叶病变的记忆力和智力同时受累不同。

（6）幻视和幻嗅。颞叶和海马受损会出现幻视和幻嗅觉。

（7）视野缺损。颞叶后部病变可累及视放射的下部分纤维，产生对侧同向性上 1/4 象限偏盲。

（8）颞叶癫痫。见于颞叶前内侧部病变，表现为幻嗅、幻物、发怒、恐惧、梦境、神游、伤人伤物、遗忘等。

4. 枕叶损伤的主要症状和体征

（1）视野缺损。一侧枕叶纹状区损害可产生对侧同向偏盲；如两侧纹状区受损，即导致两侧视力丧失，即皮质盲。

（2）视幻觉。视觉中枢受刺激可产生星光、火花和各种色带等简单的视幻觉，而枕叶外侧病变可产生复杂的物形幻觉。

（3）视觉认识不能。优势半球的视觉联合区受损时，患者对看到的人或物体不能认识或不能记忆。

（4）视物变形。患者对物体的大小、位置、形态和颜色等理解错误。内囊损害时会出现偏盲、偏瘫和偏身感觉障碍，即“三偏”症状。基底节损害可出现肌张力减低和运动增多综合征。

（二）间脑损伤

1. 丘脑

丘脑为感觉传导路的中继站，并与锥体系有密切联系，创伤后丘脑功能不全的临床表现主要有：

（1）感觉障碍。丘脑损伤会引起对侧感觉障碍，痛温觉较深感觉或皮质感觉障碍明显。

（2）自发性疼痛。

（3）不自主运动。出现舞蹈症或手足搐动症。

2. 下丘脑

下丘脑为大脑皮质下自主神经高级中枢，创伤后下丘脑功能不全会出现：

（1）尿崩症。系视上核或视上核垂体束受损，造成抗利尿激素分泌障碍，继而大量排尿，尿量每天在 4 000 ml 以上，尿相对密度在 1.005 以下。

（2）体温调节障碍。下丘脑产热或散热中枢受损会导致患者体温不升或高热。

（3）肥胖性性功能减低。下丘脑腹内侧核受损时，由于脂肪分解代谢障碍，患者出现向心性肥胖；当下丘脑结节漏斗核受损时，由于促性腺激素分泌障碍，引起性腺萎缩、性功能减退或消失等。

（4）饥饿或拒食。下丘脑外侧区存在食欲中枢，当此中枢受刺激时，会出现多食；当此区损坏时，则产生拒食现象。

（5）胃肠出血。创伤后应激性溃疡的发生常为下丘脑受损造成功能不全所致。严重时会因大量呕血或便血，引起出血性休克。有些创伤患者会出现胃穿孔。

（6）嗜睡。当下丘脑后外侧区网状结构系统受损时，会出现嗜睡、不能抗拒的睡眠表现，甚至在进食时亦可入睡。

（7）呼吸功能障碍。下丘脑后部有呼吸管理中枢，该区受损时会出现呼吸变慢，出现甚至呼吸停止。

（三）小脑损伤

小脑半球受损主要表现为同侧共济运动障碍和肌张力减低，主要表现为：①步态不稳；②共济运动失调；③联合运动障碍，即协调运动障碍；④平衡障碍；⑤眼球震颤，以水平型眼球震颤为主；⑥言语讷吃，说话不流利；⑦肌张力减低；⑧辨距障碍等。

小脑蚓部损伤常出现明显的平衡障碍，蹒跚步态，站立时摇摆不稳。患者不能站立，甚至不能坐起。小脑蚓部损害通常无眼球震颤，肌张力和肢体共济运动基本正常。

（四）脑干功能不全

1. 中脑损伤

主要表现为同侧动眼神经核受损，对侧中枢性面瘫和肢体偏瘫。中脑网状结构受损时，会出现昏迷、两侧瞳孔散大、四肢痉挛性瘫痪和去大脑强直状态。

2. 脑桥损伤

主要表现为：①三叉神经、展神经、面神经、前庭蜗神经瘫痪，临床可出现双侧瞳孔极度缩小；②若锥体束受累，则表现为对侧肢体瘫痪或四肢瘫痪。

3. 延髓损伤

主要表现为：①舌咽神经、迷走神经、副神经和舌下神经瘫痪；②对侧肢体瘫痪或四肢瘫痪；③对侧躯干、肢体或全身感觉障碍；④呼吸循环功能紊乱，突出表现为呼吸功能障碍，如呼吸不规则、潮式呼吸；或心跳减慢、心律失常，最终导致呼吸心跳停止。

三、颅脑损伤患者的辅助检查

颅脑损伤患者常用辅助检查包括：头颅 X 线平片、CT、脑血管数字减影造影（DSA）、磁共振成像（MRII）及腰椎穿刺检查等。目前最常用的是 CT 检查，其次是头颅 X 线平片检查，有时仍需行腰椎穿刺检查，这些检查不仅较容易实行，而且很快就可得到准确的结果。然而，有些危重患者的病史及临床表现典型，如急性硬膜外血肿已发生颞叶钩回疝甚至已进入晚期阶段者，可以立即快速输入大量脱水剂降颅压，同时立即行气管插管、备皮，争取时间在局麻下行钻孔探查术，发现血肿后即行开颅清除，术后为防止遗漏病变可再行 CT 检查，这样可及时挽救此类危重患者的生命。

（一）头颅 X 线平片检查

此检查在以往都作为颅脑损伤最重要的常规检查方法。通过检查可以发现颅骨骨折及其部位和严重程度，也可估计暴力大小及着力部位和判断颅内病变，对诊断很有帮助。

（二）CT 检查

此项检查是近 20 年来国内广泛应用于神经外科临床的检查方法。此项检查以其无损伤及快速有效显示颅脑病变，能迅速帮助作出正确诊断，被广泛应用于神经外科，尤其是急诊室诊断。这一新的诊断技术，在颅脑损伤诊断方面无疑是一项突破性的进展，是目前急诊室辅助检查的首选方法。CT 检查不但在检查的当时可以显示颅脑病变，而且可以反复动态检查以观察颅内病变的进展。通过 CT 检查可以发现头皮肿胀、部分颅骨骨折线、颅内蛛网膜下腔出血、颅内血肿、脑挫裂伤、脑水肿、硬膜下积液、颅内积气、颅内异物等，还能确定上述病变的大小、位置以及病变对中线结构、脑室形状及各脑池（特别是环池）的影响，据此可作出正确诊断及处理。因此，颅脑 CT 是急性颅脑损伤急诊室诊断的最为重要、快捷和有效的检查手段。

（三）腰椎穿刺检查

此项检查也是比较常用的检查方法，但自从广泛应用 CT 检查以来，颅骨 X 线平片及腰椎穿刺检查常被忽略。外伤性蛛网膜下腔出血在 CT 诊断上并不十分可靠，尤其是对老年患者及无脑池密度增高表现者更须慎重，仅靠纵裂池密度稍高即作出蛛网膜下腔出血的诊断是不可靠的。然而在行腰穿检查时，可发现压力稍高有均匀一致的血性 CSF 流出，就可以明确诊断。

（四）MRII 检查

MRII 技术近 10 年来在国内已逐渐被广泛应用于临床，这是继 CT 之后较早应用于颅脑病变的一种较好的无创检查技术。其优点是无痛苦、无放射线损伤，可多方位断层成像。但是不适合急症患者，原因是 MRII 耗时长，有些抢救设备不能带入机房。

（孙西周　朱桂彩）

第三章 基础护理技术操作程序

第一节 铺床技术

一、铺备用床(被套式)

(一) 目的

保持病室的整洁、美观,准备接受新患者。

(二) 评估

(1) 铺床操作过程对其他患者及环境有无影响。
(2) 检查床有无损坏,床、被褥等是否符合安全、舒适的要求,是否适应季节需要。

(三) 计划

(1) 用物准备。床、床垫、床褥、枕芯、棉胎或毛毯、大单、被套、枕套(按先后顺序放置)。
(2) 环境准备。同病室内无患者进行治疗或进餐。
(3) 护士准备。着装整齐,戴口罩,洗手,取下手表,备齐用物。

(四) 实施

1. 操作步骤

(1) 铺床前。护士携用物至床旁→移床旁桌距床 20 cm→移椅至床尾正中距床 15 cm→翻转床垫→床褥铺于床上→用物按顺序放于椅上。

(2) 铺床。①铺大单,大单中线对齐床中线,分别散开→包角(直角或斜角,先床头后床尾)→中部拉紧塞于床垫下→转至对侧,同法铺对侧大单。②铺盖被,被套正面向外,开口端朝床尾,中线对齐展开→拉被套上层至 1/3 处→"S"形棉胎置于被套内,相吻合套好→折成被筒,被头与床头平齐→被筒齐床沿,尾端塞于床垫下。③套枕套,枕套套于枕芯上,四角充实→开口背门,放于床头。

(3) 铺床后:桌椅归位,整理用物和环境,洗手。

2. 注意事项

(1) 同室患者进行治疗或进餐时暂停铺床。
(2) 注意节力原则。扩大支撑面,动作连续,避免多余动作,减少走动次数。
(3) 动作轻巧、迅速,尽量减少灰尘对环境的污染及对患者造成的不适。

(五) 评价

(1) 病床是否符合实用、耐用、舒适、安全的原则。

(2) 病室及床单位环境是否整洁、美观。
(3) 计划性强,操作时间是否控制在 5 min 内。

二、铺暂空床(被套式)

(一) 目的

(1) 供新患者或暂时离床活动的患者使用。
(2) 保持病室整洁、美观。

(二) 评估

(1) 患者的病情、年龄、自理程度。
(2) 床上用物是否洁净、齐全。
(3) 床单位设施性能是否完好。
(4) 病室环境状况。

(三) 计划

(1) 用物准备。同备用床,必要时备橡胶单、中单。
(2) 环境准备。同备用床。
(3) 患者准备。暂离床,注意安全。
(4) 护士准备。同备用床。

(四) 实施

1. 操作步骤
(1) 铺床前。同备用床。
(2) 铺床。①铺大单,同备用床。②铺橡胶单和中单,需铺橡胶单和中单时,橡胶单(上缘距床头 45~50 cm)对齐床中线铺于大单上→中单铺于橡胶单上→两端下垂部分平整塞于床垫下→转至对侧,同法铺好。③铺盖被,被套正面向外,开口端朝床尾,中线对齐展开→拉被套上层至 1/3 处→“S”形被胎置于被套内,相吻合套好→折成被筒,被头与床头平齐→被筒齐床沿,尾端向内折叠与床尾齐→盖被四折于床尾。④套枕套,同备用床。
(3) 铺床后。桌椅归位,整理用物和环境,洗手。
2. 注意事项
(1) 同备用床注意事项。
(2) 注意观察离床活动患者的病情变化和安全。

(五) 评价

(1) 病床是否符合实用、耐用、舒适、安全的原则。
(2) 病室及床单位环境是否整洁、美观。
(3) 患者上下床是否方便,躺卧时感觉舒适。
(4) 计划性是否强,操作时间是否控制在 6 min 内。

三、铺麻醉床(被套式)

(一) 目的

(1) 便于接受和护理手术后的患者。
(2) 使患者安全、舒适、预防并发症。
(3) 避免床上用物被污染,便于更换。

(二) 评估

(1) 患者病情、手术部位与麻醉方式。
(2) 床单位设施、呼叫装置、氧气装置、吸引装置性能等是否完好。
(3) 病室环境状况和病友的心理反应。

(三) 计划

1. 用物准备

(1) 床上物品。同备用床,另备橡胶单及中单各 2 条(按先后顺序放置)。

(2) 麻醉护理盘。无菌巾内放置治疗碗、开口器、舌钳、牙垫、吸痰导管、氧气导管、压舌板、镊子、纱布,无菌巾外,另备手电筒、血压计、听诊器、治疗巾、弯盘、胶布、棉签、护理记录单、笔。

(3) 备输液架、必要时备吸引器、氧气装置、胃肠减压器等。

2. 环境准备

同病室内无其他患者进行治疗或进餐。

3. 护士准备

着装整齐,戴口罩,洗手,取下手表,备齐用物。

(四) 实施

1. 操作步骤

(1) 铺床前。护士携用物至床旁→移床旁桌距床 20 cm→移椅至床尾正中距床 15 cm→首先拆除原有的被套、大单、枕套等→将干净用物按顺序放于椅上→翻转床垫→床褥铺于床上。

(2) 铺床。①铺大单,大单中线对齐床中线,分别散开→包角(直角或斜角,先床头后床尾)→中部拉紧塞于床垫下→橡胶单和中单对齐中线铺于床中部→下垂部分塞于床垫下→齐床头铺另一橡胶单和中单→转至对侧,同法铺对侧大单、橡胶单和中单。②铺盖被,被套正面向外,开口端朝床尾,中线对齐展开→拉被套上层至 1/3 处→"S"形被胎置于被套内,相吻合套好→折成被筒,被头与床头平齐→被筒齐床沿,尾端向内折叠与床尾齐→盖被三折于一侧床边,开口处向门。③套枕套,枕套套于枕芯上,四角充实→开口背门,横立于床头。

(3) 铺床后。桌归位,椅放于折叠被同侧床尾;置麻醉护理盘于床头桌上,输液架置于床尾,其他物品按需放于妥善处;整理用物和环境;洗手。

2. 要点

(1) 根据病情需要,铺橡胶单和中单,防止术后呕吐物、排泄物、伤口渗液等污染床上物品。
(2) 注意中单要遮盖橡胶单,避免橡胶单与患者皮肤接触,导致患者的不适。
(3) 下肢手术者,可将第二块橡胶单、中单铺于床尾,一端齐床尾。

(4) 非全麻手术患者，只需在床中部铺橡胶单和中单。

3. 注意事项

(1) 同备用床注意事项(1)、(2)。

(2) 拆除污被单铺床时尽量减少灰尘对其他环境的污染及对其他患者造成的不适。

(五) 评价

(1) 病床是否符合实用、耐用、舒适、安全的原则。

(2) 病室及床单位环境是否整洁、美观。

(3) 护理术后患者的物品是否齐全，患者是否能得到及时抢救和护理。

(4) 计划性是否强，操作时间是否控制在 8min 内。

第二节　卧床患者整理技术

一、卧床患者整理法

(一) 目的

使病床平整、舒适，预防褥疮，保持病室的整洁美观。

(二) 评估

(1) 患者的病情，有无活动限制。

(2) 患者病损部位及合作程度。

(3) 病室环境是否会影响周围患者的治疗或进餐。

(三) 计划

(1) 用物准备。扫床刷、扫床套、污衣袋，需要时备清洁衣裤。

(2) 环境准备。同病室内无患者进行治疗或进餐，按季节调节室内温度。

(3) 患者准备。患者理解、合作。

(4) 护士准备。着装整齐，戴口罩，洗手，取下手表，备齐用物。

(四) 实施

(1) 操作步骤。护士携用物至床旁→向患者解释，了解需要→酌情关门窗→移床旁桌椅(如病情许可，放平床头及床尾支架，便于彻底清扫)→协助患者侧卧对侧(先移枕后移患者)→松开近侧各层单→先扫净中单、橡胶单，搭在患者身上→从床头至床尾扫净大单(注意枕下及患者身下各层彻底扫净)→将大单、橡胶中单、中单逐层拉平铺好→将患者移至近侧，护士转至对侧同法逐层清扫并拉平铺好各单→患者平卧→整理盖被→为患者盖好→取出枕头扫净、揉松后置于患者头下→支起床上支架，移回床旁桌椅→整理病床单元→清理用物(取下床刷上的扫床套，洗净后消毒备用)。

(2) 注意事项。同更换床单法。

（五）评价

同更换床单法。

二、卧床患者更换床单法

（一）目的

（1）保持病床的清洁，使患者感觉舒适。
（2）预防褥疮等并发症的发生。
（3）保持环境整洁、美观。

（二）计划

（1）用物准备。大单、被套、枕套、中单、扫床刷、扫床套、污衣袋，需要时备清洁衣裤。
（2）环境准备。同病室内无患者进行治疗或进餐，按季时需调节室内温度。
（3）患者准备。患者理解、合作。
（4）护士准备。着装整齐，戴口罩，洗手，取下手表，备齐用物。

（三）实施

1. 操作步骤

（1）换单前。护士携用物至床旁→解释并说明配合方法→酌情关门窗→移床旁桌距床 20cm→移椅至床旁，护理车至床尾正中→放平床支架，松被尾→助患者翻身、侧卧、背向护士→松近侧各单→中单卷于患者身下→扫净橡胶单，搭于患者身上→卷大单于患者身下，扫净床褥。

（2）换单和被套。清洁大单中线对齐展开→远侧 1/2 塞于患者身下→铺近侧大单→放平橡胶单→铺清洁中单→中单、橡胶单一并塞于垫下→患者翻身侧卧→松开各单，污中单置床尾→扫净橡胶单，搭于患者身上→取出污单置于车下→扫净床褥，床刷套置于车下，床刷置于车上→铺对侧大单、橡胶单和中单→患者平卧→清洁被套铺于盖被上，打开尾端→棉胎纵向三折→取出拉成“S”形，置于清洁被套内→展开拉平棉胎→撤污被套→折成被筒，尾端内折→更换枕套，揉松整理。

（3）换单后。床头桌椅归位→整理床单元，患者卧位舒适→开窗通风，洗手。

2. 要点

污中单、大单污染面向内卷塞于患者身下，清洁大单、中单清洁面向内卷塞。

对于不能翻身侧卧的患者采取平卧换单法，从床头至床尾更换。平卧换单法先取出枕头并拆开，铺完大单后先换枕套再换被套。

3. 注意事项

（1）动作敏捷轻稳，不过多翻动和暴露患者，以免疲劳及受凉。

（2）注意观察病情及患者的皮肤有无异常改变，带引流管的患者要防止管子扭曲受压或脱落。

（3）换单中应运用人体力学原理，以节省体力和时间，提高工作效率。

（4）患者的衣服、床单、被套每周更换 1～2 次，污染要及时更换。为防止交叉感染，采用一床一巾湿扫法，用后消毒。禁止在病房、走廊堆放更换下来的衣物。

（四）评价

（1）患者感觉是否舒适、安全。

(2) 操作是否轻稳、节力，床单位是否整洁、美观。

(3) 患者是否了解操作的目的、方法，是否能配合操作。

(4) 操作时间是否控制在 15 min 内。

第三节　帮助患者移动和保护患者安全的护理技术

一、帮助患者更换卧位法

(一) 目的

变化卧位使患者舒适，避免并发症。

(二) 评估

(1) 患者的心理状况，配合翻身的情况。

(2) 患者的病情、治疗的需要、体重、肢体活动情况，有无创伤、手术、骨折固定、牵引、留置引流管等。

(三) 计划

(1) 用物准备。根据卧位准备枕头等。

(2) 环境准备。无特殊。

(3) 患者准备。理解所取卧位的目的并配合。

(4) 护士准备。根据患者病情确定护士人数和配合方法。

(四) 实施

1. 操作步骤

(1) 协助患者翻身侧卧法。

一人协助法：助患者仰卧→患者双手放于腹部→双腿屈膝→将患者移向床边(护士同侧)→护士一手扶肩，另一手扶膝→轻推患者翻向对侧并侧卧→整理患者衣服→在背部、膝下垫软枕→整理床铺。

二人协助法：助患者仰卧→患者双手放于腹部→双腿屈膝→护士两人站在病床同一侧→一护士双手托住患者肩、背部→另一护士托住患者腰、臀部→同时抬起患者移向自己→患者翻向对侧并侧卧→整理患者衣服→在背部、膝下垫软枕→整理床铺。

(2) 协助患者移向床头法。

一人协助法：放平床头支架(根据病情)→枕头横立床头→患者仰卧屈膝→护士一手臂伸入患者肩下→另一手臂托住患者臀部→患者双手握住床头栏杆，双脚蹬床面→护士助力使患者上移→放回枕头→支起床头支架→整理床铺。

二人协助法：放平床头支架(根据病情)→枕头横立床头→患者仰卧屈膝→两护士分别站在床的两侧→分别托住患者一侧肩、臀部→同时抬起患者移向床头→放回枕头→支起床头支架→整理床铺。

2. 注意事项

(1) 翻身时不可拖拉,两人操作时注意协调配合,注意节力。

(2) 根据患者病情和皮肤受压情况,确定翻身的间隔时间。

(3) 有管道时注意安置,保持通畅。

(4) 为手术患者翻身时,先检查敷料是否脱落或有无分泌物,如分泌物浸湿敷料应先更换后翻身;颅脑手术后,头部翻动过剧可引起脑移位形成脑疝,压迫脑干而致突然死亡,因此头部只能卧于健侧或平卧;颈椎和颅骨牵引的患者翻身时不可放松牵引;石膏固定或伤口较大的患者翻身后注意将伤处放于适当位置,防止受压。

(5) 翻身时注意保护患者安全。

(五) 评价

(1) 患者是否舒适、安全,皮肤受压情况是否得到改善。

(2) 操作是否轻稳、节力、安全,是否无并发症的发生。

二、运送患者法

(一) 轮椅运送法

1. 目的

(1) 护送不能行走但能坐起的患者入院、出院、检查、治疗或室外活动。

(2) 帮助患者活动,促进血液循环和体力恢复。

2. 评估

(1) 患者的体重、意识状态、病情与躯体活动能力。

(2) 患者损伤的部位和合作程度。

(3) 轮椅各部件的性能是否完好。

3. 计划

(1) 用物准备。轮椅,根据季节备毛毯、别针或软枕。

(2) 环境准备。移开障碍物,保证环境宽敞。

(3) 患者准备。了解轮椅运送的方法和目的,能够主动配合操作。

(4) 护士准备。人数及用物。

4. 实施

(1) 操作步骤。检查轮椅性能,推至床旁→向患者解释→轮椅椅背与床尾平齐,面向床头→翻起脚踏板,闸制动→铺毛毯(视需要而定)→扶患者下床→护士一手固定轮椅,另一手扶患者上轮椅→患者坐好→翻下脚踏板,脚置于其上→毛毯上端向外折,围住颈部,固定→两袖筒固定→包好下肢、脚→整理床单元→患者无不适,松闸→推至目的地。

下车时将轮椅推至床尾,闸制动,翻起脚踏板→协助患者站立,坐上床缘→取舒适体位→整理床单元→轮椅归位。

(2) 注意事项。①使用前检查轮椅性能,是否保持完好;②嘱患者头和肩向后靠,并抓紧扶手;推轮椅时,速度要慢,随时观察患者的反应。

5. 评价

(1) 患者是否感觉舒适、安全。

(2) 操作时动作是否轻稳、节力、协调。

(3) 患者和家属是否理解操作的目的并配合。

(二) 平车运送法

1. 目的

运送不能起床的患者入院、做各种特殊检查、治疗、手术或转运。

2. 评估

(1) 患者的体重、病情与躯体活动能力。如病情许可,能在床上配合动作者,可用挪动法;儿科患者或体重较轻者,可用单人搬运法;不能自行活动或体重较重者,可用两人或三人搬运法;病情危重或颈腰椎骨折者,采用四人搬运法。

(2) 患者的病损部位与合作程度。

(3) 平车性能是否良好。

3. 计划

(1) 用物准备。平车及车上用物。

(2) 环境准备。宽敞,便于操作。

(3) 患者准备。了解搬运步骤及配合方法。

(4) 护士准备。人数及用物。

4. 实施

(1) 操作步骤。平车推置床旁→向患者解释、说明→具体操作。

挪动法:移桌、椅,松盖被→平车与床平行→患者依次挪动上身、臀部、下肢→协助躺好,盖盖被→整理床单位(下车时先挪动下肢,再移动上半身)。

一人搬运法:移椅至对侧→平车推置床尾,车头端与床尾成钝角→松盖被,穿衣服→将患者移至近床边→护士一手自患者腋下伸至对侧肩部,另一手伸入大腿下→患者双臂搂住护士脖子→抱起放置于平车上→盖好→整理床单位。

两人搬运法:移椅至对侧→平车推置床尾,车头端与床尾成钝角→松盖被,穿衣服→护士两人站同侧,患者上肢交叉于胸前→将患者移至床边→护士托颈肩部、腰部,托臀、腘窝部→同时抬起→患者身体向护士倾斜→两人同时移步将患者移至车上→盖好→整理床单位。

三人搬运法:移椅至对侧→平车推置床尾,车头端与床尾成钝角→松盖被,穿衣服→将患者移至近床边→护士三人站同侧→护士甲托头、肩胛部,乙托背、臀部,丙托腘窝、腿部→同时抬起→患者身体向护士倾斜置于平车上→盖好→整理床单位。

四人搬运法:移桌、椅→松盖被,穿衣服→患者腰、臀下铺中单→平车与床平行→将患者移至近床边→患者上肢交叉于胸前→护士甲在床头,托头、颈肩部;乙在床尾,托两腿;丙、丁在平车与床对侧,紧握中单四角→同时抬起患者放于平车上→盖好→整理床单位。

(2) 注意事项。①搬运时注意保持平衡与稳定;②推车时,护士站在患者头侧,便于观察病情;③平车上下坡时,患者头部应在高处一端;有大小轮时,头在大轮侧,大轮平稳,小轮灵活便于转弯;车速适宜,保证安全、舒适;搬运骨折患者时车上垫木板,固定骨折部位;有输液、引流者保持输液管和引流管通畅;进出门时不能用车撞门。

5. 评价

(1) 搬运是否轻、稳、准确、协调、节力,患者是否安全、舒适。

(2) 搬运过程有无病情变化,是否造成损伤等并发症。

(3) 患者的持续治疗是否受到影响。

三、保护具的应用

保护具是用来限制患者身体或机体某部位的活动，以达到维护患者安全与治疗效果的各种器具。

（一）目的

为了防止小儿，高热、谵妄、昏迷、躁动及危重患者因虚弱、意识不清或其他原因而发生坠床、撞伤、抓伤等意外，确保患者安全。

（二）评估

(1) 患者的病情、年龄、意识状态、肢体活动情况及是否存在意外损伤的可能。

(2) 患者与家属对保护具使用目的及方法的了解程度、配合程度。

(3) 需用保护具的种类及时间。

（三）计划

(1) 用物准备。根据需要选择床档、约束带、棉垫、支架、纸、笔等。

(2) 环境准备。环境安静、舒适、安全。

(3) 患者准备。患者或家属对使用保护具理解并配合使用。

(4) 护士准备。洗手，准备用物。

（四）实施

1. 操作步骤

(1) 床档。主要为了预防患者坠床，按需要安装。

(2) 约束带。是一种保护患者安全的装置，用于躁动、有自伤或坠床危险的患者、或治疗需要固定身体某一部位时，可限制具身体及肢体的活动。

宽绷带约束(固定手腕，踝部)：用棉垫包裹手腕或踝部→宽绷带打成双套结→将双套结套于手腕或踝部棉垫外→稍拉紧(以不脱出、不影响血液循环为宜)→带子系于床缘上。

肩部约束带(固定肩部，限制患者坐起)：将肩部约束带袖筒套在患者两肩上→腋下衬棉垫→两细带在胸前打结→两头系于床头(必要时枕头横立于床头)。

膝部约束带(固定膝部，限制患者下肢活动)：患者两膝衬棉垫→膝部约束带横放于两膝上→宽带下两头带各固定一侧膝关节→宽带两端系于床缘上。

2. 注意事项

(1) 严格掌握应用适应证，注意维护患者自尊。

(2) 保护具只能短期使用，使用时使肢体处于功能位，并协助患者翻身，保证舒适、安全。

(3) 使用时，带下应垫衬垫，固定时松紧适宜。注意观察受约束部位的血液循环，定时松解，必要时进行局部按摩，促进血液循环。

(4) 记录使用保护具的原因、时间、每次观察的结果、相应的护理措施、解除约束的时间。

（五）评价

(1) 能否满足使用保护具患者的身体基本需要，能否保证患者安全和舒适。

(2) 患者有无血液循环不良、皮肤破损、骨折等意外发生。

(3) 患者及家属是否了解使用保护具的原因和目的,能否配合并接受。

(4) 各项检查、治疗和护理能否顺利进行。

(王贵芬　汤苏文)

第四节　无菌技术与隔离技术

一、无菌技术

目的:保持无菌物品及无菌区域不被污染,防止病原微生物侵入或传播给他人。

(一) 无菌持物钳的使用法

1. 目的

用于取用和传递无菌物品。

2. 评估

(1) 根据夹取物品的种类选择合适的持物钳。

(2) 操作环境整洁、宽敞。

(3) 需夹取的无菌物品放置合理。

3. 计划

(1) 用物准备。常用持物钳有三叉钳、卵圆钳和长、短镊子 4 种。无菌持物钳应浸泡在大口有盖容器内,容器深度与钳长度比例适合,消毒液面浸没轴节以上 2～3cm 或镊子长度的 1/2,每个容器只能放置一把持物钳。

(2) 环境准备。符合无菌操作原则第一条。

(3) 护士准备。着装整齐,戴口罩,洗手,备齐用物。

4. 实施

(1) 操作步骤。检查有效日期→取放无菌持物钳时钳端需闭合,不可触及容器的口缘及液面以上的容器内壁→使用时保持钳端向下,不可倒转向上→用后闭合钳端→垂直放回容器内→轴节松开→取远处物品,应连容器一并转移,就地取用。

(2) 注意事项。无菌持物钳不可夹取油纱或用于换药及消毒皮肤;污染或可疑污染的持物钳应重新灭菌;无菌持物钳及容器每周灭菌 1～2 次,并更换消毒液;使用频率高的科室应每天灭菌 1 次(如门诊换药室、注射室、手术室等)。

(二) 无菌容器的使用

1. 目的

用于盛放无菌物品并保持无菌状态。

2. 评估

操作目的、操作环境、无菌容器的种类。

3. 计划

(1) 用物准备。无菌持物钳、无菌容器(常用的无菌容器有无菌盒、罐、盘及储槽等,无菌容器内盛放治疗碗、棉球、纱布等)。

(2) 环境准备。符合无菌技术操作原则第一条。

(3) 护士准备。着装整齐,戴口罩,洗手,备齐用物。

4. 实施

(1) 操作步骤。检查无菌容器标记、灭菌日期→打开无菌容器盖、无菌面朝上置于稳妥处或拿在手中→用无菌持物钳夹取无菌物品→取物后立即将盖反转,使内面向下,移至容器口上盖严。

(2) 注意事项。手不可触及容器的内面及边缘;手持无菌容器时,应托住底部;打开容器时,避免手臂跨越容器上方;从储槽中取物时,应将盖子完全打开,避免物品触碰边缘而污染;无菌容器应定期消毒。

(三) 无菌包的使用

1. 目的

保持无菌包内物品的无菌状态,供无菌操作使用。

2. 评估

操作目的、操作环境、无菌包名称。

3. 计划

(1) 用物准备。无菌持物钳、盛放无菌包内物品的容器或区域、无菌包(内放无菌治疗巾、敷料、器械等)、治疗盘、小纸条、签字笔等。

(2) 环境准备。符合无菌技术操作原则第一条。

(3) 护士准备。着装整齐,戴口罩,洗手,备齐用物。

4. 实施

(1) 操作步骤。①包扎无菌包,备齐用物→需灭菌的物品放于包布中央→用包布一角盖住物品→左右两角先后盖上并将角尖向外翻折→盖上最后一角后以“十”字形扎妥(或用化学指示胶带贴妥)→贴上注明物品名称及灭菌日期的标签。②打开无菌包,准备用物和环境→核对无菌包的名称、灭菌日期、化学指示胶带颜色变化情况→检查包布是否干燥、完整,系带严紧→无菌包平放在操作处→解开系带放在包布边下→按包布外角、右角、左角、近侧角的顺序打开→若双层包裹的无菌包,内层无菌巾使用无菌持物钳打开→用无菌持物钳夹取物品,放在准备好的无菌区内→包内有剩余物品时,按原折痕包起扎好→注明开包日期、时间,超过 24h 不能使用。

(2) 注意事项。包内物品一次全部取出时,可将包托在手中打开,另一手将包布四角抓住,使包内物品妥善置于无菌区域内;打开无菌包时系带妥善处理,不可到处拖扫;开包、关包时手不可触及包布内面;准确注明开包日期及时间;关包时系带横向缠绕。

(四) 铺无菌盘

1. 目的

为了短期存放无菌物品和便于无菌操作,将无菌治疗巾铺在洁净、干燥的治疗盘内,设立无菌区域,放置无菌物品。

2. 评估

操作目的、操作环境,治疗盘是否清洁干燥,无菌治疗巾是否在有效期内。

3. 计划

(1) 用物准备。无菌持物钳、盛放治疗巾的无菌包、无菌物品、治疗盘、小纸条、签字笔等。

(2) 环境准备。符合无菌技术操作原则第一条。

(3) 护士准备。着装整齐,戴口罩,洗手,备齐用物。

4. 实施

(1) 操作步骤。准备用物及环境→取无菌治疗巾包,检查无菌包标记、灭菌日期、有无潮湿或破损→铺盘。①单层底铺盘:打开无菌包,用无菌持物钳取一块治疗巾放在治疗盘内→双手捏住无菌巾一边外面两角,轻轻抖开→双折铺于治疗盘上,将上层折成扇形,边缘向外,治疗巾内面构成无菌区→放入无菌物品后,拉开扇形折叠层遮盖于物品上,上下层边缘对齐→将开口处向上折两次,两侧边缘分别向下折一次,叠出治疗盘边缘,注明铺盘时间,4h 内有效。②双层底铺盘:取出无菌巾→双手捏住无菌巾一边外面两角,轻轻抖开,从远到近,三折成双层底,上层呈扇形折叠,开口边向外→放入无菌物品,拉平扇形折叠层,盖于物品上,边缘对齐→保持盘内无菌,注明铺盘时间,4h 内有效。

(2) 注意事项。无菌巾的位置恰当,放入无菌物品后上下两层的边缘能对齐;无菌巾上物品放置有序,取用方便;夹取放置无菌物品时,手臂未跨越无菌区;操作中无菌巾内面未被污染。

(五) 取用无菌溶液法

1. 目的

保持无菌溶液的无菌状态。

2. 评估

操作目的、操作环境、无菌溶液的名称、有效期。

3. 计划

(1) 用物准备。无菌溶液、启瓶器、弯盘、盛装无菌溶液的容器、治疗盘内盛棉签、消毒溶液、签字笔等。

(2) 环境准备。符合无菌技术操作原则第一条。

(3) 护士准备。着装整齐,戴口罩,洗手,备齐用物。

4. 实施

(1) 操作步骤。准备用物及环境→取盛有无菌溶液的密封瓶,擦净瓶口,核对标签,检查瓶盖是否松动,溶液有无变质、混浊→启开铝盖,用拇指、食指或双手拇指于标签侧翻起瓶塞,食指、中指套住橡胶塞将其拉出→瓶签朝向掌心,倒出少量溶液冲洗瓶口,再由原处倒出适量溶液→倒毕塞紧瓶塞,消毒后盖好→注明开瓶日期及时间,放回原处,24h 内有效→如取烧瓶内无菌溶液,解开系带,手拿瓶口盖布外面,取出瓶塞,倾倒溶液的方法同上。

(2) 注意事项。手勿触及瓶口及瓶内面;倾倒溶液时,瓶签未浸湿,液体未溅至桌面。

(六) 戴、脱无菌手套法

1. 目的

执行某些无菌操作或接触无菌物品时须戴无菌手套,以保护患者免受感染,确保无菌效果。

2. 评估

操作目的、操作环境、无菌手套的尺寸、有效期。

3. 计划

(1) 用物准备。无菌手套、弯盘。

(2) 环境准备。符合无菌技术操作原则第一条。

(3) 护士准备。着装整齐,戴口罩,修剪指甲,取下手表,洗手,备齐用物。

4. 实施

(1) 操作步骤。①戴手套,核对手套号码、灭菌日期→手套袋平放打开→取出滑石粉包,涂擦双手→一手掀开手套袋开口处，另一手捏住一只手套上的翻折部分(手套内面)取出手套，对准五指戴上→掀起另一只袋口，再以戴好手套的手指插入另一只手套的翻折内面(手套外面)，取出手套，同法戴好→调整手套位置，将手套的翻边扣套在工作服衣袖外面。②脱手套：一手捏住另一手套腕部外面→翻转脱下→再以脱下手套的手插入另一手套内，将其往下翻转脱下→将手套浸泡在消毒液内，洗手。

(2) 注意事项。滑石粉涂抹时位置低于操作台，粉末不能洒落于手套及无菌区内；戴、脱手套时不能强行拉扯手套边缘；未戴手套的手不可触及手套外面，戴手套的手不能触及未戴手套的手及手套的里面；手套破裂或污染时，应立即更换；脱手套时手套上有污迹应先冲洗后脱下浸泡。

5. 评价

(1) 操作中能否严格遵守无菌操作原则，动作是否轻稳、准确、规范。

(2) 能否保持无菌区域或无菌物品不被污染。

二、隔离技术

(一) 戴帽子(略)。

(二) 戴口罩(略)。

(三) 消毒手

1. 刷手法

顺序是前臂、腕部、手背、手掌、手指、指缝、指甲，每只手刷 0.5min，使污水从前臂流向指尖。反复刷 2 次，共 2min。用小毛巾自上而下擦干双手。

2. 浸泡消毒法

双手浸泡于消毒液中，反复擦洗共 2min。

(四) 穿脱隔离衣

1. 目的

保护患者和工作人员，避免互相传播，减少感染和交叉感染的发生。

2. 评估

(1) 患者病情、临床表现、治疗及护理情况。

(2) 患者目前采取的隔离种类，隔离措施。

(3) 患者心理状况及合作程度，如患者接受隔离措施后是否惧怕或感到自卑，能否遵照隔离原则并与护士合作。

(4) 患者及家属对所患疾病有关防治知识、消毒隔离知识的了解程度及掌握情况。

3. 计划

(1) 用物准备 治疗盘内盛已消毒的手刷、10%皂液、清洁干燥小毛巾、避污纸、盛放容器 3 个(包括用过的刷子、小毛巾、避污纸)。无洗手池设备时，另备消毒液和清水各 1 盆，隔离衣 1 件。

(2) 环境准备 清洁区、污染区、半污染区划分明确。

(3) 护士准备 着装整齐，戴口罩、洗手并擦干，取下手表，卷袖过肘。

4. 实施

操作步骤：①穿隔离衣：备齐用物→戴好帽子、口罩，取下手表→卷袖过肘→持衣领取下隔离衣，清洁面朝向操作者→先穿左手再穿右手→系衣领→系袖带→分别于距边 2～3 cm 处将两侧衣边捏至前面→对齐两侧衣边在身后对齐叠紧→腰带在背后交叉回到前面打活结→穿好隔离衣。②脱隔离衣：松开腰带在前面打一活结→解袖带翻起袖口并塞好→消毒手→解领口→右手伸入左袖的清洁面拉下→左手在袖内拉右袖的污染面→脱下衣袖→提起衣领折衣→挂好备用。

5. 要点

明确隔离衣的清洁面和污染面；清洁的手不能接触隔离衣的污染面，污染的手不能接触隔离衣的清洁面；衣领一直保持清洁。

注意事项：①隔离衣长短合适，需全部遮盖工作服，有破洞者不可使用。②保持衣领清洁，系领带时衣袖未污染脸或颈部。③隔离衣应每天更换 1 次，污染或沾湿随时更换。

6. 评价

(1) 操作中动作是否轻巧、准确、规范。

(2) 是否保持清洁面未被污染。

第五节　清洁护理技术

一、特殊口腔护理法

(一) 目的

(1) 保持口腔清洁、湿润、去除口臭、牙垢，使患者舒适，预防口腔感染等并发症。

(2) 增进食欲，保持口腔正常功能。

(3) 观察口腔黏膜、舌苔、牙龈等处的变化及判断特殊的口腔气味，了解病情的动态变化。

(二) 评估

(1) 患者的病情、意识状态、口腔状况。

(2) 患者的卫生习惯、自理能力、心理反应。

(3) 患者的口腔卫生知识水平。

(三) 计划

1. 用物准备

(1) 无菌物品。治疗碗 2 个(盛漱口溶液和若干含漱口液的棉球)、弯血管钳、镊子、压舌板。

(2) 一般物品。治疗盘、弯盘、治疗巾、吸水管、棉签、液状石蜡、手电筒、pH 试纸。必要时备张口器、舌钳，外用药冰硼散等。

2. 环境准备

整洁、舒适，床头桌上无杂物，方便放置口腔护理盘。

3. 患者准备

患者了解口腔护理的目的和方法，取舒适体位。

4. 护士准备

着装整齐，戴口罩，洗手，备齐用物。

（四）实施

1. 操作步骤

护士携物至床旁→核对床号、姓名→向患者解释口腔护理的目的和方法→患者侧卧或头偏向一侧→铺治疗巾，弯盘置于口角旁→湿润口唇→漱口→观察口腔情况（义齿取下放于凉开水中）→弯血管钳夹棉球（棉球湿度适合）→嘱患者咬合上下齿→用压舌板撑开颊部→分别擦洗左右牙齿外面（由里向外到门齿）→嘱患者张口→依次擦洗左侧上内侧面、咬合面；下内侧面、咬合面；颊部→同法擦洗右侧→擦洗硬腭、舌面、舌下→再次漱口→观察口腔→处理口唇干裂、口腔溃疡等→擦干口唇、撤治疗巾→患者取舒适卧位→整理床单位、清理用物、记录。

2. 注意事项

(1) 擦洗动作要轻，特别对凝血功能差的患者，防止碰伤黏膜和牙龈。

(2) 昏迷患者禁止漱口，用张口器时从臼齿处放入，弯血管钳夹棉球不可过湿，以防止因水分过多造成误吸。操作前后清点棉球，防止棉球遗留于口腔。

(3) 操作中要随时询问患者感受，如棉球的干湿程度，弯血管钳操作时是否产生不适，体位是否舒适，有无其他要求等。

(4) 对使用抗生素者应特别注意观察口腔黏膜有无真菌感染。

(5) 传染患者按隔离原则处理。

(6) 漱口溶液应根据患者口腔状况选择。

(7) 擦洗硬腭及舌面时，勿触及咽部，以免引起恶心。

（五）评价

(1) 患者口唇是否湿润，是否感到清洁、舒适、无异味，口腔卫生是否得到改善。

(2) 口腔内病灶是否愈合，有无牙龈出血。

(3) 患者及家属是否获得了口腔卫生方面的知识和技能。

二、床上洗发法

（一）目的

(1) 保持头发整齐清洁，增进美观，促进舒适。

(2) 去除头皮屑及污物，防止头发损伤，减少头发异味，减少感染机会。

(3) 刺激头部血液循环，促进头发的生长和代谢。

（二）评估

(1) 患者的病情、意识状态。

(2) 患者的年龄、性别、生活习惯、自理能力。

(3) 患者头发卫生情况。

(4) 患者的理解和合作程度。

（三）计划

（1）用物准备。马蹄形垫，治疗盘内备大小橡胶单、浴巾、毛巾、别针、纱布、棉球、量杯、洗发液、梳子、必要时备电吹风、水壶（盛 40～45 ℃热水）、污水桶或面盆（倒扣杯法另备 2 块毛巾、量杯、橡胶管）。

（2）环境准备。关好门窗、调节室温。

（3）患者准备。按需给予便盆，协助患者排便。

（4）护士准备。着装整齐，戴口罩，洗手，备齐用物。

（四）实施

1. 操作步骤

护士携物至床旁→解释→移桌椅→铺小橡胶单与毛巾于枕上→患者取斜卧位→移枕垫肩下→松开并反折衣领，围毛巾于颈部。

（1）马蹄形垫法洗发。至马蹄形垫于患者颈下，大橡胶单置于上面，头部在槽中，槽口下接污水桶。

（2）倒扣杯法洗发。面盆放于床上，盆底放一毛巾，倒扣量杯，杯上垫一折好的毛巾，头部枕于量杯底，盆内放一橡胶管引出污水。

堵塞耳朵、遮盖眼睛→冲少量温水试水温是否合适→温水湿发→涂洗发液洗发→冲洗干净→擦干，用毛巾包头发→取棉球及眼罩→取出马蹄形垫（或面盆）→移回枕头→擦干梳理→患者取舒适体位→整理床单位及用物。

2. 注意事项

（1）调节室温和保暖，洗净头发后及时擦干，防止患者着凉。

（2）保护患者眼、耳，避免沾湿衣服、被褥。

（3）操作过程中随时询问患者的感受，并观察病情变化，注意面色、脉搏是否异常。

（4）衰弱患者不宜洗发。

（五）评价

（1）操作是否轻柔，患者是否感觉舒适。

（2）患者外观是否整洁，心情是否愉快。

三、床上擦浴法

（一）目的

（1）清洁皮肤，促进患者生理和心理上的舒适，增进健康。

（2）刺激皮肤血液循环，增强皮肤的排泄功能，预防感染和褥疮等并发症的发生。

（3）使肌肉得到放松，并增加患者活动的机会。

（二）评估

（1）患者的年龄、病情、意识状态，皮肤的完整性、清洁度。

（2）患者躯体活动程度、清洁习惯、自理能力等。

(3) 患者对清洁卫生知识的了解程度。

(三) 计划

1. 用物准备

治疗盘内备毛巾、浴巾、清洁衣裤、爽身粉、剪刀或指甲钳、梳子、50%乙醇、洗脸或洗足盆、皂液、水桶2只(一桶盛热水,水温41～46 ℃;另一桶盛污水)、便盆及盖巾,所有用物放于护理车上。

2. 环境准备

调节室温(24±2) ℃,关门窗,用屏风遮挡。

3. 患者准备

进食1h后进行,以免影响消化。

4. 护士准备

着装整齐,戴口罩,洗手,备齐用物。

(四) 实施

1. 操作步骤

护士携物至床旁→解释,按需给予便器→面盆放于床边桌上,视病情放平床头及床尾支架,松床尾盖被→调节水温→将擦洗毛巾折叠成手套形→擦洗脸及颈部→脱上衣→浴巾铺于擦洗部位下面→擦洗上肢→洗双手→擦洗胸腹部→患者侧卧,背向护士→擦洗颈、背、臀部→骨隆突处擦洗后用50%乙醇按摩→穿上衣→协助脱裤遮盖会阴部→擦洗下肢→洗脚→协助清洗会阴部→穿裤→整理床单位→开窗通风→整理用物。

(1) 擦洗方法。先用涂上肥皂的湿毛巾擦洗,再用清洁湿毛巾擦净皂液,清洗、拧干毛巾后再次擦洗,大毛巾边按摩,边擦干。

(2) 穿脱衣方法。先脱近侧,后脱对侧;肢体有疾患时,先脱健肢,后脱患肢,穿衣则反之。

2. 注意事项

(1) 注意保暖,每次只暴露正在擦洗的部位。

(2) 沿肌肉分布走向擦洗,仔细擦净颈部、耳后、腋窝、腹股沟等皮肤皱褶处。

(3) 擦洗过程中,及时更换热水及清水。如患者出现寒战、面色苍白等病情变化时,立即停止擦洗,及时给予处理。

(五) 评价

(1) 患者是否感觉舒适、清洁,身心是否愉快。

(2) 操作过程是否安全,有无意外发生,患者是否满意。

四、预防褥疮背部护理法

(一) 目的

(1) 促进皮肤血液循环,预防褥疮等并发症的发生。

(2) 观察患者的一般情况,满足患者身心需要。

(二) 评估

(1) 患者的病情、意识状态、感觉功能及活动能力等。

(2) 患者的皮肤情况,有无受压部位发红、缺血或皮肤损坏等并发症发生。
(3) 患者的年龄、体重、营养状况。
(4) 患者对有关褥疮知识的了解程度,心理状态。

(三) 计划

(1) 用物准备 清洁衣物、脸盆、擦洗毛巾、大毛巾、50%乙醇、爽身粉。
(2) 环境准备 关好门窗、调节室温,使用屏风遮挡。
(3) 患者准备 病情稳定。
(4) 护士准备 着装整齐,戴口罩,洗手,备齐用物。

(四) 实施

1. 操作步骤

护士携物至床旁→核对解释→患者翻身侧卧,背向护士→检查受压部位血液循环情况→铺大毛巾(半铺半盖)→温水清洁背部(从颈部、肩部、背部到臀部)→按摩背部(采取全背按摩)→对受压部位局部按摩→干毛巾擦干背部→穿衣→患者取舒适卧位→整理床单位→清理用物→记录在翻身记录卡上。

2. 注意事项

(1) 擦洗过程中注意保暖,以免患者受凉。
(2) 按摩皮肤时力量要能足够刺激肌肉组织。
(3) 如果皮肤已有轻度压伤,不可在受伤处按摩,以防加重损伤。

(五) 评价

(1) 患者皮肤是否清洁、有无损伤,体位是否舒适、安全。
(2) 患者皮肤有无发红情况,是否起到预防褥疮的作用。

五、晨间护理法

(一) 目的

(1) 使患者清洁、舒适,预防褥疮及肺炎等并发症。
(2) 观察和了解病情,满足患者身心需要,促进护患沟通。
(3) 保持病床和病室整洁。

(二) 评估

(1) 患者的病情、年龄、意识状态、自理能力、文化背景、生活习惯及睡眠状况。
(2) 患者皮肤的受压状况及各种治疗性导管、牵引等的固定和维持情况。
(3) 患者床单位是否清洁、平整。
(4) 患者的心理状况。

(三) 计划

(1) 用物准备。一般患者自备漱口用具、毛巾、面盆、梳子、肥皂、50%乙醇。重症患者另备口腔护理盘、便盆等;备清洁衣裤、清洁床上用品、床刷、扫床巾。

(2) 环境准备。酌情关闭门窗,调节室温。

(3) 患者准备。根据病情、身体状况取舒适卧位。

(4) 护士准备。着装整齐,戴口罩,洗手,备齐用物。

(四) 实施

1. 操作步骤

护士携物至床旁→向患者解释→放平床支架→协助排便→协助漱口(口腔护理)、洗脸、洗手、梳头→翻身,检查皮肤受压情况→擦洗背部并按摩→整理床铺(必要时更换被服等)→整理床单位→开窗通风→整理用物。

2. 注意事项

(1) 操作中注意与患者沟通,观察并询问患者的感受及对护理的要求。

(2) 对能自理的患者,协助做好清洁工作。

(五) 评价

(1) 患者是否清洁、舒适、安全,自我形象是否得到改善。

(2) 病房是否整洁,空气是否清洁,病床是否平整、清洁。

(3) 患者皮肤受压部位血液循环是否得到改善,有无并发症发生。

(4) 与患者沟通交流是否有效,有无获得患者相关信息。

六、晚间护理法

(一) 目的

(1) 保持病室安静、空气流通,使患者清洁、舒适,易于入睡。

(2) 了解病情,预防褥疮及其他并发症的发生,促进护患沟通。

(二) 评估

(1) 患者的病情、年龄、意识状态、自理能力、睡眠习惯。

(2) 患者皮肤的受压状况。

(3) 病室温度及床单位是否清洁、平整。

(4) 患者的心理状况。

(三) 计划

(1) 用物准备。一般患者自备漱口用具、毛巾、面盆、梳子、肥皂、50%乙醇,重症患者另备口腔护理盘、便盆等。

(2) 环境准备。关闭门窗,调节室温,拉窗帘。

(3) 患者准备。根据病情、身体状况取舒适卧位。

(4) 护士准备。着装整齐,戴口罩,洗手,备齐用物。

（四）实施

1. 操作步骤

护士携物至床旁→向患者解释→协助漱口（口腔护理）→洗脸、洗手、洗脚、梳头→翻身，检查皮肤受压情况→擦洗背部并按摩→必要时协助女患者清洁会阴部→协助患者排便→整理床铺→协助患者取舒适卧位→关闭门窗→关大灯，开地灯→整理用物→巡视患者病情变化和睡眠情况。

2. 注意事项

(1) 操作中注意与患者沟通，观察并询问患者感受。

(2) 了解患者的睡眠习惯并给予适当帮助。

（五）评价

(1) 患者是否清洁、舒适，是否易于入睡。

(2) 病房是否整洁、温度是否适宜，病床是否平整、清洁。

(3) 患者皮肤受压部位血液循环是否得到改善，有无并发症发生。

(4) 与患者沟通交流是否有效，是否获得患者相关信息。

（王新玲　李燕敏）

第六节　生命体征的测量技术

一、体温、脉搏、呼吸的测量方法

（一）目的

(1) 判断体温、脉搏、呼吸有无异常。

(2) 动态监测体温、脉搏、呼吸的变化，提供病情的相关信息。

(3) 协助诊断，为治疗、护理、康复提供依据。

（二）评估

(1) 患者的病情、意识状态、治疗及合作情况。

(2) 测量部位的皮肤黏膜情况、肢体活动度。

(3) 有无影响体温、脉搏、呼吸测量准确性的因素。

（三）计划

(1) 用物准备。清洁容器、消毒容器、消毒纱布、听诊器、有秒针的表、记录本、笔。若测肛温，需另备润滑油、棉签、卫生纸。检查体温计的数量、有无破损，体温计的汞柱是否在 35℃ 以下。

(2) 环境准备。安静、整洁、光线充足。

(3) 患者准备。理解、合作，取舒适卧位。

(4) 护士准备。着装整齐，戴口罩，洗手，备齐用物。

（四）实施

1. 操作步骤

护士携物至床旁→核对、解释→测量体温→在规定时间内取出体温计用消毒纱布擦净，检视度数→将体温计浸泡于消毒液容器中→记录体温值→使患者一侧手臂放于舒适位置→护士示、中、无名指指端按压在桡动脉表面，测量 30 s→手仍按于脉搏部位，观察胸部或腹部起伏，测 30 s→脉搏、呼吸次数各乘 2，记录于本上→使患者处于舒适卧位→清点用物带回，清洁、消毒体温计→绘制体温单。

2. 注意事项

(1) 婴幼儿、精神异常、昏迷、口腔疾患、口鼻腔手术、呼吸困难、不能合作的患者不可采用口表测温。

(2) 运动、进食、冷热饮、冷热敷、洗澡、坐浴、灌肠等活动后，应间隔 30 min 方可测温。

(3) 直肠疾病或手术后、腹泻、心梗患者不宜采取直肠测温。

(4) 婴幼儿、精神病患者、躁动患者测直肠温度时，护士需手持肛表，以防体温计断裂或进入直肠，造成意外。

(5) 体形过于消瘦者不宜用腋表。

(6) 测量脉搏忌用拇指，脉搏异常或危重患者应测量 1 min，脉搏短绌时两人同时测脉搏和心率。

(7) 呼吸异常时测 1 min，呼吸微弱不易觉察时，用棉花放于鼻前，观察棉花摆动的次数。

（五）评价

(1) 测量方法、数值是否正确。

(2) 患者是否了解测量的目的、方法并能配合操作。

(3) 测量过程中有无意外发生，患者是否安全、舒适。

二、血压的测量方法

（一）目的

(1) 判断血压有无异常。

(2) 动态监测血压变化，提供病情的相关信息。

(3) 协助诊断，为治疗、护理、康复提供依据。

（二）评估

(1) 患者的年龄、病情、意识状态、治疗及基础血压情况。

(2) 被测肢体功能及测量部位皮肤状况。

(3) 患者的心理反应及合作程度。

(4) 有无影响血压测量准确性的因素存在。

（三）计划

(1) 用物准备。血压计、听诊器，检查血压计性能。

(2) 环境准备。整洁、安静、光线充足。

(3) 患者准备。嘱患者安静休息 15～30 min，取舒适卧位。

(4) 护士准备。着装整齐，戴口罩，洗手，备齐用物。

(四) 实施

1. 操作步骤

(1) 上肢肱动脉血压测量法。护士携物至床旁→核对、解释→取合适体位(坐位或卧位)，使肱动脉与心脏在同一水平面上(坐位时肱动脉平第四肋软骨，卧位时平腋中线)→放平血压计，驱尽袖带内空气→伸直肘部，手掌向上，缠袖带于上臂中部，袖带下缘距肘窝 2～3 cm，松紧以放入一指为宜→戴听诊器，将听诊器放于肘窝肱动脉搏动点→关闭气门，充气至肱动脉搏动音消失，再充气约 20 mmHg→慢慢放开气门，使汞柱缓慢下降→听到第一声搏动时汞柱所指刻度为收缩压，搏动声突然变低或消失时，所指刻度为舒张压→松袖带，驱尽袖带余气→整理袖带放入盒中，血压计向右倾斜 45 °关闭→穿衣，恢复体位→记录。

(2) 下肢腘动脉血压测量法。袖带缠于大腿下部，下缘距腘窝 3～5 cm，其余同上肢测量法(袖带窄，所测的收缩压偏高，舒张压无大的差别)。

2. 注意事项

(1) 须密切观察血压者，应尽量做到定时间、定部位、定体位、定血压计。

(2) 对偏瘫、肢体外伤或手术患者，应在健侧手臂上测量。

(3) 排除影响血压的外界因素，袖带过宽、过紧时所测血压值偏低；袖带过窄、过松时所测血压值偏高。

(4) 发现搏动声听不清或异常时应重测，重测时应先使汞柱降至“0”后再测。

(5) 充气不可过高、过猛，关闭时防止玻璃管折断。

(6) 血压计要定期检查，并应放置平稳，切勿倒置或震动。

(五) 评价

(1) 测量方法、数值是否正确。

(2) 患者是否了解测量的目的、方法并能配合操作。

(3) 测量过程中有无意外发生，患者是否安全、舒适。

第七节 满足患者营养的护理技术(鼻饲法)

(一) 目的

对不能由口进食者，可通过胃管供给营养丰富的流质饮食，以保证患者能摄取足够的蛋白质和热量，适用于昏迷、口腔疾患、某些手术后或肿瘤、食管狭窄、食管气管瘘、拒绝进食、早产儿和病情危重的婴幼儿等。

(二) 评估

(1) 患者的病情、意识状态、鼻腔状况(如有无鼻中隔偏曲、鼻腔炎症、阻塞等)。

(2) 对鼻饲的心理反应及合作程度。

(三) 计划

(1) 用物准备。鼻饲包(治疗碗、压舌板、镊子、胃管、30～50 ml 的注射器、纱布、治疗巾)。治疗盘内盛液状石蜡、棉签、胶布、夹子或橡胶圈、别针、弯盘、听诊器、适量温开水、流质饮食 200 ml(38～40 ℃)。

拔管时,治疗盘内备治疗碗(内有纱布)、弯盘、乙醇、松节油、棉签等。

(2) 环境准备。环境整洁、安静。

(3) 患者准备。取舒适的坐位或仰卧位(抬高床头)。

(4) 护士准备。着装整齐,戴口罩,洗手,备齐用物。

(四) 实施

1. 操作步骤

(1) 插胃管。护士携物至床旁→核对、解释→取体位→颌下铺治疗巾→清洁并检查鼻腔→测量并润滑胃管(成人为鼻尖至耳垂到剑突或前额发际到剑突的距离,约 45～55 cm)→插入胃管(昏迷患者插管时去枕平卧,头后仰,当胃管插入 15 cm 时,托起患者头部,使下颌靠近胸骨柄)→确定胃管入胃(①接注射器抽取胃液;②将听诊器放于胃部,用注射器快速注入 10ml 空气;③将胃管末端放入水中)→固定胃管。

(2) 鼻饲。回抽胃液检查胃管位置→注入少量温开水(不少于 10 ml)→注入食物或药物→注入少量温开水→处理管端→整理床单位,处理用物,使患者舒适。

(3) 拔管。核对、解释→置弯盘→去胶布→纱布包裹胃管→指导患者深呼吸→呼气时拔管→清洁面部→漱口→患者取舒适卧位→整理床单位,整理用物。

2. 注意事项

(1) 插胃管前,应进行有效地护患沟通,解释鼻饲的目的及配合方法,以争取患者的理解与合作。

(2) 操作动作应轻稳,以防损伤鼻腔及食管黏膜。

(3) 鼻饲者须用药物时,应将药片研碎,溶解后再灌入。

(4) 每次鼻饲量不超过 200 ml,间隔时间不少于 2h。

(5) 长期鼻饲者应每天进行口腔护理,每周更换胃管 1 次(晚间末次喂食后拔出,次日晨从另侧鼻孔插入)。

(五) 评价

(1) 操作方法是否正确,动作是否轻稳,有无黏膜损伤及其他并发症。

(2) 患者是否获得基本热能、营养及药物。

(3) 护患沟通是否有效,清醒患者有无身心准备并配合操作。

(冯　梅　葛丽丽)

第八节　冷疗与热疗技术

一、湿热敷法

(一) 目的

用于消炎、消肿、解痉和镇痛。

（二）评估

(1) 患者病情、热疗部位的局部组织状况。
(2) 患者对温度的敏感性，确定用热时间和温度。
(3) 患者的自理能力、合作程度，对湿热敷的认识水平及心理反应。

（三）计划

(1) 用物准备。治疗盘内盛小盆热水、敷布 2 块、敷钳 2 块、凡士林、棉签、纱布、棉垫或大毛巾，橡胶单及治疗巾、水温计、必要时备热源。
(2) 环境准备。酌情调节室温，如需暴露患者，用屏风或床帘遮挡。热源置于安全处。
(3) 患者准备。取舒适体位。
(4) 护士准备。着装整齐，戴口罩，洗手，备齐用物。

（四）实施

1. 操作步骤

护士携物至床旁→核对、解释→敷布放入热水盆内→暴露局部→垫治疗巾及橡胶单→涂凡士林→盖纱布→盖敷布→盖棉垫或大毛巾→更换敷布（3～5 min/次）→用热源或热水袋保温→结束后揭开纱布→擦凡士林→整理床单位，清理用物。

2. 注意事项

(1) 注意观察局部皮肤的颜色，防止烫伤。
(2) 伤口部位作湿热敷，应按无菌操作进行，热敷结束后，按换药法处理伤口。
(3) 面部湿热敷者，敷后 15 min 方能外出，以防感冒。
(4) 操作时随时与患者交流，了解其感受及需要并给予及时处理。如感觉过热，可揭起敷布一角，局部散热。

（五）评价

(1) 操作方法是否正确，能否达到热疗的目的，患者有无发生烫伤。
(2) 能否进行有效的护患沟通，是否满足患者身心需要，是否得到患者的理解与配合。

二、乙醇拭浴法

（一）目的

多用于高热患者降温。

（二）评估

(1) 患者年龄、病情、意识状态、冷疗部位的局部组织状况。
(2) 患者对冷刺激的耐受程度及合作程度。
(3) 患者对拭浴的心理反应及环境隐蔽程度。

（三）计划

(1) 用物准备。治疗盘内放治疗碗（内盛 25%～35%的乙醇 100～200 ml，温度 27～37℃）、小毛巾2块、大毛巾、冰袋及套、热水袋及套、清洁衣裤、便器及屏风。

(2) 环境准备。酌情调节室温，如需暴露患者可用屏风或床帘遮挡。

(3) 患者准备。取舒适体位。

(4) 护士准备。着装整齐，戴口罩，洗手，备齐用物。

(四) 实施

1. 操作步骤

携用物至床旁，核对、解释→遮挡患者→置冰袋(头部)及热水袋(足部)→脱上衣拍拭→

{①自颈部侧面→上臂外侧→手背
②自侧胸→腋窝→上臂内侧→手掌} →每侧各拍 3 min，拭干→拍拭背部→脱裤拍拭→

{①自髂骨→大腿外侧→足背
②自腹股沟→大腿内侧→内踝
③自腰部→大腿后侧→腘窝→足跟} →每侧各拍 3 min 拭干→取下热水袋→整理床单位及用物。

2. 注意事项

(1) 拭浴过程中，应随时观察患者情况，如出现寒战、面色苍白、脉搏及呼吸异常时，应立即停止，并及时与医生取得联系。

(2) 拭浴时应使乙醇温度接近体温，避免冷刺激兴奋大脑皮质，进一步促使横纹肌收缩，致使体温继续上升。

(3) 拭浴时，应以拍拭方式进行，拭腋窝、腹股沟、腘窝等血管丰富处，应适当延长时间，以利于增加散热。

(4) 禁拭后颈、胸前区、腹部和足底等处，以免引起不良反应。

(5) 拭浴后 30 min 测体温并记录，如体温降至 39 ℃以下，即可取下头部冰袋。

(五) 评价

(1) 方法是否正确，体温有无下降，是否感觉舒适、安全，有无发生不良反应。

(2) 有无进行有效的护患沟通，是否满足患者身心需要，是否得到患者的理解与配合。

第九节　满足患者排泄的护理技术

一、导尿术

(一) 目的

(1) 为尿潴留患者放出尿液，以减轻痛苦。

(2) 协助临床诊断。

(3) 为膀胱肿瘤患者进行膀胱内化疗。

(二) 评估

(1) 患者的病情、心理反应、合作程度、导尿的目的。

(2) 排尿状态、腹部触诊了解膀胱充盈度、观察尿道口解剖位置及会阴部皮肤黏膜情况。

（三）计划

1. 用物准备

(1) 治疗盘内备。无菌导尿包(内装 8 号和 10 号导尿管各 1 根、弯盘 2 个、血管钳 1 把、镊子 1 把、内置棉球的小药杯 1 个、液状石蜡棉球瓶 1 个、纱布 2 块、洞巾 1 块、有盖试管 1 支)、治疗碗(内置棉球若干、镊子 1 把)、消毒手套 1 只或指套 2 只、弯盘、无菌手套 1 副、消毒溶液、无菌持物钳及容器、小橡胶单和治疗巾(或 1 次性尿垫)。

(2) 绒毯或浴巾、便盆及便盆巾、屏风。

(3) 男患者导尿时加纱布 2 块。

2. 环境准备

酌情关闭门窗,适当调节室温,用床帘或屏风遮挡。

3. 患者准备

女患者:取仰卧位→脱对侧裤腿→两腿屈膝、分开→大浴巾、盖被分别遮盖两腿→暴露会阴部;男患者:双腿平放,略分开→脱裤至股部露出外阴。

4. 护士准备

着装整齐,戴口罩,洗手,备齐用物。

（四）实施

1. 操作步骤

携物至床旁→核对、解释,关闭门窗,屏风遮挡→清洗外阴→脱对侧裤腿,盖于近侧,盖浴巾→铺治疗巾和小橡胶单→置弯盘和治疗碗。

(1) 女患者导尿术→初步消毒外阴(阴阜→大阴唇→小阴唇→尿道口)→撤消毒用物→导尿包置患者两腿间→打开导尿包→倒消毒液→戴无菌手套→铺洞巾→排列用物→润滑导尿管→再次消毒外阴(双侧小阴唇→尿道口 2 次)。

(2) 男患者导尿术→初步消毒外阴(阴阜→阴茎→阴囊→尿道口、龟头、冠状沟,向外旋转擦拭)→撤消毒用物→导尿包置患者两腿间→打开导尿包→倒消毒液→戴无菌手套→铺洞巾→排列用物→润滑导尿管→再次消毒外阴(尿道口→龟头→冠状沟)→插导尿管(女患者插入 4～6 cm,男患者插入 20～22 cm)见尿再插 1～2 cm→松左手下移固定导尿管→将尿液引流至弯盘,必要时留尿标本→导尿毕,夹管,拔管撤用物,穿裤,整理床单位,洗手,记录。

2. 要点

(1) 女患者导尿时初步消毒外阴的顺序是阴阜→大阴唇→小阴唇→尿道口;再次消毒的顺序是双侧小阴唇→尿道口 2 次。

(2) 男患者导尿时初步消毒外阴的顺序是阴阜→阴茎→阴囊→尿道口、龟头、冠状沟,向外旋转擦拭;再次消毒外阴顺序是尿道口→龟头→冠状沟。

(3) 女患者导尿时用止血钳将润滑的导尿管插入 4～6 cm,见尿后再插入 1～2 cm;男患者导尿时插入 20～22 cm,见尿后再插入 1～2 cm。

(4) 留置气囊导尿管固定时,要将导尿管插入膀胱后,向气囊内注入无菌生理盐水 10～15 ml,立即夹紧气囊末端,轻拉导管以证实导管已固定牢。膨胀的气囊不宜卡在尿道内口,以免气囊压迫膀胱内壁,造成黏膜损伤。

3. 注意事项

(1) 用物必须严格灭菌,执行无菌操作,预防尿路感染。

(2) 耐心解释,保护患者自尊,操作环境要遮挡。

(3) 选择光滑、粗细适宜的导尿管,插管动作轻柔,避免损伤尿道黏膜。

(4) 为女患者导尿时,若导尿管误入阴道应立即更换导尿管重新插入。

(5) 对膀胱高度膨胀且极度虚弱的患者,第一次导尿不应超过1 000 ml,因为大量导尿,可使腹腔内压力突然降低,大量血液滞留于腹腔血管内,引起患者血压突然下降产生虚脱;另外,膀胱突然减压,可引起膀胱黏膜急剧充血,发生血尿。

(五) 评价

(1) 患者痛苦是否减轻,是否感觉舒适,安全。

(2) 操作方法是否正确,是否符合无菌技术原则和操作规程,是否达到导尿的目的。

(3) 护患沟通是否有效,是否保护患者自尊,是否满足患者的生理需要。

二、大量不保留灌肠法

(一) 目的

(1) 解除便秘;为某些手术、检查或分娩做准备。

(2) 为高热患者降温。

(3) 稀释或清除肠道内有害毒物,减轻中毒。

(二) 评估

(1) 患者的年龄、病情、意识状态、肛门部位皮肤黏膜情况。

(2) 灌肠的目的。

(3) 患者自理能力、排便习惯、合作及耐受程度。

(4) 患者对灌肠的心理反应。

(5) 环境的隐蔽程度。

(三) 计划

1. 用物准备

(1) 治疗盘内备灌肠筒一套(橡胶管和玻璃接管,全长120 cm,筒内盛灌肠溶液)、肛管(24～26号)、弯盘、血管钳、润滑剂、棉签、卫生纸、橡胶单及治疗巾、水温计。

(2) 便盆及便盆巾、输液架、屏风、绒毯。

(3) 灌肠溶液 常用0.1%～0.2%肥皂液、生理盐水。成人每次用量为500～1 000 ml,小儿酌减,溶液温度以39～41 ℃为宜,降温时用28～32 ℃,中暑患者用4 ℃生理盐水。

2. 环境准备

关闭门窗,床帘或屏风遮挡。

3. 患者准备

取左侧卧位→臀齐床沿→脱裤至臀下。

4. 护士准备

着装整齐,戴口罩,洗手,备齐用物。

（四）实施

1. 操作步骤

护士携物至床旁，核对、解释，嘱患者排尿→患者取左侧卧位，双膝屈曲，脱裤至膝→铺橡胶单及治疗巾→挂筒（液面距肛门 40～60 cm）→润滑肛管，连接肛管→排气，夹管→插管 7～10 cm→固定肛管，松夹→观察患者和液面→灌注完毕→拔管并擦净肛门→协助平卧（保留 5～10 min）→协助排便→排便毕，撤去橡胶单和治疗巾，协助患者取舒适卧位→整理床单位，开窗通风，清理用物，记录结果。

2. 要点

记录方法：灌肠后排便一次为 1/E；灌肠后无排便为 0/E；自行排便 1 次，灌肠后又排便 1 次为 $1^1/E$。

3. 注意事项

（1）严密观察患者的反应和倾听患者的主诉，灌肠过程中如液体流入受阻，可稍转动肛管或挤捏肛管使堵塞管孔的粪块脱落；如患者感觉腹胀或有便意，可降低灌肠筒高度以减慢灌速或暂停片刻，并嘱患者张口呼吸以放松腹肌，减轻腹压；如患者出现面色苍白，出冷汗，剧烈腹痛，心慌气急，应立即停止灌肠，并与医生联系给予处理。

（2）维护患者的自尊，尽量少暴露患者，防止着凉。

（3）根据医嘱准备溶液，掌握溶液的温度、浓度、压力及量。如降温灌肠，应嘱患者保留 30 min 后排出，排便后 30 min 测量体温并作记录；如肝性脑病患者，禁用肥皂水灌肠，以减少氨的产生和吸收；如伤寒患者，溶液量不得超过 500 ml，压力要低（即液面不得高于肛门 30 cm）；如充血性心力衰竭或钠潴留的患者，禁用生理盐水灌肠。

（4）禁忌证 消化道出血、妊娠、急腹症、严重心血管疾病患者禁忌灌肠。

（五）评价

（1）操作方法是否正确，患者的不适症状是否减轻或消失，是否感觉舒适、安全。

（2）操作是否顺利，是否达到灌肠的目的。

（3）护患沟通是否有效，患者能否配合操作。

三、保留灌肠法

（一）目的

镇静、催眠和治疗肠道感染。

（二）评估

（1）患者的病情、肠道病变的性质及部位、治疗目的、排便状况、心理反应、肛门部位皮肤黏膜状况。

（2）患者的自理能力、合作程度。

（三）计划

1. 用物准备

(1) 备 20 号以下肛管、灌肠筒、量杯、温开水 5～10 ml、50 ml 注射器、弯盘、血管钳、润滑剂、棉签、卫生纸、橡胶单及治疗巾、水温计、屏风。

(2) 常用溶液 镇静催眠用 10%水合氯醛；肠道炎症用 2%小檗碱、0.5%～1%新霉素或其他抗生素。药物剂量遵医嘱，灌肠溶液量不超过 200 ml，溶液温度 39～41 ℃。

2. 环境准备

同不保留灌肠。

3. 患者准备

根据病灶位置不同选择左侧或右侧卧位。

4. 护士准备

着装整齐，戴口罩，洗手，备齐用物。

（四）实施

1. 操作步骤

护士携物至床旁，核对解释，嘱患者排便、排尿→安置体位，抬高臀部 10 cm(根据病情，慢性痢疾者应取左侧卧位，阿米巴痢疾者取右侧卧位)→铺橡胶单及治疗巾→置弯盘→连接肛管，润滑肛管→排气，夹管→插管 15～20 cm→固定肛管，松夹→灌注完毕，注入 5～10 ml 温开水→拔管并擦净肛门(保留 1h 以上)→整理床单位，清理用物，观察患者反应，记录。

2. 注意事项

(1) 正确评估患者，了解灌肠的目的和病变部位，以便掌握灌肠的卧位和插入导管的深度。

(2) 灌肠前，应嘱患者排便，肛管要细，插管要深，液量要小，压力要低，使灌入药液能保留较长时间，利于肠黏膜充分吸收。

(3) 肛门、直肠、结肠等手术后的患者和排便失禁的患者均不宜作保留灌肠。

（五）评价

(1) 操作方法是否正确，溶液是否有效保留，是否达到治疗目的。

(2) 护患沟通是否有效，患者够否配合，是否感到安全。

（王　平　孙西周）

第十节　药物治疗和过敏试验技术

一、口服给药法

（一）目的

药物经胃肠道黏膜吸收而产生疗效。

（二）评估

(1) 患者的病情、年龄、意识状态、是否留置鼻饲管、有无呕吐等。

(2) 患者对服药的心理反应及合作程度。

(三) 计划

(1) 用物准备。服药本、小药卡、药盘、药杯、药匙、量杯、滴管、研钵、湿纱布。
(2) 环境准备。空气清洁、光线适宜、物品放置整齐。
(3) 患者准备。向患者解释用药的目的及注意事项。
(4) 护士准备。着装整齐,戴口罩,洗手,备齐用物。

(四) 实施

1. 操作步骤

(1) 备药 备齐用物→填写小药卡→依据不同药物剂型,采取相应的取药方法(固体药用药匙,液体药用量杯取)→全部药物配备完毕,根据服药本重新核对一次→发药前与另一护士再次核对。

(2) 发药 携药盘至病床→按床号顺序将药物发送给患者→协助患者服药→发药完毕,药杯按要求相应处理,清洁发药盘。

2. 注意事项

(1) 发药前 护士应了解患者的有关情况,如行特殊检查、手术等必须禁食者暂时不发药,并做好交接班。

(2) 发药时 患者提出疑问,护士应认真听取,重新核对,确认无误后耐心解释,再给患者服药。

(3) 指导患者按药物性能正确服药 ①对牙齿有腐蚀作用或使牙齿染色的药液,应用吸水管,避免药液与牙齿接触,服后漱口,如酸类、铁剂等;②服用铁剂时忌饮茶,以免形成铁盐,妨碍铁剂的吸收;③止咳糖浆服后暂不饮水,以防降低疗效,若同时服多种药,则最后服用止咳糖浆;④磺胺类和发汗类药物服后多饮水,可减少磺胺类结晶引起的肾小管堵塞,并可增强发汗药的疗效;⑤健胃药在饭前服,可刺激味觉感受器,使消化液分泌增多,增加食欲;⑥助消化药和对胃有刺激药宜在饭后服,利于食物消化、减少药物对胃壁的刺激;⑦强心甙类应在服用前测脉率和脉律(或心率和心律),如脉率少于 60 次/min 或节律出现异常时,应暂停服药并报告医生。

(4) 发药后 观察患者服药的治疗效果和不良反应,有异常情况时应及时与医生联系,酌情处理。

(五) 评价

患者能否主动配合,用药是否安全,是否达到预期治疗效果。

二、超声波雾化吸入疗法

(一) 目的

(1) 治疗呼吸道感染。消除炎症,减轻咳嗽,稀化痰液,帮助祛痰。
(2) 改善通气功能。解除支气管痉挛,使气道通畅。
(3) 预防呼吸道感染。常用于胸部手术前后。
(4) 湿化呼吸道。配合人工呼吸器湿化呼吸道。
(5) 治疗肺癌。应用抗肿瘤药物治疗肺癌。

(二) 评估

(1) 患者对超声波雾化吸入治疗的认识,心理反应及合作程度。
(2) 患者的病情、意识状况、呼吸道通气情况。

(三) 计划

(1) 用物准备。治疗车上置超声波雾化吸入器一套、药液、冷蒸馏水、水温计。
(2) 环境准备。病室安静、清洁、整齐,根据季节调节室温。
(3) 患者准备。根据病情可取坐位或侧卧位。
(4) 护士准备。着装整齐,戴口罩,洗手,备齐用物。

(四) 实施

1. 操作步骤

连接雾化器→水槽内加冷蒸馏水(液面高约 3 cm)→雾化罐内放入药液(稀释至 30~50 ml)→备齐用物至床旁,核对、解释→接通电源,调整定时开关(15~20 min)→调节雾量→将口含嘴放入患者口中→治疗毕,关雾化开关,关电源开关→整理床单位,清理用物。

2. 注意事项

(1) 治疗前,检查机器各部件,确保性能良好,连接正确,机器各部件的型号一致。
(2) 水槽底部的晶体换能器和雾化罐底部的透声膜薄而脆,安放时动作要轻,以免破损。
(3) 水槽和雾化罐内切忌加温水或热水,连续使用时应间歇 30 min,使用中注意测量水温,超出 60 ℃时应关机换冷蒸馏水。

(五) 评价

(1) 患者呼吸道炎症是否消除或减轻;痰液能否顺利咳出;呼吸困难有无缓解或消除。
(2) 操作是否正确,机器性能是否良好,护患沟通是否有效。

三、皮内注射法

(一) 目的

(1) 皮肤试验。
(2) 预防接种。
(3) 用于局部麻醉的先驱步骤。

(二) 评估

(1) 患者的年龄、病情、意识状态、有无过敏史、注射部位的皮肤情况(皮肤颜色,有无皮疹、感染)。
(2) 患者的自理能力、合作程度、表达能力、心理反应和对皮内注射的认识。

(三) 计划

(1) 用物准备。注射盘、无菌 1 ml 注射器、按医嘱备药、0.1%盐酸肾上腺素 1 支、2 ml 无菌注射器。

(2) 环境准备。病室或治疗室安静、清洁、整齐,温度适宜。

(3) 患者准备。坐位或卧位,暴露注射部位。

(4) 护士准备。着装整齐,戴口罩,洗手,备齐用物。

(四) 实施

1. 操作步骤

护士携物至床旁,核对、解释→定位、消毒→核对药物→进针注药(与皮肤皮面成5°角进针,注药0.1 ml)→拔针(勿按揉)→再次核对→观察、计时→整理床单位,洗手,记录。

2. 注意事项

(1) 询问患者用药过敏史,如有对所用药物过敏者,应不做皮试,并与医生联系。

(2) 忌用碘酊消毒皮肤,以防与碘过敏反应相混淆,影响局部反应的判断。

(3) 把握好进针角度,以免药液注入皮下。

(五) 评价

(1) 操作是否顺利,是否达到注射目的。

(2) 对患者药敏试验结果判断是否准确,注药后患者有无不良反应。

(3) 患者是否了解注射的方法、目的,能否配合操作。

四、皮下注射法

(一) 目的

(1) 需迅速达到药效、不能或不宜口服给药者。

(2) 局部给药。

(3) 预防接种。

(二) 评估

(1) 患者病情、年龄、意识状态及治疗目的、注射部位状况(有无瘢痕、炎症、硬结等)。

(2) 药物的性质。

(3) 患者的心理反应、自理能力、合作程度、表达能力,对皮下注射的认识。

(三) 计划

(1) 用物准备 注射盘、无菌2～5 ml注射器、$5\frac{1}{2}$～6号针头、按医嘱备药。

(2) 环境准备 病室或治疗室安静、清洁、整齐,温度适宜。

(3) 患者准备 坐位或卧位,暴露注射部位。

(4) 护士准备 着装整齐,戴口罩,洗手,备齐用物。

(四) 实施

1. 操作步骤

护士携物至床旁,核对、解释→定位、常规消毒→核对药物,排气→进针(30～40°角进针,刺入针头的 2/3 长度)→无回血,注药→按压拔针→再次核对→整理床单位,清理用物,洗手,记录。

2. 注意事项

(1) 侧卧式持针时,示指只能固定针栓,不可触及针梗,以免污染。

(2) 进针角度不宜超过 45°角 ,以防刺入肌层。

(3) 皮下注射不适用于刺激性强的药物。

(4) 长期皮下注射者,应经常更换注射部位,以免局部产生硬结,以保证药物吸收的最佳效果。

(5) 注射不足 1 ml 的药液时,应用 1 ml 注射器抽吸药液,以保证药物剂量的准确性。

(五) 评价

(1) 操作是否顺利,注射中患者有无不良反应,是否达到治疗目的。

(2) 患者是否了解皮下注射的目的、方法,是否配合操作。

五、肌肉注射法

(一) 目的

(1) 不宜或不能做静脉注射,要求显效速度比皮下注射更迅速。

(2) 用于注射刺激性较强或药量较大的药物。

(二) 评估

(1) 患者病情、年龄、意识状态及治疗目的、注射部位局部组织状况(有无疤痕、炎症、硬结等)。

(2) 药物用量及性质。

(3) 患者的心理反应、自理能力、合作程度、表达能力,对肌肉注射的认识。

(三) 计划

(1) 用物准备。注射盘、无菌注射器(按药量或药液黏稠度而定)、按医嘱备药。

(2) 环境准备。病室或治疗室安静、清洁、整齐,温度适宜。

(3) 患者准备。取舒适卧位(坐位、侧卧位、仰卧位、俯卧位)。

(4) 护士准备。着装整齐,戴口罩,洗手,备齐用物。

(四) 实施

1. 操作步骤

护士携物至床旁,核对、解释→定位、常规消毒→核对药物,排气→进针(与皮肤皮面成 90°角,刺入针头的 2/3 长度)→无回血,注药→按压拔针→再次核对→整理床单位,清理用物,洗手,记录。

2. 要点

(1) 臀大肌注射两种定位法。①十字法:从臀裂顶点向左或向右侧划一水平线,然后从髂嵴最高点作一垂线,将一侧臀部分为四个象限,其外上象限避开内角为注射区。②连线法:从髂前上棘至尾骨作一联线,其外 1/3 处为注射部位。

(2) 臀部注射时的体位。侧卧位时下腿屈曲,上腿伸直;俯卧位时足尖相对,足跟分开;仰卧位用于危重及不能翻身的患者。

3. 注意事项

(1) 注射时,针梗切勿全部刺入,以防不合作者躁动致针梗从根部衔接处折断。

(2) 多种药物同时注射时,须注意配伍禁忌。

(3) 2 岁以下婴幼儿不宜采用臀大肌注射。因为婴幼儿在未能独立行走前,臀部肌肉发育不完善,臀大肌注射有损伤坐骨神经的危险。应选用臀中、小肌处注射。

六、静脉注射法

(一) 目的

(1) 药物不宜口服、皮下或肌肉注射时,药物需迅速起效者,可采用静脉注射法。

(2) 作诊断性检查,由静脉注入药物。

(3) 用于静脉营养治疗。

(二) 评估

(1) 患者病情、年龄、意识状态、治疗目的、局部皮肤组织及血管的情况。

(2) 所注射的药物性质、作用及不良反应。

(3) 患者的心理反应、自理能力、合作程度、表达能力,对静脉注射的认识。

(三) 计划

(1) 用物准备。注射盘、无菌注射器(根据药量准备)、按医嘱备药、止血带、治疗巾、棉垫。

(2) 环境准备。病室或治疗室安静、清洁、整齐,温度适宜。

(3) 患者准备。坐位或卧位。

(4) 护士准备。着装整齐,戴口罩,洗手,备齐用物。

(四) 实施

1. 操作步骤

护士携物至床旁,核对、解释→定位→垫小枕→扎止血带(于穿刺点上方约 6 cm 处)→常规消毒→核对药物,排气→进针(与皮肤表面成 20 °角)→查回血→见回血后松止血带,松拳,注药→注药完毕→按压拔针→再次核对→整理床单位,清理用物,洗手,记录。

2. 注意事项

(1) 长期静脉注射者要保护血管,注意有计划地使用静脉,由远心端向近心端选择血管进行注射。

(2) 根据药物性质及病情掌握适宜的推药速度,观察患者及注射局部情况,并随时听取患者主诉。

(3) 注射药物对组织有强烈刺激时,应另备一盛有无菌盐水的注射器和头皮针。穿刺后,先注入少量生理盐水,确认针头在血管内,再接有药液的注射器进行注射,以防药液外溢造成皮下组织坏死。

(五) 评价

(1) 注射是否顺利,患者感觉是否良好,有无不良反应,是否达到治疗要求。

(2) 患者是否能说出本次静脉注射的目的、方法并配合操作。

（徐艳艳　李洪朋）

第十一节　静脉输液和输血技术

一、密闭式周围静脉输液法

（一）目的

(1) 纠正水和电解质失调,维持酸碱平衡。
(2) 补充营养,供给热能。
(3) 输入药物,治疗疾病。
(4) 利尿消肿。

（二）评估

(1) 患者的病情、输液目的、出入液量、心肺功能、心理反应、合作程度等。
(2) 穿刺部位皮肤完整性(有无破损、皮疹、感染)、静脉状况(解剖位置、充盈、弹性及滑动度)。
(3) 患者有无药物过敏史,本次所用药物性质、剂量及医嘱要求。
(4) 输液所用设备、器械是否齐全、合格。

（三）计划

(1) 用物准备 一次性输液器、注射盘,另加瓶套、开瓶器、小垫枕、止血带、血管钳、胶布、输液卡、标签、输液架,必要时备小夹板和绷带,按医嘱备药液。
(2) 环境准备 整洁、安静,必要时调节适宜的室温。
(3) 患者准备 按需要排尿、排便,取舒适体位(仰卧、侧卧或坐位)。
(4) 护士准备 着装整齐,戴口罩,洗手,备齐用物。

（四）实施

1. 操作步骤

核对、检查药物、贴标签、常规消毒瓶塞、连接输液器→护士携物至床旁,核对、解释(嘱排尿)、备胶布→排气→扎止血带→常规消毒穿刺部位→嘱患者握拳→再次核对及排气→穿刺(成功后三松:松止血带、松调节器、松拳)→固定→调滴速→记录→如需连续输液要及时换瓶→输液完毕及时拔针按压→整理床单位,清理用物,洗手记录。

2. 注意事项

(1) 严格执行无菌操作原则和查对制度,杜绝差错事故的发生。
(2) 根据病情、用药原则、药物的性质及配伍禁忌,合理安排输液顺序。
(3) 长期输液者,要注意保护和合理选用静脉,一般从远端小静脉开始,避开静脉瓣及关节。需 24h 持续输液者应每天更换输液器。
(4) 输液前应排尽输液管及针头内的空气,药液滴尽前要按需及时更换溶液瓶或拔针,严防造成空气栓塞。

(5) 输液过程中要加强巡视,严防针头脱出静脉,及时处理输液故障,掌握输入药物的速度,耐心听取患者主诉,解答患者的询问,配合医生处理各种输液反应,保证输液顺利进行。

(6) 如发现留置管有回血,须立即用稀释肝素液冲注,以免管腔堵塞。

(五) 评价

(1) 是否正确执行无菌操作和查对制度。

(2) 操作是否规范,准确,能否达到治疗目的。

(3) 局部有无肿胀、疼痛,有无出现输液反应。

(4) 治疗性沟通是否有效,患者感到是否安全,能否配合。

二、静脉输血法

(一) 目的

(1) 补充血容量,增加心排出量,提高血压,促进血液循环。

(2) 增加血红蛋白,促进携氧功能。

(3) 供给各种凝血因子,有助于止血。

(4) 增加白蛋白,用于纠正低蛋白血症,维持胶体渗透压,从而减轻组织液渗出和水肿。

(二) 评估

(1) 患者的病情、年龄、意识状态、输血目的、输血史(血型、交叉配血试验结果、血液的质量、是否发生输血反应)、心肺功能、合作程度等。

(2) 穿刺部位皮肤的完整性、静脉状况(解剖位置、充盈度、弹性及滑动度)。

(3) 患者对输血治疗的知识水平和心理反应。

(4) 输血设备是否符合要求,环境是否舒适、和谐。

(三) 计划

(1) 用物准备 ①配血:静脉采血物品、试管、输血申请单。②输血:1次性输血器一套、生理盐水、血制品、余同静脉输液法。

(2) 环境准备 清洁、安静,温度适宜。

(3) 患者准备 取舒适体位,必要时排尿。

(4) 护士准备 着装整齐,戴口罩,洗手,备齐用物。

(四) 实施

1. 操作步骤

护士携物至床旁,核对、解释→按静脉输液法输注生理盐水→两人核对→常规消毒血袋→插针头→调节滴速→输血毕再次输注生理盐水→拔针→整理床单位,清理用物,记录。

2. 注意事项

(1) 根据输血申请单采集血标本,1次只为一位患者采集。禁止同时采集两位患者的血标本,以避免差错。

(2) 充分认识安全输血的重要性,严格执行查对制度和操作程序,输血前须经两人核对,无误后方可输入。

(3) 如用库血，必须认真检查库血质量。正常血液分两层，上层血浆呈黄色，下层血细胞呈红色，两者之间界线清楚，无凝块。如血浆变红，血细胞呈暗红色，界线不清，提示可能溶血，不能使用。

(4) 输入的血液内不得随意加入其他药品，如钙剂、酸性或碱性药物、高渗或低渗溶液，以防血液变质。

(5) 输血过程中加强观察，特别是输血开始后 10～15 min 内，耐心听取患者主诉，如发现输血反应，立即报告医生并配合处理，保留余血以供检查分析原因。

(五) 评价

(1) 是否严格执行无菌操作和查对制度。

(2) 静脉穿刺操作是否一次成功，局部有无肿胀、疼痛，有无出现输血反应。

(3) 治疗性沟通是否有效，患者是否有安全感，能否配合。

第十二节　标本采集

一、痰标本采集

(一) 目的

(1) 常规痰标本。检查痰的一般形状，涂片检查有无细胞、细菌、虫卵，观察痰的性质、颜色、气味和量以协助诊断呼吸系统疾病。

(2) 痰培养标本。检查痰中致病菌，及确定病菌类型。

(3) 24 h 痰标本。检查 24 h 痰的量及性状，协助诊断。

(二) 评估

(1) 患者的一般情况、理解及合作能力。

(2) 患者的临床诊断和目前的病情、治疗情况。

(3) 检查目的。

(三) 计划

1. 用物准备

(1) 患者能自行留痰者：标本容器(痰培养标本备无菌容器及漱口溶液 200 ml，24 h 痰标本备广口集痰器)、检验单(标明科室、床号、姓名、住院号、检查目的、送检日期及时间)。

(2) 患者无法咳痰或不合作者：集痰器，检验单(标明病室、床号、姓名)、吸痰用物(吸引器、吸痰管)、生理盐水、手套。痰培养标本需备无菌用物。

2. 患者准备

核对并向患者解释收集痰液的方法和注意事项。

3. 环境准备

通风。

4. 护士准备

做好个人防护。

(四) 实施

1. 操作步骤

(1) 常规痰标本。①患者能自行留痰者,贴标签于标本容器上,携用物至床旁→再次查对并做好解释→请患者于清晨醒来未进食前先漱口,数次深呼吸后用力咳出气管深处的痰液,盛于痰盒内,盖好痰盒→给予漱口或口腔护理→洗手、记录→送检。②无法咳痰或不合作者,贴标签于标本容器上,携用物至床旁→再次查对并做好解释→协助患者取合适卧位,由下向上叩击患者背部→用集痰器和吸引器按照吸痰法将痰吸入集痰器内,加盖→给予漱口或口腔护理→洗手、记录→送检。

(2) 痰培养标本。①患者能自行留取痰液,贴标签于标本容器上,携用物至床旁→再次查对并做好解释→患者清晨起床后,未进食前先用漱口溶液漱口,再用清水漱口,数次深呼吸后用力咳出气管深处痰液于无菌集痰器内,盖好瓶盖→给予漱口或口腔护理→洗手、记录→送检。②无法咳嗽或不合作患者,贴标签于标本容器上,携用物至床旁→再次查对并做好解释→取合适卧位,由下向上叩击患者背部→戴好无菌手套,用无菌集痰器和吸引器按吸痰法将痰吸入无菌集痰器内,加盖→给予漱口或口腔护理→洗手、记录→送检。

(3) 24 h 痰标本。贴标签于标本容器上,携用物至床旁→再次查对并做好解释→在广口集痰器内加少量清水→从 7 am 未进食前漱口后的第一口痰开始留取,至次日晨 7 am 未进食前第一次漱口后的第一口痰作为结束,将 24 h 的全部痰液吐入集痰器内→给予漱口或口腔护理→洗手、记录→送检。

2. 注意事项

(1) 帮助患者排痰,如伤口疼痛无法咳嗽,可用软枕或手掌压迫伤口,减轻肌肉张力,减少咳嗽时的疼痛。

(2) 集痰器开口高的一端接吸引器,低的一端接吸痰管。

(3) 严格无菌操作,避免因操作不当污染标本,影响检验结果。

(4) 嘱患者不可将唾液、漱口水、鼻涕混入痰标本中,避免痰液黏附在容器壁上。

(5) 查找癌细胞时,应放 10%的甲醛或 95%的酒精固定后立即送检。

(五) 评价

(1) 根据检查的项目,是否正确采集痰标本。

(2) 与患者的沟通交流是否成功。

(3) 痰培养标本是否严格按照无菌操作进行。

二、尿标本的采集

(一) 尿常规标本

1. 目的

用于检查尿液的色泽、透明度、密度、蛋白、糖、细胞和管型等。

2. 评估

(1) 患者的临床诊断和治疗情况。

(2) 需作检查的名称,目的和项目。

(3) 患者的理解、合作能力。

3. 计划

(1) 用物准备。标本容器、检验单(标明病室、床号、姓名),必要时备便盆或便壶。

(2) 患者准备。了解收集标本的目的和方法。

(3) 环境准备。安静、隐蔽。

(4) 护士准备。做好个人防护。

4. 实施

(1) 操作步骤。查对贴好标签→核对患者,解释→收集尿标本,留取约 30 ml 左右的尿液于容器内→洗手,送检并记录

(2) 注意事项。①女患者月经期不宜留取尿标本,早孕诊断试验应留取晨尿;会阴部分泌物过多时,应先清洁或冲洗,再收集尿液。②儿童或尿失禁患者可用尿套或尿袋协助收集。③及时送检以免影响检验结果。

5. 评价

(1) 根据检查项目,是否采集尿液标本正确。

(2) 与患者交流是否良好。

(二) 尿培养标本

1. 目的

用于细菌培养或细菌敏感试验,以了解病情,协助临床诊断和治疗。

2. 评估

同常规尿标本。

3. 计划

(1) 用物准备。无菌导尿用物、无菌有盖标本容器、清洁手套、检验单(标明病室、床号、姓名)、便盆、屏风。

(2) 患者和环境准备同尿常规标本。

(3) 护士准备。做好个人防护。

4. 实施

(1) 操作步骤。查对、贴标签→核对患者并解释→屏风遮挡,帮患者取合适的卧位,放好便盆→按导尿术清洁消毒外阴和尿道口→请患者将前段尿液排入便盆内,留取 30 ml 中段尿液于无菌标本容器内,盖好容器,余尿排在便盆内→清洁外阴,协助患者穿好裤子,整理床单位→送检。

(2) 注意事项。①消毒外阴时严格按照无菌操作原则进行,从上至下,1 次 1 个棉球。②留取标本时勿触及容器口。③及时送检。

5. 评价

同常规尿标本。

(三) 12 h 或 24 h 尿标本

1. 目的

用作各种尿生化检查或尿结核杆菌检查等。

2. 评估

同尿常规标本。

3. 计划

(1) 用物准备。集尿瓶(容量 3 000～5 000 ml)、防腐剂、检验单(标明病室、床号、姓名)。

(2) 患者和环境准备同尿常规标本。

4. 实施

(1) 操作步骤。贴标签于集尿器上,注明留取尿液的起止时间→查对,向患者解释留尿的方法、目的和注意事项→患者于 7 am 排空膀胱后,开始留取尿标本,至次日 7 am 最后 1 次尿液。12 h 尿标本则于 7 pm 排空膀胱留取尿液至次日 7 am→患者先将尿液排空。

(2) 注意事项。①必须在医嘱规定的时间内留取,不可多于或少于 12 h 或 24 h。②检查前存留在膀胱内的尿液不应留取。③集尿瓶应放在阴凉处,根据检验要求在尿液中加防腐剂。④及时送检保证检验结果正确。

5. 评价

同尿常规标本。

三、粪标本采集

(一) 目的

(1) 常规标本。用于检查粪便性状、颜色、细胞等。

(2) 培养标本。用于检查粪便中的致病菌。

(3) 隐血标本。用于检查粪便内肉眼不能查见的微量血液。

(4) 寄生虫标本。用于粪便中的寄生虫、幼虫以及虫卵计数检查。

(二) 评估

(1) 了解患者的临床诊断和治疗情况。

(2) 了解需做的检查项目,明确所需收集粪便标本的种类和注意事项。

(3) 评估患者的理解、合作能力。

(三) 计划

(1) 用物准备。清洁便盆、标本容器(培养试管或检便盆,内附无菌棉签或检便匙、检验单(标明病室、床号姓名)。

(2) 患者准备。了解收集标本的目的和方法。

(3) 环境准备。安静、安全、隐蔽。

(4) 护士准备。做好个人防护。

(四) 实施

1. 操作步骤

查对,贴标签,携用物至床旁→核对患者并解释→屏风遮挡,解便于清洁便盆内→收集粪便标本→清洁、消毒便盆,放回原处→洗手,记录,送检。

2. 注意事项

(1) 避免解便时尿液流出,水样便应盛于容器内送检。

(2) 培养标本时若患者无便意,可用长无菌棉签蘸少许无菌生理盐水,由肛门插入6～7 cm,顺一方向轻轻旋转后退出,将棉签置于培养皿内。

(3) 采集隐血标本时嘱患者检查前三天禁食肉类、肝、血、含大量绿叶素的食物和含铁剂药物,三天后收集标本。

(4) 采集寄生虫标本时,患者服用驱虫药或作血吸虫孵化检查应留取全部粪便;娆虫常在午夜或清晨时爬至肛门处产卵;保持阿米巴原虫的活动状态及时送检,防止阿米巴原虫死亡。

(5) 避免交叉感染。

3. 要点

(1) 常规标本。用检便匙取中央部分或黏液脓血部分约5 g,置于检便盆内。

(2) 培养标本。用无菌棉签取中央部分或脓血部分2～5 g置于培养皿内,塞紧瓶塞。

(3) 隐血标本。按常规标本留取。

(4) 寄生虫标本。在粪便不同部分留取带血或黏液部分5～10 g。

(5) 检查蛲虫标本。嘱患者睡前或清晨未起床前,将透明胶带贴在肛周,取下粘有虫卵的透明胶带,粘贴在玻璃片上或将透明胶带对合,立即送检。

(6) 检查阿米巴原虫。将便盆加温至接近人的体温,标本在30 min内连同便盆送检。

(五) 评价

(1) 根据检查的项目和目的,是否正确采集大便标本。

(2) 有无注意与患者之间的交流,患者能否配合操作。

四、血液标本的采集

(一) 目的

(1) 毛细血管采血法。用于血常规检查,由于该采血方法目前均由检验人员执行,具体方法从略。

(2) 动脉采血法。临床上很少用。

(3) 静脉采血法。协助临床诊断疾病,为临床治疗提供依据。

(二) 评估

(1) 评估患者的一般情况。

(2) 了解患者的诊断和目前的治疗情况。

(3) 明确患者需做的检查项目,决定采血量及是否需要做特殊准备。

(4) 明确需作检查项目的注意事项。

(三) 计划

(1) 用物准备。2%碘酊、70%乙醇、无菌瓶镊、棉签、止血带、干燥注射器、标本容器(抗凝管、干燥试管、活血培养皿)、检验单(标明病室、床号、姓名)、无菌手套、乙醇和火柴(采集血培养标本时用)等。

(2) 患者准备。清洁采血局部、患者明确采血的目的。
(3) 环境准备。整洁、宽敞、明亮。
(4) 护士准备。做好个人防护。

(四) 实施

1. 操作步骤

(1) 全血标本。查对,贴好标签→洗手、携用物至床旁→核对患者,解释→选择静脉,系止血带,消毒,嘱患者握拳→戴手套,按静脉穿刺法从静脉内抽出一定量的血液→松止血带、松拳、拔针用干棉签按压穿刺点 1～2 min→分离针头,将血液沿管壁注入标本容器→整理用物,送检,洗手,记录。

(2) 血清标本。同全血标本但干燥试管代替抗凝瓶。

(3) 培养标本。同血清标本以培养基代替干燥试管;另加酒精、灯、火柴,用于消毒培养瓶瓶口。

2. 注意事项

(1) 抽血清标本需用干燥注射器、针头和干燥试管。
(2) 采全血标本需注意抗凝,血液注入容器后立即摇匀避免凝固。
(3) 采集血培养标本时应防止污染。
(4) 如做二氧化碳结合力测定,抽取血液后应立即注入有液状石蜡的抗凝试管以防二氧化碳溢出,降低测定值。
(5) 如同时需抽取不同种类的血标本,应先注入血培养瓶,再注入抗凝管,最后注入干燥试管。
(6) 严禁在输液输血的针头或皮管处取血标本,最好在对侧肢体采集。
(7) 采集血标本后应将注射器活塞向后抽,以免血液凝固使注射器粘连,阻塞针头。
(8) 注射器应经消毒液浸泡后,再清洁处理。最好选用一次性注射器。

五、真空采血法

(一) 目的

(1) 采全血标本测定血液中某些物质的含量,如肌酐、肌酸、尿素氮、血糖等。
(2) 采血清标本测定血清酶、电解质、肝功能、脂类等。

(二) 评估

明确患者需做的检查项目,决定采血量及选用合适的负压采血管。

(三) 计划

(1) 用物准备。采血双向针头、持针器、真空采血管、基础消毒盘、止血带、垫巾。
(2) 环境准备。整洁、宽敞、明亮。
(3) 患者准备。采血局部清洁,患者明确采血的目的。
(4) 护士准备。做好个人防护。

（四）实施

1. 操作步骤

核对患者→向患者解释→连接采血针及持针器→选择穿刺静脉→扎止血带→消毒皮肤→穿刺→一手固定针头，一手将采血管置入持针器中→松止血带→根据检查项目采集所需血量后→采血毕，取出采血管，然后退出持针器→按压片刻→在采血管上标明患者姓名、科室、床号后，送检。

2. 注意事项

(1) 选择并检查采血器。

(2) 静脉穿刺时，先进针，后插管，防止负压丢失。

(3) 采血多时固定好持针器，并按采集顺序采血，先用无菌试管再用抗凝管。

(4) 采集管内的液面要低于穿刺点。

(5) 如需采多管血，再向持针器内插入另一采血管。

（五）评价

(1) 是否严格按照无菌操作采集标本。

(2) 所采集的血标本是否符合检查项目要求。

(3) 有无注意与患者之间的交流。

（朱桂彩　张文秀）

第十三节　抢救技术

一、单侧鼻导管吸氧法

（一）目的

提高血氧含量及动脉血氧饱和度，纠正缺氧。

（二）评估

(1) 患者的情绪状态、对疾病的认识、对吸氧的心理反应与合作程度等。

(2) 患者目前的生命体征、病情诊断、年龄、意识状态、呼吸困难程度、肢端皮肤颜色、鼻腔黏膜情况、治疗情况、血气分析指标。

(3) 用氧的目的。

(4) 器械、设备情况。

（三）计划

(1) 用物准备。供氧装置一套（湿化瓶内装冷开水 1/2 或 1/3），治疗盘内备鼻塞或鼻导管（酌情备面罩、漏斗、头罩或氧气枕）、小药杯（内盛温开水）、纱布、棉签、胶布、玻璃接管、弯盘、安全别针、扳手、氧气记录单、笔等。

(2) 环境准备。清洁、舒适、安全，严防明火、高温。

(3) 患者准备。平卧、侧卧或半卧位。

(4) 护士准备。着装整齐,戴口罩,洗手,备齐用物。

(四) 实施

1. 操作步骤

(1) 给氧。备齐用物,核对、解释,备胶布→开氧气总开关→开流量开关→检查导管是否通畅(导管末端插入盛有温开水的小药杯内,有气泡逸出即畅,反之不畅)→若通畅则关流量表→清洁鼻孔→连接鼻导管→调节流量→再次检查氧气导管是否通畅→蘸水润滑导管前端→插管约鼻尖至耳垂的 2/3 长度→无呛咳,可固定导管→整理用物→记录用氧时间及流量。

(2) 停氧。取下鼻导管→关流量表→关总开关→重开流量表放余气→关流量开关→清洁患者面颊部→洗手,记录停氧时间。

2. 注意事项

(1) 严格遵守操作规程,注意安全用氧,切实做好"四防",即防震、防火、防热、防油。在搬运氧气时,避免倾倒、撞击、防止爆炸;氧气易燃,氧气筒应放于阴凉处,周围严禁烟火和易燃品,至少离火炉 5 m、暖气 1 m,以防引起燃烧;氧气表及螺旋口上勿涂油,不可用带油的手进行装卸,避免引起燃烧;氧气筒上应挂有"严禁烟火"的标志。

(2) 使用氧气时,应先调节流量而后应用;使用时先拔出导管,再关闭氧气开关;中途改变流量时,先将氧气和鼻导管分离,调节好流量后再接上,以免一旦关错开关,大量氧气突然冲入呼吸道造成肺组织损伤。

(3) 在用氧过程中可根据患者脉搏、血压、精神状态、皮肤颜色及湿度、呼吸方式、血气分析等有无改善来衡量氧疗效果,从而选择适当的用氧浓度。

(4) 持续鼻导管用氧者,每天更换鼻导管 2 次以上,双侧鼻孔交替插管,并及时清除鼻腔分泌物,防止鼻导管堵塞。使用鼻塞、头罩者每天更换 1 次,使用面罩者每 4~8h 更换 1 次。

(5) 氧气筒内氧气不可用尽,压力表上指针降至 5 kg/cm^2 时,即不可再用,以防灰尘进入筒内,于再次充氧时引起爆炸。

(6) 对未用或已用空的氧气筒,应分别悬挂"满"或"空"的标志,以便及时调换氧气筒,避免急用时搬错而影响抢救速度。

(五) 评价

(1) 患者缺氧症状是否得到改善。

(2) 操作是否规范,用氧是否安全。

(3) 护患沟通是否有效,患者能否配合并了解安全用氧知识。

二、电动吸引器吸痰法

(一) 目的

吸痰法是指经口、鼻腔、人工气道将呼吸道的分泌物吸出,以保持呼吸道通畅,预防吸入性肺炎、肺不张、窒息等并发症的一种方法。临床上主要用于年老体弱、危重、昏迷及麻醉未清醒前等各种原因引起的不能有效咳嗽者。

（二）评估

(1) 患者的情绪状态、对吸痰的认识情况、心理反应及合作程度。

(2) 患者的年龄、诊断、目前的生命体征、意识状态、呼吸困难的程度、是否使用人工气道、口鼻黏膜情况、是否有痰鸣音及痰液的性状。

(3) 环境的温、湿度。

(4) 器械设备的完好状态。

（三）计划

(1) 用物准备。电动吸引器一台、多头电插板，吸痰盘内置有盖罐 2 个，1 个盛无菌生理盐水、1 个盛消毒吸痰管数根（成人 12～14 号、小儿 8～12 号、气管插管为 6 号）、无菌纱布、无菌血管钳或镊子、无菌持物镊、弯盘。必要时备压舌板、张口器、舌钳、盛消毒液的试管（系于床栏）。

(2) 环境准备。安静、整洁、温湿度适宜。

(3) 患者准备。仰卧、头偏向一侧。

(4) 护士准备。着装整齐，戴口罩，洗手，备齐用物。

（四）实施

1. 操作步骤

(1) 吸痰前。携用物至床边→核对、解释操作目的、方法→接电源→打开开关→检查吸引器性能、电压、导管连接是否正确→调节负压（40.0～53.3 kPa）→试吸如通畅即可使用。

(2) 吸痰。压舌板助患者张口→折叠导管末端→插管入口腔、咽部吸痰→再吸引气管或经鼻至气管的分泌物→吸尽痰液（每次时间不超过 15 s）→退出导管抽吸等渗盐水冲洗（吸 1 次痰吸 1 次等渗盐水以冲净管腔）。

(3) 吸痰后。关闭吸引器→擦净面颊→分离导管→其他用物归还原处→玻璃接管插入消毒液中备用→贮液瓶内液体及时倒掉→洗手→记录。

2. 要点

(1) 鼻腔、口腔、气管切开需同时吸痰者，先吸气管切开处、再吸口腔、最后是鼻腔。

(2) 插管时不可有负压，以免损伤呼吸道或口腔黏膜。

(3) 气管切开的患者按无菌操作原则进行。

3. 注意事项

(1) 严格执行无菌操作，治疗盘内吸痰用物每天更换 1～2 次，吸痰管每次更换，勤作口腔护理。

(2) 密切观察病情，当发现喉头有痰鸣音或排痰不畅时，应立即抽吸。

(3) 如痰液黏稠，可配合叩拍胸背或交替使用超声雾化吸入，还可缓慢滴入少量生理盐水或化痰药物，使痰液稀释，便于吸出。

(4) 为婴幼儿吸痰时，吸痰管要细，动作要轻柔，负压不可过大，以免损伤黏膜。

(5) 储液瓶内的液体应及时倾倒，做好清洁消毒处理。

（五）评价

(1) 患者呼吸道的分泌物是否及时吸出，呼吸是否平稳，缺氧症状是否得到改善。

(2) 操作是否规范，有无发生呼吸道黏膜损伤。

(3) 护患沟通是否有效,患者有无安全感,是否愿意配合。

三、电动吸引器洗胃法

(一) 目的

(1) 解毒。清除胃内毒物或刺激物,减少毒物吸收,利用不同灌注液中和解毒,用于急性食物或药物中毒,服毒后6h内洗胃最有效。

(2) 减轻胃黏膜水肿。洗出胃内潴留食物,减轻潴留物对胃黏膜的刺激,从而减轻胃黏膜水肿和炎症,如为幽门梗阻患者洗胃,以减轻患者痛苦。

(3) 手术或某些检查前的准备。如胃部、食管下段、十二指肠术前准备。

(二) 评估

(1) 患者对洗胃的认识、心理反应、情绪状态、耐受能力、合作程度、近期重大生活事件、对现实的态度以及对家属的态度等。

(2) 患者的年龄、病情、洗胃的目的、中毒情况、既往健康情况(如消化性溃疡、食管阻塞、食管静脉曲张、胃癌等禁忌洗胃者)、目前的生命体征、瞳孔、意识状态(昏迷者洗胃宜谨慎)、呕吐物的性质、呼吸的气体、口鼻黏膜情况、有无活动义齿及活动能力。

(三) 计划

(1) 用物准备。洗胃设备:电动吸引器及贮液瓶;治疗盘内备洗胃管、水温计、镊子或血管钳、液状石蜡、注洗器、量杯、纱布、棉签、胶布、弯盘、塑料围裙、盛水桶,必要时备压舌板、张口器等。洗胃液:按需准备洗胃溶液10 000~20 000 ml,温度为25~38 ℃。

(2) 环境准备。设置抢救环境,安静、整洁,必要时屏风遮挡患者。

(3) 患者准备。取坐位或半坐卧位,危重或昏迷者去枕左侧卧位。

(4) 护士准备。着装整齐,戴口罩,洗手,备齐用物。

(四) 实施

1. 操作步骤

护士携物至床旁,核对、解释→安置舒适体位→围围裙→置弯盘于口角旁→倒灌洗溶液入输液瓶内→夹住输液管→挂输液瓶→连接三通管→查洗胃管是否通畅→插胃管→确认在胃内后接三通管→开动吸引器吸尽胃内容物→关闭吸引器及引流管→开放输液管灌液300~500 ml入胃→关闭输液管→再开放吸引器抽吸,反复灌洗至灌洗出的溶液澄清、无味→观察洗出液及生命体征的变化→结束,拔胃管→助患者漱口,擦面部→整理床单位→助患者取舒适卧位→整理用物并消毒→洗手记录。

2. 注意事项

(1) 急性中毒患者应迅速采取口服催吐法,必要时进行洗胃,以减少毒物的吸收。插管时动作要轻、快,切勿损伤食管或误入气管。当中毒物质不明时,应抽出胃内容物送检,洗胃液可选用温开水或生理盐水。

(2) 服强酸或强碱等腐蚀性药物时,禁忌洗胃,以免造成穿孔。可按医嘱给予药物或迅速给予物理性对抗剂,如牛奶、豆浆、蛋清(用生鸡蛋清调水至200 ml)、米汤等,以保护胃黏膜。

(3) 洗胃过程中应严密观察病情变化，如有血性液体流出或出现虚脱现象，应立即停止洗胃。每次灌入量不宜过多，以免造成窒息或急性胃扩张。

(4) 为幽门梗阻者洗胃宜在饭后 4～6h 或睡前进行，应记录胃内潴留量，以了解梗阻情况，供临床输液参考。

(5) 小儿洗胃灌入量不宜过多，婴幼儿每次灌入量以 100～200 ml 为宜。小儿胃呈水平位，插管不宜过深，动作要轻柔，对患儿应稍加制动或酌情给予镇静剂。

(五) 评价

(1) 毒物或胃内潴留物是否被有效清除，患者痛苦有无减轻，症状是否缓解。
(2) 患者胃内容物是否被彻底清除，有无达到手术或检查的要求。
(3) 操作是否规范，患者有无发生并发症。
(4) 护患沟通是否有效，患者自尊和隐私有无得到保护，能否配合操作。

四、人工呼吸器的使用

(一) 目的

(1) 维持和增加机体通气量。
(2) 纠正威胁生命的低氧血症。

(二) 评估

(1) 患者的心理状态，有无恐惧、焦虑、绝望及悲哀等情绪反应，对使用人工呼吸器的接受程度。

(2) 患者的年龄、诊断、应用呼吸器的目的、生命体征、意识状态、有无自主呼吸、呼吸形态、皮肤黏膜颜色、缺氧的程度、呼吸道是否通畅、有无痰液或呕吐物阻塞、血气分析情况。

(三) 计划

(1) 用物准备。简易呼吸器(呼吸囊、呼吸活瓣、面罩及衔接管等)，人工呼吸机、氧气、蒸馏水。
(2) 环境准备。整洁、安全、空气流通、温湿度适宜。
(3) 患者准备。去枕仰卧位，头后仰。
(4) 护士准备。着装整齐，戴口罩，洗手，备齐用物。

(四) 实施

1. 操作步骤

(1) 简易呼吸器使用法。简易呼吸器携至床旁→快速清洁患者上呼吸道分泌物→解开衣领、腰带→助患者仰卧位，头向后仰→托起患者下颌→面罩紧扣口鼻处→挤压呼吸囊，至空气进入肺部→放松气囊→反复有规律地挤压与放松气囊，速度以 16～20 次/min 为宜。

(2) 人工呼吸机使用法。将功能正常的呼吸机推至床旁→接电源及气体系统→湿化瓶内装无菌蒸馏水→选择通气方式→调节各预置参数→检查呼吸机性能及运转情况→连接于患者气道→观察呼吸机运转情况，若患者两侧胸壁运动对称，呼吸音一致，且机器与患者的呼吸同步，则提示呼吸机进入正常工作→根据病情调节各参数→整理用物→洗手，记录。

2. 注意事项

(1) 密切观察病情变化。注意患者生命体征、意识状态等变化,定期进行血气分析和电解质测定。观察患者有无自主呼吸,并调整呼吸机至与之同步,注意呼吸机工作情况,有无漏气、管道连接处有无脱落、各参数是否符合患者情况。

(2) 观察通气量是否合适。若通气量合适,吸气时能看到胸廓起伏,肺部呼吸音清晰,生命体征恢复并稳定;若通气量不足致二氧化碳滞留时,患者皮肤潮红、出汗、浅表静脉扩张;若通气量过度,患者可出现昏迷、抽搐等碱中毒症状。

(3) 保持呼吸道通畅。鼓励患者咳嗽、深呼吸、协助危重患者定期翻身、拍背,以促进痰液排出,同时湿化吸入气体。

(4) 预防和控制感染。湿化器应每天清洁、消毒,并更换液体;螺纹管、接口等用后应浸泡消毒;病室空气每天消毒 1～2 次;地面及家具物品每天用消毒液擦拭 2 次。

(5) 做好生活护理。患者生活不能自理者,应做好口腔及皮肤护理,并保证水分和营养的摄入,可采用鼻饲或静脉高营养疗法。

(五) 评价

(1) 患者呼吸衰竭及缺氧症状是否改善,生命体征是否稳定。

(2) 呼吸机使用是否正确,各参数调整是否适宜,有无发生感染及其他并发症。

(3) 护患沟通是否有效,患者有无安全感,能否配合。

五、心肺脑复苏技术

(一) 目的

通过实施基础生命支持技术,建立患者的循环、呼吸功能,保证重要脏器的血液供应,尽快恢复心跳、呼吸,促进脑功能的恢复。

(二) 评估

1. 心搏呼吸骤停的临床表现

(1) 意识丧失。

(2) 大动脉搏动消失。

(3) 呼吸停止。

(4) 瞳孔散大。

(5) 皮肤苍白或发绀。

(6) 心尖冲动及心音消失。

(7) 伤口不出血。

2. 心搏呼吸骤停的原因

(1) 意外事件。

(2) 器质性心脏病。

(3) 神经系统病变。

(4) 手术和麻醉意外。

(5) 水电解质及酸碱平衡紊乱。

(6) 药物中毒或过敏。

(三) 计划

(1) 用物准备。治疗盘内放血压计、听诊器,必要时备一木板、脚踏凳。

(2) 患者准备。患者仰卧于硬板床或地上,睡在软床上的应在其肩背下垫一心脏按压板,去枕,头后仰。婴儿、新生儿可托在复苏者的手掌上,头颈部略后仰以保证呼吸道通畅。解开患者的领扣、领带及腰带等束缚物。

(3) 环境准备。光线充足,病室安静。患者床单位周围宽阔,必要时用屏风遮挡,避免影响其他患者。

(4) 护士准备。着装整齐,戴口罩,洗手,备齐用物。

(四) 实施

1. 操作步骤

呼救,同时做好患者的体位准备→心前区叩击(抢救者右手握空心拳,小鱼际肌侧朝患者胸壁,距胸壁 20～25 cm,垂直向下扣击胸骨下段 1～2 次,每次 1～2 s,同时观察心电图变化及大动脉搏动情况)→开放气道→清除口腔、气道内分泌物或异物,有义齿者取下义齿→手法开放气道

(1) 托颈压额法。抢救者一手抬起患者颈部,另一手以小鱼际肌侧下按患者前额,使其头后仰,颈部抬起,头、颈部损伤者禁用。

(2) 仰头抬颏法。抢救者一手置于患者前额,手掌向后下方施力,使其头部后仰,另一手手指放在靠近颏部的下颌骨下方,将颏部向前抬起,拉伸颈部。

(3) 托颌法。抢救者将其肘部放在患者头部两侧,双手同时将左右下颌角托起,使头后仰,同时将下颌骨前移。适用于疑有颈部损伤者。

具备条件者可行环甲膜穿刺、气管插管、气管切开→人工呼吸。

(4) 口对口人工呼吸。抢救者保持患者头后仰,以拇指和食指捏住患者鼻孔,深吸一口气,屏气,双唇包绕患者口部形成一封闭腔,用力吹气,使胸廓扩张,吹毕,松开捏鼻孔的手,抢救者头稍抬起,侧转换气,注意观察胸部复原情况。频率成人 14～16 次/min,儿童 18～20 次/min,婴幼儿 30～40次/min。口对口人工呼吸是人工呼吸的首选方法。

(5) 口对鼻人工呼吸法。仰头抬颏法保持患者气道通畅,同时用举颏的手将患者口唇闭合,深吸气后,双唇包住患者鼻部同上法吹气,吹气时间要长,用力要大。用于口部严重损伤或牙关紧闭的患者。

(6) 口对口鼻人工呼吸法。抢救者用双唇包住患者口鼻吹气,吹气时间要短,用力要小。适用于婴幼儿。

(7) 有条件时,使用气管插管人工呼吸。

胸外心脏按压术:抢救者站或跪于患者一侧,确定按压部位(即胸骨中、下 1/3 交界处),将其足侧的手掌根放于患者胸骨上,另一指掌根部压于其上,双手交叉抬起或双手指均后翘,双肘关节伸直,借臂、肩和上身体重垂直向下用力按压,使胸骨下陷 3～5 cm,而后迅速放松,反复进行,频率为 80～100 次/min。幼儿用单手掌根部按压,使胸骨下陷 2～3 cm,对婴幼儿可用拇指或 2～3 个手指即可,按压幅度 1～2 cm。

2. 注意事项

(1) 心前区捶击术在心脏骤停 1.5 min 内应激性最高。主要适用于心电监测有心室搏动过速、心室纤维颤动的患者,或目击心搏骤停者,婴幼儿禁用。捶击时力量中等,不超过 2 次。

(2) 采用托颈压额法时，注意手指不要压向颏下软组织深处，以免阻塞气道。环甲膜穿刺尤其适合小儿。

(3) 口对口人工呼吸首次吹气以连吹两口为宜。通气适当指征：看到患者胸部起伏，并于呼气时听到或感到气体逸出，每次吹气量约 800～1 000 ml，气量过大或吹气过快致咽部压力超过食管开放压，气体进入胃部可引起胃膨胀。

(4) 胸外心脏按压的禁忌证：胸廓严重畸形、广泛性肋骨骨折、心脏外伤、血气胸、心包填塞等。

(5) 胸外心脏按压的部位要准确，过高可伤及大血管；过低可伤及腹腔脏器或引起胃内容物反流；偏离胸骨可能引起肋骨骨折。放松时，抢救者手掌根部不能离开按压部位，以免造成错位，同时可避免再下压时对胸骨造成“拍击”。

(6) 人工呼吸与胸外心脏按压之比，一人操作时为 2∶15，两人操作时为 1∶5。操作途中换人时，应在按压及吹气间隙进行，抢救中断时间不得超过 5～7 s。

（五）评价

1. 复苏评价标准

(1) 患者呼吸、心跳是否恢复，在复苏过程中有无并发症发生。

(2) 能否触及大动脉搏动，肱动脉收缩压是否大于 60 mmHg。

(3) 面色、口唇、甲床、皮肤等处色泽是否转为红润。

(4) 散大的瞳孔有无缩小。

(5) 吹气时是否听到肺泡呼吸音或有自主呼吸，呼吸有无改善。

(6) 意识是否逐渐恢复，昏迷变浅，有无反射或挣扎。

(7) 有无尿。

(8) 心电图检查波形有无改变。

2. 复苏过程中有无并发症发生评价标准

(1) 颈或脊柱有无损伤。

(2) 胃是否膨胀。

(3) 有无肋骨骨折、胸骨骨折、血气胸、肺挫伤、肝脾脏破裂、脂肪栓塞等。

第十四节　尸体护理技术

（一）目的

(1) 使尸体整洁，姿势良好，易于辨认。

(2) 给家属以安慰。

（二）评估

(1) 死者的遗愿、民族及宗教信仰、家属心态及合作程度。

(2) 死者的诊断、死亡原因、面容、清洁程度、体表有无伤口和引流管。

（三）计划

(1) 用物准备。治疗盘内备衣裤、尸体识别卡三张、血管钳、不脱脂棉花、绷带、剪刀、梳子。有伤口者需备换药敷料，按需准备擦洗用物，必要时备隔离衣和手套。

(2) 环境准备。安排单独房间或用屏风遮挡，亲属暂离开病室。

(3) 护士准备。着装整齐，戴口罩，洗手，备齐用物。

(四) 实施

1. 操作步骤

护士携物至床旁，填卡→劝慰家属→撤去治疗用物→处理伤口→清洁尸体(洗脸→脱衣裤→擦洗胸腹背臀及四肢→塞各个孔道→穿衣服→梳头→在手腕系识别卡→撤去大单或被套)→包裹尸体→(在胸、腰、踝部用绷带)固定→在尸单上系识别卡→送太平间→在停尸屉外插识别卡→处理医疗文件→整理遗物→处理病床单位。

2. 注意事项

(1) 尸体护理应在死亡后尽快进行，以防僵硬。

(2) 应维护尸体隐私权，不可暴露遗体，并安置自然体位。

(3) 作尸体护理时，态度严肃认真，尊重死者，满足家属合理要求。

(五) 评价

(1) 尸体是否整洁，处理是否良好。

(2) 家属对尸体护理是否满意。

(赵庆彦　李洪朋)

第四章　颅脑损伤常用护理程序

第一节　气管切开伤口换药技术

一、评估

(1) 病室温度,湿润、清洁情况。
(2) 创口有无出血、皮下气肿或感染。
(3) 呼吸频率、节率。
(4) 气管套管固定带的松紧度,以一指为宜。

二、计划

(1) 用物准备。1次性方纱一块,1次性剪口纱布一块、消毒液、棉签、换药包,1次性手套,0.9%生理盐水棉球,方巾,胶条。
(2) 环境准备。安静、清洁。
(3) 护士准备。仪表端庄、服装整洁、佩戴胸卡、洗手,戴口罩。

三、实施步骤

推治疗车至患者床旁,向患者做好解释工作→将方巾垫于患者颈、肩下(注意连同头颈肩一起托起)→打开换药包,戴1次性手套,用镊子夹取0.9%生理盐水棉球湿润气管套管下所垫纱布,取下已湿润纱布并脱去手套,用消毒液消毒气管套管外暴露的皮肤→用镊子夹消毒棉球消毒周围皮肤,0.9%生理盐水棉球湿润气切造瘘口→观察伤口生长情况及皮肤颜色,有炎症者对症处理→取出无菌剪口纱布,倒Y型从下分两侧穿过套管两边少许,再用镊子双侧同时将纱布拉平(动作轻柔、迅速,以减少气管刺激,减少咳嗽)→胶条固定剪口纱布→0.9%,生理盐水湿纱布覆盖于套管口→保持呼吸道通畅,必要时吸痰→撤出方巾,安置患者,整理用物。

四、评价

(1) 操作方法是否正确,与患者解释沟通是否有效。
(2) 术后患者体位是否舒适。
(3) 观察患者生命体征及病情变化是否及时。

第二节　膀胱冲洗操作程序

一、目的

耻骨上膀胱穿刺适用于急性尿潴留导尿术未成功，而又急需排尿或送检尿标本者。

二、评估

(1) 患者的病情、生命体征、患者意识状态。
(2) 了解膀胱充盈情况，有无情绪紧张。
(3) 有无泌尿生殖系统手术史。
(4) 患者接受、合作程度。

三、计划

1. 用物准备

治疗盘内备膀胱穿刺包（内有治疗巾 1 块，洞巾 1 块，无齿镊 1 把，止血钳 1 把，布巾钳 2 把，膀胱穿刺针 1 套或 9 号针头 1 枚，弯盘 1 个，药杯 2 个，5 ml 及 50 ml 注射器各 1 副，6 号、7 号针各 1 枚，纱布 3 块，棉球数个），2%碘酒，70%酒精，持物钳，无菌手套，胶布，2%普鲁卡因 2 支，治疗巾，1 000 ml 量杯，另备便盆。

2. 护士准备

仪表端庄、服装整洁、佩戴胸卡，洗手、戴口罩。

3. 环境准备

安静、整洁、保暖。

4. 穿刺部位

耻骨联合中点上 1～2 cm 处。

四、实施步骤

备齐用物携至患者床旁，核对后向患者解释→术前做普鲁卡因试验→备齐用物携至床旁，屏风遮挡患者，并向其介绍膀胱穿刺的目的与方法，取得合作→叩诊证实膀胱充盈。洗手，戴口罩，打开膀胱穿刺包→协助患者解衣裤，露出穿刺部位。治疗巾垫于患者臀下→常规消毒穿刺部位皮肤，戴手套，铺洞巾，以布巾钳固定，行局部麻醉→穿刺针栓部接无菌橡皮管，并用止血钳夹紧橡皮管，左手拇、食指固定穿刺部位，右手持穿刺针垂直刺入膀胱腔，见尿后再进针 1～2 cm，然后在橡皮管末端套上 50 ml 注射器，松开止血钳，开始抽吸，满 50 ml 后夹管，将尿液注入量杯，如此反复操作。膀胱过度膨胀者，每次抽出尿液不得超过 1 000 ml，以免膀胱内压降低，而导致出血或休克的发生。必要时留标本送验→抽毕，用碘酒消毒穿刺点，盖以纱布，胶布固定，帮助患者卧床休息→整理床单位，清理用物，记录尿量及性质→调节室温与光线，通风换气后可酌情关闭门窗，拉好窗帘→处理护理后用具。

五、评价

(1) 无菌观念是否强。
(2) 操作是否熟练。
(3) 操作是否符合流程。
(4) 患者能否安静休息、体位是否舒适。

第三节　小量不保留灌肠操作程序

一、评估

(1) 患者的病情、生命体征、意识状态。
(2) 了解腹部肠胀气情况,有无情绪紧张。
(3) 了解灌肠的目的。
(4) 患者接受、合作程度。

二、计划

1. 用物准备

治疗盘内备注洗器,药杯或量杯盛指定溶液,肛管,温开水 5～10 ml,弯盘,卫生纸,橡胶布和治疗巾,润滑油,止血钳,便盆,屏风。

2. 护士准备

仪表端庄、服装整洁、佩戴胸卡、洗手、戴口罩。

3. 药剂准备

(1) “1、2、3”溶液即 50%硫酸镁 30 ml、甘油 60 ml、温开水 90 ml,温度为 38℃。
(2) 油剂,即甘油 50 ml 加等量温开水,多用于老年、体弱、小儿和孕妇。

4. 环境准备

安静、整洁、保暖。

三、实施步骤

备齐用物携至患者床边,核对后向患者解释→协助患者取卧位,铺臀垫于患者臀下→润滑肛管前端,用注洗器吸取溶液,连接肛管,排气后夹住肛管,轻轻插入直肠内 10～15 cm,松开止血钳,将溶液缓缓注入,灌毕,将肛管末端抬高,使溶液全部注入,然后反折肛管,轻轻拔出,放于弯盘内→嘱患者平卧尽可能保留 10～20min 后排便→撤去全部用物,为患者擦干臀部,协助患者穿好裤子,整理床单位→及时清理用物,做好记录,将标本及时送检。→调节室温与光线,在室内通风换气后,可酌情关闭门窗,拉好窗帘→处理护理后用具。

四、评价

(1) 有无爱伤观念。
(2) 操作是否熟练。
(3) 操作是否符合流程。
(4) 患者能否安静休息、体位是否舒适。

第四节　清洁灌肠操作程序

一、评估

(1) 了解患者的病情、生命体征、意识状态。
(2) 了解灌肠的目的。
(3) 患者接受、合作程度。

二、计划

1. 护士准备

仪表端庄、服装整洁、佩戴胸卡,洗手、戴口罩。

2. 用物准备

治疗盘内备注洗器,药杯或量杯盛指定溶液,肛管,温开水 5～10ml,弯盘,卫生纸,橡胶布和治疗巾,润滑油,止血钳,便盆,屏风。

3. 常用溶液

1%肥皂液,等渗生理盐水。

4. 环境准备

安静、整洁、保暖。

三、实施步骤

备齐用物携至患者床旁,核对后向患者解释→协助患者取卧位,铺臀垫于患者臀下→润滑肛管前端,用注洗器吸取溶液,连接肛管,排气后夹住肛管,轻轻插入直肠内 10～15 cm,松开止血钳,将溶液缓缓注入,灌毕将肛管末端抬高,使溶液全部注入。反折肛管并轻轻拔出,放于弯盘内→第一次用肥皂水灌肠,排便后再用生理盐水灌肠,至排出液清洁、无粪块为止,注意灌肠时压力不能太高(液面距肛门不超过 40 cm)→灌肠应在检查或手术前 1h 完成,禁用清水反复多次灌洗,以防水电解质紊乱→调节室温与光线,室内通风换气后可酌情关闭门窗,拉好窗帘→处理护理后用具。

四、评价

(1) 有无爱伤观念。

(2) 操作是否熟练。
(3) 操作是否符合流程。
(4) 患者能否安静休息、体位是否舒适。

第五节 保留灌肠操作程序

一、评估

(1) 患者的病情、生命体征、意识状态。
(2) 灌肠的目的。
(3) 所用药物的性质、作用。
(4) 患者的合作程度。

二、计划

1. 用物准备

治疗盘内备注洗器,药杯或量杯盛指定溶液,肛管,温开水 5～10 ml,弯盘,卫生纸,橡胶布和治疗巾,润滑油,止血钳,便盆,屏风。

2. 护士准备

仪表端庄、服装整洁、佩戴胸卡、洗手、戴口罩。

3. 常用溶液

(1) 镇静、催眠 10%水合氯醛,剂量遵医嘱,加等量温开水或等渗生理盐水。
(2) 肠道杀菌剂 2%小檗碱,0.5%～1%新霉素或其他抗生素,剂量遵医嘱,药量不超过 200 ml,温度 39～41 ℃。
(3) 肠道营养剂 10%葡萄糖溶液或牛奶等。

4. 环境准备

安静、整洁、保暖。

三、实施

(一) 操作步骤

备齐用物携至患者床边,向患者解释,以取得配合→嘱患者排便或给予灌肠,以减轻腹压、清洁肠道,便于药物吸收→肠病患者宜在晚间睡眠前灌肠,灌肠时臀部抬高 10 cm,卧位方式根据病变部位而定,如慢性痢疾患者病变多位于乙状结肠、直肠,故宜取左侧卧位,阿米巴痢疾患者病变多见于回盲部,应取右侧卧位→其他操作同小量不保留灌肠,但插入的肛管长度要深,为 15～20cm,溶液流速宜慢,压力宜低(液面距肛门不超过 30 cm),以利于药液保留→折管拔出后,以卫生纸轻揉肛门处,嘱患者保留 1h 以上,以利药物吸收,并做好记录→处理护理后用具。

(二) 注意事项

(1) 灌肠前需了解病变部位,以便选取适当体位和肛管插入深度。

(2) 为提高疗效，灌肠前嘱患者先排便，掌握“细、深、少、慢、温、静”的操作原则，即：肛管细，插入深，液量少，流速慢，温度适宜，灌后静卧。

(3) 肛门、直肠、结肠术后患者、排便失禁者不宜作保留灌肠。

四、评价

(1) 有无爱伤观念。
(2) 操作是否熟练。
(3) 操作是否符合流程。
(4) 患者能否安静休息、体位是否舒适。

第六节　肛管排气操作程序

一、评估

(1) 患者的病情、生命体征、意识状态。
(2) 患者的腹胀情况。
(3) 患者的合作程度。

二、计划

1. 护士准备

仪表端庄、服装整洁、佩戴胸卡、洗手、戴口罩。

2. 用物准备

治疗盘内备肛管(26 号)，玻璃接管，橡胶管，玻璃瓶(内盛 3/4 水)，瓶口系带，润滑油，棉签，弯盘，卫生纸，胶布条(1 cm×15 cm)，屏风。

3. 环境准备

安静、整洁、保暖。

三、实施步骤

备齐用物携至患者床旁，核对并向患者解释→屏风遮挡，助患者仰卧或左侧卧位→将瓶系于床边，橡胶管一端插入水中，玻璃接管与肛管连接，润滑肛管前端后插入直肠 15～20 cm，胶布交叉固定于臀部，橡胶管须留出足够长度以便于患者翻身→观察排气情况，如排气不畅，可转换体位、按摩腹部，以助气体排出→肛管保留一般不超过 20min，拔管后清洁肛门，整理用物→长时间留置肛管会减弱肛门括约肌的反应，严重者可致括约肌永久性松弛，必要时可每隔几 h 重复插管→处理护理后用具。

四、评价

(1) 有无爱伤观念。

(2) 操作是否熟练。
(3) 操作是否符合流程。
(4) 患者能否安静休息、体位是否舒适。

(张守翠　厉建元)

第七节　保护性约束技术操作程序

一、评估

(1) 患者病情、意识状态,是否存在意外损伤的可能。
(2) 使用保护具的目的。
(3) 患者及家属对应用保护具的理解及合作程度。
(4) 保护具器械设备情况。

二、计划

1. 物品准备
根据使用目的选择并准备约束带、棉垫。
2. 环境准备
整洁、舒适、安全、温暖。
3. 患者准备
取舒适卧位。向患者及家属解释使用约束带的目的和方法并取得同意实施。
4. 护士准备
仪表端庄、服装整洁、佩戴胸卡、洗手、戴口罩。

三、实施

(一) 操作步骤

(1) 手腕及踝部约束。用棉垫包裹手腕或踝部→宽绷带打成双套结套于手腕或踝部棉垫外→稍拉紧(以不影响血液循环为宜)→将带子系于床缘上。

(2) 肩部约束。将肩部约束带袖筒套于患者两侧肩上→腋下衬棉垫→将两袖筒上的细带在胸前打结固定→两条宽带系于床头(必要时枕头横立于床头)。

(3) 膝部约束。患者两膝衬棉垫→将膝部约束带横放于两膝上,腘窝垫 2 个棉垫→宽带下的两头带各自固定一侧膝关节→宽带两端系于床缘。

(4) 操作完成后妥善安置患者。

(5) 收拾用物。

(6) 洗手、记录、做好交班。

(7) 每 10min 巡视患者,察看腕、踝部皮肤。持续性保护时需每 2～3h 解松 1 次,并按摩局部。解开约束前需向患者解释,提出鼓励或要求。

（二）注意事项

(1) 保护性制动措施只能短期使用，肢体需处于功能位，保证患者的安全和舒适。

(2) 约束带下应放衬垫，松紧应适宜，密切观察约束部位的皮肤颜色，必要时行局部按摩，以促进血液循环。

四、评价

(1) 患者是否处于安全保护中，有无发生意外损伤及并发症。

(2) 与患者及家属沟通是否有效，能否配合操作。

(3) 是否定时观察患者，有无协助生活护理。

第八节　临床常用管道的护理技术

一、一般伤口引流管护理

（一）目的

(1) 引流切口内或手术区的渗血、溶液，以免继发感染。

(2) 引流伤口局部的脓液和分泌物，防止感染扩散，促进炎症早日消退，以利伤口愈合。

（二）护理要点

(1) 引流管需妥善固定，防止脱出，应在无菌操作下连接引流袋。

(2) 保持引流管通畅，避免受压或扭曲，注意引流管腔内有无血块、坏死组织，疑有阻塞者可用生理盐水轻轻冲洗引流管。

(3) 详细记录引流液的性质、颜色和量，如引流液为血性且流速快或量大，应及时通知医生。

(4) 需负压引流者，应调整好所需的负压，维持有效的负压状态。

(5) 引流管一般留置24～72h，不可留置过久，以免延迟伤口愈合。拔管后，酒精棉球消毒引流管出口处皮肤，无菌纱布予以覆盖。

二、脑室引流的护理

（一）目的

(1) 抢救因脑脊液循环通路受阻所致的颅高压，主要是枕骨大孔疝。

(2) 自引流管注入碘剂可行脑室造影，以明确定位和诊断。

(3) 手术中行脑室穿刺以引流侧脑室脑脊液，显露手术部位。

(4) 开颅术后留置引流管，可引流血性脑脊液，以减轻脑膜刺激症状。

(5) 可予术后早期控制颅内压，预防脑疝的发生。

(二)护理要点

1. 连接无菌瓶

严格无菌操作,引流瓶应悬挂于床头,高度为10～15 cm(引流管最高处距侧脑室的距离),以维持正常的颅内压。当颅内压增高至超过10～15 cm H_2O时,脑脊液即被引流出,从而降低颅内压。

2. 控制流速

引流早期要特别注意控制引流速度,为减缓引流速度,术后早期可适当悬高引流瓶,待颅内各部压力逐渐取得平衡后,再放低引流瓶至正常高度。禁忌流速过快,患者在颅内高压状态,骤然减压有以下危险:

(1) 脑室塌陷致硬脑膜与脑或颅骨内板间隙变宽,致硬脑膜下或硬脑膜外血肿。

(2) 脑室系统肿瘤患者,一侧脑室压力骤降可造成脑室压力不均,致肿瘤内出血。

(3) 颅后凹占位病变者,小脑中央叶可向上疝入小脑幕裂孔。

3. 控制脑脊液引流量

脑脊液由脑室脉络膜丛产生,每3min分泌1 ml,每天分泌400～500 ml。因此每天引流量以不超过500 ml为宜。颅内感染患者,分泌量增加,引流量可相应增加,因脑脊液含钾、钠、氯等电解质,引流量过多易致水电解质紊乱。故应适量补液,同时使引流瓶高于侧脑室20 cm,亦即维持颅内压在正常范围的最高水平。

4. 保持引流通畅

术后限制患者头部活动,护理操作中避免牵拉引流管。避免引流管受压扭曲、成角。如引流不畅,可能有以下原因:

(1) 颅内压低于12～15 cm H_2O,将引流瓶放低,观察有无脑脊液流出,如确系低颅压所致,应将引流瓶置于正常高度。

(2) 引流管放入脑室过深、过长,致在脑室内盘曲成角。可对照X线片将引流管缓缓向外抽出,至有脑脊液流出,然后重新固定。

(3) 管口吸附于脑室壁,可将引流管轻轻旋转,使管口脱离脑室壁。

(4) 如疑为小血块或挫碎的脑组织堵塞引流管,可在严格消毒后用无菌注射器轻轻向外抽吸,不可注入生理盐水冲洗,以免管内堵塞物冲至脑室系统狭窄处,致脑脊液循环梗阻。如经上述处理,仍无脑脊液流出,应通知医生,必要时更换引流管。

5. 注意观察脑脊液的性状

正常脑脊液无色透明,无沉淀。术后1～2天的脑脊液可为血性,以后转为橙黄色。如脑脊液中有大量鲜血,则提示脑室内出血。出血量多时,应紧急手术止血。如脑脊液混浊、呈毛玻璃样或为絮状物,提示有颅内感染。

6. 每天定时更换引流瓶,记录引流量

严格遵守无菌操作原则,更换时夹闭引流管,以免管内脑脊液逆流入脑室。

7. 拔管

开颅术后脑室引流一般不超过3～4天,此时脑水肿期已过,颅内压开始降低。拔管前一天,可试行抬高引流瓶或夹闭引流管,以了解脑脊液循环是否通畅,颅内压是否升高。夹管后密切观察病情,如患者出现头痛、呕吐等颅内压增高症状,应立即放低引流瓶或开放夹闭的引流管,并通知医生。拔管后切口处如有脑脊液漏出,应妥善缝合以免引起颅内感染。

三、气管插管护理

（一）目的

（1）气管插管是指将特制的气管导管经口腔或鼻腔插入气管，借以保持呼吸道通畅，清除呼吸道分泌物。

（2）保证有效通气，有效给氧。

（3）为人工正压呼吸及气管内给药等提供条件。

（二）护理要点

（1）插管前，检查用物是否齐全、适用及喉镜的亮度。

（2）插管动作要轻柔、敏捷、熟练、准确，以免缺氧时间过长引起反射性心跳、呼吸停止。

（3）留管时间不宜过长，一般不超过 48h，以免引起喉头损伤或水肿。48h 后病情不见好转者可行气管切开。

（4）使用喉镜应注意保护门齿。导管气囊充气不可过多，以免压迫气管黏膜或使导管腔缩小，必要时每 2～4h 放气减压 5min。

（5）氧气不可直接吹入气管导管，吸入气体须湿化，防止气管内分泌物黏稠结痂，影响呼吸道通畅。

（6）拔管。扳管前将气管内分泌物反复吸净，肺部听诊呼吸音清晰，排空气囊内气体，然后拔管。拔管指征为：①全麻转浅，呼之能应；②咳嗽、吞咽等反射比较灵活；③呼吸功能各项指标已正常，停止供氧一段时间无缺氧症状。

（7）拔管后密切观察呼吸道是否通畅，通气量是否足够，皮肤、黏膜色泽是否正常，注意观察血压、脉搏情况。

四、气管切开套管护理

（一）目的

（1）清除气管内分泌物，保持呼吸道通畅，防止窒息。

（2）解除各种原因所致的喉阻塞，如喉头水肿、喉部肿瘤、异物吸入等。

（二）护理要点

（1）保持室内空气新鲜。室温以 18～20℃、湿度以 60％～70％为宜，用湿润的生理盐水纱布覆盖，以增加吸入空气的湿度，保持气管内湿润。

（2）及时调整气管外套管系带的松紧度，不可过松。取出内套管时，左手按住外套管托板，以防气管套管脱出致呼吸困难或窒息。

（3）气管内滴药。湿化呼吸道，稀释痰液，使痰液易于吸出，防止感染。注射器抽吸生理盐水 10 ml加庆大霉素 8 万单位和生理盐水 10 ml、糜蛋白酶 5 mg，每隔 2h 交替滴入 3～5 ml，随呼吸沿气管壁缓缓滴入，也可超声雾化吸入。

（4）保持呼吸道通畅。吸痰是术后护理的关键，尤其是分泌物阻塞的患者，吸除分泌物是一项重要的治疗措施。吸痰时吸痰管不宜插入过深，以防引起剧烈咳嗽。动作要轻，吸力不宜过大，吸痰管不能过硬，宜采用1次性吸痰管，以减少交叉感染。抽吸间隔时间根据分泌物多少而定，不必过于频繁。吸痰时间应控制在15s之内，避免损伤管壁黏膜造成炎症或损伤小血管导致出血。

(5) 清洁消毒内管。气管切开后应每隔3～4h更换并清洁消毒内套管1次，以免分泌物附着内套管壁，致管腔阻塞。将气管内套管取出经初步消毒后用清水浸泡，加入糜蛋白酶1支(糜蛋白酶具有分解蛋白质、消化脓液和坏死组织的功能，可使气管内套管壁上的痰痂稀释，溶解而便于冲洗)，1～2min后取出并冲洗干净，煮沸消毒5～10min。

(6) 保持切口敷料清洁干燥，防止切口局部感染 可用药物性气管套管垫，即在无菌。

纱布上滴入庆大霉素注射液4 ml(16万U)或阿米卡星注射液4 ml(0.4g)，每天更换1～2次。

(7) 拔管 病情好转后应及早拔管，防止因长期带管发生溃疡、肉芽甚至瘢痕。拔管前须试行堵管，先堵1/3，后逐渐增加。如完全堵管3昼夜无呼吸困难，即可拔除套管。蝶形胶布黏合伤口，数日后可愈合。

(8) 常见并发症及相应处理方法。①皮下气肿：多在气管切开后12h内出现，局限于颈部，由气管切口逸出的气体向皮下组织扩散造成，一般可自行消失，无需处理。②伤口出血：常为长期带管致血管壁磨损所致，可用油纱布填塞加压包扎或手术止血。③气管内套管阻塞：因管腔窄小致呼吸道分泌物黏稠不易咳出，如未及时湿化形成痰痂，阻塞气管内套管所致，应及时更换内套管。④套管脱出：多为外套管固定系带过松、患者强烈咳嗽将其喷出，致呼吸困难。护士应迅速将消毒钳插入切口撑开气管，并请医生将消毒好的套管重新置入。

五、胸腔引流管护理

(一) 目的

(1) 排出胸腔积液及积气，促进胸膜闭合，预防感染。

(2) 重建负压，促进肺复张。

(3) 平衡压力，预防纵隔移位及肺压缩。

(二) 护理要点

1. 引流管的位置

通常在手术室放置闭式引流管，但紧急情况下，可于床旁进行。一般在第7或第8肋间隙腋中线置入，必要时于第2肋间隙再放置一根，前者排液，后者排气，将胸腔引流管与水封瓶紧密连接。

2. 操作步骤

准确、妥善安装闭式引流及吸引装置，保证胸腔引流管与水封瓶之间的引流系统完全密闭，避免外界空气进入胸腔。

(1) 使用前检查各接头，拧紧引流瓶口上的橡皮盖。

(2) 水封瓶的长管应置于液面下2～3 cm，并保持直立位。置入过浅或在水面上均会造成气胸；置入过长则会增加气体和液体排出的阻力，造成引流不畅。

(3) 胸壁伤口用油纱布包盖严密。

(4) 用大别针将引流管应固定于床旁，留出一定长度以免活动时脱出。如脱出至皮下，可造成渗出或皮下气肿；若完全脱出，可造成开放性气胸，应及时处理。

(5) 更换水封瓶内液体时，应首先用两把止血钳双重夹闭引流管，拧开瓶盖更换。如不慎打破水封瓶,应立即用手将引流管对折捏住,随即用两把止血钳夹闭后再进行更换。

(6) 空气进入胸腔的处理方法:①鼓励患者咳嗽或深呼吸,以排出胸膜腔内气体;②引流管脱出可致大量液气胸,甚至心搏骤停。应立即用油纱布压闭于胸壁导管插入处,并充分给氧。监测生命体征,及时汇报医生重新插管。

3. 保持引流管通畅

(1) 闭式引流主要靠重力引流,水封瓶应置于患者胸部水平面下 60～100 cm 处,引流管太短会影响引流,过长易扭曲增大无效腔面积,影响通气。

(2) 注意观察水柱波动情况。正常情况下水柱随呼吸上下波动,幅度为 4～6 cm,表示引流管通畅。如水柱无波动,应检查引流管内有无血块堵塞、扭曲、受压等现象,并经常挤压引流管,以保持通畅。

4. 严密观察引流液的性质和量

引流液一般在开胸术后 24h 内可从鲜红色逐渐转为暗红色,量约 500 ml,以后渐变为血清色。如引流液持续鲜红色,且每小时的液量超过 100 ml,伴脉搏变化,说明胸腔有活动性出血,应立即报告医生。故应及时、准确记录引流量。

5. 严格无菌操作,预防感染

一切操作均应遵守无菌原则。水封瓶内一般装生理盐水 500 ml,每天更换 1 次,避免瓶内液体逆流。任何情况下水封瓶均不宜高于患者胸部水平面。

6. 拔管

术后 1～3 天,水封瓶水柱波动幅度变小,查体及 X 线检查证实肺完全复张,8h 内引流液小于 50 ml,无气体溢出,无呼吸困难,即可拔管。拔管后,需观察有无呼吸困难、气胸或皮下气肿,并检查引流口密盖情况,如有漏气或持续渗液,应及时封闭引流口,于次日更换敷料。

六、胃肠减压管护理

(一) 目的

(1) 利用胃管及负压吸引装置抽出胃肠内气体和胃内容物,以降低压力,解除腹胀减轻患者痛苦。

(2) 减低胃肠压力以改善胃肠壁的血液循环,恢复消化道功能。

(3) 适用于胃肠及腹部较大手术者,可减少术中困难,增加手术安全性,有利于手术伤口愈合。

(4) 抽取胃液分析以协助诊断。

(5) 为食物中毒者洗胃。

(6) 对不能由口进食者,经胃管进行鼻饲。

(二) 置管方法

(1) 置管前应检查胃管是否通畅,减压装置是否有效,各管道衔接是否正确。

(2) 向患者解释置管的必要性,告知患者配合的方法,以取得合作。

(3) 润滑胃管前端,左手持纱布托住胃管,右手持镊子夹住胃管前端,沿一侧鼻孔缓缓插入,至咽喉部时,嘱患者做吞咽动作,随吞咽将胃管送入。若患者出现恶心,应暂停片刻,嘱其做深呼吸,随后迅速将胃管插入。如发现胃管盘在口中或患者出现呛咳、呼吸困难等情况,应立即拔出胃管,休息片刻后重插。

(4) 插入一定长度后(成人插入长度为 45～55 cm)接注射器抽吸,有胃液抽出,说明已在胃内,胶布固定。

(5)插管动作要轻稳,以免损伤食管黏膜。

(三) 护理要点

1. 保持胃管通畅,防止胃内容物或血块阻塞

留置胃管期间(胃穿孔者例外),应每隔 4h 用 30 ml 生理盐水冲洗胃管 1 次。如发现引流瓶(袋)内空虚或引流量少,应检查是否有下列原因:

(1) 阻塞:胃管细、接口小,易被黏稠的胃内容物、食物残渣、血块等阻塞,宜选择粗细适当、大口径接头的胃管,定时冲洗胃管,必要时更换胃管及接头。

(2) 胃管置入的长度:胃管置入过长易在胃内扭曲;过浅则胃管尖端尚未达到胃窦部,致无法持续引流出胃内容物,因此应调节胃管置入的长度。

(3) 调节负压,使其不超过 50 mm Hg(6. 67 kPa),将胃管拔出少许并加以旋转,避免胃管附于黏膜而造成引流不畅。

(4) 负压过小或漏气可致吸不出胃液,应检查负压情况并调整各部接头及装置或更换负压引流瓶(袋)。

2. 严密观察引流液的性质、颜色、量,并准确记录

一般胃部手术后 24h 内,胃液多呈暗红色,如有鲜红色胃液吸出,提示出血,应及时汇报医生,同时做好紧急处理。

3. 准确记录 24h 内的胃管引流液量

胃肠减压患者因丢失大量体液致水电解质紊乱与酸碱失衡。

4. 胃肠减压期间禁食

必须经口服药时,应将片剂研成粉末状湿化后注入胃管内,注后夹管 1h,以免药物吸出影响疗效。

5. 鼻饲患者鼻饲量

每次不超过 200 ml,间隔时间不少于 2h。每次鼻饲前后均用注射器先回抽,有胃液抽出后注入少量温开水冲净胃管,避免食物在管腔中变质,造成胃肠炎或堵塞管腔。

6. 注意口腔护理

由于胃管对咽喉部造成长期摩擦和刺激,会导致咽喉部炎症或溃疡。故凡留置胃管的患者,每天必须做口腔护理 2 次,并给予雾化吸入,以减轻咽喉部炎症和溃疡。

7. 术后护理

一般胃肠手术患者通常在术后 48～72h 逐渐恢复肠蠕动。如肠鸣音恢复,有肛门排气便可拔管。若大手术如食管、空肠吻合术者,虽有上述指征,但仍须带管试饮,吻合口无水漏出方可拔管。拔管时应充分吸引,然后将引流装置与胃管分离,捏住胃管并稍稍转动,让患者屏气,迅速、轻柔地拔出,放入弯盘内,随后用松节油擦去固定胃管的胶布痕迹。

七、留置导尿管护理

(一) 目的

(1) 直接从膀胱导出无菌尿液用于细菌培养。

(2) 为尿潴留患者放出尿液以减轻痛苦。
(3) 盆腔手术前导尿以排空膀胱，避免手术中误伤。
(4) 昏迷、尿失禁或会阴部损伤时留置导尿管，以保持局部清洁、干燥。
(5) 某些泌尿系统手术留置导尿管，可促进膀胱功能的恢复及切口愈合。
(6) 抢救休克或危重患者，准确记录尿量、尿比重，以监测肾功能。

(二) 护理要点

(1) 严格遵守无菌操作原则，定期取新鲜尿做尿常规检查，必要时行细菌培养。
(2) 维持引流管通畅，妥善固定，防止受压、扭曲。引流不畅的常见原因是膀胱黏膜或血块阻塞。可转动导尿管，或用生理盐水冲洗，抽吸时不能用力过大，以免膀胱黏膜阻塞导尿管头部。
(3) 注意观察尿液颜色、性质和量的变化。定时排空集尿袋，测量尿量、尿比重，并做好记录。
(4) 保持尿道口清洁，如分泌物多可用消毒液冲洗。
(5) 在病情允许的情况下，鼓励患者多饮水，以利排尿，达到冲洗尿道、防止尿路感染的目的。

八、胸腔穿刺操作程序

(一) 评估

(1) 患者病情，意识状态。
(2) 患者对穿刺目的、方法的认识水平。
(3) 患者的心理反应及合作程度。

(二) 计划

(1) 物品准备 注射盘，注射器、穿刺针、血管钳、药液、消毒液、棉签、治疗巾、无菌手套、洞巾、1%～2%普鲁卡因。
(2) 患者准备 坐位或半卧位。
(3) 护士准备 仪表端庄、服装整洁、佩戴胸卡、洗手、戴口罩。
(4) 环境准备 清洁、舒适。

(三) 实施步骤

携用物至床旁，核对并向患者解释→取坐位，面向椅背，两手交叉抱臂置于椅背上，头枕于臂上，使肋间隙增宽；不能坐起者可取半卧位，举起患侧上臂→穿刺部位 选择叩诊实音、听诊呼吸音消失的部位作为穿刺点，一般常选腋后线与肩胛下角线之间第 7～9 肋间；或采用超声定位→穿刺部位常规消毒，术者带无菌手套，铺洞巾，1%～2%普鲁卡因麻醉穿刺点→检查穿刺针是否通畅，血管钳夹闭乳胶管→术者左手固定穿刺部位皮肤，右手持穿刺针沿肋骨上缘缓慢刺入至阻力突然消失，助手协助用血管钳固定穿刺针，连接注射器，松开血管钳，抽吸胸液→整理用物，观察患者的反应。

(四) 注意事项

(1) 抽吸液体时不可过快、过多，第一次抽液量不超过 700 ml，以后每次一般不超过 1 000 ml。
(2) 局部麻醉应充分，固定穿刺针以免刺破肺组织。夹紧乳胶管避免气体进入胸腔。

(3) 穿刺过程中如患者出现头晕、面色苍白、出汗、心悸、气短，应立即停止操作并给予适当处理。

(4) 抽液后患者应卧床休息，必要时复查胸部 X 线，观察有无气胸等并发症。

(5) 穿刺毕，拔出针头，覆盖无菌纱布，若穿刺孔处有渗液，可以火棉胶封闭创口，用多头胸腹带包扎。

(五) 评价

(1) 操作者技术是否熟练，抽液过程是否顺利。

(2) 有无达到治疗要求，患者是否呼吸平稳。

(3) 患者体位是否舒适，有无不良反应。

九、腹腔穿刺操作程序

(一) 评估

同胸腔穿刺操作程序。

(二) 计划

同胸腔穿刺操作程序。

(三) 实施

(四) 操作步骤

1. 体位

患者坐于靠背椅上，衰弱者可取其他舒适体位如半卧位、平卧位或侧卧位。

2. 穿刺部位

(1) 左下腹脐与髂前上棘连线中、外 1/3 交点，此处不易损伤腹壁动脉。

(2) 脐与耻骨联合连线中点上方 1.0cm、偏左或偏右 1.5 cm 处，此处无重要器官且易愈合。

(3) 侧卧位，在脐水平线与腋前线或腋中线相交处，此处常用于诊断性穿刺。

(4) 少量积液者，尤其有包裹性积液者，须在 B 超指导下定位穿刺。

3. 消毒

穿刺部位常规消毒，术者戴无菌手套，铺洞巾，用 1%～2%普鲁卡因逐层麻醉至腹膜壁层，当针尖有落空感并回抽有腹水时拔出针头。

4. 检查

查看腹腔穿刺针是否通畅，连接并以血管钳夹闭乳胶管，从穿刺点进针，有落空感提示进入腹腔(一般为 1.5～2.0 cm)，放开血管钳腹水即可流出。若系诊断性穿刺，抽出少量腹水做检查之用即可拔出；若为治疗放液，一般最多不超过 5 000 ml，放液速度不可过快。

5. 包扎清理

放液完毕，拔出针头，覆盖无菌纱布并测腹围，若穿刺部位有渗液，可以火棉胶封闭创口，多头腹带包扎。

（五）评价

（1）抽液过程是否顺利，患者有无不良反应。
（2）有无达到治疗目的。
（3）患者体位是否舒适。

十、腰椎穿刺操作程序

（一）评估

（1）患者病情，意识状态。
（2）患者对穿刺操作的情绪反应。
（3）患者是否合作。

（二）计划

同胸腔穿刺操作程序。

（三）实施

1. 操作步骤

嘱患者侧卧于硬板床上，背部与床面垂直，头向胸部屈曲，两手抱膝紧贴腹部，使躯干呈弓形；或由助手在术者对面用一手抱住患者头部，另一手挽住双下肢腘窝处并用力抱紧，使脊柱尽量后凸以增宽椎间隙，便于进针→确定穿刺点，以髂后上棘连线与后正中线的交会处为穿刺点，一般取第3～4腰椎棘突间隙，有时也可在其上一或下一腰椎间隙进行→常规消毒皮肤后戴无菌手套、铺洞巾，2%利多卡因自皮肤至椎间韧带局部麻醉→术者用左手固定穿刺点皮肤，右手持穿刺针垂直缓慢刺入，成人进针深度约为4～6 cm，儿童则为2～4 cm。针头穿过韧带与硬脑膜时可有落空感。将针芯慢慢抽出（以防脑脊液迅速流出，造成脑疝），可见脑脊液流出→接上测压管测量压力→撤去测压管，收集脑脊液2～5 ml送检；如需培养应无菌留取标本→术毕，插入针芯拔出穿刺针，覆盖消毒纱布，用胶布固定。→术后患者去枕仰卧（如有困难则平卧）4～6 h，以免引起术后低颅压头痛。

2. 注意事项

（1）严格掌握禁忌证，凡疑有颅压高者须先行眼底检查，如有明显视盘水肿或脑疝者，禁忌穿刺。凡处于休克、衰竭或濒危状态以及局部皮肤有炎症、颅后窝有占位性病变者均禁忌穿刺。

（2）穿刺时患者如出现呼吸、脉搏、面色异常等，应立即停止操作，并予以相应处理。

（3）鞘内给药时，应先放出等量脑脊液，后注入等量药液。

（四）评价

（1）抽液过程是否顺利，患者有无不良反应。
（2）有无达到治疗目的。
（3）患者体位是否舒适。

（葛丽丽　董金华）

第九节 颅脑损伤手术护理配合

颅脑损伤是脑外科常见急症之一，病情危急，来势凶猛，需要及时抢救。手术治疗是急性颅脑损伤救治过程中的重要组成部分，其目的是抢救患者生命，纠正和保存中枢神经系统的重要功能，以达到最大限度地挽救生命、降低伤残及病死率。颅脑损伤手术需要集体的高度密切合作，手术室工作人员要反应迅速，动作敏捷，主动默契，积极配合术者及麻醉师工作，确保手术顺利完成。

（一）物品准备

手术间准备 颅脑手术使用仪器设备较多，要选择较大手术间，布置好各种仪器设备的现场位置。室温调至26～30℃，湿度保持在50%～60%。

仪器准备 电动或气动自动开颅钻、铣刀，单双极电凝器一台，显微镜一台，颅内压监测仪一台，心电监护仪一台，除颤器一台，麻醉机一台，微量泵两台。

敷料包与器械准备 常规开颅血肿清除敷料包与器械包各一套，显微器械一套，包括直弯显微剪刀各一把，大中小活检钳各一把，扁头剥离子、圆头剥离子各一个，细吸引器两根。

特殊物品 深静脉穿刺包一套，气管切开包一套，全麻所需用品一套(包括气管导管、喉镜、牙垫、吸痰管、麻醉和急救药物等)，必要时备血。人工硬脑膜或脑膜键，钛钉，钛片，连接片，颅骨锁，止血纱布，纤丝，吸收性明胶海绵若干包、脑棉条、脑棉片，显微镜套，动脉临时阻断夹两个，动脉瘤钳一把，医用EC胶，各种体位垫，防压溃疡贴等。

术中用药准备 平衡盐溶液、甲硝唑溶液、生理盐水、20%甘露醇、5%碳酸氢钠、3%过氧化氢、林格氏液、地塞米松、丁哌卡因、利尿药及抢救药品，如肾上腺素、多巴胺、尼可刹米、洛贝林、利多卡因等。

（二）患者准备

迅速全面掌握患者的一般情况 了解患者受伤的原因，注意有无复合伤，认真仔细观察瞳孔、意识、血压、脉搏及呼吸，入手术室后即给予心电监护。

患者的搬动 患者由推车搬到手术台上时，应由四人水平抬起，保护好头部与颈部，防止头颈扭曲，如颅脑损伤伴身体其他部位损伤，摆放手术体位时，应特别注意保护患处，防止再度损伤。

保持呼吸道通畅 重型颅脑损伤昏迷时，咳嗽及吞咽反射减弱或消失，气管内分泌物增多，加上频繁呕吐或颅底骨折致口腔鼻咽部活动性出血，易造成气道不畅，影响气体交换，因此要着重观察呼吸频率及幅度，及时吸除气管内的呕吐物或血性分泌物，头偏向一侧。舌根后坠者，应将其下颌托起，必要时可用舌钳将舌拉出，或用通气道，以防窒息，若缺氧状况无改善，出现呼吸道梗阻时，应协助医师或麻醉医师行气管插管或气管切开，吸出其阻塞物，必要时行人工呼吸，以确保有效通气，保持呼吸道通畅。

建立静脉通道 快速建立2～3条静脉通道，以保证手术补液。严重颅脑损伤患者常伴早期低血压，若合并有胸、腹部内脏损伤、脊柱损伤、骨折大出血，应快速补充液体，以维持有效脑灌注压。一般选择大隐静脉或肘静脉，18～20号静脉留置针穿刺。对于休克且静脉塌陷者，可选择深静脉插管或颈静脉穿刺，要注意防止空气栓塞。四肢厥凉者，要注意保暖，可将输入的液体、血细胞、血浆等放入温箱加温后输入，防止输液过凉产生寒战。

根据血肿的部位选择适当的手术体位，患者体位应以舒适、保持呼吸道通畅、充分暴露手术野、有利于降低颅内压、便于抢救及手术为原则，要求固定可靠、定点正确，防止术后引起头皮压疮等并发症。常选用的体位有：①仰卧位：适用于额叶、颞叶及前顶部血肿患者。手术一侧肩部稍垫高，并垫一头圈使头部稍抬高；也可用多功能头架固定头部，避免头颈过伸或过屈，防止扭曲和压迫气管及颈动脉；②侧卧位：适用于枕部血肿患者。为防止腋窝神经、血管受压，应于腋下垫一软枕。对躁动患者应予以制动，以防再度损伤或坠床，特别是对于开放性颅脑损伤患者，由于躁动加重脑组织膨出和外溢，应采用约束带，适当约束患者四肢。

及时恰当地应用各类急救药品 针对患者情况，遵照医嘱配合麻醉医师应用升压药、强心药、呼吸中枢兴奋药、利尿药、脱水药及止血药等，根据输血量补充钙剂，配合医师纠正术中出现的各种不良反应。

（三）手术步骤及配合要点

常规消毒铺单。2 块中单，4 块治疗单，1 块剖腹单。安尔碘纱球消毒手术区域，局麻。大圆刀切开皮肤、皮下、帽状筋膜，头皮夹止血。骨膜剥离器分离头皮，使头皮推向上缘，电凝止血。备好骨蜡，棉片，针线。皮瓣下压 2 块纱布(1 块吸水巾)，7 号线缝 2～3 针皮瓣，用皮筋、组织钳或头皮拉钩固定皮瓣，盐水纱布保护皮瓣。锯开颅骨，骨蜡止血。若为游离骨瓣，用湿纱布包裹，组织钳夹住，置于器械台上。切开硬脑膜前，医师洗手或更换手套，铺治疗巾 1 块，骨窗边缘覆盖脑棉片。显微镜套好保护套，备好显微器械。尖刀切开硬脑膜并悬吊(小圆针细线)。探查血肿，棉片保护脑组织，活检钳清除血肿组织，显微镜下探查出血点及出血部位，双极电凝器止血。彻底止血后，放置引流管(安尔碘消毒、打局麻药、尖刀、大弯钳，皮针 4 号线)。逐层缝合头皮各层。

（四）术中护理重点

洗手护士应有强烈的急诊观念，良好的素质，熟练的操作技术，熟悉手术程序，术中配合积极主动。台上物品清点无误，放置有序，动作迅速敏捷。颅脑损伤的患者常伴头面部挫裂伤，清除创伤部位的污浊是保证手术切口无菌的关键。创口多沾有头发、泥沙及其他异物，巡回护士应配合医师清除伤口的污物、毛发，过氧化氢、松节油、甲硝唑溶液、生理盐水等彻底清洗，防止手术切口感染。安置好双极电凝、吸引装置，准备好自动开颅电钻、铣刀。术中密切配合医师的每一步操作。头皮切开后，出血较快，血量较多，要配合迅速。术中操作做到“快、熟、准”。血肿清除、止血、缝合伤口应仔细核对缝针、纱布、棉片数目，严防异物遗留。术中止血，解剖分离组织，清除血肿、积液及破损的脑组织都需要强有力的吸引器，术中注意保持吸引管通畅和有效吸引，随时用通条和生理盐水贯通冲洗。

抗生素不易通过血—脑脊液屏障，故在开颅手术中更应严格无菌操作，以免颅内感染。血液是细菌良好的培养基，会造成多种细菌的繁殖，因此，术中冲洗的盐水如与血液混合应及时更换，以免增加感染机会。冲洗盐水碗的托盘如被弄湿，应及时加铺无菌治疗巾，确保托盘干燥无菌。

闭合性颅脑损伤所引起的脑实质挫裂伤可继发脑肿胀和脑水肿，手术过程中应清除失活脑组织，才能控制脑水肿的发展，挽救患者生命。洗手护士应备齐各种型号的脑压板和吸引器头，协助医师清除破碎、坏死、软化的脑组织，失活脑组织清除后创面常有较为广泛的渗血，洗手护士应备好过氧化氢纱布或吸收性明胶海绵，协助术者彻底止血。

如凹陷性骨折的碎骨片刺伤脑静脉窦，易致致死性大出血，需手术修补损伤的静脉窦。术中洗手护士注意力应高度集中，妥善保管好术者准备好的肌肉片或筋膜片，备好缝合线和棉片，协助术者先行止血后修补，如取骨片时不慎撕破裂口，造成大出血，切不可慌乱，应迅速将动脉临时阻断夹传递给术者，夹住血管以暂时控制出血，并用吸引器迅速吸出渗血，尽量保持手术野的清晰，逐步检查窦壁裂口的部位、大小和形态等，以决定修复方法。修复后仔细检查彻底止血后，缝合头皮各层。

巡回护士应协助麻醉师密切观察患者的生命体征和血氧饱和度变化，设定监护仪每 3 min 测量脉搏、呼吸、血压及血氧饱和度。如出现血压波动大或持续升高，脉搏、呼吸持续减慢者，常提示有颅内压增高或脑疝，应警惕颅内出血或脑疝的可能。可根据病情减轻颅内压，常用 20%甘露醇快速点滴，一般成人用 250 ml，儿童则根据年龄与体重计算，要求 15～30 min 内滴完。注意含有结晶的甘露醇一定要在用药前加温，使之溶解后再用，以防造成不良后果。

根据病情变化及时调整药物及输液速度，脑压过高时用高渗糖、甘露醇、呋塞米等脱水药，以降低脑压，减少脑再灌注损伤。血肿清除后，颅内压降低会使血压迅速下降，此时应加快输液速度，或用羟乙基淀粉等液体补充血容量，确保患者生命体征平稳。密切观察输液是否通畅，由于术中静脉穿刺点多被无菌单覆盖，不能直观，故巡回护士要经常用手伸进无菌单下触摸，如发现肿胀，应重新穿刺。重型颅脑损伤受伤机制复杂，损伤类型多样，常有静脉窦或大血管破裂，且脑组织柔软脆嫩，受颅骨限制，手术暴露困难，术中随时有大出血的可能，巡回护士应了解手术方案，对术中潜在的意外做到心中有数。

密切观察病情变化，麻醉药对呼吸循环中枢均有影响，且重型颅脑损伤多有继发或原发脑干损伤，加之手术直接刺激、牵拉脑干，随时有导致呼吸心脏骤停的可能，巡回护士需密切观察患者生命体征，发现异常及时通知麻醉医师及术者，以便采取有效处理措施。

认真做好术中护理记录，及时、准确记录术中使用的药物和输入的液体，并将药物、输入液体的空瓶与输血空袋，分类放置，不得丢弃，全部保留。密切观察患者尿的颜色、量，为治疗提供依据。

注意事项：严格查对制度：手术结束前，洗手护士与巡回护士认真清点器械、针、脑棉片及用物，准确无误后方可关闭，缝合完毕，再清点 1 次并由巡回护士认真记录；协助医师包扎伤口，固定引流管；巡回护士与麻醉师共同送患者到病房，并将术后注意事项、液体入量、输血情况等，认真告知病房值班护士。

颅脑损伤患者伤势重、病情急，变化快，并发症多，可在伤后数 min 或数小时内危及生命，医护人员须争分夺秒积极地抢救患者。因此，手术室护士需要有良好的心理素质、高度的责任心、娴熟的护理技术、扎实的理论基础与实践经验，并具有一定的应急和快速反应能力，熟悉和掌握手术方法、程序和步骤，做到规范化配合，既分工又相互合作，手术过程中要与医师同步进行、默契配合，遇事要镇定、急中求稳，在最短时间内备齐所需物品，严格查对制度，严格执行无菌操作规程，确保手术顺利完成。以达到挽救生命，提高患者生存质量的目的。

（王贲芬　杨美霞）

第五章　药物应用及护理

药物广泛用于预防、诊断及治疗疾病，而护士是给药的直接执行者。为了保证合理、安全给药，促进患者的健康，护士必须了解患者的用药史和常用药物的药理知识，包括作用、不良反应、剂量、用法、配伍禁忌和给药途径，评估患者用药后的疗效；及时记录所给药物及患者的反应，护士还有责任指导护理对象安全用药。

第一节　给药的基本原则

一、给药的基本原则

（一）种类

(1) 内服药。有片剂、丸剂、胶囊、溶液、酊剂、合剂。
(2) 注射药。有溶液、油剂、混悬液、结晶及粉剂等。
(3) 外用药。有溶液、酊剂、洗剂、搽剂、粉剂、软膏等。
(4) 其他药剂。粘贴敷片、植入性药片及胰岛素泵等。

（二）药物的领取

病区应备有一定数量的常用药物，由专人负责，根据消耗量填写领药本，定期领取。贵重药、毒剧药、麻醉药需凭医生处方领取。

（三）药物的保管原则

1. 药柜放置

放在光线明亮处，但不宜阳光直射，需保持整洁。

2. 药物放置

按内服、外用、注射等分类放置、先领先用，以防失效。剧毒药及麻醉药须加锁保管，由专本登记，列入交班内容。

3. 药瓶标签

药瓶上应有明显标签。内服药用蓝色边，外用药用红色边，剧毒药用黑色边。药名应有中、英文对照，并标明浓度和剂量，字迹需清晰。

4. 定期检查

药品要定期检查，凡没有标签或标签模糊、药物已过期、变色、混浊、发霉和沉淀等，均不可使用。

5. 分类保存

根据药物的性质妥善保存。

(1) 易氧化和遇光易变质的药物，应装在有色密封瓶中，放于阴凉处，如维生素 C 、氨茶碱等。针剂应放于盒内用黑纸遮盖，如盐酸肾上腺素等。

(2) 易挥发、潮解或风化的药物，须装瓶密封，如乙醇、过氧乙酸、糖衣片和干酵母等。

(3) 需冷藏的药物，须保存于冰箱内，如疫苗、胎盘球蛋白、抗毒血清和青霉素皮试液等。

(4) 易燃药物，应远离明火，如乙醚、环氧乙烷和乙醇等。

(5) 病员个人专用的特种药物应单独存放，并注明床号、姓名。

二、药物治疗原则

(一) 按医嘱给药

(二) 严格执行查对制度

(1)“三查”。操作前、操作中、操作后查。

(2)“七对”对床号、姓名、药名、浓度、剂量、方法、时间。

(三) 正确实施给药

(1) 备药。正确掌握给药剂量、浓度和时间，备好的药物应及时使用，避免久置造成药物污染或药效降低等。

(2) 给药。给药前向患者作好解释，以取得合作。态度需真诚和蔼，操作技术需熟练，以减轻患者的恐惧、不安与痛苦。指导患者药物相关知识和自我保护措施。

(四) 观察

观察药物疗效和不良反应。对易引起过敏及不良反应的药物应加强服药前的询问工作和用药后的观察，必要时做好记录。

三、给药途径

给药途径有舌下含化、吸入、口服、注射(皮内、皮下、肌肉和静脉注射)、直肠给药和外敷等。

四、给药次数和时间

给药次数和间隔时间取决于药物的半衰期，维持血液中药物的有效浓度。

第二节 口服给药法

口服给药是最常用、最方便的给药方法。但吸收较慢，不适用于急救，意识不清、呕吐不止者不宜采用此法。

目的：提供正确的药物剂量和给药时间，用于预防、诊断和治疗疾病。

一、操作前准备

(1) 评估患者。病情、给药目的、意识状态、吞咽能力、自理能力、合作程度。

(2) 用物。服药本、小药卡、药盘、药杯、研钵、药匙、治疗巾、温开水等。

(3) 环境。治疗室环境整洁。

二、操作方法

(一) 取药

洗手,戴口罩,打开药柜,准备用品。按照药物剂型不同,采取不同的取药方法。

(1) 固体药(片、丸、胶囊)用药匙取药。

(2) 水剂。摇匀药水,左手持量杯,拇指置于所需刻度,举量杯使所需刻度和视线齐平,右手持药瓶有标签的一面朝向掌心,避免污染标签,倒药液至所需刻度处。倒毕,瓶口用湿纱布擦净,放回原处。更换药液品种时,应洗净量杯。

(3) 药液不足 1 ml 须用滴管吸取计量,滴管应稍倾斜使计量准确(按 1 ml 15 滴计算)。

(4) 油剂、溶液或需按滴计算的药液,可先在杯中加少量冷开水,以免药液附着杯壁.影响服下的剂量。

(5) 个人专用药应单独存放,注明床号、姓名、药名、剂量,防止差错。

(二) 配药

(1) 查对。查对服药本和小药卡。

(2) 配药。根据服药本上床号、姓名、药名、浓度(要注意用药起止时间)。先配固体药,放在一个药杯内,然后配水剂,同时用几种药液,应分别放置。

(3) 再查对。全部药物配完后,应根据服药本重新查对 1 次,方可发药。

(三) 发药

(1) 核对分发。按规定时间,备好温开水,携带服药本,送药到患者处,核对床号、姓名,解释服药目的,分发药物。待患者服下后方可离开,特别是麻醉药、抗肿瘤药、催眠药等更应仔细观察。如果患者不在或因故暂不能服药者,应将药物取回保管并交班。

(2) 帮助患者服药或鼻饲。危重及不能自行服药者应喂服,鼻饲患者须将药物研碎、溶解后,从胃管内灌入,再注入少量温开水冲净。

(3) 药杯处理。服药后收回药杯,先浸泡消毒,然后冲洗清洁(油类药杯,先用纸擦拭,再用肥皂水、清水洗净),消毒后备用。同时清洁药盘。1 次性药杯也应作好相应处理。

三、注意事项

(1) 发药前应收集患者有关资料,如因特殊检查或手术不能服药者,可暂不发药,并做好交班。

(2) 如患者提出疑问,应虚心听取,重新核对,确认无误后给予解释,再给患者服下。

(3) 按药物性能掌握服药中的注意事项。①对牙齿有腐蚀作用或使牙齿染色的药物,如酸类、铁剂，为避免和牙齿接触，可用饮水管吸入药液，服药后漱口。服用铁剂者，禁忌饮茶，因铁剂和茶叶中的鞣酸接触，形成难溶性铁盐，妨碍其吸收。②止咳糖浆对呼吸道黏膜有保护作用，服后不宜饮水，以免冲淡药物，降低疗效。如需同时服用多种药物，则应最后服用止咳糖浆。③服用磺胺类药和退热药后应多饮水。前者由肾脏排出，尿液较少时易析出结晶，引起肾小管堵塞；后者有发汗降温作用，多饮水可增强药物疗效。④健胃药应饭前服用，其能刺激味觉感受器，使胃液大量分泌，可增进食欲。⑤助消化药和对胃黏膜有刺激的药物，应饭后服用，以利于食物消化或减少药物对胃黏膜的刺激。⑥服用强心甙类药物前应先测量脉率（心率）及节律，如脉率低于 60 次/min 或节律异常，应停服并报告医生。

（4）发药后，随时观察服药效果及不良反应。

四、评价

（1）用药后不适症状有无减轻或消失，患者有无不良反应。

（2）操作过程中是否严格查对，是否正确无误。

（3）护患沟通是否有效，患者能否准确、安全，乐意配合地服药。

第三节　雾化吸入疗法

雾化吸入疗法是将药液以气雾形式喷出，由呼吸道吸入，达到预防和治疗疾病的目的。

一、超声波雾化吸入法

超声波雾化吸入法是应用超声波声能使药液变成细微的气雾，再由呼吸道吸入。

目的：

（1）治疗呼吸道感染。消除炎症，减轻咳嗽，稀化痰液。

（2）改善通气功能。解除支气管痉挛，通畅气道。

（3）预防呼吸道感染。常用于胸部手术前后。

（4）湿化呼吸道。配合人工呼吸器湿化呼吸道。

（5）治疗肺癌。应用抗肿瘤药物治疗肺癌。

（一）操作前准备

1. 评估患者

病情，治疗目的，意识状态，呼吸状况（是否有呼吸困难、咳嗽或咳痰等），心理反应、合作程度。

2. 用物

治疗车上置超声波雾化器一套、药物、冷蒸馏水、水温计。

（1）超声波雾化器。

结构：①超声波发生器，通电后输出高频电能，雾化器面板上操纵调节器有电源开关、定时开关和雾量调节旋钮；②水槽：盛蒸馏水，水槽下方有一晶体换能器，接受发生器发出的高频电能，将其转化为超声波声能；③雾化罐（杯）：盛药液，雾化罐底部是半透明膜（透声膜），声能可透过此膜与罐内药液作用，产生雾滴喷出；④螺纹管和口含嘴或面罩。

原理：超声波发生器通电后输出高频电能，使水槽底部晶体换能器发生超声波声能，声能透过雾化罐底部的透声膜作用于罐内液体，使药液表面的张力和惯性受到破坏，成为微细雾滴喷出，通过导管随患者吸气而进入呼吸道。

特点：雾量大小可调节；雾滴小而均匀，药液随着深而慢的吸气可被吸到终末支气管及肺泡；雾化器能对雾化液轻度加温，使患者吸入温暖、舒适的气雾。

(2) 常用药物及其作用。

控制呼吸道感染，消除炎症：常用抗生素类。

解除支气管痉挛：常用氨茶碱、舒喘灵等。

稀化痰液，帮助祛痰：常用 α-糜蛋白酶、易咳净等。

减轻呼吸道黏膜水肿：常用地塞米松等。

3. 环境

病室整洁，空气无异味，光线适宜。

（二）操作步骤

(1) 连接雾化器主件与附件。

(2) 水槽内加冷蒸馏水（水量根据超声波雾化器类型而定），液面高度约 3 cm，要浸没雾化罐底的透声膜。

(3) 雾化罐内放入药液，稀释至 30～50 ml，旋紧罐盖，雾化糟置入水槽内，盖紧水槽盖。

(4) 备齐用物携至床边，核对，向患者解释，以取得合作。

(5) 接通电源，调整定时开关至所需时间（一般 15～20 min）。打开电源开关，将雾量调节旋钮旋至所需雾量处（大档雾量为 3 ml/min，中档为 2 ml/min，小档为 1 ml/min，一般用中档），药液成雾状喷出。

(6) 口含嘴放入患者口中，嘱患者紧闭口唇深吸气。

(7) 在使用过程中，如发现水槽内水温超过 60℃，可调换冷蒸馏水，换水时要关闭雾化器。如发现雾化罐内液体过少致影响正常雾化时，应增加药量，但不必关机，只要从盖上的小孔内注入即可。

(8) 治疗毕，取下口含嘴，先关雾化开关，再关电源开关。擦干患者面部，帮助患者取舒卧位。

(9) 整理用物，将水槽内的水倒掉，擦干水槽。将雾化罐、螺纹管浸泡于消毒液内 1 h，洗净晾干备用。

（三）注意事项

(1) 使用前，检查机器各部位有无松动、脱落等异常，并注意仪器的保养。

(2) 水槽底部的晶体换能器和雾化管底部的透声膜薄而脆，不能用力过猛。

(3) 水槽和雾化罐中切忌加温水或热水。

(4) 需连续使用时，应间歇 30 min。

（四）评价

(1) 患者是否感觉舒适，症状有无减轻。

(2) 机器性能是否良好，护士操作是否正确。

(3) 护患沟通是否有效，患者是否乐意接受。

二、氧气雾化吸入法

利用高速氧气气流，使药液形成雾状，随吸气进入呼吸道。

目的:同超声波雾化吸入1、2。

(一)操作前准备

1. 评估

评估患者病情,治疗目的,意识状态,心理反应,自理能力,合作程度。

2. 用物

雾化吸入器、氧气装置一套(湿化瓶内不放水)、注射器、药物。

(1) 雾化吸入器的结构与原理:雾化吸入器为一特制玻璃器,有A、B、C、D、E五个管口,在球形器内注入药液,A管口接上氧气,气流自A管口进B管口出,不起喷雾作用;用手指堵住B管口时,气流即被迫从C管口出,此时D管口附近空气压力突然降低形成负压,球内药液经D管口吸出,当上升至D管口时,被来自C管口的急速气流吹散,形成雾状微粒从E管口喷出。

(2) 常用药液及其作用:同超声波雾化吸入法。

3. 环境

治疗室整洁,氧气筒置于安全位置。

(二)操作步骤

(1) 抽吸药液,蒸馏水稀释或溶解药物,体积在5 ml以内,注入雾化器。

(2) 能起床者,可在治疗室内进行。不能下床者,则将用物携至床边并向患者解释,以取得合作。初次治疗,应指导患者使用方法。

(3) 取舒适体位,漱口以清洁患者口腔。将雾化吸入器的A端接于氧气筒的橡胶管上,调节氧流量至6~10 L/min。

(4) 患者手持雾化器,把喷气管E放入口中,紧闭口唇,吸气时以手指按住B出气口,同时深吸气;呼气时移开手指出气口。如患者感到疲劳,可放松手指,张开,休息片刻后再吸入,直到药液喷完为止。一般10~15 min可将5 ml药液雾化完毕。

(5) 吸毕,取出雾化器,关闭氧气开关。

(6) 清理用物,将雾化器浸泡于消毒液中1 h,然后清洗、擦干,归于原位备用。

(三)注意事项

(1) 雾化器内药液须浸没弯管(即D管)底部,否则药液喷不出。

(2) 湿化瓶内勿放水,否则水易进入雾化器药稀释液。

(3) 指导患者做深吸气,使药液充分到达支气管和肺内。呼气时将手指移开,以防药液丢失。

(4) 操作时,严禁接触烟火和易燃品。

(四)评价

(1) 患者是否感觉舒适、安全,症状有无减轻。

(2) 操作是否正确,用具性能是否良好。

(3) 护患沟通是否有效,患者是否乐意接受。

(张传强　王　平)

第四节 常用药物应用及护理

一、呼吸兴奋剂的应用与护理

(一) 概述

本类药物因激动β受体,激活腺苷酸环化酶而增加平滑肌细胞内 cAMP 浓度,从而使平滑肌松弛,缓解支气管痉挛。同时能抑制肥大细胞释放过敏介质,预防哮喘发作。应用时需严密观察呼吸、心率、心律、血压、脉搏、神志变化及不良反应,以便做好相应的护理。

(二) 常用药物

1. 肾上腺素 又名肾上腺素

(1) 作用及用途。肾上腺素受体激动剂。小剂量可扩张微小动脉,减少心肌耗氧量,大剂量可改善冠状动脉血流,增加心肌供血、供氧。适用于心脏骤停、过敏性休克、支气管哮喘的抢救。

(2) 不良反应。头疼、心悸、血压升高、惊厥、面色苍白、多汗、震颤、尿潴留等。禁忌与碱性药物配伍。

(3) 护理要点。①禁用于对本品过敏者、高血压、器质性心脏病、冠心病、脑血管意外、闭角性青光眼及分娩者。②皮下注射或肌肉注射时,要更换注射部位以免引起组织坏死。注射前回抽无回血,以免误入静脉。③不可用于普鲁卡因引起的休克,否则易引起室颤。④注射时密切观察血压和脉搏变化,以免引起血压骤升和心动过速。⑤本药可使血糖升高,与胰岛素合用会降低胰岛素疗效。⑥使用肾上腺素可增加心肌和全身耗氧量,必须充分供氧,防止酸中毒。

2. 尼可刹米 又名尼可刹米

(1) 作用及用途。直接兴奋延髓呼吸中枢,使呼吸加深、加快。适用于中枢性呼吸衰竭、肺心病引起的呼吸功能衰竭、阿片类药物中毒。

(2) 不良反应。多汗、恶心、烧灼感或痒感,皮肤发红,大剂量可引起血压增高、心悸、心律失常、震颤。

(3) 护理要点。①禁用于小儿高热而无呼吸衰竭者。②密切观察患者有无不良反应。③本品不可与碱性药物配伍,否则会发生沉淀。

3. 山梗菜碱 又名洛贝林

(1) 作用及用途。刺激主动脉体和颈动脉体化学感受器反射性兴奋呼吸中枢。适用于新生儿窒息,一氧化碳、吸入麻醉剂及其他中枢抑制性药物中毒,肺炎、白喉等传染病引起的呼吸衰竭。

(2) 不良反应。恶心、呕吐、头疼、心悸,大剂量可引起心动过缓。更大剂量可出现心动过速、传动阻滞、呼吸抑制、惊厥。

(3) 护理要点。①本品不可与碱性药物配伍。②观察有无大汗、心动过速、低血压、惊厥等过量反应,及时调整剂量。③静滴速度要慢。

二、血管活性药物应用与护理

（一）概述

血管活性药物临床应用时，要严密观察心率、心律、血压、脉搏、颈静脉充盈度、下肢水肿程度、尿量等变化，记录出入量。如果是监护病房用药，最好使用微量注射泵，以提供每分钟每公斤体重多少微克数的使用剂量，便于准确用药和调整药物剂量，尤其是多巴胺、多巴酚酊胺为正性肌力药，更宜使用微量注射泵，同时要严密观察并记录有关血流动力学改变，如BP、CVP、PAWP、CO、肺和外周循环阻力改变。

（二）常用药物

1. 硝酸酯类

本类药物包括硝酸甘抽、异山梨酯和戊四硝酯等。

(1) 作用及用途。该类药物主要扩张小静脉，降低心脏前负荷，也可舒张小动脉，减轻心脏后负荷，达到降低心肌耗氧量、缓解冠脉痉挛、增加心肌供氧的作用。主要用于防治各种类型的心绞痛，也可用于治疗急慢性充血性心力衰竭及不伴有低血压的急性心肌梗死梗死患者。

(2) 不良反应。因血管扩张作用常可继发面颈部皮肤发红、搏动性头痛和眼内压增高。有时可引起体位性低血压。剂量过大，由于扩张血管、血压降低，可致反射性心率加快，反而增加心肌耗氧量，加重心绞痛。大剂量还可致高铁血红蛋白血症。连续用药2～3周后可出现耐受性。

(3) 护理要点。①嘱患者应随身携带硝酸甘油以便应急服用，同时告诉患者心绞痛发作的规律及注意事项。②告诉患者要坐着或躺着含服药品，以免发生体位性低血压。③掌握药物的相互作用，如与钙拮抗剂(硝苯地平、维拉帕米等)合用有引起严重低血压的危险，应慎用。与普萘洛尔合用有协同作用，可防止用药过量所致的心率加快等。④急性心肌梗死伴低血压者禁用该类药物，因冠状动脉灌注压过低、冠脉血流量减少，反而加重心肌缺血。⑤青光眼、脑出血及颅内压增高的患者也忌用此类药物，避免因脑血管扩张和眼内血管扩张而加重病情。⑥连续应用本类药物2～3周可产生耐受性，停药1～2周可恢复药效。故宜采取间歇给药法，从最小有效量开始用药，并嘱患者不可擅自加量，以免引起不良反应。⑦硝酸甘油应保存于密闭容器内置阴凉处，因其性质不稳定，又有挥发性，容易变质失效。如6个月未用完应弃之更换新药。如患者舌下含服时，无麻刺、烧灼或头胀感，说明药已失效，应立即更换。⑧用药期间要劝患者禁止饮酒，以免增加药物副作用，引起低血压。⑨因本类药物作用使血管扩张、血压降低，可能引起患者头晕、无力、虚弱等，让其卧床休息，同时注意缓慢改变体位，以防摔倒。⑩对严重头痛者，可采用物理治疗。如头部冷敷、保持环境安静或给予适量温和止痛药来缓解症状。⑪静脉输液时，严格按医嘱控制药物的单位时间入量，最好应用微量输液泵。输液期间，要持续观察患者的血压、心事及肺毛细血管压，每3～5min测量一次1率、血压.调整滴速。需停药时要逐渐减量，依据患者的血压调整，以免出现反跳现象。⑫对硝酸甘油十分敏感的患者，很小剂量即可出现明显反应，可减少剂量或给药次数。

2. 硝普钠

(1) 作用及用途。硝普钠直接扩张小动脉，降低外周阻力，也扩张小静脉，使回心血量减少，导致心输出量减少，由于外周阻力下降和心输出量减少.使血压下降。其降压作用迅速、短暂，静滴1min患者即可出现显著降压作用，停止滴注血压很快回升。该药主要用于高血压危象、高血压脑病、急性心肌梗死并发左心功能不全及慢性心功能不全用常规治疗效果不显著者。

（2）不良反应。静滴时若患者血压下降过快可出现头痛、恶心、呕吐、出汗、心悸等症状。长期应用或患者肾功能减退时，可造成本品代谢产物硫氰酸盐在血中浓度过高，出现乏力、厌食、恶心、耳鸣、肌痉挛、定向障碍及精神症状等。

（3）护理要点。①本品不能直接静脉推注.可用5%葡萄糖液稀释，但其药液中不宜加入其他药物。②配制滴注液时应避光操作，输液系统应以黑纸包盖（因遇光易失效）。③滴注液应新鲜配制，立即使用，配制时间超过4h的溶液不宜使用。如溶液变成蓝、绿或深红色，应立即停用。④用药期间应严格监测患者的血压，尽量减少其体位变动呕吐、出汗、心悸等症状，减慢滴速或停药，上述症状即可消失。⑤停用本品时应逐渐减量，以免病情反跳。⑥老年患者对本品敏感，应慎用，可以小剂量开始，逐渐增至治疗量。⑦肝肾功能不全的患者慎用本品。持续滴注超过48h者应测定其血中硫氰酸盐的浓度，若大于10mg/100ml，应立即停药。

3. 酚妥拉明

（1）作用及用途。酚妥拉明又名酚妥拉明，具有阻断血管平滑肌上的α受体和直接舒张小动脉平滑肌的作用，从而使外周阻力降低，血压下降，改善微循环。由于血压下降反射性引起交感神经兴奋，或由于阻断心脏交感神经末梢突触前膜的α2受体，使去甲肾上腺素释放增加，从而对心脏起兴奋作用。本品尚有拟胆碱样及组胺样作用，可使胃肠道平滑肌兴奋，胃酸分泌增加。主要用于治疗外周血管痉挛性疾病、急性心肌梗死梗死和顽固性充血性心力衰竭患者。在补足血容量的基础上，可用本品作抗休克的治疗。静滴去甲肾上腺素外渗时可局部浸润注射本品，以防组织坏死。亦可用本品进行嗜铬细胞瘤的诊断和防治手术过程中突发的高血压危象。

（2）不良反应。常见的不良反应有低血压、心率加快、恶心呕吐、腹痛、腹泻等，严重时可诱发或加重消化性溃疡。

（3）护理要点。①注射给药时嘱患者保持平卧位，注射前后应慢，血压和脉搏，注射过程中注意监测血压、脉搏、心率变化，直至平稳为止。②注射后嘱患者平卧30min，变更体位时动作要缓慢，以免引起体位性低血压。③用于抗休克时，应先补足血容量再用本品，以防血压下降。④冠心病、胃炎和消化性溃疡的患者慎用。

4. 卡托普利

（1）作用及用途。卡托普利又名卡托普利，是合成的新型血管紧张素转换酶抑制剂，具有良好的降压作用。且降压时不减少心、脑、肾等重要脏器的血流量，不伴有反射性心率加快，反而可稍增加肾血流量。临床可用于治疗多种高血压，对高肾素型高血压疗效尤佳。也可用于治疗顽固性充血性心力衰竭。

（2）不良反应。本品不良反应少，偶见低血压、药疹、味觉障碍、粒细胞缺乏和蛋白尿等。

（3）护理要点。①用药期间应该密切监测患者血压的变化量（6.25mg/d）开始服药。②用药期间嘱患者要经常检验血象和尿液。③注意药物的相互作用，本品加用利尿剂时降压作用增强；与吲哚美辛合用时可降低其降压效能；与保钾利尿剂合用可致钾蓄积，避免合用。④为提高本品的疗效，嘱患者用药期间进低盐饮食。⑤肾功能不全、自身免疫性疾病的患者慎用本品，粒细胞减少者应禁用。

5. 多巴胺

（1）作用及用途。多巴胺是合成去甲肾上腺素的前体物。能激动α、β受体以及多巴胺受体，兴奋心脏使心肌收缩力增强，心输出量增加。大剂量应用时外周阻力增加，血压升高，本品小剂量时除激动肾血管的多巴胺受体使血管扩张，肾血流量增加外，并可直接抑制肾小管吸收，有排钠利尿作用，大剂量时肾血管壁上的。受体兴奋，血管收缩，肾血流减少。临床上主要用于治疗各种休克，如心源性休克、感染性休克和失血性休克等，特别对伴有心收缩力减弱及尿量减少而血容量已补足的休克疗效较好。本品与利尿剂合用,可治疗急性肾功能者竭。

(2) 不良反应。本品治疗量时不良反应轻,患者偶有恶心、呕吐,若剂量过大或静滴速度过快,患者可出现心动过速、头痛、高血压,甚至诱发心律失常,或由于肾血管收缩而导致肾功能降低。

(3) 护理要点。①严格控制药物剂量和滴速。滴注时,应从小剂量开始,逐渐增加用量。②静脉滴注时,应注意做好穿刺后再将药物加入液体内,输注过程中及输液完毕后应注意观察输液部位的皮肤,如不慎药液外漏,立即给予局部热敷或用受体阻滞剂对抗。③监测血压、心率、心律的变化,开始给药时每 5min 测 1 次,平稳后每 15min 监测并注意肢体和末梢循环有无改善。若用药 20min 后症状仍无好转应通知医生。④注意监测尿量的变化,因大剂量时本品可导致肾血流量减少或肾功能降低。⑤心动过速及嗜铬细胞瘤患者禁用本品。⑥本品避光保存,禁与碱性药物配伍。

6. 多巴酚丁胺

(1) 作用及用途。本品选择性地激动心脏 β1 受体,使心肌收缩力增强,心输出量增加,治疗量时对心率影响不大,故不增加心肌耗氧量。但其剂量过大或滴注速度过快也可引起心率加快。该药主要用于治疗急性心肌梗死梗死、心力衰竭、心源性休克的患者。

(2) 不良反应。患者偶有头痛、恶心、心悸、血压升高、心律失常等。

(3) 护理要点。①用药期间应注意监测患者的心电图及血压变化,有效地控制液体滴速,避免血压明显波动或心率过快。若出现心动过速或血压升高,表明用量过大,应减量或停药。②用本品时不宜与碱性药物配伍。③心房纤颤患者禁用此药。

三、抗心律失常药物应用与护理

(一) 概述

心律失常分为快速型和缓慢型心律失常两大类。临床上常根据抗心律失常作用的性质,将抗心律失常药分为四大类,其中第一类又分为 A、B、C 三个亚类。I 类:为钠通道阻滞剂,通过阻滞钠通道,抑制除极时 Na^+ 内流。又分为三个亚类:IA 如奎尼丁、普鲁卡因胺等,可中度阻滞钠通道,降低心肌细胞的自律性,减慢传导速度,延长动作电位时间和有效不应期。IB 如利多卡因、苯妥英钠等,可轻度阻滞钠通道,促进 K^+ 外流,动作电位时间缩短,有效不应期相对延长。IC 如普罗帕酮等,明显阻滞钠通道,降低自律性,减慢传导速度。Ⅱ类:为 β1 受体阻断药,可阻断心肌 β1 受体,如普萘洛尔。Ⅲ类:为延长动作电位时程药,可延长动作电位时间和有效不应期,如胺碘酮。Ⅳ类:为钙拮抗剂,阻滞心肌细胞膜上的慢钙通道,如维拉帕米。

(二) 常用药物

1. 奎尼丁

(1) 作用及用途。奎尼丁是典型的 IA 类代表药。通过抑制异位起搏点的自律性,减慢心肌传导速度及延长动作电位时间和有效不应期,可消除因冲动形成障碍、折返激动形成等产生的心律失常。为广谱抗心律失常药,临床用于治疗急、慢性室上性和室性快速型心律失常。对心房纤颤及心房扑动应用电复律术者,术前应用本药可提高电复律的成功率及安全性,术后使用可巩固疗效,防止复发。

(2) 不良反应。奎尼丁的安全范围小,应用过程中约有 1/3 患者可出现各种不良反应。①恶心、呕吐、腹痛、腹泻等胃肠道反应;②血小板减少、白细胞减少、溶血、哮喘等过敏反应;②心血管系统反应较为严重,轻者可见低血压、窦性心动过缓、传导阻滞,严重者可引起窦性停搏或完全性传导阻滞。心房纤颤或心房扑动患者有时可因奎尼丁的抗迷走神经作用而引起室息性心动过速或心室纤颤，出现神志消失、四肢抽搐、呼吸停止的严重反应，即奎尼丁晕厥反应。

(3) 护理要点。①注意观察以上各种不良反应，患者每次服药前应检查心率、心律、血压变化，有条件者每天记录心电图。当出现血压明显降低、心事明显减慢、心衰症状加重，QRS时限延长25%或Q-T间期延长25%时，应及时报告医生并停止用药。②因有胃肠道反应，宜餐中或餐后服用。③用药期间患者应避免快速改变体位，以防发生体位性低血压。④心房纤颤和心房扑动患者应用本药时，应先服地高辛，以防发生奎尼丁晕厥两药合用时应监测地高辛血药浓度，并适当减少地高辛用量。⑤注意药物的相互作用。如碱性药物可促进本药从肾小管的重吸收，提高血药浓度，易促发本病的不良反应；普萘洛尔等药能明显降低肝血流量，减少本药在肝脏代谢，使其血药浓度升高；本药与扩血管药或降压药同用时，可引起严重的低血压。⑥血压过低、窦性心动过缓、房室传导阻滞者禁用奎尼丁，肝肾功能不良者慎用。⑦若出现奎尼丁晕厥反应，应立即进行人工呼吸、胸外心脏按压、电除颤等抢救措施。

2. 利多卡因

(1) 作用及用途。本品原为局麻药，现为ID类抗心律失常的代表药，其基本作用是选择性地作用于浦氏纤维，具有轻度阻滞钠通道和促进钾外流的作用，从而降低心肌自律性，缩短动作电位时程和有效不应期。临床上主要用于窦性心律失常，特别适用于严重的室性心律失常的处理，为防治急性心肌梗死时室性心律失常的首选药。

(2) 不良反应。静脉滴注速度过快或肝脏功能不良时，常可出现嗜睡、头痛、视力模糊、感觉异常等，过量时亦可引起血压下降、心率减慢甚至心跳停止。

(3) 护理要点。①本品不宜口服给药，因口服经首过效应仅有1/3的量进入血液，且口服时易致恶心、呕吐。②该药的疗效和毒性反应与血钾浓度有关，因此用药时宜注意监测血钾的水平。③严格掌握剂量，静脉滴注时滴速不宜过快，并注意监测心率、血压的变化，防止过量中毒。④对本品有过敏史者、严重房室传导阻滞者禁用本品，肝肾功能不全、低血压者慎用。

3. 普罗帕酮

(1) 作用及用途。本品又名心律平，为IC类抗心律失常药，可降低心肌细胞的自律性，减慢传导，延长有效不应期，是临床常用的广谱抗心律失常药物，主要用于室性早搏、室性心动过速和室上性心动过速，对预激综合征有较好疗效。

(2) 不良反应。常见恶心、呕吐、头痛、头晕、口唇麻木、嗅觉改变等反应房室传导阻滞。

(3) 护理要点。①用药过程中密切监护患者的心电图和血压，严格掌握剂量和注射速度，防止过量或中毒。②严重心力衰竭、严重心动过缓、房室传导阻滞、明显低血压、支气管哮喘患者禁用本品，肝肾功能不全、早期妊娠及哺乳期妇女慎用。

4. 普萘洛尔

(1) 作用及用途。本品又名心得安，为Ⅱ类抗心律失常药，属于β受体阻断药。其抗心律失常作用主要通过阻断心脏的β受体，降低窦房结自律性，减慢心率。临床上可用于治疗室上性、阵发性心动过速；对心房纤颤和扑动者，可使心室率减慢，有时可转为窦性节律；对运动和精神因素引起的心动过速，对缺血性心脏病、甲状腺功能亢进及麻醉药、强心甙中毒等引起的心律失常均有一定疗效。

(2) 不良反应。常见的不良反应有恶心、呕吐、轻度腹泻，停药后消失；偶见有皮疹、血小板减少等过敏反应；严重不良反应为急性心力衰竭；也可因支气管平滑肌β受体被阻断而诱发或加重哮喘；长期用药突然停药后可产生反跳现象，使原有症状加重。

(3) 护理要点。①严格掌握剂量，密切观察患者心律、血压及心功能情况。②注意患者的呼吸，尤其是哮喘患者。③药物宜饭后服用，并避免高脂食物及酒精饮料。④用药时注意药物个体差异性，尤其注射给药时。⑤应用胰岛素的糖尿病患者，不能同时应用本药。因其加强降血糖作用，血糖降低时出汗和心率加快的症状，造成严重后果。⑥心功能不全、窦性心动过缓、重度房室传导阻滞、支气管哮喘及肝功能不良等患者，应禁用或慎用本品。

5. 乙胺碘呋酮

(1) 作用及用途。本品又名胺碘酮，为Ⅲ类抗心律失常药，通过延长心房肌、心室肌、房室结和浦氏纤维的动作电位时程及有效不应期，减慢心房肌和浦氏纤维的传导速度达到抗心律失常的作用，是临床上常用的广谱抗心律失常药，主要用于各种室性和室上性心律失常。

(2) 不良反应。有头痛、失眠、周围神经损害等神经系统反应，长期用药可致甲状腺功能紊乱。本药较特殊的反应是形成脂褐质沉积于组织中，沉积在皮下时皮肤呈灰色或蓝色。此外，本品尚可引起肝脏转氨酶升高，肺泡炎和肺纤维化等不良反应。

(3) 护理要点。①用药期间应密切观察患者各系统的不良反应的发生，心率<50 次/min 并伴有头晕等症状应及时停药。定期复查心电图，发现 Q-T 间期明显延长亦应及时停药。②静脉注射本品时宜缓慢，以免引起严重反应。③鉴于本品不良反应发生率高，故不宜将其作为一线抗心律失常药，更不宜长期应用。④对疑有甲状腺功能异常者应慎用或禁用本品。心动过缓、房室传导阻滞和对碘过敏患者忌用本品，孕妇及哺乳期妇女亦应禁用本品。

6. 维拉帕米

(1) 作用及用途。本品又名异搏定. 为 IC 类抗心律失常药，是钙通道阻滞剂，抑制 Ca^{2+} 内流，能明显降低窦房结和房室结的自律性，减慢心率和传导。临床主要用于治疗室上性心动过速、心房扑动、心房颤动等，对室性心律失常疗效较差。

(2) 不良反应。本品不良反应较轻，常见的有口干、胃部不适、便秘、头痛见体位性低血压、房室传导阻滞和短暂的窦性停搏等。

(3) 护理要点。①用药期间注意监测心率和心电图，如有心率慢或血压低的情况，应暂停给药。②静注或静滴时必须控制给药速度，一旦出现严重不良反应，除应停药外，可静注阿托品、钙剂或异丙肾上腺素治疗。③心肾功能差的老年人应慎用或减量使用，支气管哮喘患者慎用，低血压、房室传导阻滞、心力衰竭、心源性休克患者禁用本品。

四、强心甙应用与护理

强心甙是一类选择性加强心肌收缩力，治疗心功能不全的甙类药物。常用的有洋地黄毒甙、地高辛、去乙酰毛花甙丙及毒毛旋花子甙 K。它们具有相似的药理作用和不良反应，只有作用的强、弱、快、慢、持续时间长短和体内过程的不同。

1. 作用及用途

强心甙的基本作用是加强心肌收缩力(正性肌力作用)，减慢心率(负性频率作用)，减慢传导速度(负性传导作用)。临床上用于各种原因引起的充血性心力衰竭，控制房颤或房扑患者的心室率，终止阵发性室上性心动过速。

2. 不良反应

强心甙治疗安全范围小，一般治疗量即相当于中毒量的 60%，因而不良反应的发生率高，约 20%的用药者可发生不同程度的不良反应，主要表现为三个方面：

①胃肠道反应：较为常见，如厌食、恶心、呕吐、腹痛、腹泻等；②神经反应：可有头痛、头晕、失眠、谵妄等，此外还可见视觉障碍如黄视、绿视、视物模糊等；③心脏反应：是中毒的危险症状，主要

表现为各种心律失常，如快速型心律失常、房室传导阻滞、窦性心动过缓，其中室性早搏，是强心甙中毒最常见的早期心脏反应。

3. 护理要点

(1) 强心甙口服剂不宜与高纤维食物同服，两者同服会影响药物吸收。

(2) 药物对胃黏膜有刺激，以饭后服用为宜，如果每天给药1次，多定在早餐后。

(3) 静脉注入时，必须用葡萄糖液稀释后缓慢注入，时间不应少于5min。

(4) 对高血压患者，注意观察血压的变化，因此药物可引起暂时性的血压升高。

(5) 用药后要经常了解患者心衰症状和体征的改善情况，每次用药前都要测量心率和心律，必要时监测心电图。如果成人心率＜60次/min、儿童＜70次/min、婴儿＜90次/min，且伴有胃肠道反应和神经系统症状时应立即停止用药并通知医生。

(6) 用药期间应定期测定血 K^+、Ca^{2+}、Mg^{2+} 浓度，必要时检测血地高辛、洋地黄毒甙的浓度。同时注意观察患者有无低钾的症状，如嗜睡、厌食、肌肉无力、反射减弱等，鼓励患者进食含钾丰富的食物。

(7) 肾功能不全者宜选用洋地黄毒甙，肝功能不良者宜选用地高辛。

(8) 按医嘱定量、定时服药，不要随意加用其他药物。

五、利尿剂应用与护理

(一) 概述

利尿药是一类作用于肾脏，增加肾脏对 Na^+ 和水排出的药物。临床上按利尿药排 Na^+ 能力的大小，将其分为三类：①强效利尿剂，包括呋喃苯胺酸、利尿酸、丁苯氧酸等；②中效利尿剂，包括噻嗪类；③弱效利尿剂，包括安体舒通、氨苯喋啶等。

(二) 常用药物

1. 呋喃苯胺酸

(1) 作用及用途。本药又名速尿、呋噻米，是强效利尿剂，其利尿作用主要是抑制肾小管髓襻升支粗段皮质部和髓质部对 Cl^- 的主动重吸收，随之也抑制了 Na^+ 的被动重吸收，同时亦干扰了尿液的浓缩和稀释过程，而使钠、钾和水的排出量增加。临床上主要用于治疗各类严重水肿，对急性肺水肿和脑水肿有良好的疗效；静注本药可降低肾血管阻力，增加肾血流量，提高肾小球滤过率，使尿量增加，常用于治疗和预防急性肾衰竭；此外本药对钙的重吸收也有抑制作用，因而可用于治疗高血钙，对于某些药物和毒物吸收后引起的急性中毒，本药也有加速毒物排泄的作用。

(2) 不良反应。①长期或大剂量使用本药可使水、电解质严重丢失，表现为低血容量、低血钾、低血钠、低氯碱血症，其中以低血钾的损害最严重，可引起肌无力、肠麻痹、心脏损害和肾小管坏死；②短期内大剂量静注该药时可引起耳鸣、耳聋、眩晕等耳毒性反应，为本药最严重的不良反应；③高尿酸血症，本药可抑制尿酸排泄，导致高尿酸血症而诱发痛风；④其他：可引起恶心、呕吐、腹胀、腹痛、腹泻等胃肠道反应，少数患者可发生白细胞减少、血小板减少、溶血性贫血等过敏反应。糖尿病患者用本药可致血糖升高。

(3) 护理要点。①用药期间严密监测患者的尿量，每天记录液体出入量、测体重、测血压、测腹围。如有血压过低、脉搏过快、皮肤口唇干燥，应注意脱水和虚脱的发生，及时报告医生作出处理。②定期查血清电解质，长期用药要补充钾盐，多吃含钾丰富的食物。如患者肌无力、腹胀、心悸、心律失常，应警惕低血钾的发生。③大剂量静脉用药时，严格控制用药速度，若发现异常情况应及时停用。④用药后嘱患者变换体位要慢，以免体位性低血压引起眩晕产生意外。⑤糖尿病患者用本药可致血糖升高，老年患者用本药可发生血栓形成或栓塞，长期用药者可致高尿酸血症而诱发痛风，因此对有上述情况的患者，用药时须慎重，并严密观察其用药后反应。⑥严重肝脏病患者，因血钾低可诱发肝性脑病，故宜慎用，必要时可与保钾利尿剂合用。⑦本药忌与氨基甙类抗生素抗生素合用。

2. 氢氯噻嗪

(1) 作用及用途。本药又名双氢克尿噻，是中效利尿剂，其利尿作用机制为抑制髓袢升支皮质部对 Cl^- 的主动重吸收和 Na^+ 的被动重吸收，具有中等强度的利尿作用，是目前临床应用较广泛且安全有效的口服利尿剂。本药还有降压作用，通过利尿排钠使血容量减少、血压下降，与其他降压药合用，可增强降压作用。此外，本品还有抗利尿作用，可明显减少尿崩症患者的尿量和烦渴症状。临床上可用于治疗各种原因引起的水肿、高血压及尿崩症。

(2) 不良反应。①电解质紊乱，其中低血钾是本药最常见的不良反应，表现为乏力、恶心、呕吐、腹胀、腹泻、眩晕，甚至发生心律失常；②该药干扰尿酸排出，可致高尿酸血症；③长期服用奉药可致血糖升高，可诱发或加重糖尿病症状；④长期服用本药还可致尿氮升高，对于肾功能不全者可诱发肾衰竭；致血氨升高，对于肝功能损害者可诱发肝性脑病；偶有发生过敏性皮炎、血小板减少、白细胞减少等过敏反应。

(3) 护理要点。①用药期间定期监测血清电解质，注意有无低血钾症状，与强心甙合用时更要经常监测患者血钾。②用药期间鼓动患者多进食含钾食物。③肝肾功能不全者、痛风、糖尿病患者应慎用，若用时应注意监测血尿酸和血糖。④本药与抗高血压药物合用时，有促发心肌梗死梗死的危险，应加强监护。

3. 氨苯喋啶

(1) 用及用途。本品是一类弱效利尿剂，可直接作用于远曲小管和集合管，抑制对 Na^+ 重吸收，减少 K^+ 的分泌，也促进尿酸排出。临床上常与其他排钾利尿药合用治疗各种顽固性水肿；因可促进尿酸排泄，亦可用于痛风患者的利尿。

(2) 不良反应。本品不良反应较少，偶见嗜睡、恶心、呕吐、腹泻和皮疹，长期应用可出现高血钾症。该药还可抑制二氢叶酸还原酶、肝硬化患者服后可发生巨幼红细胞贫血。

(3) 护理要点。①饭后服药或与食物、牛奶同服，以减轻胃肠道反应。②用药期间严密监测血钾浓度，避免进食含钾丰富的食物。③严重肝、肾功能不全及高血钾患者禁用本药。

六、抗凝剂应用与护理

(一) 概述

血液凝固是一种复杂的过程。在生理状态下，凝血系统与纤溶系统处于动态平持着血液的流动性。当任何病理变化使上述平衡失调时，即可导致出血或血栓形成除对病因治疗外，还需应用促凝血药或抗凝血药。本节即论述抗凝剂的应用与监护。

(二) 常用药物

1. 肝素

(1) 作用及用途。肝素是从牛、猪的肺或肠黏膜中提取的一种黏多糖硫酸酯，通过激活抗凝酶

Ⅲ、灭活多种凝血因子、阻止血小板的聚集和破坏，对凝血的多个环节都有影响。其抗凝作用强大、迅速，主要用于防治血栓形成和栓塞性疾病，以及各种原因引起的弥散性血管内凝血（DIC）的早期治疗。此外，还可用于心导管检查、体外循环、血液透析等的抗凝。

（2）不良反应。肝素过量时可导致自发性出血，表现为各种黏膜、硬脑膜下血肿、关节积血和伤口出血等。偶有过敏反应如寒战、发热、荨麻疹、哮喘等。长期应用时，少数患者可出现骨质疏松、血小板减少、肾功能减退等。

（3）护理要点。①为预防肝素过量导致出血，治疗前后定期测定凝血时间，使用时要注意不同的剂型和剂量，给药应精确计算，仔细核对药物剂量。②本品口服不吸收。静滴时，要确定针头在血管内方可给药。③在使用肝素的患者床头放置明显标志，注明所用药物。④用药期间要严密观察患者有无异常出血、皮下淤斑、血尿、大便变色等。一旦发现出血可缓慢注射鱼精蛋白解救，用量按最后一次肝素量，1mg鱼精蛋白中和100U肝素，若肝素使用时间超过30min，则鱼精蛋白的剂量可减半。⑤应用时，如有过敏反应症状，立即通知医生，及时对症处理。⑥应用肝素后，不能突然停药，应按医嘱逐渐减量，或给予口服抗凝药物过渡暂时性高凝状态而致血栓形成。⑦肝素注射禁与下列药物合用：水杨酸类、右旋糖酐、氨基甙类抗生素抗生素、多黏菌素、青霉素、红霉素、四环素类、万古霉素、哌替啶、异丙嗪等。⑧有出血倾向，患血友病、紫癜、脑出血、严重消化性溃疡及对本品过敏的患者禁用本品。肝肾功能不良、孕妇、产后妇女慎用。

2. 华法林

（1）作用及用途。华法林为口服抗凝药，其结构与维生素K相似。在肝脏中能竞争性拮抗维生素K的作用。从而抑制凝血因子Ⅱ、Ⅶ、Ⅸ、Ⅹ的合成，发挥抗凝血作用。与肝素相比，具有维生素K有效、作用缓慢持久的优点，主要用于防治血栓栓塞性疾病以及心脏瓣膜置换术后的抗凝治疗。

（2）不良反应。过量可引起自发性出血、麻疹、脱发、恶心、呕吐、粒细胞缺乏等。

（3）护理要点。①应用本品前详细询问用药史，用药期间定期测定凝血酶原时间，据此调整用药剂量。②用药期间注意有无异常出血征象，一旦发现应及时报告医生处理，立即停药，给予大量维生素K对抗或输血。③如患者用药过程中出现过敏反应，应给予对症治疗，反应较重者立即停药。④对充血性心力衰竭、肝肾功能不良、糖尿病、维生素K缺乏、过敏性疾病等患者要且应单独使用静脉通道注射肝素。

（王新玲　冯　梅）

第六章　颅脑损伤常见急症抢救预案

第一节　急性颅脑损伤抢救预案

一、颅脑损伤的分类

1. 按病变部位分类

(1) 头皮损伤。分为头皮裂伤、头皮下血肿和头皮撕脱伤等。

(2) 颅脑损伤。分为颅顶部骨折和颅底部骨折。

(3) 脑损伤。分为脑震荡、颅内血肿、挫裂伤和脑干损伤等。

2. 按伤情分类

(1) 轻度颅脑损伤。为单纯性脑震荡,原发性昏迷时间<30 min,有轻度头痛、眩晕、恶心、呕吐,神经系统及生命体征无明显改变。

(2) 中度颅脑损伤。有明显的颅骨骨折及轻度的脑挫裂伤,原发性昏迷时间<12 h,神经系统及生命体征均有轻度改变。

(3) 重度颅脑损伤。表现为广泛性粉碎性颅骨骨折和重度脑挫裂伤,急性颅内血肿、脑干损伤及脑疝者,昏迷时间常>12 h,神经系统及生命体征均有明显改变。

(4) 特重度颅脑损伤。常在伤后 3 h 之内有去大脑强直及脑疝表现,预后极差。出现明显的脑干功能衰竭,呈持续性昏迷。

二、临床表现

(1) 脑震荡。为脑细胞在分子水平上暂时性功能障碍。意识丧失时间常<30 min,醒后有头晕、反应迟钝、嗜睡、近记忆遗忘等现象。

(2) 脑挫裂伤。属于器质性损伤,昏迷时间较长,常伴剧烈头疼、呕吐和蛛网膜下腔出血。若下丘脑损伤可出现 39℃以上的高热,亦称为"中枢性高热"。

(3) 颅内血肿:可分为硬脑膜外血肿、硬脑膜下血肿、脑内血肿、脑室内血肿、混合性血肿、多发性血肿等。

三、急救措施

(1) 吸氧,保持呼吸道通畅,必要时予以气管切开,机械通气。

(2) 建立有效的静脉通道,10% GS 500 ml 静脉滴注。

(3) 控制出血,给予止血药。

(4) 预防感染,给予足量的抗生素。

(5) 控制脑水肿：①脱水剂，如甘露醇、速尿等。②肾上腺皮质激素。③低温疗法，冬眠灵或物理降温。

(6) 控制癫痫发作，应用苯妥英钠。

(7) 开颅清除血肿前做好剃头、配血、导尿、皮试等术前准备工作。

四、护理要点

(1) 保持呼吸道通畅，对使用呼吸机的患者予以呼吸机管理、气道护理。

(2) 立即开放静脉通道，并注意输液速度和输液量。

(3) 严密观察病情变化，24 h 内每 15～30 min 测血压、呼吸、脉搏 1 次，观察神志、瞳孔及颅内压变化情况。

(4) 对耳鼻流血或脑脊液耳鼻漏者，应保持局部清洁通畅，切勿堵塞或冲洗。

第二节 心搏骤停抢救预案

心搏骤停是指心脏突然停止跳动，有效泵血功能消失，引起全身严重缺氧、缺血，若不及时抢救，可导致死亡，若能及时采取措施，则有可能恢复心跳。

一、心搏骤停的分类

根据心脏活动情况可分为三种类型。

(1) 心室颤动。心室肌发生极不规则的快速而又不协调的颤动。

(2) 缓慢而无效的心室自主节律。指心肌仍有生物电活动，但心脏已丧失排血功能。此种情况亦称为“心电机械分离”。

(3) 心脏或心室停顿。心房、心室肌完全失去电活动能力。

二、心搏骤停的临床表现

(1) 心音消失。

(2) 脉搏不能扪及，血压检测不到。

(3) 意识突然丧失或伴有短阵抽搐。

(4) 呼吸断续，后停止，多发生在心脏停搏 30 s 内。

(5)瞳孔散大。

(6)面色苍白伴青紫。

三、急救措施

(一) 畅通呼吸道

清除口、鼻分泌物，解开衣领、腰带，然后按下列方法开放气道：

(1) 仰面抬颈法。

(2) 仰面举颏法。
(3) 托下颌法。

(二) 口对口人工呼吸

吹气频率:成人 14～16 次/min,儿童 18～20 次/min,婴儿 30～40 次/min。必要时气管插管、呼吸机辅助呼吸。

(三) 人工循环

(1) 心前区捶击,距离胸壁 20～25 cm 高度,捶击 1～2 次。
(2) 胸外心脏按压,部位为胸骨中、下 1/3 交界处,下压深度 3～4 cm,频率 80～100 次/min。
(3) 电除颤,首次电击 200 W·s,最大不超过 360 W·s。

(四) 药物治疗

静脉给药、气管滴入及心内注射用药。

(五) 脑复苏

主要针对四个方面:降低脑细胞代谢率,加强氧和能量供给,促进脑循环再通,纠正可能引起继发性脑损害的全身和颅内因素。
(1) 维持血压。
(2) 低温疗法。
(3) 脱水剂及激素的应用。
(4) 高压氧舱的应用。

四、护理要点

(1) 患者取平卧位。
(2) 严密观察患者的生命体征:意识、瞳孔、有无发绀、血氧饱和度,进行血气分析,做好抢救记录。
(3) 保持呼吸道通畅,做好气管插管,呼吸机护理。
(4) 留置导尿管,准确记录 24 h 出入量。
(5) 用药时,注意药物药理作用,不良反应及药物配伍禁忌。

第三节　癫痫持续状态抢救预案

癫痫持续状态是指反复发作的神经元持续异常放电所致的脑功能失常,主要表现为惊厥。

一、临床表现

癫痫惊厥即全身抽搐,又可分为两期。
(1) 强直期。所有骨骼肌呈现持续收缩,眼球上翻,喉部痉挛,心率增快,血压升高,腺体分泌增多,呼吸中断或不规则,皮肤苍白或青紫,瞳孔散大,对光反射消失,角膜反射消失,大小便失禁,可出现病理反射。

(2) 阵挛期。震颤幅度大且延及全身，一般为间歇性阵挛，每次痉挛过后都有短促的肌张力松弛。

二、急救措施

(一) 保持呼吸道通畅

清除口腔分泌物，吸氧，必要时行气管插管。

(二) 控制抽搐

(1) 药物。地西泮、苯妥英钠、苯巴比妥钠、异巴比妥钠静脉或肌肉注射。
(2) 保留灌肠。
(3) 人工冬眠疗法。

(三) 防治脑水肿

给予20%甘露醇、地塞米松静推或快速滴注。

(四) 病因治疗

低血糖、低血钙等代谢紊乱应针对病因治疗。

三、护理要点

(1) 立即平卧，头侧向一边，或侧卧，解开衣领及腰带，畅通呼吸道。
(2) 将缠有纱布的压舌板塞于患者上下臼齿之间，防止咬伤舌头、颊部。
(3) 抽搐时，不可强压肢体，以防骨折。
(4) 密切观察用药后呼吸、血压、脉搏、神态、瞳孔变化。
(5) 保持环境安静，避免刺激。

第四节　休克抢救预案

休克是因出血、严重创伤、感染、过敏、心脏疾患等原因引起的循环功能不全，组织及器官氧供和血液灌流不足，微循环淤滞，普遍性细胞缺氧而使重要器官受损，出现一系列全身反应的病理综合征。

一、休克的分类

(一) 按病因分类

(1) 失血性休克。
(2) 心源性休克。

(3) 细菌性休克。
(4) 过敏性休克。
(5) 神经源性休克。
(6) 内分泌性休克。
(7) 血流阻塞性休克。

(二) 按病理生理学分类

(1) 高动力型休克又称高排低阻型休克或暖休克。
(2) 低动力型休克又称低排高阻型休克或冷休克。

二、临床表现

根据病程可分为低血容量性休克代偿期和低血容量性休克失代偿期。

(1) 低血容量性休克代偿期表现为精神紧张、烦躁不安、眩晕、口干、皮肤及面色苍白、手足湿冷、呼吸浅快、脉细、乏力、尿量减少、血压无明显变化。

(2) 低血容量性休克失代偿期表现为表情淡漠、意识不清、口唇及肢端发绀、心音变弱、少尿或无尿、血压下降或测不到、严重者可发生 DIC。

三、急救措施

(1) 补液扩容。应用低分子右旋糖酐。
(2) 纠正酸碱平衡紊乱。常用药物为 5%碳酸氢钠 100～200 ml 静脉滴入。
(3) 血管活性药。一般选去甲肾上腺素、阿拉明、多巴胺等。
(4) 保持呼吸道通畅,必要时可行气管切开和气道湿化。
(5) 预防急性肾衰竭。补足血容量后,应用利尿剂,如白蛋白、速尿、利水酸等。
(6) 防治 DIC。应用肝素,若过量可用鱼精蛋白中和。
(7) 抗生素。适当应用抗生素,预防局部和全身感染。

四、护理要点

(1) 严重休克患者应于 ICU 监护室救治,保持通风良好,空气新鲜。

(2) 注意患者保暖,适当加盖棉被、毛毯、高热者应采取物理降温。

(3) 保持安静,防止外伤,加备床挡档,防止患者坠床。如果患者极度躁动,可适当予以镇静剂。

(4) 严密监测血压、体温、呼吸、脉搏、神志等生命体征的动态变化。

(5) 在血容量补足的基础上,尽早采用血管活性药以改善微循环。

(6) 建立静脉通道,主张安置深静脉导管,确保液体顺利输注。

第五节 高热抢救预案

由于致热源作用于体温调节中枢,或体温调节中枢功能障碍等原因导致人体体温超过 39 ℃,

称为高热。

一、临床表现

常见的热型有四种

(1) 稽留热。体温持续 39～40 ℃,达数日或数周,24 h 体温波动不超过 1.0 ℃,常见于急性传染病,如伤寒。

(2) 弛张热。体温在 39 ℃以上,但波动幅度大,24 h 体温波动在 1 ℃以上,最低体温仍高于正常水平,常见于败血症。

(3) 间歇热。高热与正常体温交替规律反复出现,间歇数小时、1 天、数天不等,常见于疟疾。

(4) 不规则热。体温在 24 h 内变化不规则,持续时间不定,常见于流行性感冒。

二、急救措施

(一) 治疗原则

诊断不明确时,不能随意用退热剂、抗生素等,以免延误诊断。

(二) 病因或对症治疗

(1) 控制惊厥、抽搐,可给予地西泮、苯巴比妥钠。

(2) 控制脑水肿,可应用甘露醇和地塞米松。

(3) 补充水分和营养,维持水电解质、酸碱平衡。

(三) 物理降温

30%～50%酒精擦浴,头部放置冰袋或冰水灌肠等方式降温。

(四) 药物降温

水杨酸制剂、冬眠疗法等。

三、护理要点

(1) 做好心理护理,以缓解患者的紧张情绪。

(2) 严格观察体温变化,高热者给予物理降温。

(3) 保证营养和水分摄入,不能进食者给予鼻饲,保持每天水分的供应。

(4) 注意个人卫生,加强皮肤、口腔护理。

(5) 做好安全护理,适当加床档,防止患者坠床。

(6) 卧床休息,因高热时新陈代谢增快。

第六节 昏迷抢救预案

昏迷是大脑皮层和皮下网状结构高度抑制,引起脑功能严重障碍的病理状态。其主要特征为意识障碍，对外界刺激无反应，自主运动消失，出现病理反射等。

一、临床表现

根据严重程度，分为浅昏迷、中昏迷、深昏迷。

(1) 浅昏迷。随意运动丧失，对外界语言、强光等刺激无反应，但对强烈刺激有反应，生理反射如吞咽、咳嗽、瞳孔对光反射、角膜反射等存在。呼吸、脉搏、血压无明显改变。

(2) 中昏迷。对周围事物及各种刺激均无反应，对强烈刺激的防御反射和生理反射均减弱，呼吸、脉搏、血压有轻度改变。

(3) 深昏迷。全身肌肉松弛，对任何外界刺激均无反应，各种反射完全消失，呼吸、脉搏、血压有不同程度改变。

出现下列情况提示预后不良：①急性循环衰竭征象，脉搏细弱，发绀进行性加重，四肢厥冷，皮肤湿冷。②昏迷过程中出现血压下降，面色苍白，少尿甚至无尿。③目测患者颜面呈黄褐色，两耳厥冷，眼窝凹陷。④呃逆。⑤出现陈氏呼吸。⑥并发肺水肿，进行性贫血。

二、急救措施

(一) 迅速查明原因

(1) 检查原则。边检查边治疗、观察。

(2) 体格检查。如生命体征、生理及病理反射。

(3) 化验检查。血尿常规、电解质、肝肾功能、血糖、胆固醇酯、排泄物检查等。

(4) 辅检。CT 胸、心电图、脑电图检查。

(二) 维持呼吸道通畅

清除呼吸道分泌物，吸氧。

(三) 建立静脉通道

维持水、电解质、酸碱平衡。

(四) 控制抽搐

给予苯妥英钠、地西泮等。

(五) 控制脑水肿

给予脱水剂、利尿剂，如甘露醇、速尿；头部放置冰袋降温。

(六) 控制感染

应用抗生素。

(七) 控制消化道出血

给予抗酸剂、组胺受体拮抗剂等。

（八）呼吸心搏骤停

行心肺复苏术、人工呼吸、胸外心脏按压术。

三、护理要点

(1) 密切观察病情变化，观察意识、瞳孔、体温、脉搏、呼吸、血压，注意昏迷程度的变化。

(2) 保持呼吸道通畅，患者取仰卧位，头偏向一侧，氧流量 2 L/min 为宜，呼吸衰竭时采用呼吸机辅助呼吸。

(3) 防治感染：①重视口腔护理，每天 2 次。②防止坠积性肺炎，定时翻身，拍背排痰。③预防褥疮，被动肢体活动，定时翻身，骨骼隆起处垫气圈或海绵垫。④留导尿管者，防止泌尿系统感染。⑤准确记录 24 h 出入量，及时抽血送验。

（王　平　王彦红）

第七章　颅脑损伤患者标准护理计划

颅脑损伤是指外界直接或间接暴力作用于头部所致的损伤。包括头皮损伤、颅骨损伤、脑损伤(脑震荡、脑挫裂伤)、颅内血肿、脑干损伤等。临床表现为不同程度的意识障碍、头痛、呕吐、瞳孔及生命体征改变、肢体瘫痪等。由于伤及中枢神经系统,其死亡率和致残率高。护理上需密切观察病情变化,维持正常的呼吸循环功能,需抢救生命争分夺秒,降低死亡率和致残率。常见护理问题包括:①躯体移动障碍。②自理缺陷。③躁动。④意识障碍。⑤清理呼吸道低效。⑥营养失调:低于机体需要量。⑦体温升高。⑧褥疮。⑨颅压高;植物生存;潜在并发症——颅内感染。⑩缺乏脑外伤康复知识。

第一节　躯体移动障碍

一、主要原因

(1) 因意识障碍,不能主动移动躯体。
(2) 因疼痛和不适,不愿移动躯体。
(3) 因肢体瘫痪,躯体移动受限。
(4) 卧床限制活动。

二、主要表现

(1) 躯体活动范围减少。
(2) 不能活动或不愿活动。
(3) 被动体位,使用约束带。

三、护理目标

(1) 满足患者生活需要。
(2) 患者未发生褥疮、血栓性静脉炎、肺不张等并发症。

四、护理措施

(1) 保持患者舒适体位。
(2) 翻身拍背,每 2h 1 次。
(3) 做好生活护理。口腔护理每天 2 次;温水擦浴夏季每天 2 次,冬季每天 1 次;定时喂饮食;大小便后及时清洁肛周及会阴。

(4) 躁动、意识障碍患者,使用床栏、约束带,以防坠床。
(5) 保持肢体功能位,并行肢体按摩,每天 3 次。
(6) 补充足够的水分,多食富含纤维素的食物,以防便秘。

五、评价

(1) 躯体移动障碍的程度。
(2) 患者卧床期间的生活需要是否得到满足。
(3) 患者是否并发褥疮、肺不张等。

第二节 自理缺陷

一、主要原因

(1) 意识、精神、视力障碍。
(2) 瘫痪。
(3) 卧床,活动限制。
(4) 耐力下降,使活动能力下降。
(5) 舒适状态改变:如头痛等。

二、主要表现

(1) 患者不能独立完成进餐、洗漱、沐浴、大小便等日常活动。
(2) 患者不能有目的地完成翻身动作。

三、护理目标

(1) 满足患者卧床期间的生活需要。
(2) 患者舒适,无口腔炎、褥疮、坠床等发生。

四、护理措施

(1) 做好患者日常生活护理,如口腔护理每天 2 次;温水擦浴夏季每天 2 次,冬季每天 1 次;定时饮食。
(2) 大小便后及时清洁肛周及会阴,随时更换尿湿、污染的衣被。
(3) 协助患者翻身、拍背,每 2h 1 次。
(4) 随时清除口、鼻分泌物、呕吐物,保持呼吸道通畅。
(5) 意识、精神障碍患者,使用床栏、约束带,必要时专人守护。
(6) 严格掌握热水袋、冰袋的指征,防止烫伤、冻伤。

五、评价

(1) 是否满足患者卧床期间的生活需要。
(2) 患者是否存在并发症危险因素。

第三节 躁 动

一、主要原因

(1) 脑水肿、颅内血肿、脑缺氧所致颅高压的早期表现。
(2) 尿潴留、排便反射。
(3) 物理刺激。呕吐物或大小便浸渍、卧位不适，肢体受压，冷、热、饥饿等。

二、主要表现

患者处于无意识的躯体过度活动状态：坐起、四肢乱动，伴有呓语、呼叫、不合作行为等。

三、护理目标

(1) 控制或缓解患者躁动。
(2) 避免继发性损伤。

四、护理措施

(1) 密切观察、分析躁动的原因。
(2) 加床栏，以防坠床，必要时专人守护。
(3) 不可过度约束，以免增加能量消耗，使颅内压进一步增高。
(4) 适当约束时，约束带不可约束过紧及缠绕肢体，以免造成末梢血液回流障碍，以约束后能容纳一个手指为宜。
(5) 遵医嘱适当使用镇静剂，并观察用药效果。
(6) 妥善固定、保护各种管道，防止管道扭曲、脱出、折叠。
(7) 加强皮肤护理。大小便后及时更换污染、渗湿的衣被；保持床单位平整清洁、无渣屑、防止擦伤。
(8) 修剪患者指甲，必要时给患者戴手套，防止抓伤。
(9) 去除造成患者躁动的诱因：①积极处理脑水肿和颅高压。②及时翻身，防止肢体受压，使患者体位舒适，并注意保暖。③尿潴留患者，用手掌环形按摩下腹部、开塞露塞肛等物理刺激促进排尿，必要时可采用导尿术。

五、评价

(1) 是否存在躁动的原因。脑水肿、缺氧、尿潴留、体位不适等。
(2) 患者躁动是否减轻或控制。
(3) 有无继发性损伤的危险。

第四节　意识障碍

一、主要原因

(1) 脑水肿致脑组织发生功能和结构上的损害。
(2) 脑缺氧致脑细胞代谢障碍。
(3) 颅高压致脑血循环障碍。

二、主要表现

(1) 嗜睡。为早期较轻微的意识障碍,患者处于睡眠状态,给予轻微刺激即可清醒,唤醒后能回答问题。

(2) 朦胧。患者对人、物、时间、地点的意识程度均有障碍,反应迟钝,回答问题不正确。

(3) 浅昏迷。意识大部分丧失,仅存在吞咽、咳嗽、角膜和睫毛反射,对疼痛刺激有痛苦表情和防御反射。

(4) 深昏迷。意识完全丧失,对外界刺激毫无反应,所有反射消失。

(5) GCS 计分<13 分。

三、护理目标

(1) 减轻患者意识障碍程度。
(2) 患者无继发性损伤。

四、护理措施

(1) 监测神志,并以 GCS 评分标准记录患者对外界刺激的反应,每 0.5～1 h 1 次。

(2) 保持体位舒适,并予以翻身拍背,每 2h 1 次。

(3) 保持呼吸道通畅。

(4) 预防继发性损伤。①以床栏、约束带保护患者,防止坠床。②吞咽、咳嗽反射消失时,不可经口喂食,以免引起吸入性肺炎、窒息。③眼睑闭合不全患者,以氯霉素眼药水滴眼,每天 3 次;四环素眼膏涂眼,每晚 1 次,并以眼垫覆盖患眼,以免发生暴露性角膜炎。

(5) 做好生活护理。①参照“躯体移动障碍”相关内容。②随时更换尿湿、渗湿的床单、衣裤。③翻身时注意保持肢体功能位。

五、评价

(1) 意识状态。
(2) 护理措施是否妥当有效，是否出现继发性损伤。

第五节　清理呼吸道低效

一、主要原因

(1) 因气管插管、气管切开或呼吸机的使用，使咳嗽、排痰受到限制。
(2) 因意识障碍而不能自行排痰。
(3) 后组颅神经损伤致咳嗽反射消失。

二、主要表现

(1) 清醒患者诉胸闷、呼吸不畅或不敢咳嗽。
(2) 患者喉部痰鸣音、面色发绀、呼吸困难或鼾声呼吸。
(3) 患者行气管插管、气管切开或呼吸机辅助呼吸。
(4) $SaO_2<95\%$，$PaO_2<10.7$ kPa(80 mmHg)、$PaCO_2>6$ kPa(45 mmHg)。
(5) 肺部听诊有干湿啰音。

三、护理目标

(1) 患者喉部痰鸣音消失。
(2) 患者无呼吸道堵塞及窒息发生。
(3) $SaO_2>95\%$、血气指标正常。

四、护理措施

(1) 指导并鼓励清醒患者咳嗽、排痰。
(2) 保持病室清洁，维持室温 18～22 ℃，湿度 50%～60%，避免空气干燥。
(3) 密切观察患者呼吸、面色、意识、瞳孔变化，每 0.5～1h 1 次。
(4) 监测体温，每 4h 1 次。
(5) 保持呼吸道通畅，防止脑缺氧。①随时清除呼吸道分泌物、呕吐物。②翻身时予以拍背，以使呼吸道痰痂松脱，便于引流。③吸痰前先吸入纯氧或过度通气，每次吸痰时间<15 s，防止脑缺氧。④痰液黏稠时，遵医嘱气管内滴药，每小时 1 次；气道湿化或雾化吸入，每 4～8h 1 次；必要时行气道冲洗，以湿化痰液。⑤意识障碍、吞咽及咳嗽反射消失者，床旁备气管切开包。⑥气管切开者，需无菌操作，做好气管切开术后护理。⑦鼻饲流质患者喂食时，抬高床头，进食 1 h 内不搬动，防止食物反流入气道。

五、评价

(1) 患者呼吸道有无痰鸣音或堵塞。
(2) 有无继发感染征象:体温是否正常,痰液是否增多,肺部听诊有无啰音等。
(3) SaO_2、血气指标是否正常。

第六节　营养失调

一、主要原因

(1) 意识障碍,不能进食。
(2) 高热致代谢增加。
(3) 缺乏营养知识。
(4) 伤后机体修复,需要量增加。

二、主要变现

(1) 食物摄入绝对或相对不足。
(2) 体重低于标准体重 20%以上[男性标准体重(kg)=身高(cm)－100,女性标准体重(kg)=身高(cm)－105]。
(3) 血白蛋白、血红蛋白、血清铁低于正常。

三、护理目标

(1) 患者维持良好的营养状态,表现为皮肤弹性好,体重在正常范围。
(2) 长期卧床、鼻饲流质患者的家属能掌握有关喂养知识。

四、护理措施

(1) 评估患者的营养状况,教会患者或家属有关营养知识。
(2) 据病情设计合理的膳食结构,向患者或家属推荐食物营养成分表以保证热量来源。
(3) 尽量选择适合患者口味的食物,鼓励患者少食多餐。
(4) 意识障碍患者,伤后 24 h 鼻饲流质饮食。
(5) 对长期卧床患者及可能带鼻饲管出院的患者,教会家属鼻饲流质的喂养方法及注意事项。
(6) 监测患者体重,每周 1 次。
(7) 遵医嘱检查血红蛋白、白蛋白、血清铁,依据检查结果指导治疗。

五、评价

(1) 是否有营养失调的危险因素,如腹泻、消化道出血等。

(2) 家属掌握喂养知识的程度。

第七节 体温升高

一、主要原因

(1) 伤后头皮、颅内感染。

(2) 中枢体温调节异常。

(3) 继发肺部、泌尿系统感染。

二、主要表现

(1) 体温升高>37.5 ℃。

(2) 颅内感染、肺部感染、泌尿系统感染表现,如头痛、呕吐,呼吸浅快,引流量增加等。

三、护理目标

使患者体温控制在正常范围。

四、护理措施

(1) 对高热患者进行体温监测,每 4 h 测体温 1 次,密切观察其他生命体征。

(2) 用冰袋冷敷头部,体温超过 39 ℃时应行酒精擦浴或药物降温,降温 30 min 后复测体温。

(3) 补充营养和水分,发热时胃肠消化吸收功能差,但分解代谢却加快,使营养物质大量消耗,加之摄入不足,常引起患者衰弱及病情加重。高热时机体可丧失大量水分。

(4) 口腔护理,长期发热患者的口腔内易生长细菌,加之维生素缺乏,易引起口腔溃疡,故应加强口腔护理。

(5) 对高热患者应加强皮肤护理,清洁皮肤,保持被服干燥、清洁,并嘱其卧床休息。

五、评价

(1) 患者发热类型、程度及原因。

(2) 降温措施是否有效。

第八节　褥　疮

一、主要原因

(1) 意识障碍、肢体瘫痪患者不能自行改变体位，造成局部组织长时间受压。
(2) 躁动造成皮肤摩擦。
(3) 被动、限制体位。
(4) 营养不良、年老、消瘦。
(5) 局部物理、化学刺激，如尿液、汗液、渗出液等。

二、主要表现

(1) 局部皮肤暗红色、肿胀、灼热、疼痛。
(2) 局部皮肤紫红色、皮下硬结、水肿、水疱。
(3) 局部形成溃疡，甚者面积较大，深度较深，有的深可见骨，剧烈疼痛。

三、护理目标

(1) 使患者、家属了解褥疮发生的危险因素。
(2) 使家属掌握皮肤护理方法。
(3) 使患者无褥疮发生。

四、护理措施

(1) 翻身并按摩骨突部，每 2h 1 次。
(2) 保持衣被清洁、干燥，床单平整。
(3) 温水擦浴，夏季每天 1 次，冬季隔日 1 次。温水擦浴时使用中性肥皂，水温保持 50 ℃左右(老年、皮肤感觉障碍、营养不良患者水温<50 ℃，避免用力擦、搓，擦浴后于受压部位扑爽身粉。
(4) 及时更换汗湿、渗湿的衣被，并擦洗局部皮肤，避免物理、化学刺激。
(5) 皮肤瘙痒者禁用手抓，小儿适当约束双手。
(6) 向患者家属讲述褥疮发生的危险因素，如局部长期受压，汗液、渗出液渗渍等。
(7) 指导并教会患者家属正确使用便器和减压用物。①使用便盆时，抬高患者臀部，不可强行塞入、拖出。②便器放置时间不宜过长(<30 min)，以免局部受压。③不可使用破损便器，防止皮肤擦伤。④气圈、气垫、海绵垫外以棉布包裹，气门嘴不可直接接触受压部位。
(8) 长期卧床患者，教会其家属更换床单、翻身、按摩方法，以利于患者出院后家庭护理。

五、评价

(1) 患者有无发生褥疮的危险因素。

(2) 患者及家属是否掌握皮肤护理方法。

第九节 颅高压

一、主要原因

(1) 脑水肿,使脑体积增大。
(2) 继发性颅内出血。
(3) 脑缺氧,造成脑水肿。
(4) 护理不当,造成颅内压升高。

二、主要表现

(1) 头痛、呕吐。
(2) 意识改变或意识障碍加重。
(3) 继发性一侧瞳孔散大或双侧瞳孔散大,对光发射消失。
(4) 呼吸不畅,肺部听诊有痰鸣音,鼾声呼吸。

三、护理目标

患者未出现颅高压,或症状减轻。

四、护理措施

(1) 伤后患者卧床休息 1 周以上,抬高床头 15°~30°。
(2) 呕吐时头偏向一侧,及时清除呕吐物,防止误吸。
(3) 高流量输氧(4~6 L/min),以改善脑水肿,并保持呼吸道通畅。
(4) 密切观察神志、瞳孔、生命体征变化,若出现异常,及时报告医师。
(5) 遵医嘱予以脱水治疗,并密切观察脱水效果。
(6) 避免护理不当造成颅内压升高(参照"颅内肿瘤患者标准护理计划"中颅内压升高的护理)。
(7) 有手术指征者,积极做好术前准备。

五、评价

(1) 患者是否有颅内压增高的危险因素,如头痛、呼吸道堵塞、便秘等。
(2) 减轻或预防颅内压增高的措施是否有效。

第十节 植物生存

一、主要原因

(1) 重症脑外伤后持续昏迷不醒。

(2) 脑干损伤过重。

(3) 持续颅高压引起严重脑缺血、缺氧。

(4) 呼吸、心搏骤停复苏后。

二、主要表现

(1) 长期昏迷状态。

(2) 似睡非睡状态，眼球可以追随人或物移动；四肢肌张力增高，被动伸直时可有痛苦表情或呻吟。

(3) 浅反射，如角膜反射、吞咽反射存在。

(4) 不能自主改变体位、进食、排便。

三、护理目标

(1) 患者无继发性损伤。

(2) 患者家属掌握有关护理知识。

四、护理措施

(1) 防止营养不良的发生。

(2) 防止褥疮发生。

(3) 防止肢体萎缩及畸形。①按摩瘫痪肢体，每 2h 1 次，每次 10～30 min，以促进肢体血液循环。②被动运动肢体，每天 3 次，尤其是髋、膝、踝、足趾关节，保持肢体功能位，防止关节僵硬。③给患者穿“丁”字鞋或用“丁”字板固定足部，防止足下垂。

(4) 防止尿潴留或泌尿系统感染。①留置导尿期间，定时夹闭引流管，每 4 h 放松 1 次，每次 30 min，以训练膀胱功能。②尿道口每天以 1∶1 000 新洁尔灭棉球消毒 2 次，女患者月经期间，保持会阴部清洁。③每天补充水分 1 500～2 000 ml 以上，以达到冲洗尿道的目的。

(5) 防止便秘发生。①合理饮食，多食富含纤维素、润肠的食物，如蔬菜泥、水果泥、蜂蜜等。②每天按摩下腹部 3 次，每次 10～15 min，以促进肠蠕动。③保持每天大便 1 次，必要时使用润滑剂通便，如开塞露塞肛或低压灌肠。

(6) 防止肺不张，翻身时拍背，刺激患者咳嗽。

(7) 防止肺部感染。①保持呼吸道通畅，随时清除呕吐物、分泌物。②气管切开患者，应加强气管切开护理。③保持环境清洁、空气清新。

(8) 防止静脉血栓形成，合理安排输液顺序，合理选择静脉。

(9) 教会患者家属有关护理知识，以利于患者回归家庭生活，如日常生活护理，并发症的护理。

五、评价

(1) 患者有无继发性损伤的危险。
(2) 患者家属是否掌握有关护理知识。

第十一节　潜在并发症——颅内感染

一、主要原因

(1) 头皮损伤使屏障功能破坏。
(2) 开放性颅脑损伤。
(3) 脑脊液外漏。

二、主要表现

(1) 局部红、肿、渗液、溃烂、疼痛。
(2) 脑脊液耳漏、鼻漏。
(3) 引流液增加，混浊，有絮状物，呈血性或脓性。
(4) 意识改变，脑脊液培养阳性等。
(5) 体温升高>37.5 ℃。

三、护理目标

(1) 患者无感染发生。
(2) 迅速控制感染。
(3) 患者或家属能运用预防感染的措施。

四、护理措施

(1) 指导并协助患者预防感染。①控制探视人数或次数。②勿自行抬高引流袋，防止引流管脱出。③脑脊液外漏时不可强行填塞。

(2) 保持头部敷料干燥，随时更换渗湿的辅料，头下铺无菌棉垫。

(3) 密切观察体温、意识、瞳孔变化，及早发现颅内感染征象。

(4) 加强脑脊液外漏的护理。①密切观察脑脊液外漏的部位、色、量、气味，并做好记录。②床头抬高30～60°，使脑组织移向颅底而封闭漏口。③及时清除鼻腔血迹及耳道污垢，防止液体逆流。④定时以盐水擦洗耳道、鼻前庭，然后以酒精消毒，勿填塞和冲洗。⑤不经鼻吸痰，插胃管，以免感染。⑥避免咳嗽，喷嚏等高压气流的冲击，以免加重漏口损伤。⑦勿用力排便，以免颅内压升高，使空气逸入颅内，引起感染。⑧口腔护理，每天3次，以防经口腔造成颅内感染。⑨检测体温，每

6 h1次，直至脑脊液漏停止 3 天，及时了解是否有颅内感染。

(5) 遵医嘱合理使用抗生素。

五、评价

(1) 患者家属是否了解感染的危险因素。

(2) 患者是否有颅内感染征象。

第十二节　知识缺乏：脑外伤康复知识

一、主要原因

(1) 未接受过相关知识教育。

(2) 文化程度较低。

二、主要表现

(1) 患者及其家属对脑外伤康复知识一无所知，对康复无任何要求。

(2) 患者及其家属经常求助于医师、护士，咨问康复的程序，对工作、生活造成的影响等。

(3) 缺乏正确的促进康复的行动，如强行扶患者下床等。

三、护理目标

(1) 患者及其家属掌握有关康复知识。

(2) 患者能在护士的指导下进行正确的康复训练。

四、护理措施

1. 向患者及其家属讲解下述知识

(1) 头部损伤类型，以了解病情轻重、预后。

(2) CT、MRII 检查结果。

(3) 护理计划及病情变化信息，取得理解和配合。

(4) 家属避免与患者谈论有关病情不良预后的话题。

2. 协助家属制定康复训练计划

3. 指导康复训练计划的实施

(1) 语言沟通训练。①患者有意识时，向患者解释每项操作，取得最大程度的合作；②有目的地和患者说话；③从发单音、数数开始教发音，说常用词句(如自己或亲友姓名)，并进行语句关联训练：如早晨-太阳，晚上-月亮，1＋1＝2 等；④让患者听病前喜爱的音乐，歌曲，认知亲近、熟悉的人和物。

(2) 记忆力训练。①教会患者认知亲友；②教会患者认记周围环境、物品；③与患者一同回忆往事、朋友;④鼓励患者表达自己的喜、怒、哀、乐。

(3) 书写能力训练。①无肢体瘫痪者,教会患者握持笔。②指导并鼓励患者在纸上画写。

(4) 肌肉活动训练。①瘫痪肢体被动运动,每天 3 次,每次 30min。②肢体按摩,每 2h 1 次。③鼓励并指导刷牙、洗脸、端碗(吃饭)活动。④指导并鼓励患者下床活动。

(5) 平衡功能训练。①病情允许情况下协助半坐→坐位→下地站立→行走;②协助患者移动下肢。③指导患者正确使用扶手、轮椅等辅助用具。

(6) 康复训练注意事项。①进行各项训练时应循序渐进,不可急功近利,以免挫伤患者积极性。②保护患者,防止患者摔倒、跌伤。③及时鼓励患者的微小进步,调动患者康复训练的积极性。

五、评价

(1) 患者和家属了解相关知识的程度。

(2) 患者和家属是否配合康复训练计划的实施。

(3) 患者康复训练计划实施的效果。

第十三节　住院期间心理干预

一、住院早期的心理干预

住院早期由于环境改变,痛苦的体验及对预后的不确定性等诸多因素,使患者心理压力过重,而表现出极度的焦虑、恐惧。

护理人员应以真诚、和蔼、关心、体贴的语言,耐心、细致地倾听患者的陈述,仔细了解焦虑的原因和心理需求,结合当前需做的治疗、护理操作,有针对性地进行相关的健康知识教育,交代注意事项,提供正确的、有价值的信息资料,鼓励家属和患者共同寻求医学知识信息并参与决策过程,及时解答疑问,消除患者的疑虑。同时,在与患者及家属的接触交往过程中,建立起护-患-家属间互信任的良好关系,使患者得到正确、多方位的心理疏导,从而能正视现实,树立战胜伤病的信心。

二、伤病中期的心理干预

伤病中期主要由于患者害怕手术和术后结果,对这种情况,护理人员应通俗易懂的语言向患者介绍手术的性质,手术的原因和必要性及手术效果,手术的危险性,麻醉方式等,消除其由于知识缺乏或以往经历所产生的消极影响,使其对病情及预后有一个正确的评估。

三、病情恢复期的心理干预

病情恢复期是心理护理的关键时期,由于容貌的改变、家庭经济承受能力、恋爱关系受挫等问题,患者大都心情压抑、对前途失去信心,不如意时即表现出情绪异常,如经常生气、哭泣等,有的甚至产生自伤、轻生的念头。此时应争取家庭和亲友的密切配合,们的言行举止会接影响患者的理状态，细致的关怀与照顾，良好的心理沟通能为患者提供良好、有益的精神支柱。鼓励家属正确对待形象改变，鼓励家人和朋友探视患者，并给提供隐私和安全的环境，允许患者发泄悲伤。协助患者人的帮助，向患者提供与同样经历者接触和交往的机会，协助患者选择适宜的假发，鼓励患者尽量多进行户外活动，多与病友交流，使患者能现实地评价自己的情境，以行动战胜自我，勇敢地重新走向社会。

（朱桂彩　张文秀）

第八章 颅内压增高

第一节 概 述

颅内压(intracranial pressure)是指颅腔内容物(脑、脑脊液和血液)对颅腔壁产生的压力,由液体静力压和血管动压两个因素所构成。由于蛛网膜下腔和脑池内的脑脊液介于颅腔壁与脑组织之间,并与脑室、脑池和脊椎管内蛛网膜下腔相连通。因此,临床上常以侧脑室内、小脑延髓池和腰段蛛网膜下腔所测得的脑脊液静水压来表示颅内压。正常成年人身体松弛状态下侧卧时的腰椎或平卧时侧脑室内的压力约为0.7～2.0 kPa(70～200 mmH_2O),儿童为0.5～1.0 kPa(50～100 mm H_2O);坐位时腰穿压力为3.43～4.41 kpa(350～450 mm H_2O)。

颅内压增高(increased intracranial pressure,ICP)是神经外科常见临床病理综合征,是颅脑损伤、脑肿瘤、脑出血、脑积水和颅内炎症等的共有征象,由于上述疾病使颅腔内容物体积增加,导致颅内压持维持在2.0 kPa(200 mm H_2O)以上,从而引起相应综合征,称为颅内压增高。急性颅内压增高是指颅内压急剧升高超过机体的代偿机能,发生失代偿的一种病理情况,是急诊神经外科患者较常见的危重急症,如得不到及时、正确的处理,将会造成严重的继发性脑损害,甚至危及生命。因此,颅内压增高是神经外科临床工作中经常遇到的一个重要问题,尤其是中型与重型颅脑损伤。颅内压增高可使脑血液循环障碍,静脉回流受阻,颅内瘀血,产生脑受压、脑移位,严重者发生脑疝,患者常由于继发性脑干损伤致死。如能及时诊断和解除引起颅内压增高的病因,采取针对性措施以缓解颅内压力,可使其转危为安。本章对颅内压增高的病因、病理生理、发展过程、诊断治疗和预防等方面进行详细介绍,旨在帮助医务工作者及时处理颅内压增高。

第二节 脑脊液循环及生理功能

一、脑脊液的生成

脑脊液是存在于脑室系统,脑及脊髓蛛网膜下腔的一种无色透明的水样液体,比重为1.005～1.009。脑脊液含氯化钠、氯化钾、氯化钙等电解质及少量蛋白质和葡萄糖。脑脊液的特殊性质是由血—脑脊液屏障造成的,它可阻止血液中的大分子成分进入脑脊液中。脑脊液的成分与血浆成分有较大差异,如脑脊液中的蛋白质含量极微,葡萄糖的含量也仅为血糖的60%～70%,各种离子的浓度也有高有低。

脑脊液主要来源于脑室脉络丛,即室管膜细胞及其下方的血管丛。关于脑脊液形成的机制,尚有不同的看法:一种是过滤学说,认为脑脊液是由脉络丛超滤液形成;另一种是分泌学说,认为脑脊液是由脉络丛细胞分泌而成。目前,多数学者倾向于支持后者,即脉络丛毛细血管渗透出来的血浆过滤液先扩散到结缔组织基质,然后,通过耗能形式主动运输。先由上皮细胞的侧面和底面输送进入细胞,再通过溶质的小孔(泡)输送到上皮细胞的顶部,与微绒毛协同,分泌入脑室。近年来还发现，少量液体由软脑膜、蛛网膜毛细血管和脑细胞外液经过脑室管膜上皮渗出而成。

脑脊液的总量随年龄有所增长。正常成人一般为120～180 ml，平均约为150 ml，分别分布于侧脑室(30～40 ml)，第三脑室与第四脑室(25～30 ml)，脑蛛网膜下腔(55～65 ml)，脊髓蛛网膜下腔(10～15 ml)。正常情况下，成人脑脊液的生成速度为每分钟0.3～0.5 ml，每24 h约产生500 ml左右的脑脊液。若按正常平均量约为150 ml计算，则脑脊液每天可以更新约4次。

二、脑脊液的生理功能

借助脑脊液可使脑和脊髓的细胞间液相互沟通，并在脑室与蛛网膜下腔等处相互渗透。因此，有学者认为，脑脊液实质上可以看做是广义的脑细胞外液。它的生理功能主要有以下几个方面：

(1) 缓冲外力的作用。脑脊液可以保护脑和脊髓免遭外来冲击力的影响。例如，当颅骨或脊椎某点受到冲击时，脑脊液可以缓冲、分散压力，以免直接压迫、冲击脑或脊髓。

(2) 作为"贮水池"。可用于调节颅腔内容物的总体积。若脑内液体和血管内血液的容积增加，则脑脊液被挤出颅腔。反之，脑脊液相应增加。

(3) 输送物质。作为中枢神经系统输送营养物质和排除某些代谢产物的媒介。

(4) 控制和维护脑内压力相对恒定。当切除部分脑组织时，脑脊液容量可适当增加，以维持正常的颅内压。

(5) 对维持脑组织的渗透压和酸碱平衡起着十分重要的作用。

三、脑脊液循环

脑脊液循环也称第三循环。从两侧脑室脉络丛生成的脑脊液(占脑脊液的95%)经过室间孔进入第三脑室，再经中脑导水管进入四脑室，再由第四脑室经正中孔和两个外侧孔分别流人小脑延髓池和桥脑池。脑脊液进入蛛网膜下腔的脑池后，经过脑池及其通道沿脑表面向蛛网膜下腔扩散，缓慢地向下渗透到脊髓周围的蛛网膜下腔。随着每一次动脉的搏动、脉络丛充血产生的泵压作用，推动脑脊液循环和回流，最终，脑脊液经上矢状窦旁蛛网膜绒毛(颗粒)汇集入上矢状窦。由于蛛网膜绒毛具有单向瓣膜作用，脑脊液可以进入静脉窦，而静脉窦内的血液不能逆流入脑脊液。

1. 影响脑脊液分泌的因素

(1) 血压变化在脑及脉络丛的自动调节范围，即平均动脉压在6.7～8.0 kPa时，脑脊液分泌基本不受影响。

(2) 颅内压在0～2.1 kPa范围内，脑脊液分泌量无影响，若超过2.2 kPa时，脑脊液分泌量明显减少。

(3) 代谢性及呼吸性碱中毒时，脑脊液的分泌量减少23%～46%。

(4) 直肠温度每增加1℃时，脑脊液的分泌量增加11%。

(5) 肾上腺皮质激素及乙酰唑胺可减少50%脑脊液分泌量，而麻醉药物如乙醚可使分泌量增加。

2. 脑脊液的吸收

(1) 经硬脑膜血管途径，即蛛网膜下腔中的脑脊液大部分经蛛网膜绒毛的小管状开口进入硬脑膜静脉窦。其机理是脑脊液压力较静脉窦内压力高0.25～0.3 kPa(25～30 mm H_2O)，因此脑脊液吸收入静脉窦主要是靠压力差。

(2) 一部分脑脊液可直接经脑表面的毛细血管吸收回流入血循环。

(3) 神经周围的淋巴途径:蛛网膜下腔沿着脑和脊神经根一起向外延伸,与神经根周围组织间隙和淋巴管相通,通过淋巴管吸收部分脑脊液。

(4) 神经周围间隙和室管膜也参与脑脊液的吸收。

正常情况下,脑脊液的分泌、循环与吸收处于动态平衡,保证了神经细胞代谢的正常进行,并对正常颅内压的维持具有重要作用。

3. 影响脑脊液吸收的因素

(1) 颅内压在 0.7 kPa 时,脑脊液开始被吸收;一般在 1.1 kPa 时吸收与分泌达到平衡。在 2.6 kPa 时吸收量可达 1.5 ml/min(IT 时常为 0.3ml/min)。在炎症,创伤和出血引起的颅内压和脑静脉压同时增高时,脑脊液的吸收则降低为正常的 1/2 以下。

(2) 蛛网膜颗粒可因炎症或出血后红细胞堵塞造成脑脊液吸收能力降低。

(3) 各种原因或先天性因素可引起脑脊液循环通道的机械性阻塞,使脑脊液循环的生理流向受阻。

第三节 颅高压的发生机制

如上所述,颅腔内容物包括脑组织(1400 g)、脑脊液(75 ml)和血液(75 ml)。一般情况下,三者的总容积与颅脑总容积保持动态平衡,维持颅内压在正常范围内。正常情况下,颅内压可有小范围的波动,与血压和呼吸关系密切,收缩期颅内压略有增高,舒张期颅内压稍下降;呼气时压力略增,吸气时压力稍降。颅腔内容物虽不能被压缩,但在一定范围内可以相互替换。所以三者中任何一种颅腔内容物体积增加,均可导致其他一种或两种内容物体积代偿性减少,从而使颅内压维持相对平稳状态,不会有很大波动,这是颅内容积(或空间)代偿最基本的概念,即 Monroe-kellie 原理。因为脑组织体积比较恒定,尤其是在急性颅内压增高时不能被压缩,颅内压的调节主要依靠脑血容量与脑脊液量两液态之间保持平衡。在正常情况下,维持脑组织最低代谢所需的脑血流量为 32 ml/(100 g · min)[正常值为 54～65 ml/(100 g · min)],全脑血流量为 400 ml/min(正常值为 00～1200 ml/min),脑血管内容量应保持在 45 ml 以上,脑血容量可被压缩的容积占颅腔容积的 3%左右。脑脊液是三种颅内容物中最易变动的成分,量为 75 ml 左右,约占颅腔容积的 5.5%。当发生颅内高压时,首先出现脑脊液分泌减少、脑脊液吸收增加和部分被压缩出颅腔以缓解颅内压升高,继之再出现脑血容量减少。因此,一般而言允许颅内增加的临界容积约为 5%,超过此范围,颅内压开始增高。当颅腔内容物体积增大或颅腔容量缩减超过颅腔容积的 8%～10%,则会产生严重的颅内压增高。

在颅腔内,脑、脑脊液和血液三者所占容积保持相对恒定的比例关系,以维持正常颅内压。脑组织肿胀、颅内占位性病变,脑脊液分泌过多、吸收障碍、循环受阻,脑血流灌注过度等均可引起颅内压增高。使颅腔容积缩小的各种伤病如广泛性颅骨凹陷性骨折、向颅腔内生长的骨瘤或骨增生性疾病如颅骨发育不良症,或先天性狭颅症和颅底凹陷等,均可有一定程度的颅内高压表现。最常见的还是颅内容物体积增加或颅腔内病理性出现第四种内容物(如血肿、肿瘤),当其容积超过代偿容积后,即可出现颅内高压症。

第四节 引起颅内高压症的常见病因

颅缝闭合后,颅腔内的容积即相对固定不变。颅腔内容物主要为脑、血液和脑脊液。因此,颅腔容积即相当于三者的总和,颅腔容积＝脑组织体积＋脑血容量＋脑脊液量;颅内出现占位性病变时,颅内容物中增加了占位性病变的体积,上述公式即变为:颅腔容积＝脑体积＋颅血容量＋脑脊液量＋占位病变体积。

引起颅内压增高的原因如下：

(1) 脑体积增加。最常见的原因是脑水肿。急症神经外科的多种脑疾病，如脑挫裂伤、颅内血肿、脑脓肿、脑血管疾病、颅内肿瘤、炎症(脑炎、脑膜炎)和脑手术后等都可引起脑水肿，全身性疾病如休克、窒息、小儿中毒性肺炎或中毒性痢疾等亦可引起脑水肿。

(2) 颅内血容量增加。呼吸道梗阻或呼吸中枢衰竭引起的 CO_2 蓄积或高碳酸血症，可导致脑血管扩张，脑血容量急剧增加；丘脑下部、鞍区或脑干部位手术使自主神经中枢或血管运动中枢受刺激，引起急性脑血管扩张，也可使脑血容量急剧增加，引起急性颅内压增高。颅内各种血管性疾病如动静脉畸形、血管瘤、脑毛细血管扩张症，以及各种类型的严重高血压等均可因脑血容量增加而引起颅内压增高。

(3) 脑脊液量增加。是颅压增高的主要原因之一。常见情况包括脑脊液吸收障碍及脑脊液分泌过多。脑脊液分泌和吸收功能障碍所引起的交通性脑积水，常见于婴幼儿先天性脑积水，静脉窦栓塞或蛛网膜粘连后引起的交通性脑积水，蛛网膜下腔出血后红细胞堵塞蛛网膜颗粒所引起的脑积水等。较多见的是因脑脊液通路受阻所致的阻塞性脑积水，或先天性延髓及扁桃体下疝畸形(Arnold—Chiari 畸形)、第四脑室闭锁症(Dandy—Walker 症)等。

(4) 颅内占位性病变。颅内肿瘤等颅内占位性病变，除病变本身占有一定体积外，病变周围脑水肿或阻塞脑脊液循环通路造成梗阻性脑积水等，都是引起颅内压增高的重要因素。常见的有颅内血肿、自发性颅内出血(脑出血、血管瘤或动静脉畸形引起的蛛网膜下腔出血)、颅内肿瘤(胶质瘤、脑膜瘤、神经纤维瘤、巨大的颅咽管瘤或垂体瘤、松果体瘤、皮样或上皮样囊肿、脊索瘤和转移瘤等)、颅内脓肿、颅内肉芽肿(结核瘤、真菌性肉芽肿等)、寄生虫病(颅内血吸虫、囊虫、包虫及肺吸虫等)。其中脑囊虫病引起颅内压增高的原因有：①脑内多发性囊虫结节可引起分散性脑水肿；②单个或数个囊虫在脑室系统内阻塞导水管或第四脑室，产生梗阻性脑积水；③葡萄状囊虫体分布在颅底脑池时引起粘连性蛛网膜炎，使脑脊液循环受阻。脑包虫性或脑血吸虫性肉芽肿，均在颅内占有一定体积，由于病变较大，因而造成颅内压增高。

(5) 颅脑先天性疾病。婴幼儿先天性脑积水多见于导水管发育畸形，形成梗阻性脑积水；颅底凹陷和先天性小脑扁桃体下疝畸形，脑脊液循环通路可在第四脑室正中孔或枕大孔受阻；狭颅症，由于颅缝过早闭合，使颅腔狭小，限制了脑的正常发育，从而引起颅内压增高。

(6) 良性颅内压增高。又称假脑瘤综合征，以脑蛛网膜炎比较多见，其中发生于颅后窝者引起颅内压增高最为显著。颅内静脉窦(上矢状窦或横窦)血栓形成，由于静脉回流障碍引起颅内压增高。其他代谢性疾病、维生素 A 摄入过多、药物过敏和病毒感染所引起的中毒性脑病均可引起颅内压增高。但多数颅内压增高症状可随原发疾病好转而逐渐消失。

(7) 脑缺氧。心搏骤停或昏迷患者出现的呼吸道梗阻，麻醉过程中出现的喉痉挛或呼吸停止均可发生严重脑缺氧。另外，癫痫持续状态和喘息状态(肺性脑病)亦可导致严重脑缺氧致继发性脑水肿，从而出现颅内压增高。

第五节　颅内压增高的病理生理

一、影响颅内压增高的因素

(1) 年龄。婴幼儿及小儿的颅缝未闭合或尚未牢固融合，颅内压增高可使颅缝裂开而相应增加颅腔容积，从而缓和或延长病情的进展。老年人由于脑萎缩使颅内代偿空间增多，故病程亦较长。

(2) 病变的扩张速度。Langlitt 于 1965 年在狗的颅内硬脑膜外放置一小球囊，每小时于囊内注入 1 ml 液体，使之逐渐扩张。开始时由于颅内压调节功能的存在，颅内压的波动很小或不明显；随着球囊的继续扩张，调节功能逐渐耗竭，颅内压明显增高。注入液体到 4 ml 时达到一个临界点，这时只要向囊内注入极少量液体，颅内压就会有大幅度的升高，释放少量液体则颅内压即可显著下降。这种颅腔内容物的体积与颅内压之间的关系曲线，称为体积/压力关系曲线。从曲线可看出，颅内压力与体积之间的关系不是线性关系而是类似指数关系，这种关系可以说明一些临床现象，如当颅内出现占位性病变时，随着病变的缓慢增长，可以长期不出现颅内压增高症状，一旦颅内压代偿功能失调，则病情将迅速发展，往往在短期内即可出现颅内高压危象或脑疝；如原有的颅内压增高已超过临界点，则释放少量脑脊液即可使颅内压明显下降，若颅内压增高处于代偿范围之内(临界点以下)，释放少量脑脊液仅能轻微的压力下降，这一现象称为体积—压力反应(volume—pressure respo 生理盐水 e，VPR)。

(3) 病变位置。位于颅中线或颅后窝时，病变易阻塞脑脊液循环通路而发生梗阻性脑积水，故可早期出现颅内压增高症状且较为严重。颅内大静脉窦附近的占位性病变，由于早期即可压迫静脉窦，引起颅内静脉血液回流或脑脊液吸收障碍，因此颅内压增高症状亦可早期出现。

(4) 伴发脑水肿的程度。脑寄生虫病、脑脓肿、脑结核瘤、脑肉芽肿等，由于炎症反应均可伴有较明显的脑水肿，故早期即可出现颅内压增高症状。

(5) 系统性疾病。尿毒症、肝性脑病、毒血症、肺部感染、酸碱平衡失调等都可引起继发性脑水肿而致颅内压增高。高热往往会加重颅内压增高的程度。

二、颅内压增高的后果

上列各种原因所引起的颅腔空间与颅内容物体积之间的稳态平衡遭到破坏且超过一定代偿限度，就会发生颅内高压。由于颅内容物有代偿功能，在颅内压增高的早期，可通过把脑脊液置换出颅和调节脑血流量来维持颅内压的平衡。压力和容积间的关系，可以从颅内容积/压力关系曲线反映颅内压增高的过程和生理调节功能。如颅内压增高超过颅内容积的代偿限度，颅内压不断持续升高，则可引起脑血流量调节功能发生障碍，脑组织缺血缺氧严重，加重脑水肿，脑组织体积增加致颅内压继续上升，可使脑组织移位形成脑疝，终致脑干受压造成呼吸、心血管中枢衰竭而死亡。

1. 颅腔的容积代偿

颅内病变的早期，当某一颅内容物体积增加而引起颅腔容积与颅内容物之间出现失衡，机体可通过减少颅内血容量和脑脊液量来代偿。颅内容积/压力关系曲线可反映颅内压增高的过程和生理调节功能。曲线的水平部分为颅内压增高的代偿期，垂直部分代表失代偿期。X 处即为两者的临界点(转折点)。在临界点前，颅内内容物体积虽有所增加，但可借脑脊液的置换和脑血流量的减少来代偿，不致出现明显的颅内高压症状。超过临界点，虽同样增加颅内容积，但颅内压上升的幅度却明显加快，说明此时的生理调节功能已渐丧失。临床上缓慢生长的肿瘤，可在较长时间内不出现颅内高压症状，一旦出现颅内压增高症状，则病情发展明显加速，短期内即可出现颅内高压危象或脑疝。一些进展迅速的占位性病变，颅内压于短期升高，并随着病变的发展持续上升。

容积与压力之间关系表明颅腔内容积存在顺应性和回缩性(抗塑性)两个特点。两者是一对矛盾。回缩性来自颅脊髓腔内结构的可塑性与弹性所产生的阻力，即单位容积的变化所产生的颅内压力的变化;顺应性表示颅内的容积代偿能力,即允许颅腔内所能接受的容量,是单位颅内压变化所需的容积量,即颅腔内可供调节颅内压升高的容积量。当代偿能力较大时,则顺应性强而回缩性弱;反之,则顺应性弱而回缩性强,两者成反比。在颅腔内容积压力代偿过程中,颅内压的上升速率依赖于脑的顺应性。严格地讲,顺应性定义为压力变化时功能性的体积变化。因此,言及颅内压最合适的说法应是可塑性,即体积变化时功能性的压力变化。而顺应性更多的是反映颅腔容积代偿的能力。在正常情况下,脑顺应性良好,可以耐受中度体积变化而颅内压升幅极小。当顺应性受损时(如水肿、血肿、血管充血、脑脊液或血管通路梗阻),微小刺激即可引起颅内压的急剧升高。同时,常用容积/压力反应来评价顺应性和抗塑性间的改变程度,如从脑室或腰穿内放出 1 ml 脑脊液,其压力下降很少,表明此时仍处在代偿期内;若其压力下降超过 0.41 Kpa(3 mm Hg),则提示颅内压容积/压力曲线已超过临界点。因此,容积/压力反应越大表明颅内压增高越严重。而且根据上述顺应性和抗塑性变化的情况,可了解到颅内压升高程度和变化情况。

1973 年,Marmarou 提出用压力—容积指数(pressure volume index,PVI)来量化颅内顺应性。由于典型的容积—压力曲线表现为指数曲线,在曲线上某一点所测得顺应性不等于其他部位的顺应性。若将压力转换为对数,在半对数坐标上,可使容积—压力曲线直线化,该直线斜率即为压力—容积指数。

压力—容积指数是一个计算值,即使颅内压升高 10 倍所需的液体量。为确定 PVI,于脑室系统注射或抽取 1 ml 液体,可发现立即产生的颅内压瞬变值。PVI 值在 20 ml 以上说明顺应性正常,介于 15～20 ml 则提示顺应性下降,存在 ICP 显著增高的可能,通常适度处理后可以控制;低于 15 ml 提示顺应性很差,预示极可能发生不可控制的颅内高压。但是测定 PVI 有一定风险。注射或抽取液体必须开放脑室引流系统,这样会明显提高感染率;当顺应性降低时,注射液体以测定 PVI,可诱发或加重颅内高压;抽取液体时,有将脉络丛或室管膜组织吸入导管的可能性,装置内全部液体可被迅速抽取,而不能准确反映压力变化,从而影响 PVI 的准确性。这些因素严重限制了 PVI 的临床应用。

2. 脑血流量的调节

脑血液循环的主要功能是向脑组织供氧及其他营养物质、清除代谢产物、运送激素与递质以实现脑组织对靶器官的调节功能。脑组织血液供应极其丰富,正常成人平均脑血流量(CBF)约为 60 ml/(100 g · min),全脑的供血量约占心排出量的 15%,而脑组织的重量仅占身体重量的 2%,说明脑组织的复杂功能需有较多的血液来支持。另一方面,脑组织没有足够的能量储备,所以脑组织对缺血缺氧非常敏感,容易遭受缺血缺氧的损害。但脑血流量太多也会破坏脑组织的内稳定状态而导致脑损伤。因此保证脑组织恒定适当的血流量对维持其生理功能非常重要。脑血流量的大小与脑灌注压(cerebral perfusion pressure,CPP)成正比,与血管阻力(cerebral vascular resistance,CVR)成反比。血管阻力主要取决于阻力血管管径的大小即血管的收缩或舒张,血液的黏滞度也起一定作用。为了保证脑组织恒定适当的血流量,机体依靠精密的脑自动调节机制来维持这种关系。从生理上可分为两种自动调节机制:脑血管压力自动调节和脑代谢自动调节,两者都是通过改变阻力血管的管径,即改变 CVR 来发挥作用。

(1) 脑血管压力自动调节。脑血流的压力自动调节是指脑血管随管腔压力变化而改变其管径,使脑血流量在一定灌注压范围内得以保持稳定。当 CPP 增高时,阻力血管壁的平滑肌受到的压力增加,阻力血管即发生收缩,使管径缩小 CVP 增大,减少血流通过;反之,当 CPP 下降,阻力血管扩张,管径扩大,CVR 减少,使通过的血流量增加,使脑血流量不致减小,此即为脑血管的压力自动调节机制。脑血管的这种压力自动调节,对维持全脑血流量的稳定具有重要作用。脑血管的自动调节功能是有限的,阻力血管平滑肌收缩也有一定限度。如果阻力血管的平滑肌收缩已达极限，即使增加 CPP，CVP 也不会再增大，这就是自动调节的上限，相当于 CPP 为 16.0～17.3 kPa (120～130 mm Hg)。越过此上限，则 CBF 将随 CPP 的增高呈线性递增，即发生脑灌注压突破(脑过度灌注)，脑血管扩张、充血、渗透性增加，有血液成分渗出，出现脑肿胀，ICP 增高。即使 CPP 下降，阻力血管扩张，血管腔扩大到极限，即使 CPP 继续下降，血管也不会再扩大，这就是自动调节的下限，相当于 CPP 为 6.7～8.0 Kpa(50～60 mm Hg)，CPP 低于这个水平，CBF 将随 CPP 的下降呈线性减少，发生脑缺血甚至脑梗死。压力自动调节在脑损伤时常被破坏。多数情况下其功能可得到部分保留，表现为自动调节的 CPP 下限移向较高水平(上限基本不变)，低于此水平，将发生灌注不足。各种提高 CPP 的治疗措施的目标是努力维持 CPP 在此范围之上。但是，对特定患者而言，无法知道可接受的最低 CPP 值，经常应用的 CPP 治疗阈值为 8.0～12.0 kPa(60～90 mm Hg)主要是理论上的推测。脑血管的压力自动调节功能不是固定不变的，受多种因素影响如神经调节功能、脑的代谢情况、颅脑损伤或病变、血内 CO_2 及 O_2 分压和患者全身情况等的影响。在自动调节功能完全破坏情况下，CBF 与 CPP 成正比，应尽力维持 CPP 在稍高于保持适当充足 CBF 的 CPP 点之上的一个窄幅范围内。若 CPP 太低，将发生灌注不足；CPP 过大，CBF、脑血容量(CBV)增大，导致颅内压增高、血管源性脑水肿加重。因此估计个体患者较合适的 CPP 值具有重要意义。

(2) 脑代谢自动调节。脑代谢自动调节是指脑组织根据细胞代谢需要自动调节 CBF 水平，以合理分配脑血流量，以维持脑的正常生理功能。脑代谢增高时，细胞外液内氢离子、钾离子及腺苷的浓度增高，血管扩张，CBF 增加；反之，脑代谢降低时，细胞外液内增高的化学物质被冲洗，血管收缩，局部脑血流量就减少。当脑组织发生缺血缺氧引起高碳酸血症时，通过脑代谢自动调节机制，血管扩张，CBF 增加；过度通气时引起血中氢离子减少，促使血管收缩，CBF 减少。CBF 不足将导致代谢应激，引发血管扩张，CBV 增加，从而诱发或加重颅内高压。与自动调节功能部分保留的情况相类似，通过提高 CPP 来升高 CBF 实际上可以降低 CBV，降低颅内压。脑损伤一般不易损伤代谢自动调节功能，即使严重颅脑损伤时仍多保留此功能。

三、全身性血管加压反应

急性颅脑损伤和急性颅内压增高患者，机体常通过自主神经系统的反射来调节脑血流量，因此又称神经性调节反应，即库欣反应(Cushing 三主征)。即周围动脉收缩使动脉压升高，增加心排出量，以达到提高脑血流的灌注压。同时呼吸变慢变深，使肺泡内 CO_2 和 O_2 能充分交换，以提高血氧饱和度，改善缺氧。但当颅内压上升达动脉舒张压水平，$PaCO_2$ 上升近 6.6 kPa(50 mm Hg)时，亦可使此神经反应丧失而发生血压骤然下降，脉搏变细弱，呼吸变浅或不规则甚至停止。这种全身性血管加压反应，不仅受延髓内的血管运动中枢和呼吸整合中枢的控制，还受额叶眶回、额极、岛叶尖端到扣带回前部内脏运动中枢的影响；与丘脑下部视前区、垂体漏斗、中脑等处血管运动和呼吸整合中枢联系；亦受到主动脉弓和颈动脉窦的压力和化学感受器的支配。呼吸整合中枢较血管运动中枢的应激性高，故对缺血缺氧的敏感性较高，但耐受性较差。因此，呼吸的节律和幅度改变较血压、心搏等的变化早，也易于衰竭，不易恢复。

四、脑移位与脑疝

参见脑疝章节。

五、脑水肿

颅内压增高可直接影响脑的代谢和血流量从而产生脑水肿，增大脑体积，进而增高颅内压。脑水肿时液体可积聚于细胞外间隙，也可在细胞膜内。前者称为血管源性脑水肿，后者称为细胞中毒性脑水肿。血管源性脑水肿多见于脑损伤、脑肿瘤等病变的初期，主要是由于毛细血管的通透性增加，导致水分在神经细胞和胶质细胞间隙潴留，促使脑体积增加。细胞中毒性脑水肿是由于某些毒素直接作用于脑细胞而造成代谢功能障碍，使钠离子和水潴留在神经细胞和胶质细胞内所致，无血管通透性的改变，常见于脑缺血、脑缺氧的初期。在颅内压增高时，由于上述两种因素可同时或先后存在，故出现的脑水肿多为混合性，或先有血管源性脑水肿，后转为细胞中毒性脑水肿。

六、胃肠功能紊乱及消化道出血

部分颅内压增高的患者可首先出现胃肠道功能紊乱，如呕吐、胃十二指肠出血及溃疡和穿孔等。这与颅内压增高引起的下丘脑自主神经中枢缺血致功能紊乱有关。亦有人认为颅内压增高时，消化道黏膜血管收缩造成缺血，因而产生广泛的消化性溃疡。

七、神经源性肺水肿

该病在急性颅内压增高病例中的发生率高达5%～10%。由于下丘脑、延髓受压导致肾上腺素能神经活性增强，血压反应性增高，左心室负荷过重，左心房及肺静脉压力增高，肺毛细血管压力增高，液体外渗引起肺水肿，患者可表现为呼吸急促，痰鸣，并有大量泡沫状血性痰液。

第六节　颅内压增高的分期

根据临床和病理生理特点，颅内压增高可分为代偿期、早期、高峰期和晚期(衰竭期)4个不同阶段。

(1) 代偿期。引起的病变虽已开始形成，但尚处于初期发展阶段，由于颅腔内有8%～10%的代偿容积，所以只要病变本身的体积和病变所引起的颅内容物体积与容量的增加总和不超过此范围，则颅内压仍可保持在正常范围，临床上也就不出现颅内压增高的症状和体征，所以早期诊断较为困难。此期长短取决于病变的性质、部位和发展速度等因素。如良性肿瘤或慢性硬膜下血肿，由于病变发展缓慢、引起的脑水肿程度也较轻，故此期持续时间可由数月到数年不等。但是，某些急症神经外科疾病，如急性颅脑损伤、颅内出血性疾病、肿瘤内出血(肿瘤卒中)或脑脓肿、恶性肿瘤等，由于病变发展较快，周围脑组织也有较为广泛和严重的水肿反应，在很短时间内就可超过颅腔代偿容积，这类患者的代偿期比较短。例如急性颅内血肿，其代偿期多仅为数十分钟到数小时；脑血管疾病发生颅内出血时其代偿期也很短。脑脓肿多为数日或数周；恶性肿瘤多在数周或1～2个月。由于此期缺乏颅内压增高，症状亦不明显，因此，早期诊断有困难。

(2) 早期。由于病变继续发展，颅内容物体积增加的总和已超过了颅腔代偿容积，逐渐出现颅内压增高的症状和体征。由于此期颅内压的升高尚低于平均动脉压值的1/3，脑灌注压值为平均动脉压值的2/3，脑血流量也保持在正常脑血流量的2/3左右，为34～37 ml/100 g·min。$PaCO_2$值在正常范围内，脑血管自动调节反应和全身血管加压反应均还保持良好，但脑血管管径已明显改变，脑血流量开始减少，脑组织已有早期缺血缺氧。如能及时解除病因，脑功能尚容易恢复，预后多良好。

(3) 高峰期。病情发展到达严重阶段时，颅内压上升至平均动脉压值的 1/2，脑灌注压相当于平均体动脉压值的 1/2，脑血流量也已降至正常。此时颅内压几乎与动脉舒张压相等。$PaCO_2$ 在 6.7 kPa。此阶段脑血管自动调节反应丧失，可出现脑微循环弥散性梗死。但患者尚存在全身性血管加压反应。此期如不能及时采取有效处理措施，患者往往迅速出现脑干功能衰竭。

(4) 晚期(衰竭期)：病情已发展到濒危阶段，颅内压增高相当于平均体动脉压，脑血管阻力极大，血管腔可完全塌陷或闭塞，脑组织几乎处于无血液灌流状态，脑血流量仅为 18～21 ml/100 g·min，脑代谢耗氧量($CMRIO_2$)低，$PaCO_2$ 接近于 6.7 kPa，SaO_2 小于 60%。临床上可达脑死亡阶段。此时即使进行抢救，预后极差。

第七节　颅内压增高的类型

由于颅内压增高的病因及发病机制不同，临床所见的颅内压增高可分为两种不同的类型：

(1) 弥漫性颅内压增高，于颅内各部位压力普遍增高，没有明显的压力差，因而颅内结构没有明显移位。临床多见于全脑缺血缺氧、脑膜脑炎、蛛网膜下腔出血、各种毒血症引起的全脑性水肿。

(2) 局限性颅内压增高，颅内某一部分先有局部压力升高，通过脑的移位将压力传到颅内各部，使整个颅内压升高。在颅内的不同部位有比较明显的压力差，病变所在区域压力最高，并构成压力源。临床所见外伤性颅内血肿、各种颅内占位病变均属于此类型。

上述两种颅内压增高的颅内生理调节机制不同。弥漫性颅内压增高时，生理调节较为有效，机体所能耐受的压力范围较大，当压力解除后，神经功能的恢复较快。局限性压力增高时，身体调节功能较差，机体所能耐受的压力程度较低，颅内压增高超过一定时间后，解除压力后，神经功能恢复较慢。之所以有以上区别，可能与脑移位有关，特别是与脑干的轴性移位有关。脑干局部高压造成脑血管的自动调节功能损害，受压较久后血管张力丧失，脑血容量随血压的提高而扩张，血流淤滞，血管通透性增加；压力解除后，血管调节功能不易迅速恢复，反易出现脑出血、水肿，故神经功能不能较快恢复。临床上对此两类不同的颅内压增高患者的救治措施有区别。

根据病变发展的快慢程度，颅内压增高可分为急性、亚急性和慢性三类。

(1) 急性颅内压增高。见于急性颅脑损伤引起的颅内血肿、高血压性脑出血等。其病情发展快，颅内压增高所引起的症状和体征严重，生命体征(血压、呼吸、脉搏、体温变化剧烈。

(2) 亚急性颅内压增高。病情发展较快，但没有急性颅内压增高那么紧急，颅内压增高的反应较轻或不明显。亚急性颅内压增高多见于发展较快的颅内恶性肿瘤、转移瘤及各种颅内炎症等。

(3) 慢性颅内压增高。病情发展较慢，可长期无颅内压增高的症状和体征，病情时好时坏。多见于生长缓慢的颅内良性肿瘤、慢性硬脑膜下血肿等。

第八节　颅内压增高临床表现

一、头痛

这是颅内压增高最常见的症状之一，程度不同，以早晨或晚间较重，部位主要在额部及颞部，可从颈枕部向前方放射至眼眶。头痛程度随颅内压的增高而进行性增加，当用力、咳嗽、弯腰或低头活动时常使头痛加重。头痛性质以胀痛和撕裂痛为多见。

二、呕吐

当头痛剧烈时，可伴有恶心和呕吐。呕吐呈喷射性，易发生于饭后，有时易致水电解质紊乱和体重减轻。

三、视神经盘水肿

这是颅内压增高的重要体征之一。表现为视神经乳头充血，边缘模糊不清，中央凹陷消失，视盘隆起，静脉怒张。若视神经盘水肿长期存在，则视盘颜色苍白，视力减退，视野向心性缩小，称为视神经继发性萎缩。此时如果颅内压增高不解除，视力的恢复往往并不理想，甚至会继续恶化或失明。

以上三者是颅内压增高的典型表现，称为颅内压增高“三主征”。颅内压增高的三主症中每项出现的时间并不一致，可以其中一项为首发症状。颅内压增高还可引起一侧或双侧展神经麻痹和复视。

四、意识障碍及生命体征变化

疾病初期意识障碍可表现为嗜睡，反应迟钝。严重病例可出现昏睡、昏迷、瞳孔散大、对光反应消失、脑疝，去脑强直等。生命体征变化，如血压升高、脉搏徐缓、呼吸不规则、体温升高等病危状态甚至呼吸停止，可最终因呼吸循环衰竭而死亡。

五、其他症状和体征

头晕、猝倒，头皮静脉怒张等。小儿患者可有头颅增大、颅缝增宽或分裂、前囟饱满隆起。头颅叩诊时呈破罐声，头皮和额眶部浅静脉扩张等。

六、慢性颅内压增高患者

早期可有头疼、头晕，癫痫，小便失禁，肌力减退，肌张力增高等其他表现。

第九节　颅内压增高的影像学检查

一、电子计算机X线断层扫描(CT)

目前CT是诊断颅内占位性病变的首选辅助检查措施。它不仅能对绝大多数占位性病变作出定位诊断，而且还有助于定性诊断。CT具有无创性，易于被患者接受。颅内压增高的CT表现为脑沟变浅或消失，脑回变宽；脑池受压，脑室受压变形；脑组织移位；有时可表现全脑室缩小。长期颅内压增高患者，有时可出现颅骨变化。

二、磁共振成像(MRII)

在 CT 不能确诊的情况下,可进一步行 MRII 检查,以利于确诊病因。MRII 同样具有无创性,但检查费用相对昂贵,费时较长,不适合颅脑损伤等急症患者。其表现与颅脑 CT 大致相似。

三、脑血管造影(cerebral angiography)

主要用于疑似脑血管畸形或动脉瘤等病例。数字减影血管造影(DSA)不仅使脑血管造影术的安全性大大提高,且图像清晰,使疾病的检出率提高。

四、头颅 X 线摄片

颅内压增高时,可见颅骨骨缝分离,指状压迹增多,鞍背骨质稀疏变薄,蝶鞍扩大等。X 线片对于诊断颅骨骨折,垂体瘤所致蝶鞍扩大以及听神经瘤引起的内听道孔扩大等,具有重要价值。但现较少单独作为诊断颅内占位性病变的辅助检查手段。

五、经颅多普勒(TCD)

通过颞窗可探测脑底血管的血流,用于评估颅底动脉环主要血管的血流速度和血流波形,可用于间接判断颅内高压。

第十节　颅内压增高的诊断

颅内压增高的诊断一般根据病史、临床表现、体征和辅助检查。通过全面而详细地询问病史和认真的神经系统检查,可发现许多颅内疾病在引起颅内压增高之前已有一些局灶性症状与体征,由此可作出初步诊断。如小儿的反复呕吐,头围迅速增大,成人的进行性剧烈头痛、癫痫发作,进行性瘫痪及各年龄段患者的视力进行性减退等,都应考虑到颅内占位性病变的可能。应注意鉴别神经功能性头痛与颅内高压所引起的头痛。当发现有视神经盘水肿及头痛、呕吐三主征时,则往往伴有颅内压增高症状和体征。颅内压增高会引发脑疝危象,患者可因呼吸循环衰竭而死亡,因此对颅内压增高进行及时诊断和正确处理,十分重要。同时,在诊断颅内压增高时,需明确引起颅内压增高的病因。腰穿测压对颅内占位性病变患者有一定的危险性,有时易引发脑疝,故一般不用,有时甚至禁忌。

第十一节　颅内压增高的治疗要点

颅内压增高是一种继发的临床综合征,其原因和发生机制各不相同,原发病变和由颅内高压所引起的病理生理改变也较为复杂。因此其治疗方法也是多方面的,但基本的原则是患者全身状况(原发病和继发的病理生理及生化改变)和颅内高压的治疗并重,两者不可偏废。若只注意降低颅内压力而忽略颅内高压发生的机制,则增高的颅内压即使在间断的降颅压措施下,仍将继续存在而难于逆转。因此降低颅压疗法是临时治疗措施,而治本的方法是去除引起压力增高的原因和中止其病理生理过程。当然颅内压暂时降低本身也可消除颅内压增高的不利影响(如脑缺氧所致的脑水肿),而有减少压力继续增高的可能。处理的目标是降低颅内压、合理调整体动脉压以维持合适的脑灌注压。

一、非手术治疗

1. 高渗性治疗

适当提高血浆渗透压,依靠相对非渗透性的血脑屏障在血液与脑实质(即脑细胞和细胞外间隙)液体间造成渗透压差(梯度),促使脑组织脱水,在总体上增加脑组织的顺应性。另一机制是降低血液黏滞度,增加脑血流量,增加脑供氧。通过改善脑血流及脑血管自动调节所致的反射性收缩以降低颅内压。如渗透剂经尿液排出的量不能被补充,血液黏滞度渐升高至超过处理前的水平,在长时程应用后可引起反跳性颅内压升高。高渗利尿剂选择应用的原则是:若意识清楚,颅内压增高程度较轻的病例,先选用口服药物。若有意识障碍或颅内压增高症状较重的病例,则宜选用静脉或肌肉注射。

2. 巴比妥类昏迷疗法

对重度脑外伤,大剂量巴比妥酸盐有益于治疗颅脑损伤伴颅内高压患者,以降低其他方法难以控制高颅压。最常应用的药物是硫喷妥钠(thiopental sodium)和戊巴比妥(pentobarbital)。此类药物降低颅内压的机制是多方面的。足以引起全身麻醉的大剂量药物可抑制正常脑代谢,而减少脑的需氧和能量需要,引起血管收缩和脑血流的减少,使血液分流至缺血区域。另外,巴比妥类可限制脂膜的过氧化损害,清除自由基,减少血管源性水肿的产成,减少脂肪酸释放,减少缺血组织的细胞内钙含量。此外,此类药物还可抑制癫痫发作,有利于人工过度通气的施行,减低脑和全身应激反应,颅内压的降低常较迅速而明显。

3. 过度通气

过度通气是用呼吸机等机械方法增加患者的肺通气量,亦称人工机械性过度通气。此法可降低 $PaCO_2$(低碳酸血症)、碱化脑脊液,促使脑血管收缩,减少脑血流量和脑血容量,从而快速降低颅内压。

4. 糖皮质激素

糖皮质激素通过加强和调整血—脑屏障功能、降低毛细血管通透性,减轻脑肿瘤或脑脓肿患者的脑水肿。

5. 其他

冬眠低温疗法或亚低温疗法有利于降低脑的代谢率,减少脑组织的耗氧量,抑制水肿的发生与发展,对降低颅内压亦有一定作用。

二、手术治疗

1. 脑脊液引流

脑脊液引流是一种降低颅内压的可靠方法,可通过脑室内插管完成,特别适用于脑积水的患者。有时脑脊液引流可挽救生命。对疑有颅内高压的患者,因存在致死性扁桃体疝的风险,诊断性腰穿和治疗性脑脊液引流禁忌。是如果实属必要,应行 CT 扫描以排除巨大占位病变和梗阻性脑积水可能,并且腰穿应由具有丰富处理神经疾病经验的医师完成。

2. 常用降低颅压的手术方式

有颞肌下减压术，手术骨窗减压术等。但因手术是对症处理手段，虽可以达到暂时缓解颅内压增高和改善病情的目的，但不是病因治疗的根本方法。因此单纯应用时应慎重选择。一般在解除病因时合并应用。对于急性颅脑伤患者，手术清除外伤性血肿，失活脑组织及开颅减压治疗难以控制的脑水肿有重要意义。在减压时，适时应用去大骨瓣减压和切除颞肌减压是一种明智的选择。其次是针对各种病因的手术方式。

第十二节 护理措施

一、护理中存在的问题

(1) 潜在并发症。脑疝。

(2) 头痛、呕吐。与颅内压增高有关。

(3) 有受伤的危险。与视力障碍、肢体活动障碍、癫痫发作、意识障碍等有关。

(4) 组织灌注量改变。与颅内压增高有关。

二、操作

1. 一般护理

(1) 观察和记录意识、瞳孔、血压、脉搏、呼吸及体温的变化。

(2) 床头抬高 15～30°。

(3) 高流量给氧。

(4) 意识清醒者给予普通饮食，但应适当减少盐的摄入；不能进食者给予静脉补液，但成人每天补液量限制在 2 000 ml 以内(其中含盐溶液不超过 500 ml)，输液速度不超过 15～20 滴/min，保证尿量 24 h 不少于 600 ml 即可。

2. 症状护理

(1) 高热者，采取降温措施。

(2) 躁动者，不可强行约束，应查明原因对因处理，必要时给予镇静剂。

(3) 呕吐者，即时清除呕吐物，防止误吸，并提供呕吐后的清洁护理。

(4) 视力障碍或肢体活动障碍者，提供生活护理，以防意外受伤。

(5) 头痛严重者，给予镇静止痛剂。

(6) 意识不清者，定时予以翻身、拍背和口腔护理，防止肺部并发症。

3. 防止颅内压突然增高

(1) 保持呼吸道通畅。及时清除呼吸道分泌物和呕吐物，防止误吸；取合适卧位，防止颈部过屈或过伸；有舌后坠者，及时安置口咽通气道；不能有效排痰者，协助医师行气管切开。

(2) 防止用力、剧咳和便秘。告知患者勿突然用力提取重物；进食时防止呛咳，并注意保暖，防止受凉；鼓励摄入粗纤维类食物，2 天不解大便者应给予缓泻剂，已出现便秘者应先手法掏出干硬粪便，再给予缓泻剂或小量灌肠。

(3) 控制癫痫发作。遵医嘱给予抗癫痫药物。

4. 减低颅内压的护理

（1）脱水治疗。是降低颅内压的主要方法。急性颅内压增高者，常用 20%甘露醇，成人 125～250 ml 静脉滴注（15～30 min 内滴完），2～4 次/天；速尿 20～40 mg 静脉注射，每天 2～4 次。慢性颅内压增高者，可口服速尿 20～40 mg，每天 3 次。进行脱水治疗时，应严格按时定量给药，记录出入量，观察颅内压增高的改善情况，注意药物的不良反应，如电解质紊乱等。

（2）糖皮质激素治疗。急性颅内压增高者，常用地塞米松 5～10 mg 或氢化可的松 100mg 静脉注射，1～2 次。慢性颅内压增高者，可口服地塞米松 0.75 mg 或泼尼松 5～10 mg，每天 1～3 次。糖皮质激素治疗期间应注意观察药物的不良反应，如消化道出血；糖皮质激素治疗会增加感染机会，故应采取预防措施，如必要的隔离、保持皮肤清洁等。

（3）辅助过度换气。遵医嘱给予肌松剂，调节呼吸机的各种参数，定时抽血行血气分析，维持动脉血氧分压在 12～13 kPa，动脉二氧化碳分压在 3.33～4.0 kPa 为宜。

（4）冬眠低温疗法。

（宋良鹏　柏明晓）

第九章　原发性颅脑损伤护理

第一节　头皮损伤

颅脑损伤患者多有头皮损伤。头皮是一种特殊的皮肤，含有大量头发、毛囊、皮脂腺、汗腺及皮屑，往往隐藏污垢和细菌，一旦发生开放性损伤，容易引起感染。但头皮的血液循环十分丰富，故有较好的抗感染能力。头皮损伤外科处理时，要根据伤情及患者的合作程度确定麻醉方式，头皮裂伤清创缝合一般多采用局麻，对头皮损伤较重或范围较大者，仍以全身麻醉为佳。单纯头皮损伤通常不致引起严重后果，但有时也可因头皮损伤后大量出血导致休克，所以应妥善处理。另外，头皮损伤若处理不当，可诱发深部感染，因此对于头皮损伤应给予足够的重视。

一、头皮擦伤

（一）临床表现

(1) 头皮表层不规则轻微损伤。
(2) 有不同深度的表皮层脱落。
(3) 有少量出血或血清渗出。

（二）诊断要点

损伤仅累及头皮表层。

（三）治疗要点

局部消毒。

（四）常见护理诊断/问题

(1) 疼痛。与头皮擦伤有关。
(2) 潜在并发症。颅内出血。

（五）护理措施

(1) 处理时一般不需要包扎，只需将擦伤区域及其周围头发剪去，用肥皂水及生理盐水洗净，拭干，涂以红汞或甲紫即可。

(2) 密切观察有无继发性颅脑损伤。

二、头皮挫伤

（一）临床表现

(1) 头皮表面可见局限性擦伤，擦伤处及其周围组织肿胀、压痛。
(2) 有时皮下可出现青紫、瘀血。
(3) 可同时伴头皮下血肿。

（二）诊断要点

损伤仅累及头皮表层及真皮层。

（三）治疗要点

局部消毒包扎。

（四）常见护理诊断/问题

(1) 疼痛。与头皮挫伤有关。
(2) 潜在并发症。颅内出血。

（五）护理措施

(1) 将损伤局部头皮消毒包扎即可，亦可在涂以红汞或甲紫后采用暴露疗法，注意保持伤口干燥。
(2) 密切观察有无继发性颅脑损伤。

三、头皮血肿

因头皮富含血管，故在遭受各种钝性打击后，可导致组织内血管破裂出血，从而形成各种血肿。头皮出血常发生在皮下组织、帽状腱膜下或骨膜下，易于形成血肿。其所在部位和类型有助于分析致伤机理，并能对颅骨和脑的损伤作出估计。

（一）皮下血肿

头皮的皮下组织层是头皮血管、神经和淋巴汇集的部位，伤后易于发生出血、水肿。

1. 临床表现

由于头皮下血肿位于头皮表层和帽状腱膜，受皮下纤维隔限制，其临床表现特殊。
(1) 体积小、张力高。
(2) 疼痛十分显著。
(3) 扪诊时中心稍软，周边隆起较硬，往往误为诊凹陷性骨折。

2. 诊断要点

采用X线切线位拍片或在血肿边缘加压排开组织内的血液和水肿后，即可辨明有无凹陷性骨折。

3. 治疗要点

局部冷疗热疗。

4. 常见护理诊断/问题

(1) 疼痛。与头皮血肿有关。

(2) 潜在并发症。感染、颅内出血。

5. 护理措施

(1) 皮下血肿无需特殊治疗,早期给予冷敷以减少出血和疼痛,24～48 h后改为热敷以促进其吸收。

(2) 遵医嘱应用止痛、抗炎等药物。

(3) 密切观察有无继发性颅脑损伤。

(4) 并发头皮感染者,多为伤后初期处理不当所致,常发生于皮下组织,局部有红、肿、热、痛,耳前、耳后或枕下淋巴结有肿大及压痛。由于头皮有纤维隔与帽状腱膜相连,故炎症区张力较高,患者常疼痛难忍,并伴全身畏寒、发热等中毒症状,严重时感染可通过导血管侵入颅骨及(或)颅内。早期可给予抗菌药物及局部热敷,后期形成脓肿时,则应施行切开引流,持续全身抗感染治疗 1～2周。

(二) 帽状腱膜下血肿

帽状腱膜下层是一疏松的结缔组织层,其间有连接头皮静脉和颅骨板障静脉以及颅内静脉窦的导血管。当头部遭受斜向暴力时,头皮发生剧烈的滑动,可引起导血管撕裂,出血较易扩散,常形成巨大血肿。

1. 临床表现

(1) 血肿范围宽广,严重时血肿边界与帽状腱膜附着缘一致,前至眉弓,后至枕外粗隆与上项线,两侧达颧弓部,恰似一顶帽子戴在患者头上。

(2) 血肿张力低,波动明显,疼痛较轻,有贫血征。

(3) 婴幼儿发生巨大帽状腱膜下血肿,可引起失血性休克。

2. 诊断要点

影像学检查结合外伤史及临床表现可予以诊断。

3. 治疗要点

视血肿大小分别采用冷疗、热疗或穿刺。

4. 常见护理诊断/问题

(1) 疼痛。与头皮血肿有关。

(2) 潜在并发症。休克、感染、颅内出血。

5. 护理措施

(1) 帽状腱膜下血肿的处理,对较小的血肿亦可采用早期冷敷、加压包扎,24～48 h后改为热敷,待其自行吸收。若血肿巨大,则应在严格皮肤准备和消毒下,分次穿刺抽吸积血后加压包扎,尤其是对婴幼儿患者,须间隔 1～2 天穿刺 1 次,并根据情况给予抗生素,必要时尚需补充血容量。多次穿刺仍复发的头皮血肿,应考虑是否合并出血性疾病,并行相应检查。帽状腱膜下血肿有时需要切开止血或皮管持续引流。头皮血肿继发感染者,应立即切开排脓,放置引流,创口换药处理。

(2) 密切观察有无休克征象、继发性颅脑损伤。

(3) 遵医嘱应用止痛、抗休克、抗炎等药物。

(4) 并发帽状腱膜下脓肿者,常表现为头皮肿胀、疼痛、眼睑水肿,严重时可伴发全身中毒反应。治疗除抗菌药物应用外，应及时切开引流。

（三）骨膜下血肿

颅骨骨膜下血肿，除婴儿因产伤或胎头吸引助产所致者外，一般都伴有颅骨线形骨折。出血来源多为板障静脉出血或因骨膜剥离所致，血液多积聚在骨膜与颅骨表面。

1. 临床表现

血肿周界限于骨缝，这是因为颅骨在发育过程中，将骨膜夹嵌在骨缝之内，故很少有骨膜下血肿超过骨缝者，除非骨折线跨越两块颅骨，但血肿仍将止于另一块颅骨的骨缝。

2. 诊断要点

影像学检查结合临床表现可予以诊断。

3. 治疗要点

视情况采用冷疗、热疗或穿刺，忌用强力加压包扎。

4. 常见护理诊断/问题

(1) 疼痛。与头皮血肿有关。

(2) 潜在并发症。休克、感染、颅内出血。

5. 护理措施

(1) 骨膜下血肿的处理，早期仍以冷敷为宜，但忌用强力加压包扎，以防积血经骨折缝流入颅内，引起硬脑膜外血肿。血肿较大时，应在严格备皮和消毒情况下施行穿刺，抽吸积血1～2次即可恢复。对较小的骨膜下血肿，亦可采用先冷敷，后热敷待其自行吸收的方法。婴幼儿骨膜下血肿易骨化形成骨性包壳，难以消散，故对这种血肿宜及时穿刺抽吸并加压包扎。

(2) 密切观察有无休克征象、继发性颅脑损伤和感染征象。

(3) 遵医嘱应用止痛、止血、抗休克、抗炎等药物。

(4) 并发急性骨髓炎者，多表现为头皮肿胀、疼痛、局部触痛，感染向颅骨外板骨膜下扩散时，可出现波动性包块。颅骨骨髓炎早期易被忽略，X线平片在感染2～3周之后才能看到明显的脱钙和破坏征象。慢性颅骨骨髓炎则常表现为经久不愈的窦道，反复溃破流脓，有时可排出脱落的死骨碎片。此时X线平片较易显示虫蚀状密度不均的骨质破坏区，有时其间可见密度较高的片状死骨影像，为经久不愈的慢性颅骨骨髓炎患者可在破坏区周围出现骨质硬化和增生，X线平片可予以确诊。颅骨骨髓炎的治疗，应在抗菌治疗的同时施行手术，切除失活和没有血液供应的病骨。

四、头皮裂伤

头皮裂伤后易致感染，但因头皮的血液循环十分丰富，只要能及时施行彻底的清创，感染并不多见。在头皮各层中，帽状腱膜是一层坚韧的致密结缔组织，不仅是维持头皮张力的重要结构，也是防御浅表感染侵入颅内的屏障。当头皮裂伤较浅未伤及帽状腱膜时，裂口不易张开，血管断端难以收缩止血，出血较多。若帽状腱膜断裂，则伤口明显裂开，损伤的血管断端易于随伤口收缩、自凝，反而出血较少。

（一）头皮单纯裂伤

1. 临床表现

常因锐器的刺伤或切割伤所致，裂口较平直，创缘整齐无缺损，伤口的深浅多随致伤因素而异。除少数锐器直接穿戳或劈砍进入颅内造成开放性颅脑损伤外，大多数单纯裂伤仅限于头皮，有时可深达骨膜，但颅骨常完整无损，也不伴有脑损伤。

2. 诊断要点

详细询问伤情，并结合临床表现，必要时进行头颅影像学检查排除其他伤情。

3. 治疗要点

治疗原则是尽早施行清创缝合，即使受伤逾 24 h，只要没有明显的感染征象，仍可进行彻底清创，行一期缝合。

4. 常见护理诊断/问题

(1) 疼痛。与头皮血肿有关。

(2) 潜在并发症。休克、感染、颅内出血。

5. 护理措施

(1) 清创缝合。剃光裂口周围至少 8 cm 以内的头皮，在局麻或全麻下，用灭菌生理盐水冲洗伤口，然后用消毒软毛刷蘸肥皂水刷净创口和周围头皮，彻底清除毛发、泥沙及异物等，再用生理盐水冲洗，冲净肥皂泡沫，继而用灭菌干纱布拭干。以碘酒、乙醇消毒伤口周围皮肤，对活跃的出血点可采取压迫或钳夹以暂时止血，待清创时再一一彻底止血。常规铺巾后由外及里分层清创，创缘修剪不可过多，以免增加缝合时的张力。残存的异物和失去活力的组织均应清除，术毕缝合帽状腱膜和皮肤。若直接缝合有困难者可将帽状腱膜下疏松组织层向周围潜行分离，施行松解后缝合；必要时亦 S 形或瓣形延长切口，以利缝合。一般不放皮下引流条。

(2) 密切观察有无休克征象、继发性颅脑损伤和感染征象。

(3) 遵医嘱应用抗菌药物及注射 TAT。

(二) 头皮复杂裂伤

1. 临床表现

常为钝器损伤或因头部碰撞所致，裂口多不规则，创缘有挫伤痕迹，创口间尚有纤维组织相连，没有完全离断。伤口的形态常能反映致伤物的大小和形状。这类创伤往往伴有颅骨骨折或脑损伤，严重时可引起粉碎性凹陷性骨折，故常有毛发或泥沙等异物嵌入，易致感染。

2. 诊断要点

详细询问伤情，并结合临床表现，必要时进行头颅 X 线片或 CT 检查以排除其他伤情。

3. 治疗原则

清创缝合，头皮残缺的部分可采用转移皮瓣闭合创面，供皮区保留骨膜，以中厚皮片植皮。

4. 常见护理诊断/问题

(1) 疼痛。与头皮血肿有关。

(2) 潜在并发症。休克、感染、颅内出血。

5. 护理措施

(1) 清创缝合术前准备和创口的冲洗清创方法如前所述。机械性清洁、冲洗应在麻醉后进行，以免因剧烈疼痛的刺激引起心血管不良反应。对头皮裂口应按清创需要有计划地适当延长，或做附加切口，以便创口能够一期缝合或经修补后缝合。创缘修剪不可过多，但必须将已失去血供的挫伤皮缘切除，以确保伤口的愈合。

(2) 对复杂的头皮裂伤进行清创时，应做好输血的准备。

(3) 密切观察有无休克征象、继发性颅脑损伤和感染征象。

(4) 遵医嘱应用抗菌药物、注射 TAT 和扩容药物。

五、头皮撕脱伤

强大暴力拉扯头皮，将大片头皮自帽状腱膜下层或连同骨外膜撕脱，甚至将肌肉、一侧或双侧耳廓、上眼睑一并撕脱。

（一）现场急救处理

（1）防止失血性休克，立即用大块无菌棉垫、纱布压迫创面，加压包扎。

（2）防止疼痛性休克，使用强镇痛剂。

（3）注射破伤风抗毒素。

（4）在无菌、无水和低温密封下保护撕脱头皮，并随同伤者一起送往有治疗条件的医院。

（二）头皮撕脱伤的治疗要点

治疗原则是根据创面条件和头皮撕脱的程度，选择显微外科技术等最佳手术方法，以达到消灭创面、恢复和重建头皮血运的目的，从而最大限度地提高头皮存活率。

（三）护理评估

1. 损伤类型

评估创面条件和头皮撕脱的程度。

2. 有无合并颅骨损伤或脑损伤

头皮撕脱时要注意是否同时合并颅骨损伤或脑损伤的病例，以免延误病情。

3. 休克征象

（1）有无休克发生：①意识漠然、不关心、不安、兴奋、瞳孔状态等。②脉搏、心搏：次数、频率、节律等。③血压。④体温、皮肤状态：肤色、湿润度、温度等。⑤尿量。

（2）休克出现的原因及诱因：头皮撕脱伤者创伤严重，可导致失血性或疼痛性休克。

（3）关于休克的实验室检查：①尿检查（尿糖、渗透压等）。②血液检查（红细胞、白细胞、血红蛋白、血小板等）。③血液生化检查（钠、钾、氯、血糖等）。④动脉血气分析。⑤胸部及腹部 X 线片。⑥中心静脉压。⑦心电图。⑧肺动脉压等。

（四）护理措施

1. 监测生命体征

密切观察患者的生命体征，尤其是有休克征象的患者，应监测血压、脉搏、呼吸，每 15～30 min 1 次。

2. 止血

头皮撕脱伤的患者在压迫止血后视情况而定。

（1）撕脱头皮未完全离体，有良好血液供应者剃发，彻底清创、消毒后，将撕脱头皮直接与周围正常皮肤缝合，留置皮管负压引流，创面加压固定包扎。

（2）撕脱头皮完全离体，无血液供应者。①撕脱头皮无严重挫伤、保护良好、创面干净、血管无严重扯拉损伤者，应立即行自体头皮再植术。②因各种原因无法进行头皮血管显微吻合术、头部创面无明显污染、骨膜完整者可将撕脱头皮削成薄层或中厚皮片一期植皮。③头皮连同骨膜一起撕脱、颅骨暴露、血管显微吻合失败者在创面小的情况下，可利用旋转皮瓣或筋膜转移覆盖暴露的颅骨，同时供应区皮肤缺损行一期植皮，筋膜转移区创面择期行二期植皮。④颅骨暴露范围大而无法行皮瓣和筋膜转移者，可行大网膜移植联合植皮术。⑤上述诸种手术均失败，且伴大面积颅骨暴露者，可切除颅骨外板或在颅骨表面每间隔 1 cm 钻孔直达板障层，待肉芽生长后行二期植皮。

(3) 头皮、创面严重挫伤和污染。①撕脱头皮严重挫伤或污染，而头部创面条件较好者，可从股部和大腿内侧取薄层或中厚皮片，行创面一期植皮。②头部创面严重挫伤或污染而无法植皮者，彻底清创消毒后可利用周围正常头皮做旋转皮瓣覆盖创面，皮瓣下留置引流管，供皮区头皮缺损可行一期植皮。③创面已感染者，应换药处理。待创面炎症控制，肉芽生长良好时行二期植皮。

3. 防治感染

除对伤口的彻底清创及抗感染治疗外，对休克患者还应防治肺部及泌尿系统感染，并定时行口腔护理等。

4. 防治休克

(1) 在尽快控制出血的同时应积极抗休克。患者可将头和躯干抬高 20°～30°，下肢抬高 15°～20°，避免过多搬动。

(2) 保持呼吸道通畅，必要时可行气管插管或气管切开，给予间歇氧气吸入(6～8 L/min)。

(3) 保暖，但不加温，以免皮肤血管扩张而影响重要器官的血流量和增加氧耗量。

(4) 保持静脉通路通畅，输液和输血以补充血容量。液体滴速可依血压、中心静脉压、尿量等指标进行调整。

(5) 对意识清醒的患者应给予心理支持，以防不良情绪致休克加剧；对意识不清患者应专人防护，防止坠床等意外发生。

(6) 遵医嘱使用抗休克药物。

第二节 颅骨骨折

一、颅骨骨折机理

颅骨骨折的发生是暴力作用于头部产生反作用力的结果。故当头颅随外力方向移动而未形成反作用力时，则不发生骨折。

(一) 局部弯曲变形引起的骨折

当暴力打击于颅骨时，首先致着力点局部内陷，而作用力停止时颅骨又迅速弹回复位。当外力较大使颅骨变形超过其弹性限度时，则可产生颅骨骨折。通常骨折最先发生于作用点的中央，开始是内板折断，继而周边外板折断，最后中央部的外板及周边部的内板亦发生断裂。

有人解释上述过程时指出：内板骨折系由骨质分离所致，而外板骨折则因骨质挤压造成。

(二) 普遍弯曲变形引起的骨折

当头颅被挤压在两个以上的力量之间时，引起头颅的整体变形。在变形之瞬间，颅腔的体积发生变化，颅内压增高，颅骨内板所受压力增大，当颅骨变形超过其弹性限度则骨折发生。当暴力为左右向时，骨折线往往平行于矢状线，常通过颞部和颅底。当暴力为上下向时，可因脊柱之对抗力而造成颅底环形骨折。有时骨折片甚至可嵌入颅内。

二、颅骨骨折分类

颅骨骨折系指颅骨受暴力作用所致的连续性中断。颅骨骨折患者，不一定都合并有严重的脑损伤。但没有颅骨骨折的患者，由于力线作用可能存在严重的脑损伤。一般来讲，凡有颅骨骨折存在，则提示外力作用较重，合并脑损伤的概率较高。根据骨折部位可将颅骨骨折分为颅盖及颅底骨折；又可根据骨折端形态分为线形和凹陷性骨折，如因暴力范围较大或与头部接触面积广，多条骨折线分隔形成多条骨折碎片者称为粉碎性骨折；而颅盖骨骨折端的头皮破裂称为开放性骨折，颅底骨折端附近的黏膜破裂则称为内开放性颅骨骨折。开放性骨折和累及气窦的颅底骨折易合并骨髓炎或颅内感染。颅骨骨折按如下 3 种情况分类。

1. 按创伤性质分类

通常有闭合性和开放性两种，两者之分是以骨折是否与外界相通而定，即头皮完整时为闭合性，反之为开放性。但闭合性骨折线延伸至鼻旁窦、中耳或乳突时，常因撕裂硬脑膜而成"内开放性骨折"，此时应预防发生颅内感染。

2. 按骨折的形状分类

(1) 线性骨折。骨折呈线状，大多数为单一的骨折线，可有分支。放射状和多发性线形骨折比较少见。骨折线的宽度多为 1～3 mm，个别宽者可达 1 cm 左右。线形骨折占颅盖骨折 2/3 以上，而颅底骨折几乎都是线形骨折。骨折线大多发生在于暴力的冲击部位，常以冲击点为中心向外延伸，一部分颅盖骨折可伸延至颅底。

(2) 凹陷性骨折。致伤物直接冲击颅盖可造成凹陷性骨折，间接暴力沿脊柱向上传递偶尔可发生枕骨大孔区环形凹陷性骨折。婴幼儿发生的乒乓球性骨折，也属凹陷性骨折。

凹陷性骨折约占颅盖骨折的 1/3，多发生于颞部，其次为额部和顶部，枕部者较少见。凹陷性骨折几乎都是全层骨折的凹陷，单纯内板凹陷者极少见。

凹陷性骨折片常刺破硬脑膜和脑实质造成局限性脑损伤，有时可合并各种类型的颅内血肿，颅内血肿的产生与凹陷性骨折关系密切。此外，由于局部的压迫和局限性脑挫裂伤，外伤性癫痫的发生率较高。

(3) 粉碎性骨折。暴力大，与颅骨接触面积广时可造成粉碎性骨折，形成多条骨折线，出现多块碎骨片，有的骨片互相重叠，有些轻度陷入，可造成硬脑膜撕裂和脑组织广泛挫伤，合并颅内血肿时，癫痫的发生率也较高。

3. 按骨折部位分类

(1) 颅盖骨折。暴力直接打击颅盖部可引起颅盖骨折，骨折多位于颅盖范围内，也常延伸到颅底。大宗病例统计，颅盖骨折的发生率较颅底骨折多 1～2 倍。骨折类型按发生率的多少，依次为线形骨折、凹陷性骨折和粉碎性骨折。

(2) 颅底骨折。颅底骨折大多数为颅盖和颅底的联合骨折，单纯发生在颅底的骨折比较少见。颅底骨折的原因有：①颅盖骨折延伸而来。②暴力作用于附近的颅底平面。③头部挤压伤，暴力使颅骨普遍弯曲变形所致。④个别情况下，垂直方向作用力冲击头顶，高处坠落臀部着地(或双足着地)时可引起颅底骨折。

颅底骨折绝大多数是线形骨折，只有极少数发生于枕骨基底部或蝶骨大翼处的凹陷性骨折。骨折线多发生于 1 个或 2 个颅窝，累及 3 个颅窝者较少。骨折线的走行与外力作用的部位和方向有密切关系。

由于颅骨结构上的特点，骨折线如为横行者，在颅前窝可由眶顶到达筛板甚至伸延到对侧；在颅中窝常沿岩骨前缘走行，甚至横断岩骨；骨折线如为纵行者，则近中线的纵行骨折线常在筛板、视神经孔、破裂孔、岩骨内侧和岩枕裂直达枕骨大孔，靠外侧的纵行骨折线常在眶顶、圆孔和卵圆孔线上，甚至横断岩骨。

临床上习惯按骨折线的解剖部位分为颅前窝骨折、颅中窝骨折和颅后窝骨折。

三、颅骨骨折各论

（一）颅盖骨线形骨折

最为多见，约占颅盖骨折的 2/3 以上。下列情况易发生线形骨折：

(1) 致伤物运行速度慢，且与头颅接触面积较大。

(2) 致伤力的方向呈斜行或切线方向，而不与颅骨平面垂直。

(3) 对冲性骨折。

1. 诊断要点

(1) 骨折局部头皮有挫伤或血肿。颅盖部线形骨折在一组颅脑伤患者中占 61.3%，常表现为骨折局部头皮肿胀和压痛。若颅骨板障出血可积聚到骨膜下，形成颅骨骨膜下血肿，其范围多以该颅骨颅缝为界。当骨膜被撕裂时，血液流入帽状腱膜下层，形成帽状腱膜下血肿。此血肿范围广泛，有时可发展为头皮下血肿。此外，板障出血也可进入颅内并积聚于硬脑膜外腔，形成硬脑膜外血肿。对此类骨折要警惕，应结合患者的临床表现，尽早做出诊断。

如骨折线经过脑膜中动脉沟、矢状窦和横窦等血管位置，常可撕破这些血管，发生硬脑膜外血肿，对此类患者皆须细致检查，严密观察不可大意。

(2) 颅骨 X 线平片。骨折线呈线状或星形放射状，边缘清晰、锐利，宽数毫米。骨折线的走行多与外力的方向一致，通过着力点，几乎均为全层骨折。

(3) 外伤性骨缝分离的情况也属线形骨折，以人字缝为多见。骨缝哆开 2 mm 即为骨缝分离；若两侧对称的骨缝宽度相差 1mm 以上，则该增宽的骨缝即为骨缝分离，如果骨折处伴头皮损伤，更有利于诊断。

(4) 线形骨折应与骨缝相区别。外板骨缝呈曲线状，有一定位置；内板骨缝为直线状，在 X 线片上可见“双重”颅缝线，不应误认为线形骨折。有 6%～10%的正常人终生额缝保留；还有人在人字缝尖端的颅缝间有缝间骨存在；小儿枕乳缝常较平直，显影较黑，小儿的蝶枕在鞍背下方的斜坡上呈现一横条形裂隙。这些正常结构勿与骨折混淆。

2. 治疗原则

(1) 单纯的线形骨折无需特殊处理。

(2) 骨折线通过硬脑膜血管沟（如脑膜中动脉）、静脉窦（如横窦）时，应警惕硬膜外血肿。

(3) 骨折线通过鼻窦或岩骨时，应注意是否有硬脑膜破裂产生脑脊液漏的可能。

（二）颅底骨折

颅底部的线形骨折多为颅盖骨骨折线的延伸，也可由邻近颅底平面的间接暴力所致。根据所发生的部位可分为颅前窝、颅中窝和颅后窝骨折。由于硬脑膜与颅前窝、颅中窝底粘连紧密，故该部位不易形成硬脑膜外血肿。由于颅底接近气窦、脑底部大血管和脑神经，因此，颅底骨折易产生脑脊液漏、脑神经损伤和颈内动脉—海绵窦瘘等并发症。颅后窝骨折可伴原发性脑干损伤。单纯性颅底骨折很少见，大多为颅底和颅盖骨的联合骨折。颅底骨折可由颅盖骨延伸而来或着力部位于颅底水平；头部挤压伤时暴力使颅骨普遍弯曲变形；在少数的情况下，垂直方向打击头顶或坠落时臀部着地也可引起颅底骨折。

颅底骨折以线形为主，可以仅限于某一颅窝，亦可穿过两侧颅底或纵行贯穿颅前、颅中、颅后窝。由于骨折线经常累及鼻旁窦、岩骨或乳突气房，使颅腔和这些窦腔交通而形成隐性开放性骨折，容易引起颅内继发感染。

1. 颅底骨折的分类

颅底骨折多为内开放性线形骨折，骨折线有横行、纵行及环形 3 种。

(1) 横行骨折。①在颅前窝时，可由眶顶经筛板蔓延到对侧。②在颅中窝时，常沿岩骨前缘走行，甚至可横断蝶鞍。③骨折线可横断岩骨，占据颅中及颅后窝。

(2) 纵行骨折。①近中线时，可由筛板经视神经孔，眶上裂，岩骨内侧，岩枕裂到达枕骨大孔。②靠外侧时，可由眶顶连接圆孔，卵圆孔，甚至横断岩骨。

(3) 环形骨折：由于枕底与颈椎的对冲力而发生骨折时，可出现枕底环形骨折(极少见)。

颅底骨折线方向多变，大多数病例骨折线通过颅骨的裂孔、裂缝和颅底变薄处，颅前窝或颅后窝处的骨折线多为纵行，而在颅中窝的骨折线多为横行。

2. 临床表现

(1) 症状与体征。颅前窝发生骨折时，血液可向下侵入眼眶，引起球结合膜下及眼睑皮下瘀血，呈紫蓝色，多在伤后数小时出现，称为“黑眼征”或“熊猫眼”，对诊断有重要意义。此外，颅前窝骨折还常有单侧或双侧嗅觉障碍，眶内出血可致眼球突出，视神经管骨折或视神经受损，尚可出现不同程度的视力障碍。颅前窝骨折累及筛突或筛板时，可撕破该处硬脑膜及鼻腔顶部黏膜，导致脑脊液鼻漏或气颅。个别情况下，脑脊液也可经眼眶流出形成脑脊液眼漏。

颅中窝骨折常累及岩骨，损伤内耳结构或中耳腔，故患者常有听力障碍和面神经周围性瘫痪。由于中耳腔受损，脑脊液可由此经耳咽管流向咽部或经破裂的鼓膜进入外耳道形成耳漏。若骨折伤及海绵窦，则可致动眼神经、滑车神经、三叉神经或展神经麻痹，并可引起颈内动脉假性动脉瘤或海绵窦动静脉瘘，甚至导致大量鼻出血。鞍区骨折波及下丘脑或垂体柄时，患者可并发尿崩症。

颅后窝骨折时虽有可能损伤面神经、听神经、舌咽神经、迷走神经、副神经及乙状窦、舌下神经等，但临床不多见，其主要表现为颈部肌肉肿胀，乳突区皮下迟发性瘀斑(Battle 征)及咽后壁黏膜瘀血水肿等。

(2) 影像学检查。①X 线平片不易显示颅底结构，对诊断意义不大。②CT 可调节窗宽和窗距，清楚显示骨折部位，有重要价值。③MRII 对颅后窝骨折亦有重要意义，尤其是对颅颈交界区的损伤更具有参考价值。

3. 治疗要点

颅前窝骨折无需特殊处理，治疗主要针对由骨折引起的并发症和后遗症。早期应以预防感染为主，可在使用能透过血脑脊液屏障的抗菌药物的同时，做好五官清洁与护理，避免用力擤鼻及放置鼻饲胃管。取半坐卧位，鼻漏任其自然流出或吞咽下，颅压下降后脑组织沉落在颅底漏孔处，促其愈合，切忌填塞鼻腔。通过上述处理，鼻漏多可在 2 周内自行封闭愈合，对经久不愈漏液达 4 周以上，反复脑膜炎及有大量溢液者，则应施行修补手术。

颅中窝骨折的治疗原则与颅前窝骨折相同，仍以防止感染为主。有脑脊液耳漏者，应清洁消毒外耳皮肤，然后用灭菌脱脂棉或纱布敷盖，定时更换。采取半坐卧位，头偏向患侧，以促其自愈，如果漏液持续 4 周以上则应考虑手术治疗。对伴有海绵窦动静脉瘘者，早期可采用 Mata 试验，对部分瘘孔较小的病例有一定效果。但对为时较久、症状有所加重或迟发的动静脉瘘患者，则应及早手术治疗。

颅后窝骨折的治疗，急性期主要针对枕骨大区及高位颈椎的骨折或脱位，若有呼吸功能紊乱和(或)颈脊髓受压时，应及早行气管切开和颅骨牵引，必要时行辅助呼吸或人工呼吸，甚至施行颅后窝及颈椎板减压术。

（三）颅骨凹陷性骨折

颅盖区凹陷性骨折的急性期，有时可触诊到局部颅骨下陷。但触诊常不可靠，因为头皮下血肿触诊时会误认为凹陷性骨折。因此，必需行 X 线检查，除行常规正侧位摄片外最好行切线位摄片，能看到凹陷性骨折的深度、碎骨片重叠和移位的情况等。婴幼儿乒乓球性骨折也属凹陷性骨折，但可无骨折线，范围不会过深过广，形同乒乓球形陷凹，多无脑组织受压症状，常能自行复位。此类骨折多见于额区和顶区，多为接触面较小的钝器打击头颅或头颅碰撞在凸出的物体上所引起。着力点处头皮往往有擦伤、挫裂伤。常见颅骨全层陷入颅内，也可见内板单独陷入。陷入骨折片周边的骨折线呈环形或放射状。骨折片有呈整片陷入，较多的是呈碎片状陷入，多有骨片移位。骨折片常刺破硬脑膜。

1. 临床表现

(1) 症状与体征。软组织出血不多时，头部触诊可确定较大的凹陷性骨折。较小的凹陷性骨折，因与边缘较硬的头皮下血肿难于区分，故需借助 X 线平片加以鉴别。如果陷入的骨折片压迫或刺伤脑组织，临床上可出现损害部位脑局灶性损害的症状和体征，并出现局限性癫痫等。若并发颅内血肿，则可出现颅内压增高和脑受压症状。凹陷性骨折刺破静脉窦可引起致死性大出血，如静脉窦受压影响血液回流，也可引起颅内压增高。

(2) 影像学检查。①X 线平片检查：骨折线为低密度，呈线状、星状或分叉状。凹陷性骨折为颅骨全层向颅内凹陷，骨折线呈不规则状或环状。②头颅 CT 检查：有助于了解脑组织损伤及颅内出血情况。

2. 手术治疗

(1) 适应证。①凹陷超过 1 cm 者。②骨折位于运动区，引起偏瘫、失语或局灶性癫痫者。③骨折片刺破硬脑膜，并发脑组织挫裂伤或脑内血肿者。④骨折位于大静脉窦表面，造成血流受阻，引起颅内压增高者。⑤骨折位于前额，严重影响美观者。

(2) 禁忌证。①深度小于 1 cm 的非功能区凹陷性骨折，无脑受压症状者。②静脉窦区轻度凹陷但无颅内压增高者。③婴幼儿的“乒乓球样”凹陷性骨折。

(3) 手术方法。①凹陷性骨折的撬掀整复：如果凹陷性骨折范围不大，程度较轻时，手术切口可绕骨折外围做一马蹄形皮瓣，于凹陷区近旁钻孔，于硬脑膜外放入骨撬，达凹陷中心处，将其撬起。②凹陷性骨折的骨瓣取下整复：如骨折区范围较大，撬掀法整复困难时，可在骨折区外缘钻 4 个孔，再锯开。取下整块骨瓣，将其整复后放回原处并用丝线、钢丝或颅钉固定。③凹陷性骨折片的切除：碎骨片应该摘除，先取出游离小骨片，再把其余骨片摘除；如骨折片嵌入骨折边缘区，不可强拉；可将此处的颅骨边缘用咬骨钳咬去，再切除碎骨片。

(4) 术后处理。①密切观察神志、瞳孔、生命体征、语言反应、肢体活动等情况，行意识状况(GCS)评分，每 1～2 h 1 次，必要时复查头颅 CT。②应用广谱抗生素，预防感染。③应用止血药物：如巴曲酶(立止血)、氨甲苯酸(止血环酸)，氨基己酸等，连续 2～3 天。④应用抗癫痫药：如苯妥英钠、丙戊酸钠等，特别是伴有脑损伤者需要长期服用。⑤应用脱水剂：对伴有脑损伤者，应用 20%甘露醇溶液静脉滴注，根据脑损伤程度，每天静滴 2～3 次。⑥颅骨缺损最大直径大于 3 cm，或缺损部位于功能区或前额部有损美观者，可在半年后行颅骨修补术。

（四）粉碎性骨折

闭合性颅盖骨折中，此型占 2.5%。颅骨粉碎性骨折以额骨见多，顶骨次之。X 线片上可见多条星状骨折线，骨折片可重叠、错位，也可陷入脑内。因此局部头皮肿胀明显，常有挫伤或皮下瘀血，脑部症状也较为明显，甚至有昏迷、偏瘫等严重神经损害体征。骨折线向周围裂开或相互交叉时，可将颅骨分离成游离的不规则碎片。如骨片无凹陷或错位，未引起脑受压者，按线形骨折处理；如骨片有明显凹陷或刺入脑内，则按凹陷性骨折处理，并修补硬脑膜。粉碎骨片无污染，可以修平整后平铺覆盖于硬脑膜外，此即颅骨一期整复成形术。应用快速医用胶治疗粉碎性颅骨骨折：既往对粉碎性骨折的处理常将不能复位的碎骨片弃去，以后再行植骨以修补颅骨。近年来，应用国产快速医用胶（如 EC 胶）将清创处理的碎骨片黏合完整后重新复位，骨折愈合良好，并无诸多非生理性修补材料的弊端，不失为一种简便、实用的有效方法。

四、护理诊断与护理问题

（1）潜在并发症。颅内血肿、颅内压增高、颅内低压综合征。

（2）有颅内感染的危险。与脑脊液外漏有关。

（3）知识缺乏。缺乏有关脑脊液外漏后的体位及预防感染方面的相关知识。

（4）焦虑。与担忧头痛、脑脊液外漏、脑神经损伤等有关。

五、护理措施

（一）病情观察

临床实践证明颅骨骨折的临床意义不在于骨折本身而在于脑组织是否受损，因颅骨的主要功能是保护颅内容物，所以应注意观察颅骨骨折是否引起颅内出血、感染、脑组织损伤和颅神经损伤。

（二）术前准备

（1）麻醉。一般采用局部麻醉，婴幼儿或难以配合手术者采用气管内插管全身麻醉。

（2）术前询问病史，进行全身体格和神经系统检查，并阅读辅助检查资料，明确诊断，辅助制定手术方案。

（3）向患者及（或）家属交代病情、手术必要性、危险性及可能发生的情况。

（4）剃去局部或全部头发，头皮清洗、消毒。

（5）备血，进行术前、麻醉前用药。

（三）并发症护理

1. 颅底骨折合并脑脊液外漏的护理措施

（1）促进硬脑膜破口愈合，床头抬高 30°，患侧取卧位，借重力作用使脑组织移向颅底以贴附于硬脑膜，逐渐粘连而封闭硬脑膜破口，待脑脊液漏停止 3 天后，可改其他卧位。

（2）预防颅内感染。①每天清洁 2 次、消毒鼻前庭、外耳道。②在鼻前庭、外耳道口放置干棉球以吸附漏出的脑脊液。浸湿的棉球，应随时更换，并由此估计漏出量。③禁止鼻腔、耳道的填塞、冲洗和滴药。④脑脊液鼻漏者，禁止经鼻腔置胃管、吸痰和鼻导管给氧。⑤告知患者勿挖耳、抠鼻，避免连续咳嗽、打喷嚏、擤鼻涕、屏气等可引起颅内压突然升降的动作。⑥遵医嘱给予抗生素和TAT。

2. 脑神经损伤

脑神经损伤多系颅底骨折所致，也可因脑干损伤累及脑神经核团，或继发于其他疾病。症状显著的脑神经损伤几乎都是由于颅底孔道出颅部位受损所致，可因骨折直接造成神经断裂，或因牵拉、挫伤或神经的血液供应障碍引起。护理内容参照有关章节。

（王贵芬　杨美霞　汤苏文）

第三节　脑震荡

脑震荡是一个古老的课题，自 Petit 于 1773 年提出之后，广泛应用于临床，但是一直争议颇多。问题的焦点在于形成临床症状的病理改变，特别是对造成意识障碍的原因的解释。脑震荡后短时内死亡极少，所以，对人类脑震荡的病理学研究十分困难，主要依靠实验研究。过去有许多学者根据实验结果，从不同角度提出了许多学说，例如脑血管学说，细胞分子紊乱学说，细胞膜放电学说，脑脊液冲击学说，神经损伤学说等，但都没能将问题的本质阐述清楚。近年来，自从脑干网状结构的生理作用被发现后，病理解剖、神经生理、神经生物化学等的综合研究。已使人们认识到脑干网状结构受损是脑震荡后意识障碍的本质。同时，外伤时脑脊液在脑室内震动、颅内压力的急剧改变、脑血管功能紊乱等对整个大脑功能的改变也起着一定的作用。

（一）生理病理

尽管脑震荡没有肉眼可见的组织形态改变，显微镜下可见器质性损害，但动物实验和因严重并发症或晚期并发症死亡患者的尸体解剖证明脑震荡具有一系列病理形态变化。光镜下可见脑组织水肿、充血，静脉血流变慢，但无静脉血流淤滞；灰质、白质、胼胝体、软脑膜和室管膜下可有小点状出血；有时可见脑毛细血管轻度撕裂和破裂；神经元肿胀，尼氏体显著减少，尤以核周明显，严重者尼氏体消失；神经轴索，尤其是脑干部位，出现增粗、肿胀，有的轴索弯曲或呈串珠状，断端可见收缩球，收缩球以脑桥、延髓和大脑脚等部位多见。电镜下可见神经细胞粗面内质网脱粒，中央染色体溶解，线粒体显著肿大、基质水肿、嵴消失等。上述显微镜下改变，通常是良性的，并且可以逆转，但功能性改变往往可转为器质性改变。

神经电生理研究发现，动物脑震荡后可出现短暂的低平中心脑电图，脑皮质电活动约在打击后 10 min 至数小时内恢复。插入电极直接观察可发现，皮质下结构如网状结构、导水管周围灰质、大脑脚底、黑质等处电活动停止现象十分明显，说明主观症状的出现有一定的脑组织功能异常的病理基础。

神经生物化学观察发现，脑震荡时脑内可产生一些有害因子。如脑震荡后脑脊液中的乙酰胆碱含量升高，乙酰胆碱的变化与临床症状、脑电变化呈正相关，即脑脊液中乙酰胆碱含量越高，临床所见昏迷程度越深，脑电改变越显著。当临床症状改善时，乙酰胆碱含量亦下降。还发现动物受伤后，皮质、海马等部位的组织中脂质过氧化物增多，而超氧化物歧化酶含量下降。这些有害因子能损害神经细胞，影响突触传导，是导致脑功能障碍的主要物质基础。

（二）生物力学

对造成以上病理生理改变的原因目前尚未阐明。有人认为与颅内压升高(损伤当时)、脑干直接移位、颅内容物移位和剪切力有直接的关系。也有人证明头部受冲击时，由于颅骨变形和加速或减速运动的作用，颅内压力可急剧升高，有时可达 99.75～665 kPa(750～5 000 mm Hg)，压力波经脑干和小脑至枕骨大孔形成压力差，对神经元造成直接效应，使脑干受损。但有人则强调主要的脑损伤来自因脑组织移位和旋转加速所形成的剪切伤，按剪切力的强弱和方向不同，可以造成不同程度的损伤，而且有的仅仅限于某些神经纤维，可不对同一区域的其他组织产生影响。导致暂时性神经传导紊乱，甚至突触传导紊乱。不同程度的突触或轴突损伤就临床上可表现为不同程度的可逆性脑震荡。

综上所述，脑震荡的成因与脑干网状结构的损伤密切相关，而脑干损害又是颅脑损伤时脑脊液的液体冲击力，头部受打击时瞬间产生的高颅压，脑血管功能的紊乱，脑干移位或剪切力作用以及生物化学等因素综合作用的结果，多数是功能性的、可逆性的脑功能障碍。但最后必须明确，仅少数资料是来源于人体研究，而绝大多数研究资料则来自动物实验，尚未在人类中获得证实。

（三）临床表现

(1) 轻度意识障碍。脑震荡必须是在伤后立即发生的意识障碍，否则不能诊断。但意识障碍一般达不到严重的程度，即可见昏迷，亦可见一时的神志恍惚。意识障碍多为时短暂，往往是一过性的，只有在较重的病例才能持续几十分钟，一般不超过 0.5h。意识清醒后可完全恢复正常，但也有部分患者表现为不同程度的迟钝，嗜睡数天才逐渐恢复正常。

(2) 逆行性健忘。这是脑震荡最特殊的症状，不能记忆伤时或伤前的情况。常与意识障碍的程度和长短成正比，昏迷越深、越久，清醒后逆行性健忘现象也越显著。轻者多不超过 1 h，重者可将伤前数月所经历的一切事物忘却。

(3) 自主神经和脑干功能紊乱。脑震荡常伴有重度的自主神经和脑干功能紊乱。受伤当时即出现皮肤苍白、出冷汗、瞳孔改变、血压下降、脉搏微弱、心搏徐缓、体温降低等。严重者瞳孔散大或缩小、对光反射消失、四肢松弛、反射减退等，以后随意识好转，上述症状逐渐消失。之后可有不同程度的眩晕、头充血感、热感、恶心呕吐、失眠、耳鸣、畏光、心悸、烦躁等。一般 3～5 天后可逐渐恢复，如一周无缓解，则病程往往持续较长。

(4) 头痛和头晕。伤者几乎都有不同程度的头痛、头晕(包括“昏沉”、“不清醒”)。头痛的部位和性质因人而异，可逐渐减轻。持续加剧的头痛常提示病情恶化。头晕可因震动或体位变换而加剧。

(5) 精神状态改变。常有情绪不稳定，表现为急躁、谵妄、激动、欣快、痴呆、忧郁、恐怖等，少数病例甚至可表现为某种精神疾病。伤情轻者常无明显的精神改变。

(6) 其他。如注意力不集中、思考问题迟缓、判断能力降低甚至优柔寡断、癔症发作、癫痫等。严重病例可见尿失禁或尿潴留。

（四）诊断依据

(1) 意识障碍。脑外伤后可有短暂意识障碍，通常不超过 30 min，清醒后常有逆行性健忘现象。

(2) 神经系统改变。神经系统多无异常体征，可出现深浅反射改变。脑脊液压力正常，少数可偏低或偏高，细胞数在正常范围内。

(3) CT 表现。头颅 CT 扫描无阳性发现。临床诊断为脑震荡的病例中，有相当一部分患者的 CT 扫描可有阳性发现，包括脑水肿、脑出血、脑室脑池出血、硬膜外血肿、硬膜下血肿等，尤其是当病灶位于产生临床症状甚少的区域(如额叶与颞叶的基底与两极、右半球等)，应鉴别，以免延误病情。一旦 CT 扫描出现上述影像，则不能单纯诊断为脑震荡。

脑震荡的诊断并不困难，但临床上脑震荡的症状轻重与脑震荡的程度并不成正比，而且大多可以治愈。关于“脑震荡后遗症”，有一些认识和误区，所以有人主张不使用“脑震荡后遗症”这一诊断，而统称为轻度颅脑伤。

（五）治疗要点

（1）伤后一定时间内可在急诊室观察，密切注意意识、瞳孔、肢体活动功能和生命体征变化。对于回家的患者，要嘱咐家属在当晚及1～2天内经常观察患者的意识状态，注意头痛、呕吐等症状，一旦病情恶化，应立即送医院复查，以免发生颅内血肿致危及生命。有国家规定，凡诊断为脑震荡的患者，必须住院治疗观察1～2周，以便观察病情动态变化。

（2）急性期要安静休息，室内光线不宜太强，避免吵闹，减少对患者的不良刺激。最好卧床休息7～14天，以免颅内压波动过大。

（3）减少脑力活动，伤后宜安静休息，应少思考问题，不要阅读长篇报道。可以欣赏轻音乐以减少思维紧张。

（4）对症治疗。对兴奋患者可适当给予镇静剂，一般性头痛可服颅痛定等止痛剂，对血管性头痛患者可应用血管运动功能调节药物如尼莫地平、麦角胺、咖啡因、地巴唑等；对有自主神经功能紊乱者应用谷维素、胞磷胆碱等药物。有条件者可尽早行高压氧治疗。

（5）心理治疗。部分患者症状消失较慢，原因可能有：①外伤较重，脑干等重要结构损害比较明显。②可能合并有其他类型的脑损伤，如脑挫伤、颅内血肿等。③恐惧心理，一部分患者对脑震荡认识不清，有恐惧心理，以为一旦发生脑震荡，脑的功能就受到破坏，医治困难，后遗症多等，少数医务人员对脑震荡的不正确认识也会影响到患者。因此，对此类患者应行详细检查，必要时行CT扫描，在排除器质性病变后，向患者耐心解释，说明脑震荡是可以治愈的，症状恢复时间可有长短之分，但经适当治疗是可以消失的，不会影响日常生活和工作。根据病情好转情况可逐渐恢复工作。

（六）护理措施

（1）注意观察受伤后的精神症状、意识等临床表现。

（2）伤后应注意卧床休息，尽量减少外界刺激。

（3）做好解释工作，消除患者对脑震荡的畏惧心理。

（4）遵医嘱给予对症药物，但禁止使用吗啡类药物。

第四节　脑挫裂伤

颅脑损伤造成脑组织器质性损伤，称为脑挫裂伤。可分为局灶性脑挫裂伤和广泛性脑挫裂伤。小者如点状出血，大者可呈紫红色片状。显微镜下，病灶中央是血块，四周是碎烂或坏死的皮层组织以及星茫状出血。脑挫伤者脑组织破坏较轻，脑膜尚完整；脑裂伤者软脑膜、血管和脑组织同时有破裂，伴有外伤性蛛网膜下腔出血。两者常并存，临床上不易区别，故常称为脑挫裂伤。一般均采用药物治疗，有部分患者因继发性病理损害加重，颅内压进行性增高，甚至可发展成脑疝，则必须行手术治疗。通过手术方式可迅速缓解颅内高压，否则继发性病理损伤将直接威胁患者的生命，并影响神经功能的恢复。

（一）生物力学

脑挫裂伤类型：冲击性脑挫裂伤指发生在暴力着力点下脑组织的损伤，是相互性损伤中的一种，损伤过程如下：着力部的颅骨因受外力的作用而产生局部凹陷变形，致使位于其深面的脑组织受伤，而当暴力作用终止颅骨弹回原状时，脑和颅骨形成负压，受损的脑组织在压力梯度突变的作用下再次受损；对冲性脑挫裂伤系损伤发生在着力点的对侧脑组织上；中间冲击性脑挫裂伤指位于着力点和对冲点的脑深部组织损伤；骨折性脑挫裂伤指发生在骨折位点下的脑组织损伤；跌倒性脑挫裂伤多发生在矢状线旁脑组织，可能是突然头部着地受到撞击造成脑组织的垂直性移位，表现为皮质深部和脑回白质以及脑回其他表面组织出现出血灶，此类损伤经常伴有弥漫性轴索损伤；成疝性脑挫裂伤多发生在颞叶中部和小脑扁桃体，系受损的脑组织与小脑幕和枕骨大孔边缘相互作用所致。

挫裂伤模式和头颅冲击伤：以往研究提示，脑挫裂伤模式取决于暴力的方向、力量大小和作用于头部的暴力形式是加速型、减速型或是外力打击动态中的头颅。因此 Gurdjian 认为，额颞叶侧方着力，多为对侧颞叶和双侧沟回受损；颞顶叶侧方着力，多为颞叶对冲性脑挫裂伤；枕骨中线部着力，双侧额颞叶可发生脑挫裂伤；枕骨从侧方到中线着力，多为额颞叶的对冲性脑挫裂伤；额部着力，可出现额颞叶双侧或单侧脑挫裂伤；顶部着力，可出现脑干挫裂伤以及胼胝体和垂体柄撕裂伤。然而 Adams 等以脑各部挫裂伤的广度和深度为基础建立了挫裂伤指数，发现暴力打击头盖骨时仅对其着力点下的额颞叶脑组织造成严重的表浅性挫裂伤，说明暴力充分作用于头部时，脑组织和颅腔前中部内不规则表面相互擦挫、冲撞可引起损伤。当额叶和枕叶同时受暴力冲击时可引起额叶严重的挫裂伤。

（二）生理病理

脑挫裂伤多发生于脑表面的皮质，呈点片状出血。脑挫裂伤可分为脑挫伤与脑裂伤，但实际上仅为脑组织损伤程度上的差异，凡是脑组织浅层或深层有散在点状出血并有静脉瘀血、脑组织水肿者称为脑挫伤；凡有软脑膜、血管及脑组织断裂者称为脑裂伤。脑挫伤常伴有脑组织裂伤，脑裂伤又必然有不同程度的脑挫伤；肉眼常难以区别轻度脑裂伤与脑挫伤；尽管实际上存在单纯脑挫伤，但临床上要明确区分开来是很困难的；而且两者在处理上也基本相同，所以临床上统称为脑挫裂伤。

脑挫裂伤的病理变化，大致可分为三期：

(1) 早期。伤后数日内脑组织以出血、水肿及坏死为主要变化。肉眼可见脑回突起的顶端有点片状出血，软脑膜、血管和脑组织可同时有断裂。断裂的程度与损伤的程度成正比。脑组织的出血、水肿和坏死常呈楔状，基底部面向皮质表面而尖端指向白质。脑水肿在 3～7 天内可发展到高峰，脑水肿严重者颅内压明显增高或发生脑疝，因脑疝致死者常死于此期；脑水肿较轻者，水肿达高峰后可逐渐消退，颅内压随之下降，临床症状逐渐缓解。此期镜下可见脑组织出血；脑皮质分层不清或消失；神经细胞大片消失或呈缺血性改变，神经轴索肿胀、断裂及崩解为粒状，髓鞘脱失，星形细胞变形，少枝胶质细胞肿胀，血管充血水肿，血管周围间隙扩大等。

(2) 中期。伤后数日至数周，损伤部位逐渐出现修复性变化。可见损伤严重的脑组织液化，出血灶呈紫黑色，周围组织内小出血点因血红蛋白分解为含铁血黄素而呈铁锈色。水肿液化坏死区由瘢痕组织修复，蛛网膜因出现机化增厚并与脑组织粘连。此期显微镜下显示为皮质内有大小不等的充血、损伤区皮质结构消失，在坏死和退行性变的神经细胞周围出现卫星现象，伤灶逐渐出现小胶质细胞增生形成格子细胞，吞噬崩解的髓鞘细胞碎片，星形细胞增生肥大，少枝胶质细胞亦增生肿胀。血管旁常有中性粒细胞渗出及小圆细胞浸润。较大伤灶则由肉芽组织参与修复过程。

(3) 晚期。脑挫裂伤经数月、数年后，其伤灶脑回常呈萎缩状，脑膜增厚形成瘢痕并与萎缩的脑组织粘连，影响蛛网膜下腔脑脊液循环以及造成脑脊液吸收障碍时，可形成外伤后脑积水。伤灶小者仅留瘢痕,大者形成含脑脊液的囊肿,囊肿可刺激皮质而发生外伤后癫痫。

临床与病理组织学相关性:脑挫裂伤的范围和部位与神经功能障碍密切相关。前颞叶脑挫裂伤常表现为暂时性精神错乱,如出现厌恶被检查和移动,行为受阻时会谩骂和抵抗等。额叶前下极挫裂伤可表现为安静、漠然、迟钝和呆滞,不受干扰时可闭目静卧。颞叶内侧挫裂伤表现为顺行性和逆行性记忆丧失(遗忘)。特定脑回的挫裂伤可表现为局部功能障碍如出现失语症或偏身轻瘫。额叶内侧挫裂伤可表现为漠视,出现震颤或方向性错误。脑挫裂伤患者可出现进行性或突发性神经功能障碍,如双额叶挫裂伤和颞极挫裂伤患者。意识清醒患者也可因脑挫裂伤继发颅内血肿而突然死亡。当然,即使有的患者受到严重或致命性重型颅脑损伤,也可完全不伴有脑挫裂伤。某些严重脑挫裂伤患者的CT扫描可能根本观察不到伤情变化,而只能靠临床观察。

(三)临床表现

1. 一般症状

(1) 意识障碍。意识障碍是衡量脑损伤轻重的客观指标。脑挫裂伤患者意识障碍一般比较显著,其持续的时间和深度与损伤的部位、范围及程度有关。一般来讲,昏迷的程度与脑损伤的轻重成正比。轻者仅持续数十分钟或数小时,重者可持续数日、数周或更长时间,有的甚至可长期昏迷。广泛脑挫裂伤患者由于昏迷时间较长,有时须注意与原发性脑干损伤相鉴别。

(2) 头痛。头痛是最常见的症状,昏迷患者清醒后即感头痛、头晕。由于伴有蛛网膜下腔出血及不同程度的脑水肿,故头痛的程度较重。意识障碍较浅的患者可因头痛而现躁动不安。头痛可局限于头部的某一部位(多在受伤部位或额、颞部位),亦可为全头性头痛,在伤后第1周内最为明显,以后逐渐减轻。头痛性质多为钝痛、胀痛、跳痛,可为持续性亦可为间歇性,前者多于后者。头痛也可因震动、强光及噪声等因素的影响而加重。当并发颅内血肿时,患者的头痛可呈进行性加重并伴有意识障碍的加深。脑挫裂伤患者度过急性期以后,如头痛持久不愈,常因为头皮与骨膜出血粘连,脑膜与脑粘连或瘢痕形成,脑血管运动功能紊乱,脑脊液循环障碍所致颅内压力增高,头痛型癫痫等因素造成,需注意鉴别。

(3) 恶心呕吐。脑挫裂伤患者中约50%可发生伤后呕吐。早期的恶心呕吐,可由外伤时第四脑室底部呕吐中枢受脑脊液的冲击,蛛网膜下腔出血对脑膜的刺激或前庭系统受刺激所引起;有的病例尚可因颅底骨折时咽下的血性液体刺激胃黏膜所致。呕吐一般可随着脑水肿的逐渐消退及血性脑脊液的吸收而逐渐减轻。如果急性期已过而呕吐依然不止或频繁呕吐时,表明病情恶化,如颅内血肿形成或发生颅内感染等。有时也可因颅内压力降低而引起,应提高警惕寻找原因。

(4) 瞳孔变化。较轻的脑挫裂伤患者瞳孔多无变化。在颅脑外伤的瞬间,由于脑部受到强烈的刺激可出现很短暂的瞳孔散大(多为双侧性),很快恢复正常,表示脑皮质和自主神经没有持久的损害。下列情况可引起瞳孔的改变,应加以鉴别。

两侧瞳孔不等大,多有器质性损害:①伤后立即出现一侧瞳孔散大,对光反应迟钝或消失,但不伴有显著的意识障碍和肢体运动障碍,通常为脑挫伤合并动眼神经损伤或颅底骨折累及动眼神经所致。②一侧瞳孔散大,对光反应迟钝或消失,并伴有意识障碍进行性加重及对侧肢体偏瘫者,是颞叶钩回疝(小脑幕切迹疝)的表现,为严重脑水肿或严重颅内血肿引起,此种情况必须明确诊断,以便紧急处理。③眼眶外伤,视神经损伤也可引起一侧瞳孔散大,但散大侧的间接对光反应常存在,可资鉴别。④合并颈部损伤时,可出现同侧瞳孔缩小,这是交感神经受损的表现,称为Horner征。

下列情况下可出现双侧瞳孔变化:①脑挫裂伤伴较重的蛛网膜下腔出血时,可由于双侧动眼神经受刺激而出现双侧瞳孔对称性缩小。②双侧瞳孔在伤后立即散大,对光反射消失,并出现深昏迷，四肢强直或四肢肌张力消失，生命体征显著变化者，多为广泛性脑挫裂伤，发生脑水肿和颅内高压时，提示已出现双侧小脑幕切迹疝。③脑桥损伤的病例，双侧瞳孔缩小及对光反射消失。此外，应注意应用某些药物后可引起瞳孔的变化，如阿托品类药物可使瞳孔散大，吗啡类药物可使瞳孔缩小。

(5) 自主神经症状。脑挫裂伤患者常有较明显的自主神经功能紊乱的表现，一般伤后即出现意识障碍，面色苍白，出冷汗，血压下降，脉搏缓慢，呼吸深而慢等迷走神经兴奋症状；以后转为交感神经兴奋症状，如血压升高，脉搏加速，呼吸加快等。患者入院时一般生命体征无多大改变，体温多在 37.5～38.5 ℃之间，严重者昏迷时间长，并出现明显的生命体征变化。

血压和脉搏的改变：血压升高，脉搏徐缓而有力，尤其是慢于 60 次/min 以下且意识障碍加深者，常提示有继发性脑受压，可能为严重脑水肿或颅内血肿所致。

呼吸的改变：重度脑挫裂伤患者，由于脑水肿和出血引起颅内压增高时，呼吸常深而慢，甚至可出现病理性呼吸。如果伤后即出现呼吸困难、发绀，伴有躁动不安时，多由于呼吸道阻塞、中枢性肺水肿或胸部外伤所致，应正确判断，针对病因予以处理。

体温变化：一般多在 38 ℃左右，经过 1～2 周可恢复正常。如果体温不下降反而升高，或恢复正常后又升高，多为合并肺部感染或颅内感染所致。如伤后患者呈持续高热，在 39 ℃以上，伴嗜睡、尿崩及上消化道出血，可能是下丘脑损伤引起，临床上称之为中枢性高热。

2. 神经系统定位体征

脑挫裂伤后除大脑某些“哑区”不能显示明显的体征外，大部分患者可出现与受损部位及程度相对应的体征。

(1) 瘫痪。当大脑半球运动区发生较广泛性挫裂伤时，对侧肢体多出现不完全性瘫痪或锥体束征，损伤靠近上矢状窦时，出现对侧下肢单瘫；损伤靠近大脑外侧裂时，则出现中枢性面瘫和上肢瘫，此种情况多见。脑深部近内囊处损伤时，对侧肢体多出现较完全性偏瘫，并伴同向偏盲和偏侧感觉障碍，这种情况少见。另外当颅内血肿或严重脑挫裂伤伴脑水肿的患者发生颞叶钩回疝时，同侧大脑脚受压可出现对侧肢体偏瘫及锥体束征，同时可因同侧动眼神经麻痹而出现瞳孔散大，对光反射消失。

(2) 失语。优势半球相应功能区受损时，可产生各种类型的失语。但急性期患者如果处于昏迷状态，此征难以查出。

(3) 同向偏盲。顶叶、颞叶、枕叶损伤累及视皮质或视放射时出现此类症状。但只有在患者清醒后才可查出。

(4) 脑神经损伤。伴发颅底骨折的脑挫裂伤时，易造成骨折相应部位的脑神经损伤，如嗅神经、面神经、动眼神经及展神经麻痹等，且伤后可立即出现症状。

(5) 癫痫发作。脑挫裂伤引起的癫痫发作多为运动区的局部受损或血循环障碍所致。多见于儿童，以局限性癫痫多见，也可见癫痫大发作。癫痫发作可见于伤后数小时至数日内，急性期过后癫痫发作消失。如有反复发作的局限性癫痫，可能为颅内血肿所致。晚期癫痫，多由于脑挫裂伤部位形成瘢痕或蛛网膜囊肿所引起。

(6) 脑膜刺激征。约有 30%的脑挫裂伤患者可出现颈项强直和直腿抬高试验阳性，多由蛛网膜下腔出血刺激所致，可持续 1 周左右，以后随着脑脊液内血液的吸收，症状可逐渐减轻或消失。对颈项强直伴体温升高，白细胞计数显著增高者，要除外发生颅内感染的可能。

3. 继发性症状的变化

脑挫裂伤患者可因继发性脑水肿和(或)继发性颅内出血致伤后症状加重。脑水肿轻者，常表现为头痛、头昏及意识障碍加重等；较重者除上述症状外，尚可使原发性脑挫裂伤所致的神经缺失症状加重，如不完全性瘫痪转为完全性瘫痪等；更重者还可以出现颅内压增高或脑疝。

（四）辅助检查

1. 脑脊液检查

（1）压力测定。脑挫裂伤后部分患者可因脑水肿的程度和颅内出血量的不同而引起不同程度的颅内压力增高。颅内压增高程度与脑挫裂伤程度和范围成正比。国内大宗病例统计表明，脑挫裂伤后颅内压在 200～300 mm H_2O 之间者占 24.9%，压力在 90～200 mm H_2O 之间者约为 70%。

（2）细胞计数和生化检查。脑脊液中红细胞增多使其呈粉红色，含血量因脑挫裂伤程度而异，出血被吸收后脑脊液常呈黄色；脑脊液中乳酸、蛋白和乙酰胆碱含量常异常增高。

2. 血液检查

周围血象检查可以白细胞显著增高。白细胞核左移，嗜酸性粒细胞减少，红细胞压积降低，血浆蛋白下降（常为白蛋白下降），血糖、乳酸和非蛋白氮增高，血含氧量下降和二氧化碳含量上升等。

3. 头颅 X 线片

颅脑损伤时的颅骨骨折发生率较高，通过头颅 X 线片可了解有无骨折或颅缝分离，根据骨折的部位、类型及轻重可了解脑受伤的部位和程度；并可了解骨折与脑膜中动脉、静脉窦的关系，以助诊断及处理。

4. CT 检查

CT 对确定脑挫裂伤的部位、范围、脑水肿、脑受压情况及与颅内血肿的鉴别有很肯定的价值。结合临床特点，CT 诊断的准确率在 90%以上。单纯脑挫伤的 CT 表现为边界清楚的低密度区（CT 值为＋18～24 Hu），无或有轻度占位表现。病变为可逆性，2～3 周后可以吸收，吸收后 CT 扫描显示正常。脑挫裂伤时，CT 可见其边界欠清，并在低密度水肿区可见多处散在斑点状高密度出血灶，此种类型最为常见（低密度区 CT 值为＋18～22 Hu，高密度区 CT 值为＋60～80 Hu）。出血灶 3～7 天后开始吸收，1～2 月后完全消失，即为低密度区。如病变严重而广泛时，最终挫伤部位可形成局限性脑萎缩。约 30%的患者由于对冲伤可造成多发性脑挫裂伤。以额极、额叶眶面及双颞极最为常见。枕叶因小脑幕托护而较少发生脑挫裂伤。多发性脑损伤时，一处为挫伤，而另一处可为挫裂伤或血肿。

脑挫裂伤时因有皮质血管破裂可产生不同程度的蛛网膜下腔出血。可见大脑半球脑沟、大脑纵裂池、外侧沟池、环池、小脑天幕等脑沟和脑池部位为高密度影，CT 值因出血量不同，而在＋28～95 Hu 之间，一般 1 周后密度减低，最终消失。

5. MRI 检查

在诊断脑挫裂伤方面，MRI 的敏感性（98%）明显优于 CT（56%）。但在显示超急期与急性期出血方面，CT 优于 MRI。在显示亚急性与慢性脑挫裂伤方面，MRI 明显优于 CT，MRI 显示脑底部挫裂也比 CT 优越。MRI 诊断脑挫裂伤有以下特征：脑挫裂伤内的水肿呈长 T_1 与长 T_2 信号，在 2 周后消失；脑软化也呈长 T_1 与长 T_2 表现，但逐渐加重。脑挫裂伤内血肿的信号随时间而变化，符合从含氧血红蛋白（HbO_2）——脱氧血红蛋白（DHb）——正铁血红蛋白（MHb）——含铁血黄素的演变规律，但出血的边界欠清。在 HbO_2 期血肿呈等 T_1 与等 T_2 信号；DHb 期为等 T_1 信号，但 T_2 信号延长；MHb 期为短 T_1 与长 T_2 信号；含铁血黄素期为长 T_1 与短 T_2 改变。脑挫裂伤内的血肿信号与场强有关，因为 DHb、红细胞内 MHb、含铁血黄素均有 T 进动效应、可使 T_1 缩短呈低信号，但 T_2 进动效应与场强的平方成正比，只有高场强才能显示，即急性出血期呈短 T_1 高信号，短 T_2 低信号，慢性血肿期在所有成像序列中均呈高信号，长达 3 个月至 1 年；残腔的含铁血黄素在所有成像序列中均呈黑色低信号，是出血的永久性标志。

影像学检查主要是反映脑实质内出血的特征，其次是水肿与软化灶。一年后残留三种影像，残腔期为低信号，软化与胶质增生均呈长 T_1 与长 T_2 信号。

（五）诊断依据

患者有明确的头部外伤史，伤后当即昏迷，持续时间多在半小时以上；临床表现除头痛、恶心、呕吐、脑膜刺激征及某些定位体征外，较重的脑挫裂伤者的昏迷程度可较深，持续时间更长，并伴血压、脉搏、呼吸、体温和瞳孔的显著变化；同时常合并颅骨骨折及蛛网膜下腔出血。一般来说脑挫裂伤的诊断并不困难。但由于颅内损伤范围、大小、轻重程度不同，脑的重要结构受损情况不同，所表现的症状和体征也有很大差异。而且昏迷患者很多症状难以发现，在伤灶的定位诊断上也不易掌握。目前随着较先进的医用诊断器材和技术，如 CT、MRI、ECT、脑超声、颅内压监护等的不断应用，对脑挫裂伤及其变化亦可较好地作出直接或间接的诊断。

脑挫裂伤患者常合并颅内血肿。当患者伤后出现意识障碍加重，血压呈阶梯状上升，脉搏减慢，一侧瞳孔先短暂缩小随即散大，对光反射消失，对侧肢体瘫痪等脑疝表现时，应考虑可能有继发性颅内血肿形成；颅内压监护可显示颅内压增高；CT 可显示颅内血肿的征象。如其临床表现逐渐加重，应注意迟发性颅内血肿发生的可能，必要时应复查 CT，密切观察广泛性脑挫裂伤及脑水肿的变化。

（六）鉴别诊断

临床医生在诊断脑挫裂伤时，应与下列情况相鉴别。

1. 脑挫裂伤与脑震荡的鉴别

脑挫裂伤伤后昏迷时间长，多在半小时以上，常出现神经系统阳性体征，脑脊液呈血性，多伴有颅骨骨折，CT 检查有显著的变化。而脑震荡伤后昏迷时间短，一般不超过半小时，且有逆行性健忘，神经系统检查及 CT 检查无阳性发现，脑脊液检查无明显改变。

2. 脑挫裂伤与原发性脑干损伤的鉴别

脑挫裂伤伤后昏迷程度深浅不一，血压多偏高，呼吸正常或稍快，瞳孔多无改变，可有Ⅰ、Ⅱ、Ⅶ、Ⅷ脑神经损伤，有或无锥体束征，可有中枢性面瘫或轻偏瘫，多有颈项强直，无去大脑强直，腰穿压力可升高。而原发性脑干损伤伤后昏迷较深，持续时间更长，血压正常或偏低，可见病理性呼吸，瞳孔多变（双侧缩小或散大不等），Ⅲ、Ⅵ、Ⅶ、Ⅸ、Ⅹ、Ⅺ及Ⅻ脑神经损害多见，可出现单侧或双侧锥体束征，多为交叉性瘫痪，早期即可出现去脑强直，腰穿压力多不增高。

3. 脑挫裂伤与颅内血肿的鉴别

脑挫裂伤属原发性脑损伤，症状及体征可在伤后立即出现，一般比较稳定，并且可逐渐好转。其伤后意识障碍立即出现，一般无中间意识好转期，且有逐渐改善的趋势。CT 检查无团块样高密度影。而颅内血肿属继发性脑损害，症状和体征在伤后一段时间内逐渐出现，并呈进行性加重。颅内血肿多有中间意识好转期，以后可随血肿进展而出现意识障碍进行性加重。有的血肿，特别是硬膜下血肿，因在脑挫裂伤基础上产生，所以昏迷可呈进行性加重而无明显中间意识好转期。血肿一旦形成，CT 扫描呈高密度影，易与脑挫裂伤鉴别。

（七）治疗要点

脑挫裂伤的治疗方法视伤情及继发性脑损害的程度而定，一般以非手术治疗为主。当颅内出现继发性血肿或有难以控制的脑水肿、颅内高压，需外科手术处理。

1. 非手术治疗

脑挫裂伤发生之际，也就是继发性脑损害开始之时。所以应尽早进行合理的治疗，这是减少伤残率、降低病死率的关键。非手术治疗的目的，首先是防止由脑损伤后一系列病理生理变化所导致的脑损害加重，其次是提供一个良好的内环境，使部分受损脑细胞恢复功能。因此，正确的处理应是既着眼于颅内，又顾及到全身。

2. 非手术治疗措施

(1) 保持呼吸道通畅。此类患者昏迷均较严重，伤后常有剧烈呕吐、舌后坠，有时亦可发生咳嗽及吞咽机能障碍，故极易出现呼吸道机械性阻塞而造成脑缺氧和脑水肿加重。应立即清除呼吸道分泌物，牵出舌头，将患者改为侧卧位。估计昏迷时间较长，合并严重颌面伤及胸部伤或伤后有呕吐物误吸者，为确保呼吸道通畅，减少肺部并发症，应及时行气管切开。如有高碳酸血症或低氧血症，必须及早行气管切开，呼吸机维持，使血压维持在 9.3 kPa(70 mmHg)以上，$PaCO_2$ 保持在 4.7～5.3 kPa(35～40 mm Hg)。

(2) 伤后严密观察病情。有条件的医院，患者应入住神经外科 ICU 病房。床旁监护仪持续动态监测患者的血压、脉搏、呼吸等，并随时观察和对比患者的意识及瞳孔改变。入院后即应做好急诊手术准备(如剃头、配血等)。

(3) 防治脑水肿。①卧床：如无明显休克，头部应抬高 15°～30°，以利静脉回流，减轻头部水肿。②严格控制出入量：通常给予每天 1 500～2 000 ml 补液量，以等渗葡萄糖盐水和半张(0.5%)盐水为主，不可过多。在炎夏、呕吐频繁或合并尿崩症等情况下，要酌情增加入量，达到出入量基本平衡，以免过分脱水导致不良后果。另外，每天入量应在 24 h 内均匀输入，切忌短时快速输入。③脱水利尿治疗：目前最常用的药物有渗透性脱水剂和利尿剂两类。渗透性脱水剂有：甘露醇、甘油制剂、浓缩血浆、人体人血白蛋白等；利尿剂有：利尿酸钠、速尿、双氢克尿噻、氨苯喋啶等。甘露醇常配制成 20%溶液，成人每次 0.25～1 g/kg，每 4～12 h 1 次。该药毒性和反跳作用小，降压效果显著，是目前最常用的药物。注入速度一般为 100～120 滴/分，紧急时可静脉快速推注。甘露醇一般在在给药后 15～30 min 出现，作用可维持 90 min 至 6 h。甘油果糖静脉注射 250～500 ml，每 8～12 h/次。浓缩血浆及人体人血白蛋白为胶体脱水剂，不仅有脱水效能，且可补充蛋白质。浓缩血浆系将一单位干燥血浆用半量稀释液溶解后输注。人体人血白蛋白常用量为 10 克，每天 2 次，静脉滴注或缓慢推注。利尿酸钠和速尿均为强力利尿剂。主要药理作用为抑制肾小管对钠、钾、氯的重吸收，从而产生利尿作用，对脑水肿伴心功能不全或肺水肿患者，更为适用。利尿酸钠成人剂量为 25～50 mg，速尿成人剂量为 20～40 mg，肌肉注射，或用 10%葡萄糖溶液 20 ml 溶解后由静脉缓缓注入。两者均使大量电解质由尿排出，故用药期间要注意电解质变化，随时予以纠正。双氢克尿噻和氨苯喋啶作用机理均为抑制肾小管对钠、氯离子的重吸收。但前者增加钾排出，后者有钾潴留作用，故二药常联合使用。双氢克尿噻成人每次剂量为 25 mg，每天 3 次；氨苯喋啶剂量为 50 mg，每天 3 次。醋氮酰胺(醋唑磺胺)，能抑制碳酸酐酶活性，减少肾小管内氢、钠离子交换，使大量钠离子排出，起到利尿作用。另外，该药尚有抑制脉络丛分泌作用，可降低颅压。成人每次 0.25～0.5 g，每天 3 次。脱水药虽可降低颅压，但使用不当亦可产生不良后果。所以需注意以下几点：在排除颅内血肿(尤其是硬脑膜外血肿)前，不宜于伤后立即给予脱水药物，因脑体积缩小，反而可加重颅内出血。一旦出现脑疝时，为了争取抢救时间，防止脑干受压过重而发生不可逆性损害，则可在术前快速注入甘露醇等脱水药。脱水利尿药均可使水分、电解质大量丧失，长期用药者更需密切注意，随时纠正水电解质紊乱。有心功能损害，而又须用渗透性脱水药者，宜减量或用药前先给予强心剂(如毛花苷 C0.4 mg)，以防止血容量骤降而引起不良后果。休克、严重肾功能不全者，用药应慎重。其他对抗脑水肿的措施，尚有高压氧治疗、适当过度换气和巴比妥药物疗法等。

(4) 亚低温疗法。目前国内外亚低温治疗方法已比较规范，主要包括全身降温和局部降温。头部局部降温通常难以使脑温降至亚低温水平，而全身降温的方法比较可靠。患者躺在降温冰毯上，通过体表散热使中心体温和脑温降至所需温度，通常为32～35 ℃。根据病情需要维持2～14天。由于患者在接受亚低温治疗和复温过程中会发生寒战，故在实施亚低温治疗时应使用适量肌肉松弛剂和镇静剂以防寒战。临床通常使用的肌肉松弛剂和镇静剂为卡肌宁、安定和氯丙嗪。常用剂量：静推阿曲库铵25 mg或安定10～20 mg；500 ml生理盐水＋卡肌宁200～400 mg＋氯丙嗪100 mg静滴，20～40 ml/h。静滴肌松和镇静剂速度和用量取决于患者的体温、血压、脉搏和肌松程度。若患者的体温已降至亚低温水平、血压和脉搏平稳、肌松状况良好，可减少肌松和镇静剂速度和用量。若患者体温难以降至亚低温水平，患者躁动不安，应加大肌松和镇静剂的速度和用量。特别值得注意的是对于使用适量肌肉松弛剂和镇静剂的患者，必须使用呼吸机，以防呼吸麻痹。另外，婴幼儿及高龄患者、循环机能明显紊乱者，不宜行亚低温疗法。

(5) 高压氧治疗。若病情允许，可尽早进行高压氧治疗，以促进患者康复。但应注意，伴有癫痫发作或阵发性去皮质强直发作的患者不宜施行高压氧治疗。

(6) 肾上腺皮质激素。目前常用的药物有地塞米松、甲基强的松龙。本药能抑制脂质过氧化反应，稳定细胞膜的离子通道，改善血脑屏障，增加损伤区血循环，减轻脑水肿，伤后用药愈早愈好。常规剂量为甲基强的松龙40 mg，每天1～4次；地塞米松5～10 mg，每天2～4次，静脉注射。近来有人主张“大剂量短程冲击疗法”，地塞米松首次5 mg/kg静脉推注，6 h重复1次，以后1 mg/kg，6 h 1次，共6次，继续常规剂量3天，停药。甲基强的松龙首次30 mg/kg静脉推注，6 h后重复1次，以后15 mg/kg，6 h 1次，2天后改常规剂量，用药3天停药。但其疗效仍存在较大的争议。

(7) 其他药物治疗。主要有以下药物：三磷酸腺苷(ATP)、辅酶A(CoA)、大剂量维生素C(200 mg/kg)、尼莫地平(nimodipine)、脑活素、胞二磷胆碱、神经节苷脂、纳洛酮、脑复康和脑复新注射液等。因严重颅脑损伤后病理生理变化十分复杂，至今尚在继续研究中。上述药物用于临床均有一定疗效，但尚需继续深入研究，方可形成定论。颅脑损伤的治疗是一种综合性治疗，不可单靠一种药物去完善治疗，要结合临床实际，选择性地应用。

(8) 对症治疗。包括控制癫痫发作，制止躁动，可应用抗癫痫药物，如苯妥英钠、苯巴比妥钠、丙戊酸钠、安定等，口服或注射。极度躁动时，可适当采用冬眠疗法，有精神症状者可用百优解、奋乃静、泰尔登等。整个治疗中，尚须用抗生素或磺胺类药预防和治疗感染。

(9) 护理。在重型颅脑损伤患者，护理更显得重要。颅脑伤护理的关键时刻，在伤后1天左右，以严密观察病情、及时发现继发性病变为主；3天后，应以预防肺部并发症及其他感染为主；晚期则需保证营养供给，防止褥疮，功能训练等。

(10) 康复性治疗。应在早期即行康复性治疗，治疗内容包括功能锻炼、理疗、按摩、针灸以及被动或主动的运动训练等，以促进神经系统功能的恢复。对轻型和部分创伤反应较小的中型脑挫裂伤患者，主要是对症治疗、防治脑水肿，密切观察。

3. 手术治疗

脑挫裂伤以非手术治疗为主，但一些严重的冲击伤及对冲性脑挫裂伤患者，除脑组织原发性损伤外，常继发严重的脑水肿、脑肿胀和颅内出血，产生局部脑组织受压或颅内高压危象，手术可能挽救患者的生命，或者为神经功能的恢复创造一定的条件。碎裂和失活的脑组织周围水肿可持续较长时间，这种损伤灶的水肿和出血可对周围脑组织产生压迫，加之损伤以后的脑组织存在微循环障碍，进一步加重了脑水肿的程度及其范围，如此可形成恶性循环，可致颅内压逐渐增高甚至发展成脑疝；损伤灶周围的脑组织因为长期水肿和被挤压，势必影响脑细胞代谢，甚至发生细胞死亡；大量和长期应用脱水剂会影响身体内环境的稳定和心脏、肾脏的功能。所以，对严重的碎裂、失活的脑组织，即使不合并有出血，也可能同样存在严重的占位效应，也应视作占位病变对待。

采取手术方法清除失活的脑组织以及夹杂在其中的血块，一方面能够及时解除占位效应，缓解脑组织水肿，降低颅内压，避免脑疝的发生和发展；另一方面，因解除了对周围脑组织的压迫，可有利于改善和促进脑功能的恢复；同时还可大大减少脱水剂的使用剂量及使用时间，避免和减少由此引起的相应并发症的发生。

(1) 适应证。①脑挫裂伤严重，头部 CT 扫描显示脑内血肿达 30 ml 者。②额叶或颞叶脑内血肿，血肿量 20 ml 左右，周围脑组织水肿严重，同侧侧脑室前角或下角受压或者消失，中线移位达 0.5 cm 以上者。③一侧额叶和颞叶脑挫裂伤出现弥漫性点状和片状出血，脑组织水肿，同侧侧脑室受压和移位，中线偏移 1 cm，临床已出现小脑幕切迹疝表现者。④小脑挫裂伤并出血达 10 ml 以上，或因水肿压迫导水管、第四脑室，甚至发生梗阻性脑积水者。⑤双侧额叶和颞叶广泛性脑挫裂伤，经非手术治疗意识障碍加重，颅内压大于 5.33 kPa(40 mm Hg)者。

(2) 禁忌证。①年龄过大，一般情况较差者。②严重的心、肺、肾、肝脏疾病及其功能障碍者。③出血和凝血功能障碍者。④脑挫裂伤严重，但无脑室受压或中线结构被推挤、移位等占位征象者。⑤病情已至深度昏迷、去皮质强直状、双侧瞳孔散大、对光反射消失等脑疝晚期状态。

(3) 权衡手术利弊。脑挫裂伤手术指征不像颅内血肿容易把握，对于处理颅脑损伤经验不太丰富的医师会感到困难。决定手术应该由有相关经验的主治医师以上的人员一起参加讨论，详细了解受伤史、治疗经过及目前患者的症状和体征。并必须复习全部影像学检查资料，包括受伤以后所有头部 CT 扫描片，如条件允许最好于手术前复查头颅 CT 扫描。医师在手术前必须清楚患者的临床表现是好转、稳定或者是恶化，只有在病情继续恶化，并排除其他非颅内因素所致的情况下方可考虑手术，头部 CT 扫描示其占位效应进一步发展，脑水肿范围扩大、出血增加才决定手术治疗。对于那些手术目的主要是为了促进患者神经功能的恢复，而不是为了解决颅内高压，比如功能区附近的小血肿或一侧颞叶前区和颞叶中区坏死、液化性脑组织的清除等，虽然手术创伤不大，手术也相对安全，但手术医师并不能够保证术中或术后不发生新的创伤性出血。诸如此类情况，应根据医院手术室、麻醉师及手术医师的手术经验来权衡手术与非手术的利弊，如手术及麻醉各方面条件好，手术医师经验丰富可以选择手术，及时清除血块，解除对脑功能区的压迫；或者清除局部坏死和液化的脑组织，促进脑水肿的消退，解除周围脑组织压迫以利于神经功能的恢复。相反，如果预计手术成功率不高，对于此类脑挫裂伤仍然以非手术治疗为好。

(4) 手术入路。随着影像学技术的不断发展，CT 扫描、MRI 检查已广泛应用于颅脑损伤患者的诊断。国内县或区级基层医院已经基本具备 CT 设备，使脑挫裂伤的诊断更容易、更快捷、更准确。应根据 CT 扫描所显示病灶的部位及范围选择手术入路。本着尽可能避免或减少主要神经功能新的创伤、又能在较好的显露下清除碎裂和失活的脑组织和血块，以及能够兼顾做一定减压术的原则，选择不同手术方式。

目前临床上经常应用的手术入路是标准外伤大骨瓣开颅术。标准外伤大骨瓣开颅术不但能达到充分减压的目的，而且还能达到下列手术要求：①清除额颞顶硬脑膜外、硬脑膜下以及脑内血肿。②清除额叶、颞前等挫裂伤区坏死脑组织。③控制矢状窦桥静脉、横窦以及岩窦撕裂出血。④控制颅前窝、颅中窝出血。⑤修补撕裂硬脑膜，防止脑脊液漏等。

(5) 术后处理。脑挫裂伤术后病情改善不如外伤性血肿那样明显，因为脑组织原发和继发性损害较严重，可能需相当长时间才能度过危险期，甚至病情反复、恶化等，由此应引起高度注意。

术后应留重症监护室(ICU)或神经外科监护室(NICU)观察及治疗。脑挫裂伤术后可能因为脑水肿和再出血或其他并发症威胁生命，应该密切观察患者的生命体征、意识状况(GCS 评分)、瞳孔大小及对光反射、神经系统体征和有无呕吐、癫痫发生，清醒患者还应了解头痛的情况。如果患者意识障碍程度加深或者头痛加重、呕吐频繁、生命体征变化(血压升高、脉搏减慢而有力、呼吸深大)通常提示颅内压进行性增高;如患者发生昏迷或者昏迷加深、生命体征改变、一侧瞳孔散大和对光反射减弱或消失、对侧椎体束征阳性提示小脑幕切迹疝形成。所以,手术以后应密切观察、详细记录,及时分析病情变化的原因,警惕术后出血及脑水肿加重,及早予以处理。

连续监测呼吸、脉搏、血压和血氧饱和度:保持呼吸道通畅,清除鼻咽腔分泌物。给氧,维持血氧饱和度在90%以上。严重的脑损伤或手术前脑疝时间较长,术后短时间内尚不能清醒者,年老体质差者,术前已有肺部感染者,术后均宜及早行气管切开术,有助于术后排痰、肺部感染的预防和治疗。并发严重的肺部和胸腔损伤者容易产生低氧血症和高碳酸血症,引起脑血管扩张、脑血容量增加致颅内压增高,可以采用控制性机器呼吸度过急性暂时性的缺氧阶段,避免发生突然的缺氧、维持正常的氧分压和二氧化碳分压,同时还能减轻患者的能量消耗、帮助塌陷的肺泡扩张和阻止肺水肿及肺不张的发展。

有条件者在术中应置入颅内压监测探头,目前颅内压监测探头有脑室内和硬脑膜外两种,前者因探头置于脑室内,测出的数据比较准确,可称为“金标准”,同时还可做脑脊液外引流;后者优点在于可放置较长时间,感染的危险相对小一些。术后持续行颅内压(ICP)观察,压力大于15～20 mm Hg即为异常,如大于40 mm Hg提示严重的颅内高压,应及时抬高头位15°～30°,应用脱水剂,有脑脊液外引流者应检查引流是否通畅,如条件许可应行头部CT扫描复查,及时发现因脑水肿或颅内再出血引起的颅内高压危象,立即进行相应处理。若收缩压低于90～100 mm Hg(12～13.3 kPa),应了解和明确其原因,血容量不足者应该及时补充,必要时还可适当采用扩充血容量,升高血压,老年患者有高血压及动脉硬化者术后尤其应及时补足血容量,避免发生低血压、脑梗死。脑灌注压不应低于65 mmHg(9 kPa),保持血细胞比容在30%～35%,维持脑的正常灌注,才能不至于引起脑组织缺血缺氧。重度脑挫裂伤后存在脑血管自动调节功能异常,脑血管的扩张增加了脑血流量从而加重颅内高压,而血压的增高可能导致血脑脊液屏障的破坏,蛋白质外溢引起细胞外脑水肿,所以,当血压超过160～180 mm Hg时应查明原因,给以相应的处理。

(八) 护理措施

(1) 严密观察患者的意识状态,必要时应专人监护。

(2) 患者宜采取侧卧位,保持气道通畅,可间断给氧。

(3) 若患者呈现昏迷状态且呼吸道分泌物较多时,宜早期行气管切开,及时吸痰,减少气道阻力及无效腔。

(4) 抬高床头15°～30°,以利颅内静脉回流,降低颅压。

(5) 瘫痪患者定时给予翻身,更换体位,按摩受压部位,以改善血液循环。

(6) 不能进食者,可给予鼻饲饮食,满足机体的营养需要。

(7) 注意观察患者有无癫痫的发作。

(8) 应与失语患者进行有效的沟通,及时满足患者的生活需要,并帮助患者进行语言功能锻炼。

(9) 视野缺损的患者应加强生活护理,外出时应专人陪伴,防止摔伤。

(10) 注意了解患者的头痛性质及程度,如头痛一度好转后又加重,提示颅内可能有血肿发生,及时报告医生并给予对症处理。

(11) 严重脑挫伤患者常因躁动,四肢强直、高热、抽搐而使病情加重,应查明原因并给予及时有效的对症处理。

(12) 注意观察患者生命体征的变化及有无复合伤的发生。

(13) 出现脑膜刺激征的患者,应将其安置在避光的病室,避免受外界刺激,使患者情绪稳定。

(14) 严重脑挫裂伤者可采用冬眠疗法,亚低温治疗及巴比妥疗法。

(葛丽丽 徐艳艳)

第五节 弥漫性轴索损伤

颅脑损伤所造成的脑组织大体病理形态损害差异很大,重度颅脑伤患者通常发生严重脑挫裂伤和颅内血肿;中度颅脑伤通常出现轻度脑挫裂伤和颅内血肿;轻度颅脑伤通常无肉眼病理形态学的改变。但所有不同伤情的颅脑伤患者脑组织的显微镜病理形态学检查,都存在共同特征——轴索损伤。研究发现轴索损伤程度与颅脑伤的伤情有关,伤情越重轴索损伤越严重。1956 年,Strich 首先提出了大脑白质弥漫性变性的概念。60 年代,人们将这类轴索损伤病变称之为剪应力损伤、脑白质损伤、弥漫性白质剪应力伤、大脑内外伤等。直至 80 年代才正式命名为弥漫性轴索损伤(diffuse axonal injury,DAI),并被国际学术界所公认。

DIA 最常见于车祸所致的颅脑伤患者,也可见于坠落伤患者,锐器颅脑伤患者则较少见。DIA 后通常处于昏迷状态,无"中间清醒期",预后差。DIA 越严重,患者残死率越高。目前认为 DIA 可能是导致颅脑伤患者伤后植物生存或严重神经功能障碍的最主要原因,临床迄今尚无治疗颅脑伤后 DIA 的有效药物和措施。

(一) 流行病学

DIA 属于原发性闭合性脑外伤,是外伤直接引起的脑白质广泛性轴索损伤。在闭合性颅脑损伤死亡患者中占 29%~53.5%,其临床特点为病情危重,昏迷时间长,伤残率和死亡率高。尸检证实 DAI 在脑外伤死亡患者中的发病率约占 29%~43%,由 CT 和 MRI 诊断的 DAI,占闭合性重型颅脑外伤患者的 11.9 %~20%。

DIA 大多数为交通事故所致,少数为坠落伤或殴打伤所致。在交通事故中损伤机制比较复杂,伤者首先被车辆撞击,继之再跌倒、翻滚或碰撞,头部处于活动状态,在暴力作用下常发生旋转性加速性损伤。产生 DAI 的坠落伤常是以几倍于身高的高处坠落所致。Adams 在 122 例 DAI 尸检中发现,交通事故伤占 69%,坠落伤占 18%。

(二) 发病机制

DAI 是一种头部在加速运动时脑深部组织因剪应力作用引起的损伤。加速损伤包括直线加速损伤、角加速度损伤、离心力损伤和科氏(Coriolis)力损伤。DAI 主要是由于角加速度损伤引起。脑组织的刚性(rigidity)很小,头部角加速运动时,脑组织易受剪力作用发生应变,使神经轴索和血管扭曲损伤。颅内不同组织密度不一,在头颅受到外力时所产生的加速度也不一,因此,这种损伤好发于不同密度的组织结构之间,如大脑灰质和白质结合处、胼胝体、基底节、内囊及大脑与小脑之间的脑干上端等。

1. 经典学说

经典学说认为不同伤情的颅脑外伤瞬时产生剪应力和张力撕断脑神经元轴索,使神经元轴索回缩,轴浆聚积成球状,轴索反应性肿胀,形成轴索回缩球。但近十年来大量颅脑伤实验研究结果并不支持经典学说,其主要证据包括:①实验性颅脑伤后立即行病理学检查未发现轴索撕裂和中断。②颅脑伤后数小时轴索回缩球形成时,轴索髓鞘通常保持完整。③颅脑伤后严重脑挫裂伤部位(最大剪应力和张力部位)与轴索损伤部位不一致,提示颅脑伤时剪应力和张力不是造成 DIA 的根本原因。

2. 沃勒变性学说

颅脑损伤瞬时产生剪应力和张力会导致轴浆流动障碍，轴索局部肿胀。轴索局部肿胀的近端仍与神经元保持整体联系，而其远端则与神经元胞体中断联系，发生沃勒变性。此时轴索髓鞘仍保持完整，随后轴索局部肿胀的远端与近端轴索及神经元胞体分离。同时神经元胞体内产生的轴浆成分流至轴索肿胀分离部位再反流至胞体，由此进一步加重轴索局部肿胀，继而形成轴索回缩球。轴索回缩球形成通常需要 6～24 h，但其形成时间与颅脑伤的伤情有关，伤情越重，轴索回缩球形成时间越短。

3. 钙离子学说

在正常生理情况下，神经细胞外的 Ca^{2+} 不能通过轴索膜进入轴索内。颅脑损伤瞬时产生剪应力和张力会导致轴索膜牵拉造成轴索膜通透性增加。细胞外 Ca^{2+} 流入轴索内，轴索内 Ca^{2+} 浓度明显升高，继而激活中性蛋白酶使核丝溶解、细胞结构崩解、轴索运转中断、轴索肿胀以及轴索回缩球形成。支持钙离子学说的主要依据：①颅脑伤后轴索膜通透性增加，细胞外大分子物质如辣根过氧化物酶能透过轴索膜进入轴索内。细胞外钙离子更容易通过轴索膜进入轴索内。②轴索损伤时，Ca^{2+} 能激活中性蛋白酶，造成神经核丝变性分解。③颅脑损伤后，脑组织细胞外钙含量明显降低，细胞内钙含量明显升高。④中枢神经系统内直接注入 Ca^{2+} 能造成 DIA。但也有研究结果表明 Ca^{2+} 内流并不能完全解释颅脑伤后 DIA 的发病机制，如采用电镜超微结构检查发现实验性颅脑伤早期并无神经核丝分解现象。

（三）生理病理

DIA 的病理特征是伤后早期数小时至数天内可出现轴索肿胀和轴索回缩球。轴索回缩球是轴浆反流肿胀扩张所致，通常在伤后 6 h 开始形成。采用常规病理 HE 染色能发现轴索回缩球，但免疫组化技术或银染方法对轴索回缩球的检出率较常规 HE 方法高。日本学者对 7 例颅脑伤后 1 h 内死亡的患者行尸检，光镜下未发现任何轴索损伤病理变化，但采用电镜检查发现所有都有明显的轴索损伤。他们认为 DIA 属于原发伤，伤后即刻就出现，光镜检查难以发现伤后 6 h 以内的 DIA。颅脑伤后晚期（数周、数月），轴索出现沃勒变性和微胶质星状物形成，脑白质萎缩，脑室扩大形成脑积水。颅脑伤患者 DIA 最常见的部位是胼胝体、脑干背外侧、大脑皮质下白质和小脑上下脚。轻、中度颅脑伤动物的 DIA 主要见于脑干；重度实验性颅脑伤动物 DIA 可发生在所有脑区。

目前有人主张将 DIA 按病理程度分为三级，Ⅰ级：大脑半球、胼胝体、脑干以及小脑出现 DIA，但无其他的病理形态变化；Ⅱ级：除上述区域的 DIA 外，胼胝体出现局灶性出血坏死；Ⅲ级：脑干也出现局灶性出血坏死。格拉斯哥大学神经病理科将 434 例死于闭合性颅脑伤患者作脑大体和显微镜病理学检查，发现 122 例发生 DIA，发生率为 25.8%，其中Ⅰ级为 10 例、Ⅱ级为 29 例、Ⅲ级为 83 例。DIA 病理分级越高，颅脑伤患者昏迷时程越长，死亡率、致残率和植物生存率越高。

（四）临床表现

(1) 意识障碍。DAI 患者可于伤后有不同程度的原发性昏迷，多数患者昏迷较深，呈持续性，时间长。但近年来尸检和 CT 研究发现 4%～32%患者有长短不等的中间清醒期或意识好转期。昏迷原因主要是由于大脑广泛性轴突损伤，使脑皮质与皮质下中枢联系中断。

(2) 瞳孔表现。GCS 评分低的患者常发生瞳孔改变，CT 诊断为 DAI 患者中，34%～51%患者入院时有瞳孔改变，可表现为双侧瞳孔不等、单侧或双侧散大，对光反射消失，同向凝视或眼球分离。

(3) 脑干损害。症状主要表现为双侧瞳孔对光反射迟钝或丧失、眼球垂直运动不能、反射性视力受限或不能及眼脑反射障碍或丧失。此外,损伤严重的患者可出现呼吸频率与节律障碍,呈去脑去皮层状态。

(4) 自主神经功能障碍,多汗、发热和流涎等症状也比较多见。

根据临床昏迷时间和程度,可将DAI分为三种类型。

轻型DAI:占闭合性颅脑损伤的8%,占DAI的11%。伤后昏迷时间一般在6~24 h,清醒后伴有记忆力减退,逆行性健忘,无肢体运动障碍,少数患者有去脑皮质状态,但这些体征可很快消失。

中型DAI:最为常见,占闭合性颅脑外伤的20%,占DAI的45%。伤后昏迷时间可在数天至数周不等,常伴颅底骨折,伤后偶有脑干体征和去脑皮质状态,可有躁动,清醒后可有明显记忆力减退,逆行性健忘和轻度肢体运动障碍。

重型DAI:是DAI最严重的一种类型,占闭合性颅脑外伤的26%,约占DAI的1/3以上。伤后昏迷时间可为几周或更长,有明显的脑干体征、去脑皮质状态或去大脑强直,这类患者常包括临床诊断的原发性脑干伤。

(五) 影像学表现

伤后早期CT扫描和MRI检查,DAI表现大脑皮质和髓质交界处出血最多见,胼胝体、脑干、基底节内囊区域、第三脑室周围出血及脑室内出血次之。剪应力引起的损伤较弥散,并且与外力作用头颅部位无关,往往有多个出血灶。这种出血发生在毛细血管和小动脉,出血灶小,呈点片状,周围水肿轻,无明显占位效应。急性弥漫性脑肿胀和蛛网膜下腔出血也是DAI的常见表现。但部分DAI患者的CT扫描可表现正常,尤其是伤后数小时内行CT扫描者。伤后1~2天CT复查和薄层CT扫描能提高阳性率。MRI分辨率较高,作矢状和冠状扫描能发现更小和更轻微病灶,弥补CT不足。DAI患者在MRI T_1加权像上可见脑白质、脑灰白质交界处和胼胝体有散在、分布不对称的圆形或椭圆形异常低信号或等信号,而T_2加权像则有异常高信号。因此,对临床表现和CT表现不相符的患者,可考虑作头颅MRI检查。但MRI检查不适合病情垂危,生命体征不稳定的患者。

(六) 诊断依据

以往DAI都是依靠尸检病理诊断,近年来CT和MRI广泛应用于临床,能在临床上作出诊断DAI。但影像学诊断应结合头部受伤机制、临床表现。由于DAI临床表现和影像学表现的多样性,目前诊断标准尚不统一。以下临床诊断标准可供参考:①头部有加速性损伤病史。②伤后立即昏迷、躁动不安,持续时间长,少数患者有中间清醒期。③无明确定位的神经系统体征。④CT扫描和MRI证实大脑皮质和髓质交界处、神经核团和白质交界处、胼胝体、脑干有单发或多发无占位效应的出血灶(直径≤2 cm)及脑室内出血、脑弥漫性肿胀、蛛网膜下腔出血,中线结构无明显移位。在DAI诊断中,CT和MRI检查有重要价值,虽然CT和MRI不能直接显示轴索损伤的程度,但能直接显示出血病变的大小、形态和部位。DAI伤情程度取决于轴索损伤范围和程度,因而CT和MRI表现的出血灶不一定与伤情相关。在DAI诊断中,MRI明显优于CT扫描,能清晰显示脑干和胼胝体等中线结构脑组织的小局灶性病变。脑干诱发电位(BAER)在DAI的诊断和监测中起重要作用,在重型DAI患者中脑干诱发电位的潜伏期有明显延长。

（七）治疗方法

1. 非手术治疗

(1) 密切观察病情。对生命体征及神经系统体征进行动态观察。持续颅内压监护及血氧饱和度监测。入院初期每天记录出入量，查血生化、肾功能。如病情无好转，或病情逐渐加重，应及时复查头颅 CT。

(2) 呼吸道管理。保持呼吸道通畅，一旦出现呼吸困难及低氧血症，应立即气管切开，早期应用呼吸机，定期监测血气分析，维持脑组织氧浓度，免受脑组织继发性损害。

(3) 药物治疗。常规应用止血剂、抗生素及神经细胞代谢药物。适当补充水和电解质，防止水、电解质紊乱。静脉应用胰岛素，降低高血糖。

(4) 降低颅内压。根据颅内压增高程度给予脱水药物，如甘露醇、速尿和人体白蛋白。伤后早期可大剂量应用地塞米松。

(5) 脑保护治疗。①静脉应用尼莫地平，减轻轴索钙超载引起的轴索肿胀；②应用镇静、冬眠及抗癫痫药物，对不能控制的脑干发作和癫痫发作患者，应在呼吸机控制下静脉应用肌松剂；③亚低温(32～35℃)治疗，应激期基础代谢率高，亚低温可降低基础代谢率，减少机体能量消耗。

2. 手术治疗

对伤后无脑干功能衰竭的患者，若出现一侧瞳孔散大、昏迷加深，CT 提示一侧大脑半球肿胀或水肿，中线结构明显移位者应采取手术去骨瓣减压术治疗，以缓解颅内高压所引起的继发性脑损害。若发现继发颅内血肿，应急诊做血肿清除术。伤后即呈深昏迷，短时间内出现脑干功能损害或脑疝者，多属不可逆性脑损害，病情很难控制。有薄层硬膜下血肿或脑实质内挫伤，即使积极手术清除血肿或行去骨瓣减压术，也无明显疗效。

（八）常见并发症

(1) 肺部、尿路、颅内及全身感染，包括细菌和真菌感染。

(2) 呼吸功能衰竭，包括中枢性和周围性呼吸衰竭。

(3) 急性肾衰竭。

(4) 应激性溃疡。

（九）护理措施

目前 DAI 主要的医疗手段包括早期施行冬眠亚低温治疗和充分的营养支持，积极对症治疗和防治各种并发症。在这些方面，积极的护理配合对提高患者生存率和生存质量起着极其重要的作用。

(1) 体位。给予头高位，抬高床头 15°～30°，以利颅内静脉回流，减轻脑水肿。对伴有脑脊液耳漏的患者，应将头偏向患侧，以利于血性脑脊液的流出。

(2) 严密观察病情变化，防止脑损害加重。患者入院后均应安置在神经外科监护病房(NICU)，监测体温、脉搏、呼吸、血压、血氧饱和度，必要时监测颅内压。连续动态观察意识、瞳孔变化，每小时记录 GCS 评分，一有变化及时通知医生。如出现脉搏、呼吸减慢，血压升高，高热，则会进一步加速脑组织的损伤；如呼吸＞30 次/分，SaO_2＜90%。提示脑组织缺 O_2，应立即报告医生采取降颅压、降温、有效通气等措施，减轻脑水肿，降低脑耗氧量。

(3) 呼吸道管理。DAI 患者常并发中枢性呼吸功能不全及神经源性肺水肿和肺炎等肺部并发症。呼吸系统并发症不仅是导致患者死亡的主要原因之一，还可诱发其他重要脏器的功能障碍，出现多脏器功能衰竭。因此加强呼吸道管理，保持呼吸道通畅，预防肺部并发症对提高 DAI 患者的生存率，减少致残率起着重要作用。呼吸道护理重点是保持呼吸道通畅，防缺氧、窒息和肺部感染，DAI 发生肺部感染的原因主要有：①中枢性呼吸功能不全使患者丧失排痰功能，易致误吸；②冬眠药、镇静药、镇痛药等可产生呼吸抑制；③并发的水、电解质紊乱和营养不良等使全身抵抗力下降。

DAI 患者昏迷程度多较深，应注意调整体位，使呼吸道通畅；及时吸除口鼻咽腔和气管内的分泌物、血液和呕吐物等；定时翻身，叩背和吸痰。气管切开后，应做好气管切开术后护理，吸痰时严格无菌技术操作，先吸尽气管内痰液，再吸鼻腔。痰液黏稠者雾化吸入，气道湿化。

要做好呼吸状况的监测，注意患者的呼吸频率和节律，定时听诊双肺呼吸音；无创脉氧仪和血气分析监测肺换气功能。发现血氧分压和血氧饱和度下降时，应积极寻找原因，及时处理。

DAI 患者常因中枢性呼吸功能障碍或其他原因造成通气功能不足而需采取机械通气。因此，护理人员必须掌握呼吸机的正确使用方法，并能根据呼吸状况和病情变化调整呼吸机的工作状态。

(4) 人工冬眠亚低温的护理。研究发现亚低温治疗对于降低脑耗氧量，减轻脑水肿有明确作用。①根据病情置冰袋于腋下、腹股沟、腘窝，或用人工降温毯进行物理降温，中、重度 DAI 使用冰毯机加冬眠合剂在伤后早期(24 h 内)将肛温控制在 32～35 ℃。如从正常体温开始降温，经 4～6 h 降到 35 ℃以下；体温＞38 ℃经 8～12 h 降至 35 ℃以下，持续时间 2～7 天。控制中枢性高热，防止继发性脑损害。②加强基础护理 实施冬眠亚低温治疗后，患者的各种反应能力均下降，因此应注意保持呼吸道通畅，及时吸痰、翻身叩背，防止坠积性肺炎的发生；保持患者平卧位，避免剧烈的体位变动，以防发生体位性低血压；还应注意防止褥疮和冻伤的发生。③复温。复温的过程中，应先撤除冰毯，然后停用冬眠药物，使其缓慢自然复温，以免发生低血容量性休克和颅内压的骤然升高。

(5) 早期胃肠营养，预防消化道应激性溃疡。DAI 患者均处于明显应激状态，神经内分泌功能紊乱，基础代谢和蛋白质分解增加，呈负氮平稳。因此早期给予充分的营养支持可以纠正体内的代谢紊乱，改善内环境，提高患者创伤后的恢复能力。我们的做法和体会是：①伤后 48 h 内为观察期，可静脉补充糖、盐水为主。②48 h 以后，排除腹部脏器伤，胃肠蠕动恢复，即可经胃管实施肠道内营养。每次鼻饲前，都应先抽到胃液，证实胃管在胃内且无消化道出血表现，方可经胃管实施肠道内营养。24 h 鼻饲含纤维的营养乳剂—能全力 500 ml，通过重力滴注法持续缓慢(＜100 ml/h)滴注，可根据病情逐渐加量，3～4 天达 1 500 ml。③注意有无胃潴留及反流现象，通过回抽胃液和观察大便形状及时发现消化道出血并对症处理。我们的数据显示消化道出血的发生率约为 14%，低于文献报道 48%，早期鼻饲能全力不仅有单纯的营养支持作用，还能保护胃肠黏膜的完整性，防止细菌感染和移位，减少消化道出血的发生。

(6) 高压氧治疗的护理。高压氧作为一种新的治疗方法，能降低颅内压，提高氧分压，可使椎动脉血流增加，使网状激活系统及脑干部位的氧分压提高，刺激上行网状激活系统的兴奋性，对昏迷患者有促醒作用。对 DAI 昏迷患者良好的护理是保证高压氧治疗效果的前提，在进入高压氧舱前要注意保暖，带管者要妥善固定各管道并保持通畅。对有吞咽动作的患者，可向其口中滴入液体，促进其做吞咽动作，以保持鼓膜内外压力平衡。正确佩带呼吸面罩，避免吸入舱内的压缩空气，以保证高压氧治疗的有效时间。伴有颅底骨折和脑脊液漏的患者，禁忌做高压氧治疗。

(7) 康复护理。康复护理对改善 DAI 患者的功能恢复，使其能尽早回归社会有着重要的作用。主要包括：①被动运动：脑外伤后早期进行康复训练有助于改善脑功能，促进运动反射的重新建立，而运动反射的重建可以促进意识的恢复。被动运动主要是保持肢体处于功能位，在各关节活动的范围内进行屈曲、伸展、外展等关节活动。运动幅度由小到大，由近到远。②主动运动：对于清醒者可嘱其加强瘫痪肢体的主动运动。③刺激疗法：如音乐疗法、呼吸疗法等也有一定作用。

第六节　原发性脑干损伤

脑干是人的生命中枢，是颅内极其重要的神经结构，其内含有重要的神经核团、传导纤维以及网状结构等。由于脑干在颅腔内的位置深，其周围有颅骨和其他脑组织保护，故原发性脑干损伤的机会相对较少，但若发生脑干损伤，则是一种非常严重的脑损伤，常可危及伤者的生命。

（一）流行病学

原发性脑干损伤约占颅脑损伤的2%～5%，在重型颅脑损伤中占10%～20%。脑干内有颅神经核、躯体的感觉和运动传导束，还有网状结构和呼吸、循环等生命中枢。脑干损伤后的致残率和死亡率均很高，有报道死亡率达71.1%。

（二）生物力学

1. 直接暴力

(1) 锐器或投射物的直接穿入可造成脑干损伤。

(2) 加速、减速或旋转运动导致脑组织在颅腔内急剧碰撞和扭曲，可造成脑干损伤。

(3) 剪切力所致的脑干损伤较为多见。当暴力作用时，因脑组织各结构之间所负荷的惯性力、角加速度和旋转加速度不同，故而产生剪切力，使脑组织发生位移，由此造成神经轴索的牵拉和撕裂，引起DIA。这种损伤通常多在矢状位方向运动时最为严重，脑干亦往往在应力作用中受损。据报道重度DIA患者，GCS≤8分者，有65%伴发脑干损伤。

(4) 头颅严重变形所致的脑干损伤，是当颅内压瞬间急剧升高时，致使脑干向椎管下移；由于齿状韧带的牵拉可使脑干受到挤压而损伤，常见于严重的减速性颅脑闭合伤。

2. 间接暴力

(1) 暴力传导所致的脑干损伤，是由于颅骨和脑组织的变形及颅内压瞬间急剧升高，致脑室内脑脊液骤然经第三脑室向中脑水管和第四脑室冲击，这一高压可使中脑导水管周围的中央灰质和第四脑室菱形窝损伤。

(2) 挥鞭样脑干损伤，是由于身体在快速运动中突然骤停或在静止情况下急速启动，例如暴力首先作用于患者的背部或胸部，继而使其头颅产生强力的过度伸展或过度屈曲，产生类似挥鞭样运动，使脑干突然受到拉扯、扭曲、压缩或冲撞而造成损伤。

(3) 脊柱传递性脑干损伤，多因患者自高处坠落时下肢或臀部着地所致，暴力沿脊柱向上传导至颅底及颅颈交界处，引起枕骨大孔区环形陷入性骨折，常直接损伤延髓，甚至累及脑桥，患者往往当场死亡。

（三）生理病理

原发性脑干损伤常有一系列病理形态的变化，但也可以只有脑干损伤的临床表现，而缺乏明显的病理形态变化，后者属于脑干“功能性”损伤。根据尸检资料，原发性脑干损伤的病理形态变化有以下几种

(1) 脑干震荡。临床表现有脑干损伤的症状和体征，但病理形态学检查无明显改变者。

(2) 脑干挫裂伤。脑干损伤部位的神经组织连续性遭到损坏，局部有出血、水肿，可以合并颅神经纤维挫伤和撕裂伤，常见于颅底骨折。

(3) 脑干出血。在脑干实质内点状或灶状出血，这种出血可见于脑干任何部位，但多集中在中

脑、脑桥的被盖部分，或是第四脑室底室管膜下出血。出血灶较大者肉眼即可观察到，较小者只在显微镜下见到血管周围间隙内漏出性出血。

(4) 脑干软化。为脑干局灶性缺血性坏死，早期呈现局灶性组织坏死、结构解离，其后出现大量格子细胞，可吞噬并清除软化坏死组织。

(5) 脑干局限性水肿。损伤脑干局部出现明显的水肿性改变，可限于某一局部或较为弥散。

在损伤早期，上述病理表现可以单独或合并出现。脑干组织结构显著损坏和实质内大片出血的病例，伤后迅速死亡，故临床少见。根据尸检所见，不少病例可合并颅底骨折，尤其是蝶鞍和斜坡部位的骨折，对于脑干实质的器质性损伤意义较大。脑干的病理变化，尤其是实质出血、水肿软化灶，多发生于中脑和脑桥，尤以被盖部分为多见；少数见于中脑大脑脚底，第四脑室底室管膜下、脑桥前缘和延髓内，中脑、脑桥点状或灶状出血最主要的病理变化。此外，尚可见到神经纤维断裂伤，以小脑上脚较为常见，脑干实质内传导束亦可受累而发生退行性变。损伤后期，脑干实质内胶质细胞增生、瘢痕形成，表现为损伤的修复过程和萎缩性变化。

临床上单纯原发性脑干损伤较少见，一般多伴有严重的脑挫裂伤。有人认为原发性脑干损伤实际上是 DIA 的一部分，不应作为一种独立的临床病症来诊断。通常 DIA 均有脑干损伤的表现。自 CT 扫描，尤其是 MRI 的问世，为对脑干损伤的早期诊断提供了很大的帮助。有研究提示，MRI 扫描甚至可以用于脑干损伤的分类及判断其预后。

（四）临床表现

(1) 意识障碍。脑干损伤通常会损害网状结构，因此即使脑干仅有轻微的损伤，也可产生严重的意识障碍，多呈持续性昏迷，无中间清醒期。昏迷时间长短不一，可为数日、数周，甚至数月或长期植物状态。但有研究表明，持续昏迷虽常见于原发性脑干损伤，但脑干一侧的损伤，其意识障碍可能不深或不持久，在特殊情况下，无持续昏迷的患者也不能完全排除原发性脑干损伤的可能。

(2) 去大脑强直状态。多出现去皮质强直，典型的表现为四肢伸直，肌张力增高，双上肢内收旋前，双足过度跖屈，颈项后仰呈角弓反张状。轻者呈阵发性发作，如压迫眶上神经或刺痛皮肤即可引起发作；重者呈持续性强直。一般在临床上将去大脑强直状态作为脑干损伤，尤其是中脑平面以上受损的特征性表现。

(3) 瞳孔与眼球活动变化。脑干损伤后，尤其是中脑和脑桥损伤，常有双侧瞳孔散大或大小不等；双侧瞳孔交替变化，时大时小，对光反射消失；一侧或双侧瞳孔极度缩小，对光反射消失；眼球位置常有异常，可表现为眼球固定、眼球分离、双眼偏斜、双眼同向凝视麻痹等。

(4) 生命体征改变。①呼吸功能紊乱：脑干损伤早期即可出现呼吸节律紊乱，多表现为先浅快继而深慢，最后出现病理性呼吸。延髓直接损伤者，可发生急性呼吸功能衰竭，在伤后或很短时间内即自动停止呼吸。同时，由于自主神经功能紊乱，气管内分泌物增多。一般呼吸停止后心跳并不立即停止，往往在人工呼吸下可维持数小时、数天，甚至十数天。②心血管功能紊乱：脑干损伤后，可出现血压的明显波动，一般先升后降，先心率增快继而心率减慢，后期可出现心律不齐、搏动微弱甚至停止，因此，脑干损伤的患者在出现呼吸紊乱的同时也可出现脉搏细速微弱或慢而弱、血压低等，有人称此现象为脑性休克或延髓休克。③体温调节障碍：脑干损伤引起交感神经系统功能障碍，可导致伤者高热或虚脱。

(5) 锥体束征。可出现一侧或双侧肢体无力或瘫痪，肌张力增高，腱反射亢进，病理反射阳性等锥体束征，严重者可呈弛缓性瘫痪。中脑和延髓损伤常致偏瘫或双侧锥体束征阳性，脑桥损伤则肢体瘫痪征象可不甚明显。伤情严重时，可出现全部反射和病理反射皆不能引出，四肢肌张力消失，待病情稳定、好转后，锥体束征又可以重新出现。

(6) 合并伤和并发症。原发性脑干损伤多同时伴有弥散性轴索损伤，或合并有较严重的弥漫性脑损伤，以及脑挫裂伤和丘脑下部损伤。丘脑下部损伤可出现体温调节功能障碍、尿崩症、糖尿病、消化道出血、顽固性呃逆以及内分泌功能障碍等。

(7) 脑干各平面损伤的特点。中脑损伤的意识障碍较为突出，系因网状结构受损而致，多有程度不等的意识障碍。伤及动眼神经核时，瞳孔可时大时小，双侧可交替变化，对光反射亦常消失，可有眼球歪斜，一侧上外一侧下内呈跷板式。严重时双侧瞳孔散大固定。当脑干在红核与前庭核两者之间受伤时，即出现去大脑强直，表现为四肢伸直、角弓反张。患者头眼垂直运动反射和睫状节脊髓反射亦消失。

脑桥损伤除有持久的意识障碍之外，双侧瞳孔常极度缩小，角膜反射及嚼肌反射消失。呼吸中枢及长吸中枢均位于脑桥，故易致呼吸紊乱，呈现节律不整，陈—施氏呼吸或抽泣样呼吸。若伤及侧视中枢则呈凝视麻痹，头眼水平运动反射消失。

延髓损伤主要表现为呼吸抑制和循环紊乱，患者呼吸缓慢、间断，脉搏快弱、血压下降，心眼反射消失。当延髓吸气和呼气中枢受损时，可在短时间内出现呼吸停止，心跳尚可维持数小时或数日，属脑死亡状态。

(8) 脑干损伤的综合征。交叉性眼球运动麻痹综合征系因大脑脚及动眼神经损伤所致同侧眼球运动障碍、眼位外转、瞳孔散大、对光反射消失及上睑下垂，同时合并对侧偏瘫。但应注意与天幕切迹疝相鉴别。

眼肌麻痹一小脑共济失调综合征系指四叠体、中脑导水管周围、动眼神经核及小脑上脚受损所致。患者伤侧动眼神经瘫痪合并小脑共济失调，但亦可因小脑上动脉损伤而引起。

内侧纵束综合征指颅脑损伤后，因中脑及脑桥被盖部受损，累及内侧纵束及邻近第Ⅲ、Ⅳ、Ⅵ脑神经核区，引起患侧眼球不能内收，而对侧眼球可以外展，表现为侧视麻痹，外展时多有水平眼震，常伴有辐辏不能。

外伤性闭锁综合征指颅脑外伤后立即出现意识障碍和脑干症状，意识恢复后，四肢仍然瘫痪，缄默不语，不能吞咽呈闭锁状态，但能借助眼球运动和瞬目动作与人沟通，系因脑桥腹侧损伤累及椎基底动脉发生闭塞所致。

脑桥被盖部综合征指脑干损伤位于脑桥上部时，因锥体束、内侧丘系、内侧纵束、结合臂、脊丘束及三叉神经核亦受损，故患者出现伤侧眼球外展不能及向病侧凝视麻痹，对侧肢体偏瘫，深浅感觉障碍及小脑功能不全。甚至可引起面部和角膜触觉减退，咀嚼肌麻痹，张口时下颌向伤侧偏斜等表现。

(五) 影像学表现

(1) MRI 检查。脑干损伤宜采用 MRI 影像学检查，不仅能显示脑干结构的形态改变，同时还能判断损伤的程度，尤其是对 DIA 所致脑干的原发性损伤常能一目了然。应用自旋回波序列，T_2 加权图像更优于 T_1 加权图像。通常 DIA 在脑干的 T_2 加权图像上，可见散在椭圆形成条状高信号，多位于脑干背外侧；在 T_1 加权图像上常为低信号，并伴有与胼胝体及脑白质类似的散在病变；脑干挫裂伤时，脑水肿及脑肿胀显示为长 T_1 和长 T_2，即 T_1 呈低信号，T_2 为高信号。此外，当合并有小灶性出血时，其信号变化取决于伤后时间长短，急性期(伤后 3 天内)出血灶 T_2 为低信号，周围水肿为高信号；4 天以上时 T_1 和 T_2 加权均呈高信号，是其特征性诊断依据。继发性脑干损害与原发性脑干损伤不同，出血多位于中脑和脑桥腹侧上端及中线旁，同时可伴有脑干肿胀、脑疝、脑干下移、变形、出血及梗死灶等。

(2) CT检查。颅后窝CT片伪影干扰较大，分辨率较差，诊断脑干损伤较困难。由于脑干损伤出血沿神经纤维的走向延伸，并非朝向脑干的侧方，因此CT扫描必须与脑干的轴向垂直才能充分显示病变全貌。CT检查虽然不能显示细微的脑干挫裂伤，但有时也能看到脑干损伤区的点片状高密度影，以及脑干周围脑池，如环池和四叠体池、第四脑室等异常形态改变，从而可推测脑干损伤的情况。当然，但CT是不能显示DIA。

(3) X片检查。颅骨骨折，特别是颅后窝骨折、环椎、枢椎骨折和(或)脱位，X线检查均有助于脑干损伤的判断。

(六) 诊断依据

(1) 病史。绝大多数脑干损伤患者均有意识障碍，应及时向护送人员详细了解受伤的具体情况，这对原发性损伤与继发性损害的鉴别有重要的参考价值，不可忽视。伤史应包括受伤时间、致伤原因、暴力作用大小、致伤部位、受伤后的表现和病情变化伤后的处理情况等。

(2) 体格检查。对脑干损伤患者，检查应简捷、迅速、准确，有目的、有重点地进行检查。主要包括：①头部伤情和合并伤情。②生命体征。③意识状态(GCS评分)。④瞳孔和眼球运动情况。⑤肢体活动和肌张力改变。⑥锥体束征和生理、病理反射。

(3) 辅助检查。①CT扫描：由于后颅窝伪影，一般CT平扫很难显示脑干损伤的征象，高分辨CT平扫可发现脑干内小灶出血。②MRI：MRI检查可进一步明确是原发性脑干损伤还是继发性脑干损伤，对脑干损伤具有独特的临床诊断价值。③诱发电位检查：脑干听觉诱发电位(BAEP)对脑干损伤有一定的诊断价值。方法是给予耳蜗声刺激，从双侧头皮记录大脑皮质的电位变化，由于其电位来源于脑干的听觉通路，故能反映脑干的电生理活动，能较准确地反映脑干损伤的平面及程度，并能进行动态的监测，以了解脑干损伤的情况。

(七) 治疗原则

临床上，对轻型脑干损伤患者，可按脑挫裂伤的处理原则进行有效的治疗，能使部分可逆性脑干损伤患者获救；对重型脑干损伤患者，应积极采取综合性措施进行治疗和护理。

(1) 严格的系统监护。若条件允许，提倡患者进入ICU进行严格的监护。严密观察意识状态、生命体征，颅内压、血氧饱和度、眼征、锥体束征，以及其他神经系统症状和体征，注意水、电解质以及酸碱平衡，血糖，出入量，必要时行脑干诱发电位和影像学的动态观察等。

(2) 注意呼吸道管理。应定时叩击胸部、翻身拍背，协助排痰，有气管切开指征者，应尽早行气管切开术，以保证呼吸道通畅，防止脑缺氧。同时，在保持呼吸道通畅的前提下应充分给氧，以维特血氧饱和度在95%～100%，并定期行血气分析。

(3) 减轻脑水肿、降低颅内压。①高渗性脱水药的应用：常用的脱水药有甘露醇、呋塞米等，可单独或联合应用，与肾上腺皮质激素合用效果更佳。甘露醇的用量依伤情而定，使用期间应注意肾功能和血电解质的变化。另外，适当应用血浆和(或)人血白蛋白以提高胶体渗透压可增强渗透性脱水药的脱水功效，减轻脑水肿，并可减少渗透性脱水药的“反跳现象”。②亚低温治疗：亚低温治疗可减轻脑损伤后的继发性损伤，促进神经功能的恢复。一般说来，愈早对脑干损伤患者行亚低温治疗，效果愈好。具体实施方法、注意事项与脑挫裂伤治疗基本相同。③巴比妥昏迷疗法：应在连续监测各项生理指标和颅内压的情况下进行。临床上一般用硫喷妥钠，按10～20 mg/kg缓慢静脉滴注，若能配合亚低温治疗，则对脑干损伤的治疗作用更佳。④开颅减压手术：原发性脑干损伤常伴有严重脑挫裂伤或颅内血肿等，可出现进行性的颅内压增高，若非手术疗法不能缓解高颅压时，应积极考虑开颅减压手术，清除挫碎糜烂的脑组织、颅内血肿以及散在的血肿块，或行侧脑室外引流术、基底池引流术、小脑幕切开术等，必要时可切除部分非功能区脑组织、去除骨瓣等，以达到切实有效的减压效果。

(4) 防治并发症。① 防治上消化道出血：上消化道出血是原发性脑干损伤最为常见的并发症之一，若脑干损伤合并丘脑下部损伤则更易发生消化道出血。②防治肺部感染：应提早预防肺部感染，加强呼吸道的护理工作。对有意识障碍、排痰困难者，应及早行气管切开，以利于排痰和吸痰。气管切开后应定时向气管内滴入溶解和稀释痰液的药物，也可定时做气管内雾化吸入，加强护理，防止反流、误吸，注意口腔卫生，勤翻身叩背，及时清除口腔和呼吸道内的分泌物。一旦发生肺部感染，应选用广谱、敏感的抗生素治疗。③注重营养支持：在患者无明显消化道出血、胃肠功能良好的情况下，多主张进行肠内营养，尽早给予鼻饲饮食，如出现消化道出血或胃肠功能较差者，可进行胃肠外营养，可以人血白蛋白、复方氨基酸、脂肪乳剂、葡萄糖液以及维生素和微量元素等按一定比例配制。④ 应用促进脑细胞代谢神经营养药：患者度过急性期以后，可尽早选用促进脑细胞代谢和神经营养药，同时应用催醒药物。⑤高压氧治疗：提倡早期进行高压氧治疗，以促进患者的康复。但应注意对伴有癫痫发作或阵发性去皮质强直患者不宜施行高压氧治疗。⑥康复治疗：康复治疗包括功能锻炼、理疗、按摩、针灸以及被动或主动运动训练等，早期进行可达到促进神经系统功能恢复的目的。

(八) 护理措施

(1) 严密观察神志、瞳孔、生命体征变化。① 中脑损伤主要观察患者的意识状态。②桥脑损伤主要观察患者的呼吸节律。③延髓损伤主要观察患者的呼吸频率。

(2) 保持呼吸道通畅，及时吸痰，必要时行气管切开术。

(3) 遵医嘱予以持续低流量吸氧。

(4) 定时翻身更换体位，按摩受压部位，以改善局部血液循环，防止褥疮的发生。

(5) 静脉营养以保证机体的营养需要。

(6) 保证每天入量，必要时给予鼻饲饮食。

(7) 高热患者给予物理降温或人工冬眠。

(8) 昏迷的患者要加强口腔护理，皮肤护理，翻身叩背，预防肺炎、褥疮的发生。

(9) 有肢体偏瘫者应保持肢体功能位，防止足下垂，主动或被动活动肢体，防止下肢静脉血栓的形成。

(10) 出现去大脑强直的患者颈部垫软枕。

(11) 躁动患者给予四肢约束，加床挡，防止摔伤。

(杜福宏　厉建元)

第七节　开放性颅脑损伤

开放性颅脑损伤是颅脑各层组织(头皮、颅骨、硬脑膜和脑组织)开放伤的总称，包括头皮开放伤、颅骨开放伤和开放性脑损伤。但对于硬脑膜未破裂、颅腔不与外界相通的头皮开放伤、颅骨开放伤，通常列入闭合性颅脑损伤。只有头皮、颅骨和硬脑膜同时损伤，颅腔与外界相通才属开放性颅脑损伤。颅底骨折常引起颅底硬脑膜撕裂，形成脑脊液漏，颅腔经鼻腔、鼻旁窦或中耳与外界相通，称为内开放性颅脑损伤。内开放性颅脑损伤在处理原则上，与闭合性脑损伤基本相同。开放性颅脑损伤根据其致伤原因不同，分为非火器性颅脑开放伤和火器性颅脑开放伤。

（一）非火器性颅脑开放伤

非火器性颅脑开放伤致伤因素较多，包括为打击伤和碰撞伤两大类，前者系因锐器或钝器打击相对静止的头部所致的原发性颅脑损伤，后者则为移动的头颅碰撞相对固定的物体所造成。因此，除头部的开放伤之外，常有不同程度的脑对冲性损伤、剪应力性损伤和出血、水肿、感染等继发性损害。

1. 生物力学

（1）钝器打击伤。钝器致伤物如棍棒、砖石、锤、斧背等，或爆炸落石，高处落下重物，交通事故中的车辆碰撞等造成的损伤均属钝器伤。这类损伤的致伤物作用面积大，致伤区头皮软组织多有较大面积的挫裂伤，创口形态不规则，创缘不整，挫伤严重。损伤部颅骨多为粉碎性骨折，骨折片移位、凹陷，移位的骨折片可刺入其下方的脑组织，致硬脑膜撕裂，脑组织的挫裂伤，损伤范围大，可合并有颅内不同程度的出血、水肿。创口污染较重，创口内常有异物，如毛发、泥沙、组织碎屑等，处理不当易致感染。脑损伤机制为加速性损伤，多在暴力作用部位造成脑组织的冲击性损伤。因头颅及躯体随暴力作用而移动，可减轻脑在颅腔内的移动，故对冲部位损伤较少见。但由于局部暴力作用面积大，颅骨变形严重，除局部粉碎性骨折外，可有向四周延伸的线性骨折，相应的脑损伤也可波及较大范围。

（2）锐器伤。刀、斧、钉、锥、剪、匕首、钢筋、钢钎等造成的砍伤、切割伤、刺伤等均属锐器伤。切割伤致伤物暴力点小，创口常成线形或条形，创口多较整齐，挫伤范围较小；砍伤因暴力较大，尤其致伤物刃钝而宽厚时，切割夹杂有钝性打击，创口虽也成条形，但欠整齐，软组织挫伤较重，颅骨也常成条形碎裂，脑组织成条带形损伤。锐器穿刺伤的创口都较小而整齐，颅骨呈洞形骨折，脑组织伤道随刺入深度不同而不同，一般伤道较整齐，周围挫伤范围小。穿入颅内的致伤物可将颅外组织碎片或异物带入伤道深部，若伤及颅内血管、静脉窦可并发出血，可在伤道内或硬脑膜下形成血肿。有时致伤物可经眼眶、鼻腔等处戳入颅内，招致颅内污染，易导致颅内感染。

（3）坠跌伤。高处坠落或跌倒时，头部撞于有棱角或不平整的器物上，常造成冲击部位的开放性损伤。创伤特点同钝器打击伤，但因其为减速伤，除冲击部位外，易合并有对冲性脑损伤或DIA。

2. 临床表现

开放性颅脑损伤的临床表现，因致伤因素、损伤部位的不同及有无继发性出血或感染而各异。

（1）全身症状。①意识改变：开放性颅脑损伤患者意识变化差别较大，轻者可以始终清醒，如锐器穿刺伤若未伤及功能区，又未引起颅内出血，则情况往往良好。重者可出现持续昏迷，如果伤及脑干或丘脑下部时，患者常有去大脑强直及高热等表现；若继发颅内血肿，亦可引起脑疝。②生命体征：开放性颅脑损伤多有失血，故常出现面色苍白、脉搏细弱、血压下降等表现。即使是伴有颅内血肿者，其生命体征变化也多不典型。③复合伤：复合伤的存在是引起休克的又一常见原因。常见的复合伤多为胸腹闭合性损伤。若颅脑伤重于复合伤时，临床征象大多以脑伤为主，容易漏诊复合伤，特别是对有意识障碍的患者，不可忽视全身体格检查。④癫痫：较闭合性脑损伤多见，伤后早期癫痫可能与损伤的刺激或脑皮质挫伤有关。局限性凹陷性骨折、急性硬膜下血肿、脑挫伤、软脑膜下腔或蛛网膜下腔出血、晚期出现的感染、脑膜脑瘢痕等，都是引起癫痫的因素。⑤颅内感染：开放性脑损伤常有异物、骨片、毛发被带入颅内，脑内创道又是良好的培养基，故较易感染。感染初期多为脑膜炎及化脓性脑炎，患者常有头痛、呕吐、颈项强直、高热及脉速等毒性反应，晚期则往往形成脑脓肿。

（2）局部体征。头部开放伤，重者可见伤口哆开，颅骨外露，脑浆外溢，患者常处于濒危状态。轻者局部伤口可以很小，甚至被头发所掩盖，有时系钢针、铁钉、竹筷等致伤物经眼眶、鼻腔或耳道刺入颅内。检查时应注意创口的大小、方向及深度，对留置在创口内的致伤物，暂勿触动，以免引起出血。根据受伤的部位、失血的多少或有无大量脑脊液流出，可以判断脑原发伤情况及有无静脉窦或脑室穿通伤。

(3) 脑部症状。因受伤部位和范围而异，常见的脑功能损伤有：偏瘫、失语、偏身感觉障碍及视野缺损等；颅神经损伤多见于嗅、视、面及听神经；严重的开放性颅脑损伤可累及脑干或基底节等重要结构，患者临床表现重笃，预后不良。

3. 影像学表现

开放性脑损伤可以直接看到创口，易于诊断，但在判断颅内损伤的情况及有无继发性血肿、异物或感染灶时，则有赖于影像学检查。

(1) X线平片检查。对了解颅骨骨折线的走向、凹陷深度、颅内异物、骨碎片分布以及气颅等情况均十分重要，只要患者情况许可，应作为常规检查，包括正侧位和凹陷区的切线位X线片。

(2) CT扫描检查。可以看到确切的损伤部位和范围，并能对异物或骨片的位置、分布作出精确的定位。特别是当颅内继发血肿、积液或后期的脑积水、脑肿胀、脑穿通畸形及癫痫病灶均有重要诊断价值。

(3) 脑血管造影。主要针对开放性颅脑损伤后期的并发症和后遗症，如外伤性动脉瘤或动静脉瘘。在没有CT设备的情况下，脑血管造影仍不失为重要的诊断手段。

4. 诊断依据

(1) 病史明确。

(2) 多合并颅内出血，易造成多器官功能衰竭。

(3) 伤道不整齐，有活动性出血、脑脊液漏、脑组织外溢、重者脑组织膨出，伤口有异物进入。

(4) CT显示伤道内残留金属异物，以及并发的颅内血肿。

(5) 伤口有污染，伤后感染率高。

(6) 辅助检查：X线片、CT检查，对了解颅骨骨折的部位、类型、程度、移位情况，颅内异物的数目、性质、位置，以及嵌入物的形状、位置有极大帮助。X线仍无法显示某些异物，如木质、玻璃等。另外，腰椎穿刺、脑血管造影、脑电图、诱发电位检查也有一定诊断价值，但一般不用于急性期。

5. 治疗方法

所有开放性颅脑损伤均需尽早行彻底清创术。

(1) 清创的原则。清创应从头皮到脑伤道逐层进行。头皮创口不宜过多切除创缘，以免张力过大致缝合困难。应去除失活组织、异物，修齐创缘，根据需要作"S"形或弧形切口，扩大创口，进行深层清创。去除游离的小碎骨片，尽量保留与软组织相连的大骨片，从内向外咬除骨质，或先在正常颅骨处钻一孔，循骨折边缘扩大咬除骨质，根据颅内手术需要作成骨窗。撕裂的硬脑膜仅作修剪，扩大剪开以显露脑伤道。脑组织清创应在直视下进行，由浅入深，边冲洗边吸引，清除脑内异物、碎化脑组织、血块，彻底止血，尽量采用电灼止血，不用或少用明胶海绵。彻底清创后，脑组织塌陷、脑搏动良好者，应缝合或修补硬脑膜。硬膜外置引流管，戳孔引出，术后引流48～72 h后拔除。头皮创口应分层无张力缝合。脑挫裂伤严重，清创后颅内压仍高者，可不缝合硬脑膜，施行头皮分层严密缝合。张力过大者，可延长切口，筋膜下游离，两侧减张切开或转移皮瓣封闭创口。创口不大但颅内损伤严重者，可先行头皮创口清创缝合，另作骨瓣开颅，行颅骨和颅内清创。锐器伤创口整齐，颅骨损伤不严重，颅内无出血及异物存在，可仅作头皮、颅骨清创，缝合破裂的硬脑膜及头皮。

(2) 颅面伤的处理。先行开颅清创术，对已开放的鼻窦、乳突气房、鼓窦，应去除碎骨片，开放窦腔内的黏膜应尽量清除，以抗生素溶液反复冲洗，骨蜡混合抗生素封闭窦腔。硬脑膜应予严密缝合或修补，以防术后脑脊液漏。眶内损伤以及鼻、颌部损伤，应请眼科、五官科与颌面外科协同处理。颌面部创口缝合，应尽量恢复或重建颌面组织解剖关系，以利创口愈合及美容要求。

(3) 头部嵌入致伤物的处理。有致伤物嵌入的穿入伤，不可贸然拔除，应在检查明确伤道走行后再进行清创处理。先以头皮创口为中心做"S"形切口，在嵌入物旁钻孔，绕异物一周以骨钳扩大骨孔，或钻四孔锯开形成方形骨瓣，再扩大硬脑膜破孔，直视下沿异物纵轴缓慢拔出异物，沿伤道探查，清除异物和碎化脑组织，彻底止血，清创后反复冲洗。张力不大时，可缝合硬脑膜，闭合创口。张力大、伤道迅速闭合并有血液外涌者，多为伤道深部有出血，应扩开伤道，清除血块，找到出血部位并予以彻底止血，不可贸然封闭创口。

(4) 次期清创术。指伤后4～6天的开放性颅脑损伤，常因就诊较晚或因早期清创不彻底，创面已有感染迹象，或有脑脊液外溢。此时不宜进行过多的外科处理，应作创面细菌培养及药敏试验。同时清洁创面，改善引流条件，并用过氧化氢清洗伤口，摘除表浅异物。根据创口具体情况放置引流条或更换盐水纱布、油纱。创口过大时可在清洁创面之后全层缝合创口两端以缩小创面，但必须保证创口引流通畅。待创面分泌物减少、肉芽生长良好，局部细菌培养连续3次阴性时，即可全层减张缝合头皮创口，留置引流2～3天，处理得当创口常能如期愈合。

(5) 晚期处理。颅脑开放伤已逾一周以上，感染严重，伴颅内感染，局部脑膨出或已有脑蕈形成。此时应保持创口引流通畅，及时更换敷料，改善患者的营养状况，增强抵抗力，选用敏感的抗菌药物控制感染。同时，创面采用弱消毒剂冲洗、高渗湿敷以促进肉芽生长，争取次期植皮，消灭创面。若患者伴有颅内高压和明显脑膨出，则须及时行CT扫描检查，查明原因，再给予相应处理。

6. 护理措施

(1) 急救。急救的目的是保证患者的生命安全，促进危重患者复苏，减少附加性损伤和创口污染，尽快使患者获得确定性治疗。①清除呼吸道梗阻，确保呼吸道通畅 应注意保持重危患者的呼吸道通畅，及时清除上呼吸道和口腔内的血液、呕吐物、分泌物；深昏迷者应防止舌下坠，必要时应用口咽通气管、气管插管或急诊行气管切开，清除呼吸道内误吸物或分泌物，保证呼吸道通畅、供氧，避免发生缺氧，加重脑损伤。对自主呼吸功能障碍者，可行人工辅助呼吸。②输液、输血，尽快建立输液通道，及时补充血容量，防止或尽快纠正血压波动，这是改善开放性颅脑损伤预后的重要措施。③创口处理 急救时应尽量减少触动创口，尽快用敷料保护包扎创口，减少出血和继发损伤、污染。创口内留置的致伤物，不可撼动或拔出，应连同创口一起包扎。创口或组织有活动出血者，一般稍加压包扎即可止血。有大动脉活动性出血者，可用止血钳暂时夹持止血或行暂时性缝合止血。④转送，尽快送至确定有处理条件的医疗单位。

(2) 术前准备。在急诊室对患者进行检查的同时，应剃除头发。剃除范围应足够行创周清洁及手术，创口大或有多个创口者最好剃除全部头发。手术前常规给予抗生素和破伤风抗血清，并做好配血工作。

(3) 术后处理。同闭合性颅脑损伤术后处理。特别应加强抗感染治疗，选用广谱抗生素，剂量与应用时间适当延长。还应加强抗癫痫治疗，预防外伤性癫痫的发生。术后2～3天应予腰穿，了解颅内压力、是否出血及有无感染，必要时可反复行腰穿引流。

(二) 火器性颅脑开放伤

1. 流行病学

火器性颅脑损伤是一种严重战伤，其发生率与死亡率都较高。第一次与第二次世界大战的统计资料显示，火器性颅脑伤的发生率分别占全部战伤的15%～20%与7%～13%。美军侵朝与我军抗美援朝战争中分别为18%与17.2%，1979年我军对越自卫反击战中占9.1%，都仅次于四肢伤的发生率。若将颅脑伤阵亡者计入，则其实际发生率更高。如我军在抗美援朝战争中，阵亡于颅脑伤者高达38.4%～46.6%。

2. 生物力学

由于人体组织的复杂性和投射物参数的多样性，火器性投射物的致伤机制迄今尚不能明确，不能定量描述投射物致伤人体的力学和病理生理过程。目前认为火器性投射物致伤机制主要包括三个方面：投射物的直接损伤作用，瞬时空腔效应，压力波作用。

(1) 直接损伤作用。投射物穿过组织时，依靠其动能直接撕裂破坏组织，造成组织的直接损伤，所形成的伤道称原发伤道或永久性伤道。

(2) 瞬时空腔效应。高速投射物穿过组织时，其致伤能量除沿弹轴前进的前冲力造成直接损伤外，很大一部分能量形成侧冲力，以压力波形式传递给伤道周围组织，使伤道周围组织迅速向四周压缩、移位，形成比原发伤道大几倍或十几倍甚至几十倍的瞬时空腔。随着周围组织的压力强度增加和组织弹性作用，空腔达一定限度后，迅速收缩塌陷。空腔收缩后，由于腔内压力再次增大，可使之再次膨胀。如此，空腔经几次脉动，最后消失。瞬时空腔的持续时间仅数毫秒至数十毫秒，但空腔急剧膨胀与收缩可使伤道周围组织受压、牵拉、撕扯与震荡，造成较原伤道大得多的广泛不均匀性组织损伤。在原伤道周围组织和远隔部位形成挫裂伤。瞬时空腔的致伤效应，取决于投射物传递到组织的能量及组织本身的生物物理特性。投射物速度越快，传递到组织的能量越大，瞬时空腔越大，持续时间长，脉动次数多，组织损伤越严重。投射物在组织内不稳定翻滚、破碎时，传递给组织的能量大，瞬时空腔明显，可加重组织损伤。颅脑的组织结构不同于身体其他部位，外为坚硬颅骨形成的颅腔壁，内为含水量较多、柔软、黏滞性大、易传递能量的脑组织。当致伤物击中颅脑时，常造成广泛的颅骨破碎和脑组织广泛损伤。颅骨破碎与脑组织广泛损伤不仅是投射物的直接损伤，更是投射物动能对颅内容物的作用，脑组织内形成较大的瞬时空腔，压力波扩张受到坚硬颅腔壁的限制，颅内压力急骤升高，致使颅骨崩裂，脑组织向外飞溅。动物实验证明，用7.62 mm枪弹，20 m距离射击，造成颅脑贯通伤时，可形成比弹丸直径大9倍的空腔，可致颅骨爆裂，脑组织广泛损伤，脑组织经创口向外飞溅。脑切线伤时空腔比弹丸直径大5～6倍，即使仅有颅骨切线伤，颅骨内板和硬膜完整，其下方也可形成空腔，脑组织出现带状挫伤区。

(3) 压力波作用。投射物致伤时，组织内压力波的产生机制有三种。①投射物碰击组织表面时，可产生一个压力峰值达10.1 MPa(100个大气压)的冲击波，以约1 500 m/s的速度在组织内传播。②投射物在组织内传递能量，形成瞬时空腔，由此形成压力波。③投射物在组织内将动能传递给组织液体微粒，使组织粒子加速运动，一旦其运动速度达到或超过该组织内音速时，即形成所谓“跨音速流”，从而产生冲击波。压力波对生物体的致伤作用机制，目前认识尚不一致。实验发现，高速投射物致伤头颅，可在脊髓、远隔部位脏器如肺、心内膜等处出现不同程度的点、片状出血；致伤下肢或胸腹腔时，可见颅内，尤其是脑底部、脑干部的点片状出血，此即所谓的“远达效应”。其损伤机制，可能是较强的压力波作用于循环管道系统，致使体液或血液急剧扰动，引起脏器的微小血管破裂出血。

3. 生理病理

火器性颅脑损伤与非火器性颅脑损伤的病理改变不同，一般分为三个区域。

(1) 原发伤道区。由投射物直接造成，伤道内充满破碎毁损的脑组织，杂以血块、渗出物和随致伤物进入的异物，如碎骨片、头发、皮肤碎屑、泥沙、布片等。碎骨片通常散布于伤道近端。非贯通伤致伤物多停留在伤道远端。脑膜或脑组织出血可形成血肿，血肿可位于硬脑膜外、硬脑膜下或伤道内，如伤道较长，则伤道血肿可在近端、中段或远端，分别形成伤道近端血肿、中段血肿、远端血肿，清创时切勿遗漏伤道远端血肿。非贯通伤如伤道远端已达对侧脑表面，应警惕对侧的硬脑膜下血肿。

(2) 脑挫裂伤区。在原发伤道周围，由于空腔效应，脑组织形成表面参差不齐的广泛挫裂伤区。病理表现为血管断裂或破裂，形成点、片状出血，脑细胞结构不清，胶质细胞肿胀或崩解，血管周围间隙增大、组织水肿。其损伤程度和范围取决于致伤物传递给周围组织的能量。对 7.62 mm 枪弹脑贯通伤的实验研究证明，距伤道中心 4.5 cm 处仍有镜下可见的脑组织损伤。除伤道周围外，尚可见大脑凸面、脑底、丘脑下部、小脑、脑干等处有蛛网膜下腔出血。

(3) 震荡区。脑组织挫裂伤区外为震荡区。震荡区内的组织结构完整，神经元及神经纤维可因震荡而发生暂时性功能抑制，不伴有其他继发性损害，日后常能恢复。震荡区的大小不一，范围与传递给组织的能量有关。破片伤中，震荡区多集中于入口附近，近非贯通伤末端或贯通伤出口处可完全没有震荡区，这与破片能量大都在入口处释放有关。

伤道病理变化随伤后时间不同而不同，伤后 3 天以内为急性期，其基本病理改变如上所述，随时间延长、周围脑水肿逐渐加重。伤后 4～5 天即进入炎性反应期，创道内坏死组织及血凝块开始液化，周围失去活力的挫伤组织也逐渐坏死、液化，逐渐与存活组织分离，周围组织水肿充血、有炎性渗出，小胶质细胞变成格子细胞进入损伤区，胶质细胞增生，开始进入修复阶段，此期内如不并发感染，经 3 个月左右，可最终形成脑膜脑瘢痕。

4. 分类

火器性颅脑损伤的分类方法很多，早在 1918 年 Cushing 等即按伤情及治疗需要，将火器性颅脑损伤分为 9 种。第二次世界大战后，有人主张根据战伤救治的需要，作简明地分类。目前常用的分类法是根据投射物穿透的组织和伤道的不同进行分类。

根据投射物穿透的组织分类：

(1) 头皮软组织伤。约占火器性颅脑损伤患者的 1/2，主要损伤颅外软组织。颅外软组织有伤口或伤道，颅骨及硬脑膜完整，一般伤势较轻。由于冲击加速度及压力波效应，可合并颅内损伤，如脑挫裂伤、颅内出血、血肿等，应引起注意。

(2) 颅脑非穿透伤。约占 1/6。有颅外软组织和颅骨损伤，硬脑膜未破。因硬脑膜未破损，颅内感染机会较少。但因空腔效应及压力波效应，多伴有脑损伤。在损伤局部下方或距损伤部位一定距离内，可有脑挫裂伤，也可并发颅内出血或血肿。

(3) 颅脑穿透伤。约占 2/6。颅外软组织、颅骨和脑膜均穿透，颅腔与外界相通，脑组织形成伤道。一般损伤较严重，是火器性颅脑损伤救治的重点。

根据伤道的不同分类：

(1) 非贯通伤。仅有射入口，致伤物停留在颅内伤道的远端。

(2) 贯通伤。有射入口和射出口，致伤物已消失，颅腔形成贯通的伤道。

(3) 切线伤。投射物呈切线方向由头颅部穿过，造成颅外软组织、颅骨和脑组织的沟槽样伤道。由于其损伤的深度不同，损伤的严重程度亦相差很大。

在上述基本分类基础上，由于颅内某些特殊部位和结构损伤，往往致伤情加重，影响预后，因此在处理上有其特别的要求。常见的特殊类型伤有以下几种：

(1) 静脉窦损伤。火器性颅脑穿透伤伤及颅内静脉窦远较非火器性伤多见，占 4%左右。最常见的是上矢状窦，约占 70%，其次为横窦，约占 20%，其余尚可见窦汇、直窦、乙状窦和海绵窦损伤。合并静脉窦损伤的后果十分严重，大量出血若流向颅外，可致出血性休克；积于颅内可形成颅内血肿，引起严重脑受压。在处理上有一定难度。

(2) 脑室穿通伤。非贯通伤或贯通伤的脑内伤道较深，可穿入或穿过脑室，脑室与伤道相通。脑室伤多伴有大量脑脊液外溢，主要隐患是脑室内积血和脑室感染。最多见的是一侧侧脑室伤，偶见双侧侧脑室伤。第三或第四脑室伤都伴有脑重要结构损伤，多在伤后迅速死亡，临床上少见。

(3) 颅后窝伤。投射物直接损伤颅后窝十分少见,多经颅其他部位或颈部,伤道累及颅后窝。颅后窝容积小,内有脑干、椎—基底动脉等重要结构,损伤时后果严重,常直接毙命,临床上较少见。

(4) 面颅伤或颈颅伤。投射物经面颌、耳颞或上颈部射入,伤道经眶、额窦、筛窦、上颌窦、鼻腔或耳、乳突入颅,由于伤道穿过污染的黏膜腔或穿过颅底,易损伤颅底血管或引起脑脊液漏,极易并发大出血和继发性感染,处理上也较困难,预后不良。研究发现,颌面或上颈部伤时,弹道虽未穿入颅内,但弹道接近颅底,由于压力波的作用,约60%合并有近颅底的脑组织或脑血管损伤。

另外,根据致伤物的不同可分为枪弹伤和弹片伤。平时所见的颅脑霰弹伤多由猎枪、鸟枪发射的霰粒弹丸引起。其特点是多数散开的弹丸同时或分散的射入颅内,弹丸的分布取决于致伤的距离,射距越近越集中,皮肤及颅骨损伤严重,多呈蜂窝状,有时伴有皮肤灼伤,随着射距的增加,弹丸分散,致伤程度也减轻。

近年来,除上述按伤道及致伤物进行的分类外,也主张将用于闭合性颅脑损伤的格拉斯哥昏迷指数(GCS)用于火器性脑损伤,以作为判断伤情严重程度的重要指标。

5. 临床表现

(1) 意识障碍。火器性颅脑穿透患者,局部有较重的脑损伤,但有时可不出现昏迷,此点不可忽略,应予连续观察神志变化。如患者在伤后出现中间清醒或好转期,或受伤当时无昏迷随后转入昏迷,或意识障碍呈进行性加重,都提示患者存在急性脑受压,可能合并急性颅内血肿。长期昏迷,提示广泛性脑损伤或脑干伤。颅内感染,严重合并伤以及休克、缺氧等,皆可使脑部伤情恶化。一部分患者尚可出现精神障碍。

(2) 生命体征。重型颅脑患者,伤后多数立即出现呼吸、脉搏、血压的变化。伤及脑干部位重要生命中枢者,可早期发生呼吸紧迫、缓慢或间歇性呼吸。脉搏转为徐缓或细速,脉率不整与血压下降等中枢性衰竭征象。伤后呼吸慢而深、脉搏慢而有力、血压升高是颅内压增高、脑受压和脑疝的征象,常提示有颅内血肿。开放伤引起外出血或大量脑脊液流失,可引起休克、衰竭。应该注意查明有无胸腹部损伤、大骨折等严重合并伤。伤后出现中度发热,多系蛛网膜下腔出血和创伤所致。下丘脑损伤可引起中枢性高热,还要考虑颅内感染、肺炎、泌尿系感染等可能。体温不升,说明周身反应能力低下,是预后不良之征。

(3) 与非火器性颅脑损伤一样,患者可有运动区脑挫裂伤、血肿、骨片刺激、脑膨出等,常引起癫痫,并因癫痫致瘫痪加重,脑膜刺激征也较易出现。

(4) 颅内压增高。火器性颅脑损伤并发颅内血肿的机会较多,脑水肿与颅内感染,都使颅内压增高。呼吸道通气不畅,亦可使颅内压加剧增高。

6. 诊断方法

在战争中,颅脑患者的数量较多,在和平时期亦常有发生,需要迅速作出救治处理。检查方面应着重于患者的意识障碍、瞳孔、生命体征、运动、反射、创伤局部及合并伤的检查,并行影像学检查(如颅骨正、侧位X线片和头颅CT扫描等)。综合以上检查结果,尽早作出正确诊断,并迅速进行救治和安排脑清创术。

(1) 了解伤情。在接诊患者时,一定要询问受伤的原因、致伤的火器类型、有无昏迷、呕吐和伤口出血等情况,并记录在战伤病历上,为后续诊治提供翔实的资料。

(2) 神经系统检查。神经系统检查要求简捷、有所侧重,既要照顾全面,又要抓住重点。首先是患者的意识状态,有无颅内压增高症状,神经系统是否出现功能障碍;其次是有无脑疝征象等。对清醒的患者要迅速检查语言、视力、视野、感觉、运动、小脑功能及有无脑神经受损情况;对意识障碍的患者应重视眼部体征,肢体活动情况并行GCS记分,定时复查,进行分析与比较,以便及时发现颅脑继发性病变。

(3) 创伤情况检查。对了解和判断伤情有重要帮助。检查头部时,要注意伤口的部位、大小、数量和形状;有无脑组织、脑脊液外溢等,可帮助分析脑的损伤程度,确定分类。有意识障碍、反复呕吐、神经系统有定位体征者,需剃光头发检查,才能发现细小的伤口。射入口以额部最多,顶部次之,颞部和枕部较少,有的可经眶部或面部射入。一个小的射入口所致的头皮伤常较轻,如不仔细检查有时可忽略。患者情况良好,甚至在负伤后可自己行走,也不能排除颅脑穿透伤。在拍照头颅X线片或CT扫描后才能确定损伤种类。头皮射入口小而患者症状却很严重时,要警惕合并颅内血肿的可能。在检查头部创口时,如发现创伤部位有液化的脑组织或脑脊液溢出,即可确定为颅脑穿透伤。在无手术准备的情况下,不宜随便用探针、钳子等器械伸入颅内探查或夹取异物,以免加重脑损伤而诱发出血,或增加感染的机会。注意在检查伤部时须采用无菌技术。

(4) 合并伤检查。其他部位合并伤不可忽略,因重要脏器损伤的漏诊将会给患者带来延误治疗的严重后果。多合并其他部位损伤者以弹片伤多见。将患者内衣脱下,检查周身有无损伤及其具体损伤情况,必要时可进行胸腔或腹腔穿刺,或行各部位的X线片、B超、CT扫描等检查。在处理顺序上,应根据各部位伤的轻重缓急,进行合理安排。对伴有张力性气胸、血胸、腹腔出血等紧急情况者应尽早处理。

7. 辅助检查

(1) 颅骨X线片。在专科治疗单位应常规行颅骨X线片或CT检查,可帮助分析脑伤道、指导脑清创术。一般拍摄正位和侧位片两张,以了解颅骨骨折情况,明确异物的种类、形状、大小、数量和分布位置等情况,作为颅脑穿透伤清创术时的参考。金属异物存留在颅内的某些部位,清创后其位置发生改变,或患者在转院时,要重新行头颅X线检查。进行头颅X线透视或在X线透视下手术摘取金属异物,给手术带来了便利。除常规拍摄正、侧位片外,还可根据具体伤情选照下列位置:①额枕位(汤氏位)片:枕部或颅后窝穿透伤,在正位片上往往由于眶部和岩骨等结构与枕部颅骨骨折相重叠,致使碎骨片和金属异物的分布显示不清,给清创术带来一定的困难,需要拍摄额枕片,可较好地显示颅后窝异物的分布情况。②切线位片:颅骨凹陷性骨折需要拍摄切线位片,便于准确地估计凹陷性骨折的深度,以确定是否需要行复位手术。③顶眶位(柯氏位)片:适用于经眼眶部穿入伤,可了解眶上壁、蝶骨大翼和蝶骨嵴的骨折情况。

(2) 头颅CT扫描。现代战争中,头颅CT检查已成为重要的常规检查之一,它可以明确显示损伤的范围、伤道及异物的位置,对颅内血肿、脑水肿以及脑弹道伤的部位及合并大面积出血、移位等情况均可作出正确和及时的诊断。但有时颅内金属异物可产生伪影而影响诊断。为了明确高密度异物的情况应调整窗位,排除伪影干扰。还可通过薄层骨窗位了解骨折及碎骨片的分布情况。术后复查CT可判断清创是否彻底,对了解颅内病变和康复程度有帮助。

(3) 脑超声波。对于前方无CT设备的医疗单位,如患者症状较重伴颅内压增高,疑有颅内血肿或脑脓肿时,可做脑超声波探查。根据中线波有无移位来协助诊断,如中线波移位0.3 cm为可疑,超过0.5 cm即提示小脑幕上的一侧半球有血肿或脓肿存在而产生占位效应。如病情允许,应行进一步检查,以便及时明确诊断。

(4) 脑血管造影。前方有X线设备但无CT机的专科单位,对疑有颅内血肿征象的患者,可进行脑血管造影。造影片上出现无血管区或血管位置和形态的改变,可帮助早期诊断,及时进行抢救治疗。脑血管造影对颈内动脉海绵窦瘘及外伤性动脉瘤的诊断很有价值。

(5) 脑电图(脑电地形图)。多在伤口愈合后进行,对外伤后癫痫的检查及定位诊断有意义。外科手术中还可选择皮质电极、脑深部电极等进行检查,可定位癫痫灶和手术切除部位。

(6) 腰椎穿刺。腰椎穿刺可测量颅内压和脑脊液检查,以了解颅内压力、有无出血或感染等情况。但对颅内压增高的危重患者须慎重,或不做此项检查,以免引起脑疝。在野战条件下对疑有颅内感染者，则可进行腰椎穿刺与脑脊液检查，必要时可经此途径向蛛网膜下腔注射抗生素进行治疗。

8. 诊断方法

作战时，因患者数量很多，检查要求简捷扼要，迅速明确颅脑损伤的性质和有无其他部位的合并伤。要强调头颅X线检查，这对了解伤道情况，确定颅内异物的性质、数目、位置，分析是否有头部多发性颅脑损伤很有必要，对指导清创手术的进行也有重要作用。脑血管造影通常不宜在一、二线医院进行。急性脑损伤时，宜抓紧时机，直接进行清创探查。在野战条件下，腰椎穿刺检查尽可能不做。疑有颅内感染者，则可进行腰穿与脑脊液检查，必要时可同时进行蛛网膜下腔注射抗生素治疗。火器性颅脑损伤后期存在的并发症与后遗症可按具体情况选择诊断检查方法，包括脑超声波检查、脑血管造影、CT扫描、气脑造影及脑电图检查等。

9. 治疗方法

(1) 创伤初期清创处理。火器性颅脑损伤与非火器伤一样，要求在伤后早期进行清创术，但要避免不适当的初期清创与二期手术。

(2) 清创术原则与方法。麻醉、术前准备、一般清创原则基本上与开放性颅脑损伤相同。战时，为减轻术后观察和护理任务，多采用局麻或短程全麻。开颅可用骨窗法或骨瓣法。彻底颅脑清创术，修整严重污染或已失活的头皮、肌肉、硬脑膜，摘尽碎骨片，清除碎烂失活的脑组织与其他异物，确切止血。对过深难以触及的金属异物，不强求在一期清创术中摘除。清创术后，如颅内压力下降、脑组织塌陷、脑搏动良好，可冲净伤口，缝合修补硬脑膜和头皮。硬脑膜外可置引流管1～2天。伤口局部可酌情应用抗生素。脑肿胀明显时，可扩大骨窗与硬脑膜伤口，行减压术。摘除碎骨片，可与X线平片核对确认是否已全部取出。避免残留碎骨片形成颅内感染隐患。新鲜伤道中深藏的磁性金属异物和弹片，可应用磁性导针伸入伤道底部吸出。此手术简便，附加损伤小。如异物射到对侧或小脑幕下颅腔内，可在异物所靠近颅骨处（避开中央区，言语运动区）开颅，切开脑皮质，插入磁针吸出。

颅脑贯通伤的入口与出口相隔较远，可分别从入口与出口处清创。下列情况时，硬脑膜不予缝合修补，而需行颞肌下或枕下减压术：①清创不彻底。②脑挫裂伤严重，清创后脑组织仍然肿胀或膨出。③已化脓之创伤，清创后需行伤道引流。④止血不可靠。

10. 护理措施

(1) 急救。①尽力将全部患者从火线上抢救下来，暂时隐蔽在安全地带，并实行自救与互救。②包扎伤口，减少出血，有脑膨出时，用敷料绕其周围，保护脑组织以免污染和增加损伤。③昏迷患者取侧卧位，以利口腔和呼吸道内分泌物和呕吐物排出，保持呼吸道通畅，防止窒息。④迅速后送到团、师救护所。对休克、颅内血肿患者施行急救。有空中转运条件时，应该直接送到中心医院或军区总医院。⑤尽早开始大量抗生素治疗，应用TAT。⑥剃发，清洁创口外围，预防感染入侵。⑦分类、填伤票、记录伤情，医疗文件随同患者后送。后送中注意安全和其他医疗防护事项。已出现休克或已有中枢衰竭征象者，就地急救，不宜转送。

(2) 分级医疗救护。在战时特殊环境下，强调合理的战救组织与分级医疗救护，不可将大批颅脑患者集中在一线医院处理。而需按战情、地理环境等情况，及时组织后送。医疗救护通常是按一线、二线、后方区三级划分，神经外科手术组（或队）加强到一线或二线医院，后方区则设置专科医院，集中收治头部伤患者。也可按两级划分，即前方和后方区。患者最好尽早用飞机空运至后方医院。在一线医院，通常只限于危及生命的颅内血肿，胸腹部伤和休克的救治。在二线医院或后方专科医院，大量患者到达时，患者手术的顺序大致如下：①有颅内血肿等脑受压征象者或伤道有活动性出血者优先手术。②颅脑穿透伤的手术先于非穿透伤，其中脑室伤伴大量脑脊液漏，及颅后窝损伤也应优先处理。③同类型伤,先到达者,先作处理。④危及生命的胸腹部伤,优先处理,然后再处理颅脑伤,如伴脑疝征象,伤情极严重时,可在良好的麻醉与输血保证下,同时进行手术。术后加强抗感染和颅脑伤的一般治疗。

(3) 术后处理。脑清创术后仍需定时密切观察生命体征、意识、瞳孔等的变化,观察有无颅内继发出血、脑脊液漏等。加强抗脑水肿、抗感染、抗休克治疗。保持呼吸道通畅,吸氧。躁动、癫痫、高热时,可用镇静药、冬眠疗法或采用物理降温。昏迷、瘫痪者,需定时翻身,预防肺炎、褥疮和泌尿系感染,同时注意营养。

(李燕敏　张守翠)

第十章　继发性颅脑损伤护理

第一节　创伤性脑水肿

创伤性脑水肿是脑组织承受暴力打击引起的一种病理生理反应，其病理改变是过多的水分积聚在脑细胞内或细胞外间隙，引起脑体积增大和重量增加。临床上，不论是局限性或广泛性脑损伤均可引起不同程度的脑水肿。根据头颅 CT 所见，可将脑水肿分为三度：Ⅰ度，水肿范围不超过 2 cm；Ⅱ度，水肿不超过一侧大脑半球的 1/2；Ⅲ度，水肿超过一侧大脑半球的 1/2。创伤性脑水肿的主要危害是引起和加重颅内高压，甚至引起脑移位和脑疝，是导致伤残的主要原因。因而对创伤性脑水肿的发生机制和临床救治的研究一直是神经外科最为活跃的研究领域。近年来，颅脑损伤的研究已从一般形态学观察上升到分子水平，对脑水肿的发生机制有了更深入的认识，提出了一些防治脑水肿的新观点和新方法，提高了颅脑损伤的救治水平。

一、分类

1967 年，Klatzo 将脑水肿分为血管源性（即细胞外）水肿和细胞毒性（即细胞内）水肿两大类。但在实验研究和临床实际工作中已发现，在创伤性脑水肿病理过程中两类水肿往往并存，只是处于不同病理阶段和两者的表现程度不同而已。现已发现，颅脑损伤亚急性期，可合并低渗性脑水肿；而在脑损伤慢性期，可发生脑积水合并间质性脑水肿。故近年来，多数学者主张在 Klatzo 提出的血管源性脑水肿和细胞毒性脑水肿的基础上，增加渗压性脑水肿和间质性脑水肿，共 4 类。

1. 血管源性脑水肿

主要见于脑挫裂伤灶周围，实验研究发现在伤后 30 min 血管源性脑水肿即已发生，并于伤后 6～24 h 达高峰，受临床治疗因素的影响，脑水肿的高峰期可以推迟至伤后 48～72 h。

(1) 血管源性脑水肿病理特点。脑挫裂伤后，血—脑脊液屏障受损，致通透性增加，大量水分从毛细血管内渗出，积聚于血管周围间隙和神经细胞外间隙。由于水肿液含有血浆成分，蛋白质浓度高，促使水肿逐渐向周围组织扩散。因脑白质细胞外间隙（＞80 nm）比灰质（15～20 nm）大 4～6 倍，故水肿主要存在于白质内，并且沿神经纤维扩展。脑水肿的发展主要取决于血管内静水压与脑实质内组织压之差，当前者高于后者时，脑水肿发展，两者相等时水肿停止发展。

(2) 脑水肿的吸收。①组织压力差作用。实验研究表明，水肿区的脑组织压力高于其周围相对正常的脑组织压力，这种压力差的存在使水肿液大幅度地向周围压力低的区域流动，最后流入脑室内，随脑脊液循环而吸收。脑室内脑脊液压力越低，脑水肿的吸收越快。在脑水肿期，血浆成分不断地从脑挫伤区受损的血管外溢，其压力梯度持续存在，水肿液的流动持续进行。②当血—脑脊液屏障功能逐渐恢复以后，压力梯度消失，则通过星形胶质细胞将由血管渗透至脑实质的蛋白质等大分子物质消化、吸收，降低细胞外液的渗透压，从而使水分易于被毛细血管重吸收，消除水肿。有人用铁蛋白或辣根过氧化物酶作为示踪剂，并于电子显微镜下观察发现，血管源性脑水肿时，除内皮细胞的胞饮小泡内、基膜或组织间隙中可追踪到这些大分子物质外，在胶质细胞及其突起内亦能观察到示踪剂，证实了星形胶质细胞的上述作用。但这一吸收过程远较前者慢，也不及前者明显。因此，临床治疗创伤性脑水肿时常采用持续脑室外引流，不仅可引流出原脑室内的脑脊液，而且可通过廓清作用减轻脑水肿和降低颅内压。一般含蛋白质的水肿液吸收多在受伤7天以后。

2. 细胞毒性脑水肿

脑损伤后，由于脑出血压迫和血管痉挛，致脑组织细胞缺血缺氧，细胞能量代谢障碍，引起细胞膜上 Na^+ - K^+ - ATP 酶（钠泵）和 Ca^{2+} - Mg^{2+} - ATP 酶（钙泵）活性降低，使 Na^+ 和 Ca^{2+} 等离子大量贮存于细胞内，导致细胞内渗透压升高，水分被动进入细胞导致细胞肿胀，因此称为细胞毒性脑水肿或细胞性脑水肿。此类脑水肿主要发生于灰质和白质细胞，而细胞外间隙无明显扩大。因 Na^+ 主要进入胶质细胞，Ca^{2+} 主要进入神经细胞，所以细胞毒性脑水肿时胶质细胞水肿发生最早，神经细胞水肿发生稍迟，常发生在脑损伤早期（24 h 内），可与血管源性脑水肿并存，一般于伤后 72 h 开始消退。但进展迅速，对神经功能的影响严重。脑微血管的损害甚轻或无损害，血—脑脊液屏障大致正常。

3. 渗压性脑水肿

常见于脑损伤亚急性期。在正常情况下，脑细胞内液恒定，受控于腺垂体分泌的促肾上腺皮质激素（ACTH）及神经垂体释放的血管升压素（ADH）。通过下丘脑的调节使这两种激素处于动态平衡。脑损伤时因下丘脑遭受直接或间接的损伤或水肿，可引起 ACTH 分泌不足，神经垂体大量释放 ADH，出现抗利尿激素不适当分泌综合征（SIADH），产生水滞留，血容量增加，血液稀释，低血钠，低血浆渗透压，导致血管内液体向细胞内渗透，引起神经细胞与胶质细胞水肿，称为渗压性脑水肿。因 ACTH 相对不足，醛固酮分泌相应减少，肾小管重吸收钠减少，故低钠的同时，反而出现尿钠增多[＞80 mmol/(L・d)]的反常现象，提示低血钠并非机体真正缺钠。治疗主要是使用 ACTH 和利尿，禁忌盲目补盐。

4. 间质性脑水肿

主要见于脑损伤后期或恢复期，发生于脑室周围白质，常与脑积水伴发，故又称为脑积水性水肿。此类水肿主要病理特点为室管膜上皮严重损害，细胞扁平且有过度牵张，部分区域撕破，室管膜下层空泡化，神经细胞与胶质细胞分离、疏松、肿胀。由于室管膜上皮通透性增加，脑脊液渗透至脑室周围室管膜下白质，造成不同程度的水肿。水肿的程度取决于脑室内外压力。虽然脑室周围白质水肿明显，但后期由于静水压的作用可使白质发生萎缩，蛋白质及类脂成分也降低，故脑白质体积并不增大反见缩小，此时脑室内压力得以缓解，腰穿压力可表现正常。间质性脑水肿易影响颅脑损伤患者的恢复。提倡早做脑脊液分流，以及应用乙酰唑胺抑制脑脊液分泌，有利于消除脑水肿。

上述脑水肿的分类有助于提高对脑水肿的认识与治疗，但在临床上单纯发生某一种脑水肿者较少见。一般，创伤性脑水肿仍系血管源性脑水肿和细胞毒性脑水肿的混合而言，发生较早；而渗压性与间质性脑水肿出现在稍后期。

二、外伤性脑水肿的发生、发展

脑水肿可因脑组织直接受伤引起，如剧烈的脑震荡、脑挫裂伤、颅内血肿压迫以及开放性损伤等。也可继发于躯体其他部位的损害，如爆炸气浪强烈冲击头部，上腔静脉压力急剧增高所造成的脑组织毛细血管广泛弥漫性点状出血；多发性长骨骨折引起的脑脂肪栓塞；以及创伤失血性休克、窒息和循环骤停所致脑缺氧等，皆可导致明显脑水肿。

根据近年来对脑水肿的广泛研究，脑水肿的发生发展可分为两个时期。

第一阶段是脑血管功能紊乱期。主要为脑毛细血管及小静脉的麻痹性扩张造成脑体积增大。实验证明，这些变化在伤后数秒钟即已产生。全脑缺氧或因脑受压的局部缺氧、血压下降等均可造成脑血管自动调节机能的紊乱。此时的动脉血压可以直接传递给毛细血管及小静脉，并使矢状窦压力增高。脑组织的动、静脉血氧含量差别减小，脑组织氧气利用障碍。血管静水压增加致过多液体渗到血管外，进一步加大了脑体积。脑血管功能紊乱的原因尚未阐明。刺激大脑脚或脑干可以引起动物脑水肿，提示可能存在着神经反射。脑血管直接受力作用，脑血管内缺氧或二氧化碳含量增高，均可引起以上变化，临床上所见的"急性脑水肿"，可能就是直接暴力弥散性损伤血管或神经反射所致。

第二阶段是脑组织代谢功能紊乱期，是血管功能紊乱的直接后果。脑毛细血管及小静脉麻痹性扩张，造成血流瘀滞，相应脑组织缺氧。脑组织对缺氧特别敏感，缺氧的直接后果是细胞的糖代谢障碍，造成有氧分解降低，无氧酵解加强，致乳酸、丙酮酸等产物堆积，造成组织内酸中毒，而高能磷酸键(如 ATP)的含量显著减少，不能满足脑组织对能量的需要。正常情况下，细胞向外排出钠离子与钠离子进入细胞这两个过程达到动态平衡。欲维持细胞内钠离子浓度低于细胞外钠离子浓度，需要消耗能量。当供能下降时，排出钠离子的能力下降，因而钠离子进入细胞内，造成细胞水肿。

三、发生机制

创伤性脑水肿发生机制复杂，至今有些问题仍未完全阐明，可归纳为下列 6 种学说。

1. 血－脑屏障学说

血－脑屏障结构与功能损害是血管源性脑水肿的病理基础。主要病理特点是脑毛细血管内皮细胞微绒毛形成、胞饮小泡增多、胞饮作用增强以及紧密连接开放。脑损伤后血脑－屏障开放，通透性增加，血液中大分子物质及水分从血管内移出进入脑组织，并积聚于细胞外间隙，形成血管源性脑水肿。既往认为脑损伤后血－脑屏障破坏在伤后 6 h 始出现，伤后 24 h 才明显。实验发现，伤后 30 min 就已有 5 nm 胶体金微粒透过血－脑屏障，至伤后 6 h，血－脑屏障通透性达高峰，此时各种大小(5、10 和 15 nm)的胶体金微粒均可通过血－脑屏障，证明了血－脑屏障破坏可能是直接导致创伤性脑水肿的最早和最重要的因素。脑损伤后缺血和缺氧、血管扩张和脑组织本身释放的许多损害因子均可导致血－脑屏障破坏。

2. 钙通道学说

钙对神经细胞的损害和死亡起着决定性作用。钙超载是引起神经细胞损害、血脑－屏障破坏和创伤性脑水肿的关键因素。这种改变在伤后 30 min 即十分明显，伤后 6 h 达高峰，并一直持续到伤后 72 h。脑损伤后钙超载的原因：①由于早期缺血缺氧，神经细胞能量供应障碍，$Ca^{2+}-Mg^{2+}-$ATP 酶的排钙功能受损。②内质网、线粒体的储钙作用减弱。③细胞膜结构受损、流动性及稳定性降低，钙离子通道开放，致细胞外大量钙离子涌入细胞，尤其是神经细胞，细胞的低钙离子稳态受到破坏，发生钙离子超载。钙超载产生下列危害：①激活细胞内的中性蛋白酶及磷脂酶，或通过钙调蛋白(CaM)的介导，使神经细胞内的蛋白质及脂质分解代谢增加，细胞膜完整性破坏，Na^+、Cl^- 及水等物质进入细胞内，导致细胞内水肿。②Ca^{2+} 沉积于线粒体，使线粒体氧化磷酸化脱耦联，无氧代谢增强，释放大量氢离子，细胞内 pH 值降低，造成细胞内酸中毒，Na^+/H^+ 交换使进入细胞内的 Na^+ 增多，发生细胞内水肿。③Ca^{2+} 进入微血管壁，通过钙调蛋白或直接作用于微血管内皮细胞，开放紧密连接，血－脑屏障通透性增加，导致血管源性脑水肿。④Ca^{2+} 进入脑血管壁，

血管平滑肌细胞内 Ca^{2+} 浓度升高致脑血管痉挛，加重脑缺血、缺氧和血－脑屏障损坏，加剧血管源性脑水肿。近年来的大量实验和临床研究表明，脑损伤早期应用钙离子通道阻滞剂尼莫地平等能有效阻止 Ca^{2+} 内流，保护神经细胞和血－脑屏障功能，防止脑血管痉挛缺血，能有效减轻细胞毒性脑水肿和血管源性脑水肿。

3. 自由基学说

氧自由基是指一类具有高度化学反应活性的含氧基团，主要有超氧阴离子(O_2^-)、羟自由基(OH^-)和过氧化氢($H_2O_2^-$)。早在 1972 年，Demopoulos 等就开始用自由基学说解释脑水肿的发生，随后国内外不少学者在实验中观察到，脑损伤后脑内氧自由基产生增加，脂质过氧化反应增强，是引起神经细胞结构损伤和血－脑屏障破坏，导致细胞毒性脑水肿和血管源性脑水肿的重要原因。

氧自由基主要产生于神经细胞和脑微血管内皮细胞。脑损伤后上述部位氧自由基产生增多的原因：①不完全性缺血、缺氧使线粒体呼吸链电子传递中断，发生"单价泄漏"，氧被还原为 O_2^-。②细胞内能量合成减少，大量 ATP 降解为次黄嘌呤，后者在被还原成尿酸的过程中生成大量 O_2^-。③细胞内 Ca^{2+} 增多，激活磷脂酶 A，使花生四烯酸生成增加，在代谢过程中产生 O_2^-。④单胺类神经递质肾上腺素、去甲肾上腺素和 5-羟色胺大量释放，自身氧化生成 O_2^-、OH^- 和 $H_2O_2^-$。⑤脑挫裂伤出血，蛛网膜下腔出血，大量氧合血红蛋白自身氧化成各种氧自由基，血中铁、铜等金属离子及其络合物催化脂质过氧化反应，生成氧自由基。

氧自由基对生物膜的损害作用最为广泛和严重。神经细胞和脑微血管内皮细胞既是氧自由基的产生部位，又是受自由基损害最为严重的部位。由于这些细胞膜都是以脂质双分子层多价不饱和脂肪酸为框架构成，易于遭受氧自由基的攻击，产生下列病理损害：①神经细胞上 Na^+-K^+-ATP 酶、Ca^{2+}-Mg^{2+}-ATP 酶，腺苷酸环化酶，细胞色素氧化酶等重要的脂质水解酶失活，导致膜流动性和通透性增加，细胞内 Na^+、Ca^{2+} 增多；线粒体膜破坏，细胞能量合成障碍；溶酶体膜破裂，溶酶体内大量水解酶释放，导致细胞内环境紊乱，细胞肿胀，发生细胞毒性脑水肿。②氧自由基破坏脑微血管内皮细胞的透明质酸、胶原和基底膜，使血-脑屏障通透性增加，血浆成分漏出至细胞外间隙，导致血管源性脑水肿。③氧自由基攻击脑血管平滑肌及周围的结缔组织，导致血管平滑肌松弛，同时氧自由基使血管壁对血管活性物质的敏感性下降致血管扩张，微循环障碍加重，加剧脑水肿。

目前认为，甘露醇、糖皮质激素、维生素 E 和维生素 C 等具有氧自由基清除作用，能减轻创伤性脑水肿。

4. 脑微循环学说

脑损伤可引起脑微循环功能障碍，导致其静水压增高，压力平衡紊乱，导致脑水肿。微循环障碍包括血管反应性降低、血管自动调节紊乱(血管麻痹或过度灌注)和血流动力学改变。

脑血管反应性降低指其对 CO_2 的收缩反应能力低下，当血中 CO_2 分压降低时血管壁收缩。研究发现，脑损伤 24 h 后血管平滑肌松弛，不论动脉血 CO_2 分压增高或降低，脑血管始终处于扩张状态。

1985 年，Yashino 等对重型脑损伤患者进行头颅 CT 动态扫描，发现急性期患者多有脑充血表现。一般认为，在重型、特重型脑损伤的急性期，脑干血管运动中枢和下丘脑血管调节中枢受损可引起广泛性脑血管扩张，脑血流过度灌注。临床观察发现，脑充血多在重型脑损伤后 4～14 h 内发生，实验证明最早可发生在伤后 30 min。近年来实验与临床研究证实，严重脑损伤后数小时内脑血流量下降，随后脑血流量增加，伤后 24 h 达高峰。脑血管扩张可能是脑组织缺血、缺氧和血管活性物质堆积的继发性表现。脑损伤组织亦存在脑血管扩张和过度灌注，其主要原因是脑损伤后脑组织缺血、缺氧，无氧酵解增加，CO_2 和乳酸堆积，毛细血管后括约肌、微静脉等阻力血管麻痹扩张，而细静脉、小静脉耐受缺氧的能力较强，对 CO_2 和乳酸反应性低而仍处于收缩状态有关，导致损伤组织过度灌注。脑血流过度灌注可致血-脑屏障受损，通透性增加，血浆成分漏出增多，发生和加重血管源性脑水肿，严重者可发展为弥漫性脑肿胀。

目前认为脑损伤时由于微血管自动调节机制丧失，局部脑血流的变化主要靠血流动力学机制调节。脑损伤时脑组织缺血缺氧、大量单胺类神经递质释放及 Ca^{2+} 超载等，使红细胞膜 ATP 酶活性降低。加之脑损伤时血管内皮细胞受损，Ca^{2+} 激活磷脂酶 A，分解膜磷脂产生花生四烯酸，导致血栓素生成过多，前列腺素生成减少，导致微血管过度收缩、痉挛及血管内皮肿胀，脑微循环灌注减少，甚至出现“无再灌注现象”，加重受伤脑组织缺血和水肿。广泛的脑血管麻痹和脑血流过度灌注与损伤局部脑微循环血栓形成、血管痉挛所致的“无再灌注现象”形成一对矛盾，表现为“盗血现象”，由此脑水肿与脑缺血形成恶性循环。近年来，国内外一些学者都主张采用控制性过度换气的方法，降低动脉血 CO_2 分压（$Pa\ CO_2$），使扩张的脑血管收缩，防止受伤区域的“盗血现象”，改善微循环。但在过度通气时，首先要保持呼吸道畅通，保证氧供，并使用自由基清除剂，以减少因缺氧和高碳酸血症、氧自由基反应所致的血管反应低下。

5. 能量代谢学说

细胞能量代谢障碍是细胞毒性脑水肿发生的基础，同时亦可引起和加剧血管源性脑水肿。临床观察发现，重型脑损伤后脑缺血缺氧的发生率高达 30%，50%的患者合并低血压和低氧血症，从而加重脑组织缺血缺氧。目前认为，脑损伤后脑组织为不完全性缺血缺氧，加之脑细胞能量储备较少，组织中进行葡萄糖无氧酵解，ATP 产生不足，乳酸产生增多，细胞内 pH 值下降，Na^+/K^+ 酶交换使 Na^+ 进入细胞内。同时细胞膜 ATP 依赖的 Na^+-K^+-ATP 酶（钠泵）活性受抑制，排 Na^+ 作用减弱，Na^+ 大量储存于细胞内，Cl^- 随之进入细胞内，使细胞内呈高渗状态，大量水分被动内流，发生细胞内水肿（细胞毒性脑水肿）。在不完全性缺血的同时，毛细血管内血流仍处于瘀积状态，水分从血管内向外移动，脑组织含水量增加致合并血管源性脑水肿。另外，脑缺血缺氧亦可引起微循环障碍，触发 Ca^{2+} 超载及自由基反应等，加重细胞毒性和血管源性脑水肿。临床上采用能量合剂、亚低温和高压氧等治疗脑损伤均能使脑水肿减轻，证实能量代谢障碍是导致并加重创伤性脑水肿的重要因素。值得一提的是，在缺氧条件下若大量补充葡萄糖，由于增加了无氧酵解，可加重脑组织酸中毒，使脑组织受损和脑水肿加重，应引起注意。

创伤性脑水肿的发生机制十分复杂。上述各种机制并非孤立存在、单独作用，而是相互影响、多种机制共同作用。如脑微循环障碍可加重缺血、缺氧、ATP 合成减少、血-脑屏障破坏等。另外单胺类神经递质、兴奋性谷氨酸、氧化亚氮、缓激肽、内皮素、花生四烯酸的增多也与创伤性脑水肿的发生、发展相关。

四、超微结构改变

在 20 世纪 60 年代，已有关于创伤性脑水肿的超微结构改变的早期描述。冷冻伤性脑水肿时胶质细胞及其突起明显肿胀，白质组织间隙增大。近年来的研究表明，在创伤性脑水肿早期，神经细胞水肿和血-脑脊液屏障破坏亦是一个重要方面。以下是在自由落体脑损伤模型中观察到的水肿区超微结构变化，按水肿发生的顺序逐一叙述。

1. 神经细胞

伤后 15 min，皮质神经细胞出现水肿性改变，表现为神经细胞线粒体肿胀，可见脱颗粒，嵴结构尚清楚，内质网轻度扩张。伤后 30 min，上述改变加重，线粒体嵴结构模糊，内质网及高尔基体明显扩张，神经元肿胀明显。伤后 3～6 h 见神经细胞核膜皱缩，异染色质边聚。细胞内线粒体嵴消失，空泡化，内质网及高尔基体高度扩张，粗面内质网上核糖体显著减少。突触结构明显破坏。神经元结构不清，仅见空泡化及较多的髓鞘结构，髓鞘分层不清，板层分离，间隙增宽。上述改变持续至伤后 72 h。伤后 1 周，线粒体崩解，部分神经细胞核固缩，细胞器减少，髓鞘崩解，其余神经细胞结构大部分恢复正常。

2. 胶质细胞

皮质星形胶质细胞于伤后 30 min 至 1 h 出现显著水肿。于伤后 6～24 h 水肿最明显，表现为核染色质疏松变淡，异染色质边聚，胞浆清亮，细胞器稀少，线粒体嵴结构不清、肿胀，进一步空泡化，内质网扩张呈大泡样，微丝解聚，漂浮于胞浆，核呈孤岛。因星形胶质细胞的改变较神经细胞明显，被视为创伤性脑水肿或血管源性脑水肿的典型改变之一。少突胶质细胞和小胶质细胞超微结构基本正常。

3. 微血管与血-脑脊液屏障

(1) 内皮细胞。①线粒体：伤后 30 min，常见水肿区毛细血管内皮细胞线粒体肿胀，嵴模糊。伤后 1 h，上述改变更加明显，内皮细胞肿胀，线粒体空泡化。②胞饮小泡：伤后 30 min，内皮细胞管腔面不光滑，微绒毛和内皮小凹样结构形成增多，胞饮小泡活动增强。伤后 1 h，胞饮小泡增多，大小不等，形式多样，呈圆形、椭圆形或管形。可见内皮细胞胞浆内多个小泡相互融合，呈串珠状，形成贯通内皮细胞管腔面与基底面的通道，可能是血管内大分子物质快速进入脑实质的途径。胞饮小泡密度与血浆密度相同，应用辣根过氧化物酶(HRP)和胶体金微粒(5 nm)等作为示踪物可见示踪物进入胞饮小泡并被转运入脑实质。伤后 3 h，可见到更多的 HRP 和 5 nm、10 nm 的胶体金微粒进入胞饮小泡并转运入脑。伤后 6 h 尚可见到 15 nm 的胶体金微粒通过胞饮小泡进入脑实质。上述改变可持续到伤后 72 h。说明胞饮小泡在脑损伤早期即已形成，将血浆成分转运到血管外而致血管源性脑水肿，胞饮作用贯穿于脑水肿形成的始终。③紧密连接：伤后 30 min 至 6～24 h，内皮细胞紧密连接逐步开大，并有 5 nm、10 nm 和 15 nm 的胶体金微粒经此通过血-脑脊液屏障入脑。伤后 24～48 h，可见内皮细胞局部坏死、穿孔，大量胶体金微粒涌入内皮细胞。

(2) 基膜。伤后 1 h，即可观察到毛细血管基膜增厚、间隙增宽，密度变淡。部分基膜呈虫蚀状，基膜内充满胞饮小泡。上述改变随时间的延长渐趋明显，可持续至伤后 72 h。

(3) 星形胶质细胞足突。伤后 30 min，即可观察到胶质细胞足突肿胀，线粒体嵴结构模糊不清。伤后 1 h，肿胀更加明显，线粒体空泡化，足突内可见胞饮小泡。至伤后 6 h，足突高度水肿，压迫毛细血管管腔致管腔明显变窄，上述改变可持续至伤后 72 h。

五、临床表现

颅脑损伤所致脑水肿，常与不同程度的脑损伤伴随存在，又往往受到原发损伤、缺氧、感染、某些药物和治疗的影响，因此创伤性脑水肿常无独立的症状，常常使脑损伤的症状和体征加重，少数患者可以单独出现颅内压增高症状。

脑水肿出现和持续时间因脑损伤的程度和范围而异。一般在伤后 2～4 天达到最高峰，7～14 天消退。脑水肿高峰期，由于颅内压增高，可出现意识变化和脑疝症状(瞳孔变化、生命征变化等)，因而有时不易与颅内血肿相鉴别。颅内血肿清除术后，由于脑水肿的不断发展可以再次出现脑疝症状，常常需要和血肿再发、遗漏血肿等鉴别。有一部分颅脑损伤患者，于伤后数 min 即有脑水肿产生，数小时内达到高峰，这种情况常发生在广泛性脑损伤的基础上，由于起病急剧，脑组织继发性缺氧严重，因此，脑干功能受到严重威胁，表现为深昏迷、双侧瞳孔散大，甚至很快出现呼吸停止，手术可发现颅内压极高，常规脱水、低温治疗均很难奏效，患者常因脑干功能衰竭而早期死亡。

临床上还将脑水肿分成局限性和广泛性脑水肿两类，前者多产生于局部脑挫裂伤、凹陷性骨折压迫，故可呈现局灶性脑损害症状，并因脑水肿的发展而有所恶化，易于和亚急性颅内血肿相混淆。广泛性脑水肿则颅内压增高显著，其症状随水肿程度和原发性颅脑损伤而异。

六、防治原则

创伤性脑水肿可以在颅脑损伤之后早期出现，不论是原发性脑损伤、继发性脑损伤，蛛网膜下腔出血或颅内血肿，也不论损伤是闭合性或开放性，还包括颅内感染并发脑膜炎、脑脓肿等，都可能引起脑水肿并使之加重。如果脑水肿得不到控制，会使神经组织退变、萎缩，加剧神经功能障碍。而脑水肿引起的颅内压持续增高，最终可能导致脑疝，成为颅脑损伤早期死亡的主要原因之一。因此在颅脑损伤综合治疗中，早期防治脑水肿是很重要的一个环节。在此提出治疗的原则和方案。

1. 纠正和消除引起脑水肿的全身因素

特别是防治缺氧和纠正低血压、休克。在颅脑损伤急救和治疗的全程中，必须保证呼吸道通畅，防缺氧，防窒息，维持有效的呼吸功能。为此，当患者处于呼吸障碍、呼吸衰竭时，需调整体位，维持呼吸道通畅，置口咽导管，紧急行气管内插管。国外重视院前急救，约有 1/3 患者在急救时，已做气管内插管或气管切开术。同时，必须严密观察血压，纠正低血压与休克。早期的呼吸与循环复苏，应视为关键。为此要实行严密的 ICU 监护。

2. 应用钙通道阻滞药

颅脑损伤继发脑水肿的治疗环节应从防止神经细胞钙通道开放与钙超载着手，及早应用钙通道阻滞药，国内外常用药为尼莫地平。对昏迷患者，先采用静脉缓慢滴注尼莫地平 10 mg，2～3 次/天，总剂量为 20～30 mg，以后改为口服，3 次/天，每次 30 mg，对防治脑水肿和脑血管痉挛效果佳。

3. 脱水治疗

是治疗脑水肿的常用有效方法，效果确切，用药后起效快。最好选择 20%甘露醇 250 ml 与呋塞米 20～40 mg 配伍使用。甘露醇有利于消除血管源性脑水肿，呋塞米有利于消除细胞毒性脑水肿，两药协同能提高脱水作用，而且有利于预防甘露醇所致的一过性颅内压反跳，每天分几次给药。

在颅内压增高发生脑疝危象时，须予以紧急脱水治疗，对超急性血肿，瞳孔散大后 1 h 左右行手术清除和减压术，常能挽救垂危患者。

在颅脑损伤的早期，要掌握好输液的问题。水分摄入过多，尤其是单位时间内大量静脉输液，会加重脑水肿。一般成人每天输液量控制在 1 500～2 000 ml(30 ml/kg 体重)，输液量稍少于尿量加上不显性失水量(每天约 1 000 ml)之和。但在热带或高温情况下，要适当增加补液量。

补盐问题：伤后 1～3 天为脑水肿高峰期，一般不宜补盐，可仅给 10%葡萄糖。输 5%葡萄糖和补盐一样可引起脑水肿。当出现低血钠时，应按尿钠值决定是否补钠。尿钠低至 200 mmol/(L·24 h)，可给予 5%葡萄糖氯化钠溶液。

在整个颅脑损伤的急性期，须注意调整水、电解质和酸碱平衡。还要注意纠正可能并发的高血糖、糖尿症。

4. 亚低温治疗

低温治疗创始于 20 世纪 50 年代。我国于 50 年代末应用冬眠药配合人工降温治疗重型颅脑损伤，称为冬眠低温治疗。近年来以亚低温，替代冬眠低温，适用于重型颅脑损伤，术前与术后都可采用，降低患者体温并维持在 32～34 ℃的亚低温水平。

江基尧等对应用亚低温治疗颅脑损伤进行了系统的实验与临床研究。使这一治疗取得新的进展，并制定了亚低温治疗方案。综合亚低温的作用机制包括：①降低脑氧耗，减轻脑缺氧损伤，减少脑组织乳酸堆积；②减轻血—脑脊液屏障损害；③减少钙离子内流对神经元造成的损害；④抑制内源性毒性产物对脑细胞的损害；⑤减少脑细胞结构蛋白的破坏，促进其修复；⑥减轻 DIA。

以上表明，亚低温治疗对重型颅脑损伤有良好的保护作用。当然，亚低温治疗不能代替其他治疗。在亚低温治疗过程中还应严密监测生命体征、神经症状、血气分析的变化，特别需注意加强护理，保持呼吸道通畅，防止肺部感染等并发症，防止寒战。

5. 其他

及时解除引起颅内压增高的其他不利因素，如蛛网膜下腔出血、颅内血肿、颅内感染、急性脑积水、急性硬膜下积液等，以解除颅内压增高的恶性循环。使患者平稳过渡到康复期。酌用能量合剂，神经营养药物如脑活素（丽珠赛乐）、神经节苷脂等。同时注意多发伤休克的救治。在低血压休克的状态下，要及时补充液体量，维持正常血容量。

七、护理

(1) 一般护理。保持呼吸道通畅，加强翻身、叩背、吸痰，防止肺部并发症。

(2) 密切观察意识变化。由于脑组织对缺氧的耐受性较差，易致颅内压增高、脑水肿、脑缺氧，患者表现为烦躁不安、定向力障碍、意识模糊甚至昏迷。因此护理人员应及时发现病情变化，保证患者脑组织供氧。

(3) 指标监测。肾功能、水电解质平衡监测，检查血清肌酐、尿素氮、尿比重、pH 值，蛋白定量、24 h 出入量。当尿量<50 ml/h 及时报告医生。

(4) 心理护理。与意识清楚患者进行语言交流，护士应尽量用各种方法了解患者的想法及要求，并且给予满足，如写字、打手势等。护理工作一定要细致入微，以取得患者信任和配合。使患者感到安全、舒适，减少躁动不安和紧张情绪，从而降低耗氧，有利于康复。

（宋良鹏　李洪朋）

第二节　颅内血肿

一、概述

颅脑外伤导致颅内出血，血液凝块在颅腔内聚积达到一定体积称为颅内血肿。颅内出血是急性颅脑损伤的最常见表现之一。

暴力打击头部，引起颅内出血，血液凝块在颅腔内聚积达到一定体积，称为外伤性颅内血肿。根据大宗病例统计，外伤性颅内血肿在颅脑损伤中占 8%～10%，在重型颅脑损伤中占 40%～50%。颅内血肿是重型颅脑损伤的主要死亡原因之一。因此，颅内血肿的早期诊断和及时治疗非常重要。

（一）流行病学

1. 发生率

随着工农业建设、特别是交通运输事业的不断发展，近年来颅脑损伤的发生率有增加趋势。

如美国每 14min 发生一起车祸死亡事故，德国每 41min 发生一起。日本东京每年发生颅脑损伤者 45 000 例，死亡 1 500～1 600 例，发生率为 10.2/10 万人口，成为日本人死亡的第七大原因。加拿大死于颅脑损伤者占意外事故死亡人数的 25%。澳大利亚颅脑损伤发生率 26/10 万人口，成为世界上颅脑损伤发生率最高的国家之一。

2. 性别

一组资料显示 9319 例颅内血肿患者中男性 7138 例(占 76.62%)，女性 2181 例(占 23.38%)，京、津 1964 的年统计显示其报告中男性 3102 例(76.2%)，女性 968 例(23.8%)。男性患者显著增多的情况既见于颅内血肿，也见于一般颅脑损伤，与男性参加劳动较多有关。

3. 年龄

颅内血肿见于各种年龄，以青、壮年较多，55 岁以后随年龄增长，参加劳动和社会活动逐渐减少，颅脑损伤和颅内血肿的发生率亦相应下降。

4. 职业和受伤原因

资料表明大部分成人组颅内血肿患者是工农兵(729 例，占 79.1%)。受伤原因以打击伤、车祸、摔伤较多。

(二) 分类

1. 根据病情发展速度分类

(1) 急性血肿。指在伤后 3 天以内出现症状者，在 24 h 内出现血肿症状者称为特急性血肿。

(2) 亚急性血肿。伤后 3 天以上至 2 周以内出现血肿症状者。

(3) 慢性血肿。伤后 2 周以上出现血肿症状。

2. 根据血肿所在部位分类

(1) 硬脑膜外血肿。血肿位于硬脑膜外腔。

(2) 硬脑膜下血肿。血肿位于硬脑膜下腔。

(3) 脑内血肿。血肿位于皮质下白质内。

(4) 脑室内血肿。血肿位于脑室内。

(5) 多发性血肿。指颅腔内同时存在两个以上血肿，根据血肿所在位置尚可再分为以下四类：①同侧同部位多发性血肿(或称混合性血肿)。②同侧不同部位多发性血肿。③两侧性同部位多发性血肿。④两侧性不同部位多发性血肿。

3. 其他分类

(1) 单纯性颅内血肿。无脑挫裂伤，单纯发生的颅内血肿，多见于硬脑膜外血肿。

(2) 复合性颅内血肿。颅内血肿并有脑挫裂伤者，以硬脑膜下血肿多见。

(3) 迟发性颅内血肿。伤后首次 CT 检查未发现血肿，经若干时间，病情恶化时再次 CT 扫描发现血肿，称为迟发性颅内血肿。

(4) 隐匿性颅内血肿。伤后病情稳定，无明显症状，CT 扫描发现的血肿，称为隐匿性颅内血肿。体积较大的隐匿性颅内血肿，病情容易突然恶化，发生脑疝，应予重视。

(三) 生物力学

外界暴力作用于头部的方式有两种：一种是暴力直接作用于头部而致伤，称为直接损伤；另一种是暴力直接作用于身体的其他部位，经传导至头部而造成的损伤，称为间接损伤。直接损伤包括加速性损伤、减速性损伤和挤压伤；间接损伤包括传递性损伤、挥鞭样损伤和创伤性窒息。各种类型的直接暴力和间接暴力作用于头部会导致颅骨变形骨折和脑组织在颅腔内运动，继而造成颅骨板障出血和脑血管破裂出血形成颅内血肿。

（四）生理病理

1. 急性脑受压的病理生理

正常情况下，颅腔容积（约 1 400 ml）是颅腔内容物脑组织（约 1 250 ml）、单位时间脑血管内贮血容量（约 75 ml）及颅内脑脊液容量（约 75 ml）之和。根据临床观察，我们认为幕上急性血肿量超过 20 ml，幕下急性血肿达 10 ml 以上，即有临床意义。关于颅腔、脑、血肿、颅内压力之间的正常关系可简单以公式表示。

颅腔容积（约 1 400 ml＝单位时间脑血管内贮血容量（约 75 ml）＋ 颅内脑脊液容量（约 75 ml）＋颅腔内容物脑组织（约 1 250 ml），当血肿形成后，

颅腔容积（约 1 400 ml＝单位时间脑血管内贮血容量（约 75 ml）＋ 颅内脑脊液容量（约 75 ml）＋颅腔内容物脑组织（约 1 250 ml）＋血肿体积。

可以认为凡是由于颅内血肿、脑水肿等使颅内容体积增加，或广泛头颅凹陷性骨折造成颅腔容积相对变小时，导致缓冲颅内压力的代偿机能失调，皆可改变上述关系而出现急性脑受压的一系列临床表现。

单位时间脑血管内贮血容量，颅内脑脊液容量，颅腔内容物脑组织，三者之间虽然是互为盈亏、保持平衡，但由于脑实质不能被压缩，故调节颅内压主要在脑脊液和脑血容量之间进行。当颅内压升高时，颅内脑脊液可转移至椎管，同时加快吸收率，不过只能代偿 5%，约 70 ml。继而脑血容量亦可压缩 1/3 左右，但至少应保持单位时间脑血容量在 45 ml 以上，故也只能代偿 3%，约 25 ml。因此，实际上当颅内压增高时只有 8%的颅腔容积可以代偿，因此，当血肿进一步发展，必然会导致代偿机能失调，经以下环节形成恶性循环。

(1) 脑血循环淤滞。颅内压增高可使毛细血管和静脉循环阻力增加，静脉回流进行性淤滞，静脉内压力增高，发生机械性扩张，同时出现脑组织缺氧，进而因脑代谢紊乱出现二氧化碳蓄积，从而引起血管壁张力下降。再加上脑缺氧导致丘脑下部功能紊乱等因素，更使血管扩张、循环淤滞加重。近年动物试验观察到人工造成颅内压增高后，由于交感神经变化，影响到脑部血管床，致动、静脉短路形成，并有肺血流量的变化。因而当颅内压升高时可出现动脉血氧张力显著下降，这种情况必然使脑缺氧和脑水肿加重。

(2) 脑脊液循环通路梗阻。脑血循环的淤滞状态，导致脑脊液分泌量增加和吸收量减少，形成脑脊液产生、吸收之间新的失衡状态，加之脑水肿加重，闭塞了蛛网膜下腔及脑池，特别是环池和枕大池。脑疝压迫脑干，阻塞中脑导水管和第四脑室，引起脑脊液循环通路梗阻和急性脑积水，因而使颅内压力急速升高。

(3) 脑移位加重脑干损害。颅内血肿本身占据一定体积，由于血肿压迫、脑水肿加重，造成脑组织移位，以血肿为“压力中心”向整个颅腔扩展，此时与血肿邻近的脑组织受压最早也最重，依次向压力较低或抵抗力薄弱的部位移动。由于脑疝压迫脑干，使之沿长轴扭转、变形、拉长，造成脑干急性缺血、水肿、出血等器质性损害。在脑干功能代偿阶段，患者呼吸深而慢、脉搏徐缓、血压升高。当脑干功能衰竭时，呼吸先停止。此时心跳尚可维持相当时间。心跳所以不立即停止，有两种意见：一种认为是延髓呼吸中枢位置较低而心血管中枢位置相对较高，脑疝时首先压迫呼吸中枢，所以呼吸停止先于心跳停止。另一种意见认为呼吸停止阶段，延髓功能已经衰竭，心跳未停止不过是由于心肌自动形成离体心脏，并不表示延髓心血管中枢功能尚存在，支持此观点的依据是以阿托品静脉注射，正常情况下由于其抗迷走神经作用，可使心率增加。而对呼吸停止的患者，此种试验对心率并无影响。

根据临床观察和实验，颅内压增高显著时，脑血管循环障碍和脑干缺氧对心血管中枢和呼吸中枢功能状态的影响，比脑干的机械性移位大。因此，即便无脑疝形成，也可以发生呼吸、心跳停止。所以上述两种意见，似乎与脑干损害阶段有关，早期可能以机械性压迫因素为主，后期则由于脑干缺氧致功能衰竭，此期心跳的维持只是离体心脏而已。

（五）临床表现

1. 症状与体征

（1）头痛、恶心、呕吐。血液对脑膜的刺激或颅内血肿引起颅内压增高可引起症状。一般情况下，脑膜刺激所引起的头痛、恶心和呕吐较轻。在观察中若症状加重，出现剧烈头痛、恶心和频繁呕吐时，提示可能有颅内血肿，应结合其他症状或辅助检查加以确诊。

（2）意识改变。进行性意识障碍为颅内血肿的主要症状之一。颅内血肿的意识变化过程，与原发性脑损伤的轻重有密切关系。通常有 3 种情况：原发性脑损伤较轻，可见到典型的“中间清醒期”（昏迷—清醒—再昏迷），昏迷出现的早晚与损伤血管的大小或出血的急缓有关，短者仅 20～30 min，长者可达数日，但一般多在 24 h 内。有的伤后无昏迷，经过一段时间后出现昏迷（清醒—昏迷），多见于小儿，容易漏诊；若原发性脑损伤较重，则常表现为昏迷程度进行性加深（浅昏迷—昏迷），或稍有好转后又很快恶化（昏迷—好转—昏迷）；若原发性脑损伤过于严重，可表现为持续性昏迷。一般认为，原发性昏迷时间的长短取决于原发性脑损伤的轻重，而继发性昏迷出现的迟早主要取决于血肿形成的速度。所谓的中间清醒期或中间好转期，实质上就是血肿逐渐长大，脑受压不断加重的过程。因而，在此期内，患者常有躁动、嗜睡、头痛和呕吐加重等症状。在排除了由于药物引起的嗜睡或由于尿潴留等原因引起的躁动后，即应警惕有并发颅内血肿的可能。

（3）瞳孔改变。对于颅内血肿者，阳性体征的出现极为重要。一侧瞳孔进行性散大，光反应消失，是小脑幕切迹疝的重要征象之一。在瞳孔散大之前，常有短暂的瞳孔缩小，这是动眼神经受刺激的表现。瞳孔散大多出现在血肿的同侧，但约 10%的患者发生在对侧。若脑疝继续发展，致中脑动眼神经核受损的，可出现双侧瞳孔均散大，表明病情已进入垂危阶段。

一般情况下，出现双侧瞳孔散大，可迅速注入脱水药物，如一侧缩小而另一侧仍然散大，则散大侧多为脑疝或血肿侧；如双侧瞳孔仍然散大，则表示脑疝未能复位，或由于病程已近晚期，脑干已发生缺血性软化。若术前两侧瞳孔均散大，血肿清除后，通常总是血肿对侧瞳孔先缩小，然后血肿侧缩小；如术后血肿侧瞳孔已缩小，而对侧瞳孔仍然散大，或术后双侧瞳孔均已缩小，但经过一段时间后对侧瞳孔又再次散大，多表示对侧尚有血肿；如术后双侧瞳孔均已缩小，病情一度好转，但经一段时间后手术侧的瞳孔再度散大，应考虑有复发性血肿或术后脑水肿的可能，应及时处理。瞳孔散大出现的早晚，也与血肿部位有密切关系。颞区血肿的瞳孔散大通常出现较早，额极区血肿则出现较晚。

（4）生命体征变化。颅内血肿者多有生命体征的变化。血肿引起颅内压增高时，可出现 Cushing 反应，血压出现代偿性增高，脉压增大，脉搏徐缓、充实有力，呼吸减慢、加深。血压升高和脉搏减慢常较早出现。颅后窝血肿时，则呼吸减慢较多见。随着颅内压力的不断增高，延髓代偿功能衰竭，出现潮式呼吸乃至呼吸停止，随后血压亦逐渐下降，并在呼吸停止后心跳亦停止。复苏措施可恢复心跳，但如血肿未能很快清除，则呼吸恢复困难。一般而言，如果血压、脉搏和呼吸 3 项中有 2 项的变化比较肯定，则对颅内血肿的诊断有一定的参考价值。但当胸腹腔脏器损伤并发休克时，常常出现血压偏低、脉搏增快，此时颅内血肿的生命体征变化容易被掩盖，必须提高警惕。

（5）躁动。常见于颅内血肿患者，容易被临床医师所忽视，或不做原因分析即给予镇静剂，以致延误早期诊断。躁动通常发生在中间清醒期的后一阶段，即在脑疝发生（继发性昏迷）前出现。

(6) 偏瘫。幕上血肿形成小脑幕切迹疝后,疝出的脑组织压迫同侧大脑脚,引起对侧中枢性面瘫和对侧上下肢瘫痪,同时伴有同侧瞳孔散大和意识障碍,也有少数患者的偏瘫发生在血肿的同侧,这是因为血肿将脑干推移致对侧,使对侧大脑脚与小脑幕游离缘相互挤压所致,这时偏瘫与瞳孔散大均发生在同一侧,多见于硬脑膜下血肿;血肿直接压迫大脑运动区,由于血肿的位置多偏低或比较局限,故瘫痪的范围也较局限,如额叶血肿和额颞叶血肿仅出现中枢性面瘫或中枢性面瘫与上肢瘫。范围较广泛的血肿亦可出现偏瘫,但一般瘫痪的程度多较轻,有时随着血肿的发展,先出现中枢性面瘫,而后出现上肢瘫,最后出现下肢瘫。矢状窦旁的血肿可出现对侧下肢单瘫,跨矢状窦的血肿可出现截瘫。左侧半球血肿还可伴有失语。

(7) 去脑强直。在伤后立即出现此症状,应考虑为原发性脑干损伤。如在伤后观察过程中出现此症状,则为颅内血肿或脑水肿继发脑损伤所致。

(8) 其他症状。婴幼儿颅内血肿可出现前囟突出。此外,由于婴幼儿的血容量少,因此当颅内出血量达 100 ml 左右时,即可产生贫血的临床表现,甚至发生休克。小儿的慢性血肿可出现头颅增大等。

2. 影像学检查

(1) 头颅X线平片。在患者病情允许时,应行颅骨X线平片检查,借此可确定有无骨折及其类型,尚可根据骨折线的走行判断颅内结构可能的损伤情况,利于进一步的检查和治疗。颅盖骨折X线平片检查确诊率为95%～100%,骨折线经过脑膜中动脉沟、静脉窦走行时,应注意有无硬脑膜外血肿发生的可能。颅底骨折经X线平片确诊率仅为50%左右,因此,必须结合临床表现做出诊断,如有无脑神经损伤及脑脊液漏等。

(2) 头颅CT扫描。是目前诊断颅脑损伤最理想的检查方法。可以准确判断损伤的类型及血肿的大小、数量和位置。脑挫裂伤区可见点、片状高密度出血灶,或为混杂密度;硬脑膜外血肿在脑表面呈现双凸球镜片形高密度影;急性硬脑膜下血肿则呈现新月形高密度影;亚急性或慢性硬脑膜下血肿表现为稍高密度、等密度或稍低密度影。

(3) 头颅MRI扫描。一般较少用于急性颅脑损伤的诊断。头颅CT和MRI扫描对颅脑损伤的诊断各有优点。对急性脑外伤的出血,CT显示较MRI为佳,对于亚急性、慢性血肿及脑水肿的显示,MRI常优于CT。急性早期血肿在 T_1 及 T_2 加权图像上均呈等信号强度,但亚急性和慢性血肿在 T_2 加权图像上呈高信号,慢性血肿在 T_1 加权图像上可见低信号边缘,血肿中心呈高信号。应注意血肿与脑水肿的MRI影像鉴别。

(六) 手术技术

1. 早期手术

对可能有颅内血肿的患者,应在观察过程先把头发剃光,并做好手术器械的消毒和人员组织的准备,诊断一经确定,即应尽快施行手术。对已有一侧瞳孔散大的脑疝患者,应在静脉滴注强力脱水药物的同时,做好各项术前准备,患者一经送到手术室,立即进行手术。对双侧瞳孔散大、病理呼吸、甚至呼吸已停止的患者,抢救更应争分夺秒,在气管插管辅助呼吸下立即进行手术。为了争取时间,术者可带双层手套(不必刷手),迅速进行血肿部位钻孔,排出部分积血,使脑受压得以暂时缓解,随后再扩大切口或采用骨瓣开颅,彻底清除血肿。

2. 钻孔检查

当病情危急,又未行CT扫描,血肿部位不明确者,可先做钻颅探查。在选择钻孔部位时,应注意分析损伤的机制,参考瞳孔散大的侧别、头部着力点、颅骨骨折的部位、损伤的性质以及可能发生的血肿类型等安排钻孔探查的先后顺序。

(1) 瞳孔散大的侧别。因多数的幕上血肿发生在瞳孔散大的同侧,故首先应选择瞳孔散大侧进行钻孔。如双侧瞳孔散大,应探查最先散大的一侧。如不知何侧首先散大,可迅速静脉滴入强力脱水药物并观察,如一侧缩小而另侧仍散大或变化较小,则首先在瞳孔仍然散大侧钻孔。

(2) 头部着力点。可借头皮损伤的部位来推断头部着力点。如着力点在额区,血肿多在着力点处或其附近,很少发生在对冲部位,应先探查额区和颞区。如着力点在颞区,则血肿多发生在着力部位,但也可能发生在对冲的颞区,探查时宜先探查同侧颞区,然后再探查对侧颞区。如着力点在枕区,则以对冲部位的血肿为多见,探查应先在对侧额叶底区和颞极区,然后是同侧的额叶底区和颞极区,最后在着力侧的颅后窝和枕区。

(3) 有无骨折和骨折部位。骨折线通过血管沟,并与着力部位和瞳孔散大的侧别相一致时,以硬脑膜外血肿的可能性为大,应首先在骨折线经过血管沟处钻孔探查。若骨折线经过上矢状窦,则应在矢状窦的两侧钻孔探查,并先从瞳孔散大侧开始。如无骨折,则以硬脑膜下血肿的可能性为大,应参考上述的头部着力部位确定钻孔探查顺序。

(4) 损伤的性质。减速性损伤的血肿,既可发生在着力部位,也可发生在对冲部位,例如枕部着力时,发生对冲部位的硬脑膜下血肿的机会较多,故应先探查对冲部位,根据情况再探查着力部位。前额区着力时,应探查着力部位。头一侧着力时,应先探查着力部位,然后再探查对冲部位。加速性损伤,血肿主要发生在着力部位,故应在着力部位探查。

3. 应注意多发血肿的可能

颅内血肿中约有15%为多发性血肿。在清除一个血肿后,如颅内压仍很高,或血肿量较少不足以解释临床症状时,应注意寻找是否还有其他部位的血肿,如对冲血肿、深部的脑内血肿和邻近部位的血肿等。怀疑多发血肿且情况容许时,应立即进行CT检查,诊断证实后再行血肿清除。

4. 减压术

清除血肿后脑迅速肿胀,无搏动,且突出于骨窗,经脱水药物治疗无效者,在排除多发性血肿后,应同时进行减压术。术中脑膨出严重,缝合困难者,预后多不良。

5. 注意合并伤的处理

闭合性颅脑伤患者在观察过程中出现血压过低时,除注意头皮伤的大量失血或婴幼儿颅内血肿外,应首先考虑有无其他脏器损伤。必须仔细进行全身检查,根据脏器出血和颅内血肿的急缓,决定先后处理顺序。一般应先处理脏器出血,然后行颅内血肿清除手术。如已出现脑疝,可同时进行手术。

6. 复发血肿或遗漏血肿的处理

术后病情一度好转,不久症状又加重者,应考虑有复发性血肿或多发性血肿被遗漏的可能。如及时行手术清除,仍能取得良好效果。如无血肿,则行一侧或双侧颞肌下减压术,也可使患者转危为安。

(七) 护理

1. 护理评估

(1) 健康史。

(2) 身体状况。

(3) 心理和社会支持情况。

2. 护理诊断/问题

(1) 意识模糊/昏乱。与脑损伤、颅内压增高有关。

(2) 清理呼吸道无效。脑损伤后意识不清有关。

(3) 营养失调,低于机体需要量。与脑损伤后高代谢、呕吐、高热等有关。

(4) 废用综合征。与脑损伤后意识和肢体功能障碍及长期卧床有关。

(5) 潜在并发症。颅内压增高、脑疝及癫痫发作。

3. 护理措施

(1) 现场急救。①保持呼吸道通畅。②妥善处理伤口。③防治休克。④做好护理记录。

(2) 病情观察。①意识。Glasgow 昏迷评分法:评定睁眼、语言及运动反应,三者得分相加反映意识障碍程度。最高 15 分,表示意识清醒,8 分以下为昏迷,最低 3 分,分数越低表明意识障碍越严重。②生命体征。患者伤后可出现持续的生命体征紊乱。监测时,为避免患者躁动影响准确性,应先测呼吸,再测脉搏,最后测血压。③神经系统体征。瞳孔变化、锥体束征等。④其他。观察有无脑脊液漏、呕吐及呕吐物的性质,有无剧烈头痛或烦躁不安等颅内压增高表现或脑疝先兆。注意 CT 和 MRII 扫描结果及颅内压监测情况。

(3) 昏迷护理。①保持呼吸道通畅:清理分泌物、气管插管或切开、适宜的温湿度、使用抗生素;②保持正确体位:头部抬高 15°～30°,使头与脊柱呈一直线;③营养:使用多种方法加强营养。

(4) 预防并发症。①压疮。②泌尿系统感染。③肺部感染。④暴露性角膜炎。⑤关节挛缩、肌萎缩。

(5) 对抗脑水肿、降低颅内压。

(6) 躁动的护理。

4. 健康教育

(1) 心理指导。

(2) 外伤性癫痫患者应定期服用抗癫痫药物,不能单独外出、登高、游泳等,以防意外。

5. 康复训练

二、硬脑膜外血肿

硬脑膜外血肿系指外伤后聚集于硬脑膜外腔的血肿,临床十分常见。多数硬脑膜外血肿源于颅骨骨折伤及硬脑膜血管,故发病急骤,数小时内出现脑疝症状。其次为颅骨骨折损伤板障静脉,静脉窦和(或)蛛网膜粒所致。

硬膜外血肿占颅内血肿的 25%～30%,仅次于硬脑膜下血肿。大宗临床资料统计,此类血肿以急性者最多,约占 86.2%,亚急性血肿约占 10.3%,慢性血肿很少见,占 3.5%。硬膜外血肿几乎全是单发,多发者很少,有时可并发其他类型的血肿,构成复合性血肿。其中与硬脑膜下血肿并发者多,与脑内血肿并发者较少。

硬脑膜外血肿可发生于任何年龄,但以 15～30 岁的青壮年比较多见。小儿则很少见,因婴幼儿颅内血管沟较浅,骨折时不易损伤脑膜中动脉。

(一) 出血来源和血肿位置

(1) 脑膜中动脉。此动脉经颅中窝底的棘孔进入颅内,沿颞骨脑膜中动脉沟走行,在翼点附近分为前后两支。颞骨骨折时,该动脉主干及其分支均可能被撕破,于颞部硬脑膜外形成血肿。前支较大,紧靠在骨沟深部,骨折时损伤的机会较多,血肿形成的速度较快,血肿多发生在额顶或额部。脑膜中动脉后支出血,血肿多发生在颞部或颞顶部。

(2) 脑膜中静脉。与脑膜中动脉伴行,较少损伤,出血较缓慢,容易形成亚急性或慢性血肿。

(3) 矢状窦。骨折若发生在矢状窦附近时,可能损伤此静脉窦,形成矢状窦旁血肿,但亦有跨越矢状窦而位于两侧者，称为骑跨性血肿。前者较后者多见。

(4) 板障静脉或导血管。颅骨板障内有网状的板障静脉和穿通颅骨的导血管。骨折时易引起出血，流入硬脑膜外间隙形成血肿。因为静脉性出血，形成血肿较缓慢。

(5) 脑膜前动脉和筛动脉。前额损伤或颅前窝骨折时，损伤筛前动脉及其分支——脑膜前动脉，可产生额极部或额底部硬脑膜外血肿。此部位血肿较为少见，出血也缓慢，易漏诊。

(6) 横窦。枕部骨折损伤横窦，多发生颅后窝硬脑膜外血肿，亦可产生枕极和颅后窝硬脑膜外的骑跨性血肿。

此外，少数患者头部损伤后，并无骨折，外力使颅骨与硬脑膜分离，致硬脑膜表面的小血管撕裂，形成硬脑膜外血肿。

硬脑膜外血肿最多见于颞区、额顶区和颞顶区。近脑膜中动脉主干处的出血，血肿多在颞区，可向额区或顶区扩展；前支出血，血肿多在额顶区；后支出血，则多在颞顶区；由上矢状窦出血形成的血肿则在其一侧或两侧；横窦出血形成的血肿多在颅后窝或同时发生在颅后窝与枕区。脑膜前动脉或筛动脉所形成的血肿则在额极区或额叶底区。

（二）血肿形成的机理

动物实验证实：将塑料管一端插入股动脉，另端置于颅骨钻孔处并将骨孔封好，无硬脑膜外血肿形成，单纯将硬脑膜与颅骨内面剥离，也无血肿形成，但此时如再将塑将管放于硬脑膜与颅骨之间，即使静脉血也足以形成明显的血肿，由此可见硬脑膜外血肿形成必须包括两个因素，即：①颅骨与硬脑膜的分离，②血管损伤出血。颅脑损伤过程中由于头颅的变形以及惯性作用，常使硬脑膜与颅骨分离，颅盖部的硬脑膜较厚且与颅骨粘连较松，故易于分离出现血肿；颅底部硬脑膜撕裂，可出现颅底骨折和脑脊液漏。婴幼儿的硬脑膜血肿相对少见，而成人脑膜血管较粗且在颅骨内板的脑膜血管压迹中走行(约 50%患者硬脑膜血管走行于骨管内)，骨折时甚易损伤造成出血，因此形成硬脑膜外血肿的机会大大增加。硬膜外血肿多呈扁平形血块，其体积可自数十毫升至 200～300 ml 不等，伤后数小时内手术时，血肿多呈紫红色液体，尚未完全凝固，有时还混有较新鲜的出血。血块完全凝固多需十数小时以上。亚急性血肿可呈固态血凝块，也可以如胶冻状，部分开始液化，多数患者可见血块与硬脑膜有明显粘连，形成一薄层肉芽组织。个别慢性血肿为棕褐色液体，其中含有软凝块，血肿周围有包膜形成，并与颅骨及硬脑膜粘连，绝大多数血肿可长时间呈固态，最后机化。

（三）临床表现

硬脑膜外血肿的临床表现与下列三个因素有密切关系，即：①出血速度：出血速度与损伤血管的性质(动脉或静脉)、血管口径有关。出血速度越快，颅内代偿机制越差，脑受压症状也越明显。②出血部位：颅后窝代偿能力差，较小量的出血即可致严重后果；颞叶内侧位于小脑幕裂孔边缘，所以颞叶受到血肿压迫，早期即可出现钩回疝。反之，当额部受压时，由于血肿压迫的方向不同，出现脑疝症状较缓慢。③个体差异：血肿大小和临床表现不是绝对平行的，个体之间对颅内压增高和脑受压的代偿能力不同，故同一部位血肿在不同患者之间表现也不尽相同。

1. 症状和体征

(1) 意识障碍。伤后原发性昏迷的时间较短，多数可出现中间清醒期或中间好转期，伤后持续性昏迷者仅占少数。这一特点是因为脑原发性损伤比较轻，多数患者伤后短时间内即可清醒。以后由于血肿形成，大脑受压，颅内压增高或脑疝形成，患者出现再次昏迷。这种意识变化过程可归纳为：“昏迷——清醒——再昏迷”。这一过程中的清醒阶段称为“中间清醒期”；如昏迷中间仅出现意识好转，称为“中间好转期”。中间清醒或中间好转时间的长短，与损伤血管的种类及血管直径的大小有密切关系。直径大的动脉出血急剧，可在短时间内形成血肿，其中间清醒期就短，再次昏迷出现较早，多在数小时内出现。个别严重者或合并严重脑挫裂伤者，原发性昏迷未恢复即可出现继发性昏迷，其中间清醒期不明显，酷似持续性昏迷。此时，与单纯的严重脑挫裂伤鉴别困难。但可详细了解伤后昏迷过程，如发现昏迷程度有进行性加重的趋势，应警惕有颅内血肿的可能。

(2) 颅内压增高。随着颅内压增高，患者常有头疼、呕吐加剧、躁动不安、血压升高、脉压增大、体温上升、心率及呼吸减慢等代偿性反应，至衰竭时，则血压下降、脉搏细弱及呼吸抑制。

(3) 神经系统体征。单纯硬膜外血肿，早期较少出现神经受损体征，仅在血肿压迫脑功能区时，才有相应的阳性体征。如患者伤后立即出现面瘫、偏瘫或失语等症状和体征时，应考虑为原发性损伤。当血肿不断增大引起颞叶钩回疝时，患者不仅意识障碍加深，生命体征紊乱，同时可相继出现患侧瞳孔散大，对侧肢体偏瘫等典型征象。因血肿发展急速，造成早期脑干扭曲、移位并嵌压于对侧小脑幕切迹缘，可引起不典型体征，如对侧瞳孔散大、对侧偏瘫；同侧瞳孔散大、同侧偏瘫；或对侧瞳孔散大、同侧偏瘫。应立即借助辅助检查定位。

(4) 脑疝症状。当血肿发展引起小脑幕切迹疝时，可出现 weber 综合征，即血肿侧瞳孔散大，对光反射消失，对侧肢体瘫痪，肌张力增高，腱反射亢进和病理反射阳性。此时伤情多发展急剧，短时间内即可转入脑疝晚期，有双侧瞳孔散大、病理性呼吸或去皮质强直等表现。如抢救不及时，可引起严重的脑干损害，导致生命中枢衰竭而死亡。

2. 辅助检查

(1) 头颅 X 线平片。颅骨骨折发生率高，硬脑膜外血肿患者约有 95%显示有颅骨骨折，且绝大多数发生在着力部位。以线形骨折最多，凹陷性骨折少见。骨折线往往横贯脑及脑膜血管沟或静脉窦。

(2) CT 或 MRI 检查。应作为重症患者的首选检查项目，不仅能迅速明确诊断，缩短术前准备时间，而且可显示血肿发生的位置，为手术提供准确定位。CT 阳性发现在急性期优于 MRI。

(3) 脑血管造影。在无 CT 设备时，如病情允许可行脑血管造影检查，血肿部位可显示典型的双凸形无血管区，并有中线移位等影像。如果操作技术熟练，此项检查亦属安全。但不可强调脑血管造影而延误抢救时机。在病情危急时，应根据受伤部位、局灶的神经体征、X 线头颅平片征象果断进行血肿探查和清除术。

(四) 治疗要点

原则上一经诊断即应立即施行手术，清除血肿以缓解颅内高压，术后根据病情予以非手术治疗。一般若无其他严重并发症且脑原发性损伤较轻者，预后均良好。

1. 手术治疗

手术指征：①幕上血肿量≥30 ml、颞部血肿量≥20 ml、颅后窝血肿量≥10 ml。②有脑受压变形、中线结构移位≥5 mm、鞍上池闭塞。③有急性脑受压症状和体征。④意识障碍进行性加重或出现再昏迷。⑤神经系统症状进行性加重或出现新的阳性体征。⑥颅内压＞5. 33 kPa(40 mm Hg)、容积压力反应＞0. 4 kPa(3 mm Hg)。⑦或颅内压进行性增高。

手术禁忌证：

(1) 双侧瞳孔散大，自主呼吸停止 1 h 以上，经积极的脱水、降颅压治疗无好转，处于濒死状态者。

(2) 患者一般情况良好，CT 检查见血肿量较小，且无明显脑受压症状者，在严密观察病情变化的情况下，可先行非手术治疗。

2. 非手术治疗

适用于以下患者：

(1) GCS评分>8分，神志清楚、病情平稳。

(2) CT检查血肿量血肿<30 ml，且最大厚度<15 mm，中线移位<5 mm，非颅中窝或颅后窝血肿，没有局灶损害症状的患者。

（五）护理措施

(1) 严密观察病情变化，并行CT动态观察血肿变化。

(2) 治疗措施应在严密观察患者临床表现及生命体征的前提下，可采用脱水、激素、止血等药物治疗，并行CT动态观察，以策安全。

(3) 若需手术，术前应认真准备，术后护理同非手术治疗。

三、硬脑膜下血肿

（一）急性硬脑膜下血肿

硬脑膜下血肿是颅脑损伤常见的继发性损害，发生率约为5%，占颅内血肿的40%左右。由于出血来源的不同又分为复合型硬脑膜下血肿与单纯型硬脑膜下血肿。前者系因脑挫裂伤、脑皮质动静脉出血，血液集聚在硬脑膜与脑皮层之间，病情发展较快，可呈急性或亚急性表现。有时硬膜下血肿与脑内血肿相融合，可致颅内压急剧增高，数小时内即形成脑疝，多呈特急性表现，预后极差；单纯型硬脑膜下血肿系桥静脉断裂所致，出血较缓，血液集聚在硬脑膜与蛛网膜之间，病程发展常呈慢性，脑原发性损伤较轻，预后亦较好。

急性硬脑膜下血肿发生率最高达70%，亚急性硬脑膜下血肿约占5%。两者致伤因素与出血来源基本相同，均好发于额颞顶区。临床病程发展的快慢，则因脑原发性损伤的轻重、出血量及个体代偿能力的不同而异。

1. 主要特点

急性和亚急性硬脑膜下血肿都是由脑挫裂伤皮质血管破裂出血引起，故均属复合型硬膜下血肿，仅在病程急缓上略有差异。两者致伤因素和损伤机理亦相同：即加速性损伤所致脑挫裂伤，血肿多在同侧；而减速性损伤所引起的对冲性脑挫裂伤出血常在对侧；一侧枕部着力，在对侧额、颞部前部发生复合型硬膜下血肿，甚至可同时并发脑内血肿；枕部中线着力易致双侧额极、颞尖部血肿；当头颅侧方遭受打击时，伤侧可引起复合型硬膜下血肿，即硬膜下脑内血肿；头颅侧方碰撞或跌伤时，同侧多为复合性硬膜下血肿或硬膜外血肿，对侧可致单纯性和(或)复合型硬膜下血肿；另外，前额部遭受暴力，不论是打击还是碰撞，血肿往往都在额部，很少发生在枕部，而老年人则常引起单侧或双侧单纯性硬膜下血肿。

2. 临床表现

(1) 症状体征。①意识障碍：因为脑挫裂伤重，原发性昏迷一般比较深，以后又因血肿出现，可在原发性昏迷基础上出现继发性昏迷。所以，意识障碍比较重，昏迷程度呈进行性加深。但单纯性硬脑膜下血肿或亚急性硬脑膜下血肿则多有中间清醒期。②颅内压增高症状和脑膜刺激征：急性硬脑膜下血肿多为复合性损伤，颅内压增高症状比较明显。由于患者处于昏迷，所以喷射性呕吐和躁动比较多见。生命体征变化明显，多有“两慢一高”的表现。颈项强直和克匿格氏征阳性等脑膜刺激征也比较常见。③神经损害体征：脑挫裂伤和血肿压迫均可造成中枢性面瘫和偏瘫，有的可发生局灶性癫痫等。神经损害体征也呈进行性加重。④脑疝症状出现较快：急性硬脑膜下血肿，尤其是特急性血肿，病情常急剧恶化，伤后很快出现双侧瞳孔散大，在1～2 h内即出现去大脑强直或病理性呼吸，患者处于濒危状态。⑤其他：婴幼儿血肿时，可出现前囟隆起，并可见贫血，甚至出现休克。

(2) 辅助检查。①X线检查：颅骨骨折发生率约为50％，较硬脑膜外血肿的骨折发生率低，而且骨折线与血肿的位置也常常不一致。②CT检查：急性硬脑膜下血肿病情多较严重，变化急剧，切忌因检查而延误救治。CT检查应作为首选项目。CT扫描可发现脑表面的新月形高密度影，其内缘可不整齐，其相对的脑皮质内有点片状出血灶，脑水肿区也较明显，同侧脑室受压变形，向对侧移位。CT检查对额底、颞底和双侧血肿的诊断比脑血管造影等检查更具优势，可减少血肿的漏诊。

3. 治疗与预后

急性硬脑膜下血肿病情发展快，伤情重，尤其是特急性患者，死亡率高达50％～80％，一经诊断，应尽早施行手术治疗。部分亚急性硬脑膜下血肿的原发性脑损伤较轻，病情发展较缓的患者，亦可在严密的颅内压监测或CT扫描动态观察下，采用非手术治疗。但治疗过程中如有病情恶化，即应改行手术治疗，任何观望、犹豫都是十分危险的。

(1) 手术治疗。手术方式的选择依病情而定，常用的手术方法包括：骨瓣开颅血肿清除术＋去骨瓣减压术、颞肌下减压术和钻孔冲洗引流术。

(2) 非手术治疗。急性、亚急性硬脑膜下血肿无论手术与否，均须进行及时、合理的非手术治疗，特别是急性血肿术后，尤为重要。虽有个别急性硬脑膜下血肿可以自动消退，但为数甚少，不可存侥幸心理。事实上仅有少数亚急性硬脑膜下血肿患者，如果原发性脑损伤较轻，病情发展迟缓，始可采用非手术治疗。非手术治疗的适应证为：①神志清楚、病情稳定、生命征基本正常，症状逐渐减轻。②无局限性脑压迫致神经机能受损表现。③CT扫描脑室、脑池无显著受压，血肿在40 ml以下，中线移位不超过10 mm。④颅内压监测压力在3.33～4.0 kPa(25～30 mm Hg)以下。

4. 护理措施

同硬脑膜外血肿。

(二) 慢性硬脑膜下血肿

慢性硬脑膜下血肿系指伤后3周以上出现血肿症状者，这类颅内血肿临床并不少见。约占颅内血肿的9.39％，占硬脑膜下血肿的26.24％。与急性硬脑膜下血肿相比，具有以下特点。

(1) 受伤轻微，有的甚至未能引起患者注意。

(2) 病程较长，但随时间延长发病率逐渐下降。超过1年者只占7.1％。

(3) 临床表现以颅内压增高为主，易与颅内肿瘤混淆。

(4) 治疗效果好。

1. 病因与机理

慢性硬脑膜下血肿绝大多数都有轻微头部外伤史，尤以老年人额前或枕后着力时，脑组织在颅腔内的移动度较大，易撕破自大脑表面汇入上矢状窦的桥静脉，其次是静脉窦、蛛网膜粒或硬膜下水瘤受损出血。近年来的临床观察发现慢性硬脑膜下血肿患者在早期头部受伤时，CT常出现少量蛛网膜下腔出血，可能与慢性硬脑膜下血肿发生有关。非损伤性慢性硬脑膜下血肿十分少见，可能与动脉瘤、血管畸形或其他脑血管病有关。对慢性硬膜下血肿扩大的原因，过去有许多假说，如血肿腔内高渗透压机理，现已被否定。目前多数研究证明，促使血肿不断扩大的原因包括脑萎缩、颅内压降低、静脉张力增高及凝血机制异常等。据电镜观察，血肿内膜为胶原纤维，没有血管;外膜含有大量毛细血管网,其内皮细胞间的裂隙较大,基膜结构不清,具有异常通透性,在内皮细胞间隙处尚可见到红细胞碎片、血浆蛋白和血小板,说明有漏血现象。研究发现,血肿外膜中除红细胞外,尚有大量嗜酸性粒细胞浸润,并在细胞分裂时有脱颗粒现象,这些颗粒基质内含有纤溶酶原,具有激活纤溶酶而促进纤维蛋白溶解,抑制血小板凝集,故而诱发慢性出血。

小儿慢性硬脑膜下血肿以双侧居多,常因产伤引起,产后颅内损伤较少见,一般6个月以内的小儿发生率最高,此后则逐渐减少。外伤并非唯一的原因,营养不良、坏血症、颅内外炎症及有出血倾向的儿童,甚至严重脱水的婴幼儿,亦可发生本病。出血来源多为大脑表面汇入矢状窦的桥静脉破裂所致,非外伤性硬膜下血肿,可能是全身性疾病或颅内炎症致硬脑膜血管通透性改变之故。

慢性硬脑膜下血肿的致病机理主要包括:占位效应引起颅内高压,局部脑受压,脑循环受阻、脑萎缩及变性,且癫痫发生率高达40%。为期较久的血肿,其包膜可因血管栓塞、坏死及结缔组织变性而发生钙化,以致长期压迫脑组织,促发癫痫,加重神经功能缺失。甚至有因再出血致内膜破裂,形成皮质下血肿的报道。

2. 临床表现

(1) 慢性硬脑膜下血肿的症状和体征存在很大差异,可归纳为三种类型:①以颅内压增高症状为主者,较常见,表现为头痛、呕吐、复视和视盘水肿等,但缺乏定位症状,易误诊为颅内肿瘤。②以智力和精神症状为主者,表现为头昏、耳鸣、记忆力和理解力减退,精神迟钝或精神失常等,易误诊为神经官能症或精神病。③以神经局灶症状和体征为主者,如出现局限性癫痫、偏瘫、失语等,易与颅内肿瘤混淆。婴幼儿型慢性硬脑膜下血肿,常表现有前囟突出、头颅增大类似脑积水的征象,常伴有贫血等。

(2) 辅助检查。头颅CT扫描不仅能从血肿的形态上估计其形成时间,而且能从密度上推测血肿的期龄。一般从新月形血肿演变到双凸形血肿,需3~8周左右;血肿的期龄平均在3.7周时呈高密度,6.3周时呈低密度,至8.2周时则为等密度。但对某些无占位效应或双侧慢性硬脑膜下血肿的患者,必要时尚需采用增强后延迟扫描的方法,以提高分辨率。此外,MRI更具优势,对CT呈等密度的血肿或积液均有良好的鉴别能力。

3. 治疗与预后

目前,对慢性硬脑膜下血肿的治疗意见已基本一致,一旦出现颅内压增高症状,即应施行手术治疗,而且首选的方法是钻孔引流,疗效满意,如无其他并发症,预后多较良好。因此,即使患者年老病重,亦须尽力救治,甚至可进行床旁钻孔引流,只要治疗及时,常能转危为安。现存的问题主要是术后血肿复发率仍有3.7%~38%。

(1) 钻孔或锥孔冲洗引流术。根据血肿的部位和大小选择前后两孔(一高一低)。也有临床研究证实单孔钻孔冲洗引流术与双孔钻孔冲洗引流术的疗效基本相同,故不少临床医师采用单孔钻孔冲洗引流术。

(2) 前囟侧角硬脑膜下穿刺术。小儿慢性硬脑膜下血肿,前囟未闭者,可经前囟行硬膜下穿刺抽吸积血。如有鲜血抽出或血肿不见缩小,则需改行剖开术。

(3) 骨瓣开颅慢性硬膜下血肿清除术。适用于包膜较肥厚或已有钙化的慢性硬膜下血肿。对双侧血肿应分期分侧手术。

(4) 术后血肿复发的处理。无论是钻孔冲洗引流还是开颅手术切除,都有血肿复发的问题。常见的复发原因老年包括患者脑萎缩,术后脑膨起困难;血肿包膜坚厚,硬膜下腔不能闭合;血肿腔内有血凝块未被彻底清除;新鲜出血致血肿复发。

4. 护理措施

(1) 严密观察病情变化。

(2) 术前认真准备。

(3) 术后护理注意防范血肿复发。术后宜采用头低位、患侧侧卧卧，多饮水，不用强力脱水剂，必要时适当补充低渗液体；术后引流管采取高位排气，低位排液，均外接封闭式引流瓶(袋)，同时经腰穿或脑室注入生理盐水；术后残腔积液、积气的吸收和脑组织膨起需 10～20 天，故应作动态 CT 观察。

四、脑内血肿

外伤性脑内血肿，系指外伤后发生在脑实质内的血肿。常与枕部着力所致的额、颞区对冲性脑挫裂伤并存，也可由着力部位凹陷性骨折所致。在闭合性脑损伤中其发生率为 0.5%～1%。外伤性脑内血肿多属急性，少数为亚急性。一般分为浅部与深部两型，前者又称复合型脑内血肿，后者又称为单纯型脑内血肿，临床上以浅部血肿较多见。浅部血肿多由挫裂伤致脑皮质血管破裂出血引起，因此在血肿表面常有不同程度的脑挫裂伤，常与急性硬脑膜下血肿同时存在，一般而言，血肿多位于额叶和颞叶前区靠近脑底的部位；深部血肿多位于脑白质内，系脑深部血管破裂出血所致，可向脑室破溃造成脑室内出血，脑表面无明显损伤或仅有轻度挫伤，触诊可有波动感。

(一) 病因与机理

外伤性脑内血肿好发于额叶及颞叶，约占 80%，常为对冲性脑挫裂伤所致，其次是顶叶及枕叶，约占 10%，系因直接打击的冲击伤或凹陷性骨折所引起，其余则为脑深部、脑干及小脑等处的脑内血肿，较少。血肿形成的初期仅为一血凝块，浅部者周围常与挫碎的脑组织相混杂，深部者周围亦有受压坏死、水肿的组织环绕。4～5 天之后血肿开始液化，变为棕褐色陈旧血液，周围有胶质细胞增生，此时，手术切除血肿周界清楚，几乎不出血，较为容易。至 2～3 周时，血肿表面有包膜形成，内贮黄色液体，并逐渐成为囊性病变，相邻脑组织可见含铁血黄素沉着，局部脑回变平、加宽、变软，有波动感，但临床上已无颅内压增高的表现。

(二) 临床表现

1. 症状与体征

脑内血肿与伴有脑挫裂伤的复合性硬脑膜下血肿的症状极为相似，常可出现以下症状与体征。

(1) 颅内压增高和脑膜刺激征。头痛、恶心、呕吐、生命体征的变化等均比较明显。部分亚急性或慢性脑内血肿的病程较为缓慢，主要表现为颅内压增高，眼底检查可见视盘水肿。

(2) 意识改变。伤后意识障碍持续时间较长，意识障碍程度多逐渐加重，有中间清醒期或中间好转期者较少。因脑内血肿常伴有脑挫裂伤或其他类型的血肿，因此伤情变化多较急剧，可很快出现小脑幕切迹疝。

(3) 多数血肿位于额叶、颞叶前区且靠近其底面，常缺乏定位体征，位于运动区附近的深部血肿，可出现偏瘫、失语和局限性癫痫等。

2. 影像学检查

(1) 头颅 CT 扫描。90%以上的急性期脑内血肿可显示为高密度团块，周围有低密度水肿带；2～4 周时血肿变为等密度，易漏诊；至 4 周以上时则呈低密度。应注意发生迟发性脑内血肿的可能，必要时应复查头颅 CT 扫描。

(2) 紧急情况下可根据致伤机制分析或采用脑超声波定位，尽早在颞区或可疑的部位钻孔探查，并行额叶及颞叶穿刺，以免遗漏脑内血肿。

（三）治疗与预后

急性脑内血肿的治疗与急性硬脑膜下血肿相同，均属脑挫裂伤复合血肿，两者还常伴发。手术方法多采用骨窗或骨瓣开颅术，于清除硬脑膜下血肿及挫碎糜烂脑组织后，立即探查额、颞叶脑内血肿，并予以清除。如遇有清除血肿后颅内压缓解不明显，或仍有其他可疑之处，如脑表面挫伤、脑回膨隆变宽，扪之有波动者，应行穿刺。对疑有脑室穿破者，应行脑室穿刺引流，必要时须采用术中脑超声波探测，以排除脑深部血肿。病情发展较快的患者预后较差，死亡率高达50%左右。单纯性脑内血肿发展较缓的亚急性患者，则应视颅内压增高的情况而定，如为进行性加重有形成脑疝之趋势者，仍以手术治疗为宜。手术方法是采用开颅或是钻孔冲洗引流，应根据血肿的液态部分多寡而定，如果固态成分为多时，仍以手术切开彻底排出血肿为妥。有少部分脑内血肿虽属急性，但脑挫裂伤不重，年龄大，血肿较小，不足 20 ml，临床症状轻，神志清楚，病情稳定，或颅内压测定不超过 3.33 kPa(25 mm Hg)者，亦可采用非手术治疗。少数慢性脑内血肿已囊变者，颅内压正常，则无需特殊处理，除非有难治性癫痫外，一般不考虑手术治疗。

（四）护理措施

同硬脑膜外血肿。

五、颅后窝血肿

颅后窝血肿较为少见，约占颅内血肿的 2.6%～6.3%。由于颅后窝容量较小，为脑脊液经第四脑室流入蛛网膜下腔的孔道所在，并有重要生命中枢延髓位于其间，较易引起脑脊液循环受阻，可致颅内压急骤升高，小脑扁桃体疝及中枢性呼吸、循环衰竭，病情较为险恶，死亡率高达15%～25%。

（一）分类

颅后窝血肿除在时间上有急性、亚急性和慢性之分，在部位上也有硬脑膜外血肿、硬脑膜下血肿、小脑内血肿及多发性血肿四种。

（二）临床表现

1. 症状与体征

(1) 枕部头皮伤：大多数颅后窝血肿在枕区着力部位有头皮损伤，在乳突区或枕下区可见皮下瘀血(Battle 征)。

(2) 颅内压增高和脑膜刺激征：可出现剧烈头痛，频繁呕吐，躁动不安，亚急性或慢性血肿者可出现视盘水肿。

(3) 意识改变：约半数有明显中间清醒期，继发性昏迷多发生在受伤 24 h 以后，若合并严重脑挫裂伤或脑干损伤时则可出现持续性昏迷。

(4) 小脑、脑干体征：意识清醒的患者，半数以上可出现小脑体征，如肌张力低下、腱反射减弱、共济失调和眼球震颤等。部分患者可出现交叉性瘫痪或双侧锥体束征阳性，或出现脑干受压的生命体征改变，如果发生呼吸障碍和去皮质强直，则提示血肿造成严重脑干压迫，必须迅速治疗，以免脑干发生不可逆性损害。

(5) 眼部症状：可出现两侧瞳孔大小不等、眼球分离或同向偏斜。如伴有小脑幕切迹上疝，则可产生眼球垂直运动障碍和瞳孔对光反射消失。

(6) 其他。有时出现展神经和面神经瘫痪以及吞咽困难等。强迫头位或颈部强直提示枕骨大孔疝可能。

2. 影像学检查

(1) X线额枕前后位平片:多数可见枕骨骨折。

(2) 头颅CT扫描:可见颅后窝高密度血肿影像。

(三) 治疗

一旦诊断明确或高度怀疑颅后窝血肿时,即应手术清除血肿或钻孔探查,特别是呼吸抑制时,切勿迟疑、观望。

(四) 护理措施

同硬脑膜外血肿。

六、外伤性硬脑膜下积液

颅脑损伤可发生硬脑膜下积液,又称为外伤性硬脑膜下水瘤。主要表现为头部外伤后于硬脑膜下腔内积存大量液体,并引起颅内压增高和占位效应。

(一) 硬脑膜下积液的原因

多数学者认为,头部遭受暴力打击时,脑在颅腔内移动,可以使脑表面、视交叉池或外侧裂池等部位的蛛网膜撕破,裂口处的蛛网膜形成活瓣,脑脊液经此活瓣进入硬脑膜下腔,且由于蛛网膜活瓣的作用,脑脊液只能进入不能流出。当患者咳嗽或用力时,脑脊液不断进入腔内。由于硬脑膜下腔无吸收功能,经一定时间后,硬脑膜下腔即有大量液体积聚,压迫额顶部或颞叶的凸面。积液一般有50～60 ml,多者达100 ml以上,形成张力较高的液体积聚。本症多为急性型,伤后数小时或数日内即出现压迫症状。急性型者,血性脑脊液进入硬脑膜下腔,故其液体为粉红色或血性;亚急型为黄色液体,慢性者多为草黄色或无色透明液体。

(二) 临床表现

1. 症状体征

(1) 急性期患者有颅内压增高症状。

(2) 局灶性体征,约有半数患者出现偏瘫、失语或有局限性癫痫。

(3) 个别出现嗜睡、朦胧、定向力差以及精神失常等症状。

(4) 病情严重者可发生脑疝,患者出现昏迷、单侧瞳孔散大、去大脑强直等症状。

2. 辅助检查

CT扫描可以确诊,于脑表面处有新月形低密度影,这一特点有别于硬脑膜下血肿。

(三) 治疗

积液的治疗,一般多采用钻孔引流术。对慢性积液者,为使脑组织膨起,更好地闭合积液腔,术后可以不用或少用强力脱水剂。对少数久治不愈的复发病例,可采用骨瓣或骨窗开颅术清除积液,将增厚的囊壁广泛切开,使之与蛛网膜下腔交通,或置管将积液囊腔与脑基底部脑池连通,必要时可摘除骨瓣，使头皮塌陷，以缩小积液残腔。

（四）护理要点

（1）加强病情观察。

（2）术后引流管外接封闭式引流袋（瓶），防止气颅。术后 48～72 h，积液腔已明显缩小，脑水肿尚未消退之前，拔除引流管，以免复发；慢性积液者，平卧或头低位卧向患侧，以促进脑组织复位，必要时可经腰穿缓慢注入 20～40 ml 生理盐水，有利于残腔的闭合。还可通过增加静脉补液量，或适当提高血压，给予钙阻滞剂减低脑血管阻力等措施，改善脑组织灌注，以促进脑膨起。

（汤苏文　周　文　朱桂彩）

第三节　脑　疝

颅腔由大脑镰、小脑幕分为幕上左、右及幕下三个腔室。幕上与幕下通过小脑幕切迹相交通，幕下与椎管通过枕骨大孔相交通，两侧大脑半球由大脑镰下裂隙交通。脑疝是颅内高压所引起的一种危及伤患者生命的综合征。由于颅内压力的不平衡，颅内腔室间产生压力梯度，部分脑组织可从压力较高处经过解剖上的裂隙或孔道向压力低处移动压迫附近脑干，出现意识障碍、生命体征变化、瞳孔改变和肢体运动与感觉障碍等一系列临床症状，故又称颅内高压危象。引起颅内压增高的具体病因不外乎两大类：各种引起颅腔空间狭小和颅内容物体积增加的情况。形成脑疝最常见的病因是颅内占位性病变，如颅内血肿、肿瘤、脓肿、肉芽肿和囊肿等，其他如各类型的脑水肿和急性脑肿胀。各种原因所引起的颅腔空间与颅内容物体积之间的稳态遭到破坏且超过一定代偿限度，就会发生颅内高压。由于颅内容积有代偿功能，在颅内压增高的早期，可通过脑脊液置换出颅和调节脑血流量来维持颅内压的平衡。通过颅内压连续监测，可以从颅内容积/压力关系曲线来反映颅内压增高的过程和生理调节功能。如颅内压增高超过了颅内容积代偿的限度后仍持续升高，则可引起脑血流量调节功能障碍，脑组织严重缺血缺氧，脑水肿加重，使脑组织体积增加，颅内压更趋上升，最终形成脑疝，终致脑干受压造成呼吸、心血管中枢衰竭而死亡。

根据脑疝发生部位和疝出的脑组织种类，可将脑疝分为：小脑幕裂孔疝（中心疝、侧方疝）、枕大孔疝、大脑镰下疝、小脑幕裂孔上疝和蝶骨嵴疝等。各类脑疝可单独发生，也可同时出现形成复合性脑疝。

一、小脑幕切迹疝（trnsatentorial herniation）

（一）外科解剖

小脑幕切迹是小脑幕前缘的游离缘所形成的切迹，与鞍背围成一前宽后窄的裂孔，小脑幕裂孔中有中脑通过，中脑周围的脑池称为环池，为脑脊液回流必经之路，脚间池，是 3 个池中最大的一个。位于中脑腹侧部与鞍背之间，上与视交叉池和两侧大脑外侧裂池相连接，两旁与环池相交通，下与桥池相延续。在此池内有动眼神经、后交通动脉、基底动脉和大脑后动脉等通过。动眼神经夹于上方的大脑后动脉和下方的小脑上动脉间向前上走行进入海绵窦内。颞叶钩回位于此池上方。②环池，绕中脑两侧，其外侧部分为环池翼，滑车神经向前和大脑后动脉向后走行经过此池。颞叶海马回和部分舌回位于此池上方。③四叠体池，位于四叠体与切迹缘之间，此池较宽，内有大脑大静脉经此池进入直窦，又称大脑大静脉池。胼胝体压部和扣带回后部在此池上方。中脑周围脑池是脑脊液循环回路必经之处。幕上占位性病变引起颅内压增高时，最常使颞叶钩回突入脚间池，形成小脑幕切迹疝(颞叶钩回疝)，又称前疝。有时，顶枕部占位病变可使海马回后部、舌回前部、胼胝体压部和扣带回后部等结构疝入环池和四叠体池，称为后疝。疾病晚期，前疝和后疝联合出现则称为全疝；如两侧颞叶钩回疝同时存在，可形成环疝。

（二）病理生理

当幕上一侧占位性病变增大引起颅内压增高时，患侧大脑半球内压力高于其他部位，首先向对侧移位，但受大脑镰的限制，其移位受阻，而半球底部近中线结构如钩回和海马回等则向下移位，且较明显，并且压迫脑干向对侧移位，脑干与小脑幕切迹缘之间的间隙增大，故颞叶钩回疝易于形成并疝入脚间池。最初是患侧的动眼神经、大脑后动脉、后交通动脉和大脑脚受到牵拉和挤压。病情继续发展，脑干压向对侧，同时对侧神经血管亦受牵拉，最后全部中脑均遭受挤压。按小脑幕切迹疝的形成和发展过程，有以下病理生理改变。

(1) 动眼神经损害：动眼神经自中脑腹面同侧的大脑脚底内缘处离脑，在脚间池内自后下向前上走行，进入海绵窦。在此段径路内，副交感神经纤维集中在动眼神经的背面。在脚间池内，动眼神经的上面是大脑后动脉和后交通动脉，下面为小脑上动脉。当颞叶钩回疝入脚间池，可直接压迫动眼神经和其营养血管；或先压迫位于动眼神经上方的大脑后动脉，然后使夹在大脑后动脉和小脑上动脉间的动眼神经间接受压；尚有由于动眼神经受牵拉或因脑干受压致动眼神经核和附近发生缺血、水肿和出血等。

(2) 脑干变化：小脑幕切迹疝发生后，不仅中脑遭到疝入组织的直接压迫，同时由于脑干向下移位，引起脑干供血障碍，不仅影响中脑本身，也可向上影响丘脑下部，向下影响脑桥甚至延髓、脑干。主要有两方面：①脑干受压、变形和移位。②脑干缺血、水肿和出血，是脑干受压、移位、扭曲、供血动脉痉挛、静脉回流障碍的结果，并继发脑干软化。

(3) 脑脊液循环障碍：围绕在中脑周围的脑池是脑脊液循环回流的必经之路，当脑疝导致该脑池梗阻时，就可发生脑脊液向幕上的回流障碍；另一方面，当脑干发生受压，可引起中脑导水管的部分或完全梗阻，形成脑积水，使颅内压增高，脑疝加重。

(4) 大脑后动脉栓塞，致枕叶发生急性脑梗死，加重脑水肿。此外，如疝出的脑组织不能及时还纳，可因血液回流障碍发生充血、水肿以致引起嵌顿、出血、水肿和坏死，严重者可压迫脑干。

（三）临床表现

小脑幕切迹疝的临床症状和体征分为早期、中期和晚期，症状如下：

(1) 早期。①颅内压增高，患者在原有病变的基础上，出现头痛加剧、呕吐频繁、躁动不安等颅内压增高加重的表现。②意识障碍，患者由意识清醒逐渐至嗜睡或意识蒙胧。③瞳孔变化，最初动眼神经受刺激，兴奋性增高，这一过程可能为时较短，只在早期出现，注意观察可有短暂的瞳孔缩小。以后患侧瞳孔逐渐散大，对光反射迟钝。④锥体束征：一般表现为轻度的对侧上下肢肌力减弱和肌张力增高等。⑤生命体征改变，轻微的脉搏、呼吸减慢。

(2) 中期出现颞叶钩回疝的典型症状。①意识障碍：进行性加重，由嗜睡转入半昏迷状态，眼球内斜，对呼唤无反应，但强刺激尚有反应。②瞳孔改变：脑疝同侧的瞳孔明显散大，对光反射消失。此时对侧瞳孔仍可正常，但对光反射多已减弱，眼球尚能左右摆动。③生命体征：出现明显Cushing表现：呼吸深而慢，脉搏慢而有力，血压升高，体温稍上升。④锥体束征：由于同侧大脑脚受压，可出现对侧上下肢瘫痪，中枢性面瘫、肌张力增高、腱反射亢进和病理反射阳性。有时由于脑干向对侧移位，致使对侧大脑脚与对侧小脑幕游离缘相挤，造成脑疝同侧的偏瘫。

（3）晚期。又称中枢衰竭期。①呈深昏迷状态，对一切刺激均无反应。②两侧瞳孔均明显散大，对光反射消失，眼球固定不动，并多呈去大脑强直状态。③生命中枢开始衰竭，出现潮式或叹息样呼吸，脉搏频而微弱，血压和体温下降，最后呼吸停止。此时进行心脏按压使之复跳，辅助呼吸和给予升压药物，则心跳与血压仍可维持一段时间。

（四）治疗原则

关键在于预防小脑幕切迹疝的形成。一旦有脑疝表现，应求早期诊断。根据其出现的典型症状，诊断并不困难。由于脑疝晚期脑干受损严重，虽经积极抢救，预后仍不佳。对有颅内压增高的患者，着重解除病因，如手术清除颅内血肿，切除脑瘤；梗阻性脑积水，应立即行脑室穿刺，并同时经静脉推注甘露醇溶液，脱水治疗。脑疝患者在病灶被切除后，疝出的脑组织大多可以自行还纳，表现为散大的瞳孔缩小，患者意识有好转，当估计脑疝已发生嵌顿时，术中可以从颅中窝底，用脑压板轻柔地抬起颞叶，或剪开小脑幕至切迹缘，使嵌顿的脑组织得到缓解，并解除其对脑干的压迫。

二、小脑幕切迹上疝（upward trnstentorial herniation ）

小脑幕切迹上疝为颅后窝占位性病变使小脑蚓部上端和小脑前叶的一部分，经小脑幕切迹向上疝出，所以又称小脑蚓部疝。常出现颅后窝占位性病变致梗阻性脑积水行侧脑室穿刺引流者，术后由于幕上压力骤降，导致此类脑疝的发生。同样可压迫中脑及其后部的四叠体和被盖部，以及大脑大静脉等，中脑受压致出血软化，可产生严重后果。

临床表现与小脑幕切迹疝类似。治疗原则也略同。

三、枕骨大孔疝（transforamen magna herniation ）

枕骨大孔疝又称小脑扁桃体疝，大多发生于颅后窝占位性病变引起幕下颅腔压力明显增高，使小脑扁桃体受挤压，向下疝出。另外多见于小脑幕切迹疝的中、晚期，此时，幕上压力增高传至小脑幕下，最后并发枕骨大孔疝。枕骨大孔疝有急性和慢性两种。

1. 外科解剖

枕骨大孔位于颅后窝底之中央，形似卵网，前窄后宽，延髓经此孔与脊髓相延续，椎动脉、副神经颈根经此孔向上进入颅内。小脑扁桃体位于延髓之两侧面，延髓后面为宽敞之小脑延髓池，第四脑室中孔通向此池。

2. 病理生理

颅后窝容积小，因此其缓冲容积也很小，较小的血肿或肿瘤即可引起颅内压增高，使靠近枕骨大孔的小脑扁桃体经枕骨大孔向下疝入颈椎管上端，形成枕骨大孔疝。①延髓受压，急性延髓受压常很快引起生命中枢衰竭，威胁患者生命。②疝出的扁桃体阻塞第四脑室正中孔引起梗阻性脑积水，进一步促使颅内压增高，脑疝程度加重。③疝出的小脑扁桃体发生充血、出血和水肿，致使延髓和颈髓上段受压加重。慢性疝多可发生粘连，脑疝不易复位。

3. 临床表现

急性与慢性枕骨大孔疝的临床表现有急缓之分，急性发病时，以延髓急性损害症状为主，颅神经与颈神经损害症状次之。而慢性脑疝过程渐进。急性枕骨大孔疝有严重的颅内压增高症状，头痛剧烈，呈阵发性加重，恶心、呕吐频繁。生命体征的改变较早且明显。呼吸、脉搏减慢，血压升高。强迫头位，四肢肌张力减低，肌力减退。意识障碍与瞳孔改变发生较晚，一旦出现，继之即可出现生命中枢衰竭表现。很快出现潮式呼吸以及呼吸停止,脉搏快而微弱,血压下降。枕骨大孔疝与小脑幕切迹疝的不同点为:枕骨大孔疝的呼吸和循环障碍出现较早,而瞳孔变化和意识障碍在晚期才出现;而小脑幕切迹疝则与此不同,瞳孔改变和意识障碍出现较早,延髓生命中枢功能受累表现出现较晚。

4. 治疗原则

处理原则基本与小脑幕切迹疝相同。首先,因枕骨大孔疝患者多伴有梗阻性脑积水,应及时进行脑室穿刺引流和脱水药物治疗。降低颅内压,然后处理原发的颅后窝病变,手术切除枕骨大孔后缘和第一颈椎后弓,敞开硬脑膜,解除小脑扁桃体疝的压迫。慢性疝如小脑扁桃体与蛛网膜下腔有粘连时,可行粘连分解术,必要时,可在软脑膜下吸出部分水肿和出血的小脑扁桃体组织,以解除中孔压迫,使脑脊液循环通路恢复通畅。对呼吸骤停者,应立即做人工呼吸并同时进行脑室穿刺引流,同时静脉推注脱水药物。如呼吸自动恢复,可紧急行颅后窝开颅术以清除原发病灶。

四、护理措施

(一) 病情观察

根据各型脑疝临床特点进行病情观察。

(1) 小脑幕切迹疝。表现为意识障碍进行性加重,双侧瞳孔不等大,患侧瞳孔初期短暂缩小,继而进行性散大,对光反射迟钝或消失。病变对侧可出现中枢性瘫痪,生命体征严重紊乱,前驱期患者出现头痛加剧,呕吐频繁,烦躁不安等。

(2) 枕骨大孔疝。通常有急性和慢性两种。急性者多突然发生,或在慢性的基础上由于某种诱因而急性发作,如用力排便或腰穿致脑疝程度加重等。患者常很快出现潮式呼吸或呼吸停止,双侧瞳孔缩小,继之散大,脉搏微弱快速,血压下降,最终心跳停止,需紧急抢救。慢性病例则表现为颅内压增高,枕下部疼痛,颈项强直,强迫头位,生命体征紊乱不明显。

(二) 脑疝患者的急救

(1) 对颅内压增高患者,要准备好抢救物品,随时观察意识、瞳孔、血压、呼吸、脉搏等的改变,及时发现脑疝,早期治疗。一旦发生脑疝,立即通知医生,建立静脉通路,同时快速静脉滴注脱水药,如20%甘露醇250~500 ml,并配以激素应用。有时可合用速尿以加强脱水作用。遵医嘱迅速细致地处理,缓解脑疝症状,如病变部位和性质已明确,应立即施行手术以清除病灶,同时根据医嘱立即备皮、备血,做好药物过敏试验,准备术前和术中用药等。尚未定位者,协助医生立即进行脑血管造影、头颅CT或MRI检查,以协助诊断。对小脑幕切迹疝,若暂时不能明确诊断或未查明原因且不能手术者,可行颞肌下去骨瓣减压术。对枕骨大孔疝,除静脉快速滴注脱水药外,还应立即行额部颅骨钻孔脑室穿刺,缓慢放出脑脊液,行脑室持续引流,待脑疝症状缓解后,可开颅切除病变。

(2) 去除引起颅内压增高的附加因素。①迅速清除呕吐物及呼吸道分泌物,保持呼吸道通畅,保证氧气供给,防止窒息及吸入性肺炎等。②做好血压、脉搏、呼吸的监测。血压过高或过低对患者的病情极为不利,故必须保持正常稳定的血压,从而保证颅内血液的灌注。③保持良好的抢救环境,解除患者的紧张情绪,使之配合抢救,同时采取适当的安全措施,以保证抢救措施的落实。④高体温、水电解质紊乱和酸碱平衡失调等因素均可进一步促使颅内压升高,也应予以重视。

(3) 对呼吸骤停者,在迅速降颅压的基础上按脑复苏原则进行抢救。①保持呼吸道通畅,给予气管插管，必要时行气管切开；呼吸支持，可行口对口人工呼吸或应用简易呼吸器或人工呼吸器，加压给氧。②循环支持：心跳停止者立即行胸外心脏按压，保持心脏泵血功能。③药物支持：根据医嘱给予呼吸兴奋剂、升压药、肾上腺皮质激素等综合对症处理。

(4) 昏迷患者要保持呼吸道通畅，及时吸痰。排痰困难者，可行气管切开，防止二氧化碳蓄积而加重颅高压。监测电解质平衡，严格记录出入液量。伤后3天后不能进食者可行鼻饲，并做好胃管的护理，留置胃管后应每天2次行口腔护理，定时翻身，认真做好各项基础护理，保持床铺平整、干净、柔软，保持局部皮肤干燥，预防褥疮发生。对有脑室穿刺引流的患者，严格按脑室引流护理。大便秘结者，可选用缓泻剂疏通；有尿潴留者，留置导尿管，做好尿、便护理。

（张文秀　孙西周）

第十一章　特殊类型颅脑损伤护理

特殊类型颅脑损伤是一类与普通颅脑损伤相比，具有明显特点的颅脑伤。主要包括颅内特殊结构损伤（如静脉窦、颅底动脉损伤等）；经特殊途径所致的颅脑损伤（如经鼻窦颅脑伤、颅眶、颅面伤等）；特殊致伤因素引起的颅脑损伤（如颅脑爆震伤、次声伤、脑牵拉伤等）；以及发生在特殊年龄段的颅脑损伤（如新生儿、老年颅脑损伤等）。这些特殊类型的颅脑损伤虽不很常见，但在病情的发展及转归方面有其自身的规律，诊断与救治也有相应的特殊要求。因此，应对这类颅脑损伤足够重视，才能早期作出正确诊断，并选择恰当的治疗方案，否则可能贻误病情，甚至造成严重的后果。本章对一些较常见的特殊类型颅脑损伤进行介绍。

第一节　颅内静脉窦损伤

静脉窦损伤主要由静脉窦附近的粉碎性颅骨骨折的骨片刺伤，或强烈外力造成的颅骨线形骨折致静脉窦撕裂，也可由锐器（如刀砍伤）直接割裂所致。一般来说，位于脑表浅的静脉窦较易损伤，而位于脑深部及颅底的静脉窦损伤较少见。临床上以上矢状窦损伤最为多见，横窦、窦汇及乙状窦损伤次之，海绵窦、下矢状窦和岩上窦损伤等则较少见。损伤类型可分为部分撕裂伤和完全断裂伤两种。部分撕裂伤占大多数。静脉窦损伤并发颅内血肿者约70%。静脉窦是由硬脑膜内、外两层折叠所形成的空腔，内层衬以单层内皮细胞，且受周围组织牵引固定，其内呈纤维网状。当撕裂时其管腔并不回缩或塌陷，因此止血困难，且有产生空气栓塞的危险，若处理不当可引起严重后果。

（一）临床表现

静脉窦较粗大，为脑内血液回流的主要途径，窦壁的结构特点为缺乏弹性纤维，外伤后窦壁不易收缩而致出血较汹涌。如为开放性损伤且静脉窦损伤较重时，大量出血可导致出血性休克。而闭合性颅脑损伤致静脉窦损伤出血常造成颅内血肿，靠近颅骨内板侧的窦壁破损出血可引起硬膜外血肿，窦壁内侧面（靠近脑表）破裂则可引起硬膜下血肿，血肿较大时可致脑疝而危及生命。另外，不同解剖部位的静脉窦及同一静脉窦的不同部位损伤可有其特殊临床表现。

（1）上矢状窦前1/3段损伤时，患者意识障碍少见，多无神经功能损害体征，仅少数有轻度偏瘫。

（2）上矢状窦中1/3段损伤时，由于额顶静脉回流障碍而产生广泛性脑水肿，并常引起运动区附近的皮质损伤。患者大多处于浅昏迷或昏迷状态，并多伴有截瘫，三肢瘫或四肢瘫等严重神经损害体征，病死率较高。

（3）上矢状窦后1/3段损伤时，常造成静脉回流障碍，患者多出现意识不清，同向偏盲或皮质盲，而肢体瘫痪者较少见。

（4）横窦损伤时，除主侧者有颅内压增高的表现外，神经损害症状较少见。

（5）海绵窦损伤较少见，但由于其内穿行的脑神经较多，伤后可出现同侧Ⅲ、Ⅳ、Ⅴ、Ⅵ脑神经损害表现。依损伤程度的不同，患者可有眼睑上抬困难、眼球运动障碍等。

（二）诊断要点

(1) 有明确的头部外伤史，受伤部位靠近静脉窦区域，可合并颅内血肿。一般头痛较剧烈、呕吐频繁、躁动不安，可有血压升高等。严重者可出现原发或继发性昏迷，并伴有相应的神经系统定位体征。

(2) 头颅X线片及CT扫描，能发现静脉窦部位有凹陷性或粉碎性颅骨骨折，或有碎骨片骑跨静脉窦及骨折线跨越静脉窦，此类改变应疑有静脉窦损伤的可能。MRI/MRA检查可见静脉窦局部受压或有异物嵌入。

（三）治疗原则

(1) 手术前要有充分准备，认真考虑手术的具体步骤。如疑有严重静脉窦损伤者，术前备血至少2 000～3 000 ml左右，以便术中大量失血时使用。

(2) 手术处理静脉窦损伤部位，应注意预防空气栓塞。患者头部应平放而不宜抬高，借此增高窦内压力，头部过高时静脉窦内可呈负压。静脉窦伤区用湿棉片覆盖，避免空气进入窦内。处理静脉窦伤口应轻柔快捷，防止长时间出血而引起失血性休克。

(3) 切开头皮后，牵开伤口，仔细检查颅骨骨折情况。对刺入上矢状窦内的大骨折片，应设法摘除以恢复静脉窦通畅和防止感染。但不可在未做好充分准备之前贸然将骨折片摘除，以免引起难以控制的致命性大出血。

(4) 凹陷性骨折手术时，应在洞形骨折的外围钻孔，在陷入骨折片的四周咬除一圈骨质，将损伤的周围区暴露好，一旦摘除刺入窦内的骨折片致发生大出血时，就有足够空间进行处理。将刺入窦内的骨折片或金属异物摘除前，可以在窦的两侧做牵引缝线，若发生出血时，可将缝线拉拢，使窦破裂处闭合以控制出血，并准备好肌肉片或筋膜片，才可把刺入窦内的骨片或金属异物摘除，并立即用吸引器吸引，以便看清窦的损伤情况。如有血栓应完整取出。用5-0或7-0丝线和血管缝针，缝合破裂口。并在缝合线上以可吸收明胶海绵或筋膜覆盖。

(5) 如果静脉窦的破裂处不能缝合或破口较小时，可用肌肉片或筋膜片覆盖于破裂处，并以医用胶黏合即可；也可以手指先轻压5～10 min，如不再出血，再用丝线将肌肉片或筋膜片的边缘固定在硬脑膜上，防止其滑脱再次发生出血。当骨片刺入静脉窦的边缘，损伤处无出血，患者一般情况良好时，可以不做处理。静脉窦壁的边缘损伤出血时，也无需更多地切除骨质，最好用可吸收明胶海绵或肌肉片放置在硬脑膜和颅骨间，覆盖窦的损伤处，然后用丝线将硬脑膜与外面的骨膜或帽状腱膜缝合，即可达到止血目的。静脉窦边缘处损伤亦可进行缝合，使大部分静脉窦腔仍能保持通畅。

(6) 上矢状窦大部分损伤或完全断裂时，根据其损伤部位不同，处理方法也不同。上矢状窦前1/3断裂，对脑的静脉回流影响不大，如患者无昏迷和肢体瘫痪，则不必修补，用丝线行贯穿结扎，一般无不良后果。上矢状窦中、后1/3段断裂应尽可能修补，可采用人工血管或大隐静脉吻合，不得已的情况下才考虑结扎。

(7) 横窦损伤时，应鉴别是否为主侧横窦损伤。若伤情许可，术前应行静脉窦造影；手术中可用手指压闭伤侧横窦，观察15～20 min，如出现脑肿胀，说明为主侧横窦损伤，则不可结扎，而应予以修补。如无脑组织肿胀，则提示为非主侧损伤或对侧代偿良好，可将其结扎。

（四）护理措施

(1) 颅内压增高护理措施。头痛是颅内压增高的主要表现，预防和控制颅内压增高对治疗效果起着关键的作用。①卧床休息，取头抬高位15°～30°。②预防和控制颅内压增高因素：密切观察神志、瞳孔和生命体征变化，保持情绪稳定，避免剧烈咳嗽，保持大小便通畅，必要时导尿或留置尿管，便秘者给予缓泻剂软化大便，必要时用开塞露通便等。③落实控制颅内压增高的措施：应用20%甘露醇和速尿交替脱水降颅压，甘露醇的滴速为8～16 ml/min，以保证降颅压的效果，防止脑疝形成。

(2) 皮层损伤的护理措施。根据皮层受损部位的不同可出现不同的症状，如瘫痪、失语、癫痫和神志改变、昏迷等，根据不同症状和体征进行处理。保持呼吸道通畅，及时清除呼吸道分泌物，做好安全护理，防止意外发生，定时翻身拍背，保证营养供给，做好管道护理，生活上给予全面照顾，预防并发症的发生。

(3) 孕产妇护理措施。怀孕妇女应尽快结束妊娠，产后应注意密切观察神志和生命体征变化。静脉窦血栓形成患者产后不宜哺乳，应给以退乳措施，防止乳腺炎的发生。产后为避免血液高凝状态，应鼓励患者多喝水，增加营养。

(4) 心理护理。保持患者情绪稳定，避免情绪强烈波动。静脉窦血栓形成患者因剧烈头痛，患者长期处于焦虑、恐惧和不安中，护理上除了按医嘱给予降颅压和止痛药外，应正确分析和了解患者的心理状态，给予患者更多的关心、支持和鼓励，加强心理护理，注意安慰患者，分散注意力，教会患者放松方法，增加战胜疾病的信心。

(5) 综合护理。静脉窦血栓形成患者一旦确诊尽早治疗，治疗的关键在于积极降颅压、抗凝和溶栓。护理上要注意观察出血症状和体征，做好预防措施。

第二节　颅底动脉损伤

颅底动脉损伤主要是指海绵窦段颈内动脉损伤，该段动脉损伤后可出现：①颈内动脉海绵窦漏。②严重者发生顽固性鼻出血(称颅脑外伤性鼻出血)。海绵窦段颈内动脉损伤致鼻出血的发病率低，危险性较高。海绵窦段颈内动脉损伤后，血液经破损的蝶窦外侧壁或先天性缺损的外侧壁直接进入蝶窦而导致鼻出血。其特点是出血量大，出血点不易判定，可伴失血性休克、失血性贫血或由于自身凝血因子大量消耗凝血功能减弱而致止血困难等。这类患者临床上必须迅速、正确地予以诊断与处理，才能挽救患者的生命。

(一) 临床表现

有头部外伤史和顽固性大量鼻出血，可表现为失血性休克症状，少数患者合并颅脑损伤，可出现意识障碍、呕吐、瞳孔改变等。

(二) 诊断要点

(1) 根据患者有外伤史、鼻腔大量出血，即应考虑海绵窦段颈内动脉损伤。

(2) 鼻腔填塞及止血药效果不佳，拔除填塞物后又可发生大出血。

(3) 数字减影颈动脉造影，可显示出血动脉远端造影剂外溢或局部滞留，同时能明确血管损伤的部位、状况和程度，对治疗方法的选择具有指导意义。

(三) 治疗原则

(1) 头颅外伤后大量鼻出血者，应首先考虑颅底动脉损伤。海绵窦段颈内动脉损伤致鼻出血者，一旦确诊，应尽快治疗。因颈内动脉虹吸段撕裂所造成的外伤性鼻出血患者，常规行前、后鼻道填塞等止血方法多不能奏效，常危及患者生命。因此，在稳定生命体征的同时，早期诊断非常重要，最为直接可靠的方法是脑血管造影。

(2) 一般认为应先行后鼻道填塞，无效者再行动脉血管结扎及血管内栓塞术，但颈动脉结扎术创伤大，并发症多，且只能阻断较大的动脉，可因血管未完全闭塞或血供改变、侧支循环形成而导致再出血。如果颈动脉结扎止血失败再行血管造影及栓塞治疗，将会因导管难以进入颈动脉分支而增加手术的难度。

(3) 随着神经介入放射学技术的日益成熟，对于出血量大、病情危重者，超选择性血管内栓塞术应是首选的治疗方法。血管内栓塞术能迅速发现出血部位，接近出血点处行动脉栓塞，可反复进行，又可保持颈内动脉通畅。如果单纯栓塞动脉破口有困难，可在 willis 环侧支循环良好的情况下，行患侧颈内动脉栓塞术。但对鼻出血量大，经输血扩容血压仍下降，且危及生命者，即使 willis 侧支循环建立不良亦应急诊栓塞颈内动脉，以便及时控制出血、抢救患者生命。栓塞材料有吸收性明胶海绵颗粒、Ivalon 颗粒、各种弹簧圈及可脱性球囊等。

(4) 并发症主要是血管痉挛、动脉内膜损伤。如栓塞剂漂流入颈内动脉或椎-基底动脉系统，可造成远端脑血管栓塞而发生相应的神经系统损害。因此术者应规范操作，手法轻柔，于透视下监测栓塞材料的走向及到达部位，导管到位精确，栓塞剂注射缓慢等。注射栓塞剂前应注意颈外动脉与颅内动脉系统有无吻合血管，以减少并发症的发生。

（四）合并鼻出血的护理

(1) 保持呼吸道通畅，预防窒息。①体位。立即松解颈部及胸部衣扣，血压正常时，清醒患者取半坐卧位，可借助脑的重力作用压闭颅底漏口，减少脑脊液及血液的流出；意识不清者抬高床头15°～30°，头偏向一侧，便于血液和分泌物流出，防止误吸。有休克症状时，去枕平卧位，头偏向一侧。②严密观察气道情况，及时清理呼吸道，保持呼吸道通畅，这是最关键的步骤，因为颅底骨折并发大出血患者易在口咽部形成血凝块，与伤后脱落的碎骨片、牙齿、义齿等异物堵塞咽喉部或吸入气管支气管引起窒息。密切观察有无窒息的前驱症状：烦躁不安、鼻翼翕动、吸气期长于呼气期，严重者出现发绀，血氧浓度进行性下降、三凹症等表现，一旦出现窒息，可加重大脑缺氧和脑损伤，患者很快死亡。③有效清除异物，清醒患者可嘱其将血凝块及其他异物吐出；意识不清者用吸引器吸尽分泌物和异物。舌后坠引起的窒息可用拉舌钳牵出后坠舌体，必要时放置口咽通气管。④对意识不清者或清醒但出血凶猛的患者，及时采取气管插管术，插入后及时注气囊，以防血液、分泌物流入气管，预防窒息的发生。对各种原因导致的无法经口插管者，或预见气管插管有困难，或一次插管有困难者，必须紧急行气管切开。

(2) 维持血压平稳，立即建立多路有效输液通道，行深静脉置管。快速输液输血，持续心电监护，维持血压在正常范围，同时监测中心静脉压，准确记录出入量，观察神志、瞳孔、面色及尿量变化，做好保暖工作，防止休克发生。

(3) 协助医生及时做好止血处理。①颅底骨折并发出血患者原则上不能行鼻耳道填塞，这样容易引起颅内高压及颅内感染。但在大出血时，为了抢救生命，鼻腔予明胶海绵或凡士林纱条填塞止血是一种重要的临时止血措施。主要机理是压迫颅底到鼻腔的血管，起到压迫止血的作用；同时凝固的血液形成血性栓子，栓子不断向上扩大，最后到达出血血管部位，使出血停止。填塞时间一般为 24～48 h，需密切观察填塞是否紧密，填塞物周围有无小的渗出，如无渗血，即可取出填塞物；如周围有少量渗血，提示有必要延长填塞；如取出后仍有出血，可再次予以填塞。意识不清、躁动、小儿等不合作患者应专人看护，防止自行拔除。在取出填塞物之前予双侧鼻孔内滴入无菌液状石蜡各 1 ml，以防凡士林纱条或明胶海绵与黏膜粘连，在去除填塞物时引起黏膜撕脱导致再次出血。②经常规止血方法难以止血，且很快发生休克者，在纠正休克同时应立即压迫同侧颈总动脉以减少颈内动脉血流量，尽快做好数字减影血管造影准备，以确定出血部位，并进一步做好血管内栓塞准备及颈动脉结扎止血的准备。

(4) 及时做好心理护理，对于神志清醒的患者，大出血会引起患者极度紧张，恐慌，甚至烦躁不安，应及时做好安慰解释工作，告知患者烦躁会加重出血，应保持患者情绪稳定，绝对卧床休息，做好保暖，避免感冒，积极配合治疗，并加强陪护，给患者一种安全感，必要时可适当应用镇静剂和镇痛剂。

(5) 密切观察病情变化。①严密观察意识、瞳孔、生命体征的变化，因颅底骨折患者常合并脑挫伤、颅内血肿，绝大多数伴有脑脊液漏，易引起中枢感染，因此必须严密观察意识、瞳孔、生命体征变化，有手术指征者，及时做好术前准备，在生命体征稳定的情况下，立即送手术室行手术治疗。②颅底骨折常并发迟发性大出血，主要由蝶窦内假性动脉瘤破裂引起，应密切观察有无突眼征、颅内杂音、球结膜水肿等迟发性出血的症状。③颅底骨折还容易引起视神经、面神经、听神经损伤，应早期发现、早期处理，争取挽救神经功能，提高患者的生存质量。

(柏明晓　杜福宏)

第三节　创伤性窒息

创伤性窒息是指由强压胸部所致的间接性脑损伤，临床上并不罕见。爆炸时受高压气浪的冲击、建筑物倒塌将患者胸部全身掩埋、交通事故碾压胸部、坑道或矿井塌陷以及人群相互挤压、踩踏胸部时皆可发生脑损伤。

(一) 病因和机理

强力挤压胸部，可使胸腔内压力骤然增高，腔静脉受到胸腔压力骤然升高的影响而造成血液滞留、静脉压突然升高。由于静脉解剖上的特点，无名静脉没有瓣膜，颈外静脉虽有瓣膜但关闭不全，因而颅内静脉压也急剧升高，引起机械性小血管扩张，甚至可引起毛细血管破裂出血。再加上挤压胸部对正常呼吸功能的剧烈抑制可造成脑缺氧，以及通过血管反射作用，导致血管渗出、灶状出血和脑水肿。严重者可死于急性脑缺氧和脑水肿。

(二) 临床表现

胸部受到强力挤压时，可引起意识丧失，清醒后头痛、头晕、恶心、呕吐，严重者处于持续昏迷状态。毛细血管破裂出血可呈现典型的淤点状出血：广泛分布于面部、颈部和前胸部，眼结合膜、口、鼻黏膜处也可见到。皮肤淤点细如针尖，呈紫红色、分布均匀密集，常在伤后逐渐明显。

(三) 治疗原则

胸部损伤特别是肺损伤可影响脑部，而脑损伤又可引起肺部并发症(如肺水肿、肺炎等)。故治疗原则应“胸脑兼顾”。但一般胸部损伤常比脑损伤轻，故着眼点在“脑”而不在“胸”。

(四) 护理措施

(1) 气道护理。①保持呼吸道通畅。此类患者常有不同程度的意识障碍，正常的咳嗽反射和吞咽功能丧失，呼吸道分泌物不能有效排除，舌后坠可引进严重呼吸道梗阻，因此，应尽快清除口腔，定时抽吸，使呼吸道分泌物及时排除。对呼吸困难、分泌物过多而引流不畅者可考虑行气管切开术。②充分湿化气道。建立人工气道时,若气体湿化不充足,可致气管分泌物黏稠,增加堵塞气管插管、肺泡塌陷和换气功能下降的危险。因此,做好气道湿化也是确保吸痰效果的关键。早期湿化呼吸道,对吸入的气体加温、加湿可防止和减少并发症。痰多而黏稠者除增加吸痰次数外,应进行气道湿化,稀释痰液,一般采用间歇滴液,滴入次数由痰液黏稠程度而定,可于每次吸痰后立即向气管内滴入湿化液 1～2 ml,行蒸气吸入或雾化吸入时,雾化液可为祛痰合剂 20～30 ml＋庆大霉素 8 万 U＋α-糜蛋白酶 5 mg 或 0.45%生理盐水 20～30 ml＋庆大霉素 8 万 U＋α-糜蛋白酶 5 mg。③协助有效排痰。正确的翻身、叩背,有助于排出呼吸道分泌物,翻身时动作轻柔,保持头、颈、肩在一直线上,保持气道通畅。叩背时,五指并拢,掌指关节屈曲呈 120°,指腹与大小鱼际肌着落,腕关节用力,由外向内,由下向上,有节奏叩打患者背部。清醒患者鼓励咳嗽,使肺泡及细支气管内的痰液脱落,随气流进入大气道而咳出。④气管切开的护理。气管切开可减少呼吸道无效腔,增加通气量,便于控制肺部感染、有效改善缺氧和通气功能。气管切开后要观察切口处有无溶血和皮下血肿;固定导管的纱带松紧适宜,一般以容纳一指为宜,防止脱落;切口周围的纱布需定时更换,每天 1～2 次,并保持清洁干燥;若使用金属带套囊导管,其内套管每天取出消毒 2 次;套囊充气适宜,控制在 2.45 kPa 以下,2～4 h 放气 1 次,时间不超过 5 min;操作中要严格采用无菌技术以防感染;同时注意患者的体位,保持头、颈、肩、躯干在一条直线上,避免气管套管内口压迫气管内壁引起黏膜缺血、坏死。⑤应用正确的吸痰方法。选择质地光滑、管壁挺直、硬度合适,并有弹性的吸痰管,动作应轻柔,在无负压的情况下插入。在气管内移动时要慢,边旋转边吸引,避免上下抽吸,遇到痰多时可稍减慢旋转、外提速度。吸痰管的外径应不超过气管导管或气管内套管的 1/2,避免大负压吸引,以免损伤气道黏膜引起水肿、出血。每次吸痰不超过 15 s,连续抽吸不超过 2～3 min,以免干扰正常功能或引起颅内压突然增高,吸痰前要充分给氧。吸痰管插入的深度要适宜,深部吸引会直接造成气管黏膜的损伤,增加患者出血和感染的机会,也常因刺激性咳嗽或供氧不足引起低氧血症。同时,插入过深可引起反射性迷走神经兴奋,造成呼吸、心搏骤停。口鼻腔内吸痰的插入长度不超过患者鼻尖到耳垂的距离,行气管内吸引的插入深度为气管插管的插入长度加插管的接头长度。⑥加强口腔护理。选择适宜的口腔护理液,及时清洁口腔以预防和减少口腔细菌的滋生,并可有效预防和控制肺部感染。

(2) 充分供氧,纠正低氧血症。应早期给予鼻导管或面罩给氧以确保给氧浓度,动态监测 SpO_2,密切观察患者给氧效果,防止氧中毒。

(3) 全身注射抗生素以控制感染。对严重脑缺氧患者,应及早采用低温疗法,配合激素及脱水药物治疗。

第四节　小儿颅脑损伤

小儿颅脑损伤临床较为常见,一般指患儿年龄在 3 个月至 14 岁。小儿颅脑损伤具有原发脑损伤症状重,生命体征变化快,对冲性脑损伤少,颅骨骨折多见,预后较好等特点,骨膜与颅骨容易分离,易出现骨膜下血肿,时间久的硬膜下出血尚可发生钙化。致伤原因包括车祸伤、跌倒伤、坠落伤、摔伤、打击伤等。损伤类型较多,包括闭合性颅脑损伤、开放性颅脑损伤、颅内血肿、硬膜外血肿、硬膜下血肿、脑内血肿、颅内多发血肿、蛛网膜下腔出血、原发性脑干损伤、颅骨线形骨折或骨缝分离、凹陷性骨折等。

(一) 临床表现

(1) 伤后出现意识障碍(包括原发性昏迷和继发性昏迷)、呕吐、瞳孔变化、贫血面貌、高热、小便失禁、抽搐及呼吸功能障碍、去皮质强直等。损伤早期，患儿全身反应较重，有意识障碍、频繁呕吐或抽搐等，可同时伴有体温增高和脉搏增快。多因小儿大脑皮质抑制功能差，脑干网状结构功能尚未健全所致。

(2) 小儿颅脑损伤临床特点。①颅脑损伤症状重，生命体征变化快。伤后原发性脑损伤表现重，原发性昏迷较突出，且持续时间较长，部分可表现为意识蒙眬或嗜睡，损伤的原因和损伤程度往往不成比例。②颅脑损伤多伴颅骨凹陷性骨折与颅缝分离。由于小儿颅骨发育未成熟，骨质较薄，弹性较大，再加上颅缝未完全闭合，故伤时不易发生骨折。若外力较局限，则常形成凹陷性骨折。外力较大时可造成粉碎性骨折或颅缝分离。易形成儿童生长性颅骨骨折。③对冲性脑挫裂伤少，着力处脑挫裂伤多。由于小儿颅内容积相对较小，脑脊液成分多，脑组织和血管弹性较大，再加上颅骨未发育完善而颅底相对较平坦，外伤时脑组织与颅底间摩擦轻，故对冲性脑挫裂伤和颅内血肿发生率低。

(3) 机体抵抗力弱，耐受能力差。全身血循环量小，遇开放性损伤失血、巨大帽状腱膜下血肿、颅内出血或颅脑手术时，易发生贫血或休克。由于失血、中枢受刺激、发热等因素，小儿颅脑伤后心率常明显加快。

（二）诊断要点

(1) 伤因及外力的大小与损伤程度不一定成正比，有时很轻的外伤可造成严重的脑损伤，反之外伤较重脑损伤却很轻。

(2) 伤后短暂性意识障碍多见，原发性昏迷较明显。神经系统定位体征少，口唇面色苍白，脉搏快，血压偏低，呕吐等自主神经功能紊乱症状多见。儿童皮质功能不稳定，抑制能力低，兴奋易扩散是引起这一现象的主要原因。

(3) 颅脑CT扫描检查示颅内血肿发生率高，而对冲性血肿发生少。前者与儿童脑组织较娇嫩，外力容易引起破损碎裂出血有关；而后者与小儿颅腔容积较小，脑、脑膜、血管弹性大，受伤时脑组织移位小及小儿颅底、蝶骨嵴等部位相对平坦有关。

(4) 头颅X线片显示颅骨骨折及颅缝分离者多见，远高于成人，且易发生凹陷性骨折。这与儿童颅骨骨质薄、弹性大、颅缝愈合时间短甚至尚未愈合有关。

（三）治疗原则

(1) 尽快明确脑损伤的程度和类型。根据受伤机制、着力部位结合临床症状及体征，及时进行相关检查，明确有无脑挫裂伤及颅内血肿，为及时治疗提供依据。

(2) 小儿重型颅脑损伤应尽快手术，清除血肿，解除脑受压，这是降低颅内血肿患儿病死率的原则之一。

(3) 及时治疗脑水肿。脑损伤后均有不同程度的脑水肿及脑肿胀，尤其是广泛性脑损伤、轴索损伤者，无论是否进行手术治疗，入院时或门诊处理过程中，均应早期使用脱水药，以减少继发性脑损害。

(4) 应积极处理合并伤，防治并发症。重型颅脑损伤患儿发生呕吐者较多，易误吸，加之小儿气管短小，极易发生气管梗阻。因此估计短期内不能清醒，已出现气道不畅，已发生误吸或并发肺部严重感染者，应尽早施行气管切开术，以保持呼吸道通畅。

(5) 由于小儿对失血的耐受性较差，因此对开放性颅脑损伤或伴有闭合性胸、腹部损伤以及多发性骨折的患儿，应及时控制出血，补充血容量，维持循环功能。

(6) 对于发生癫痫的患儿，应积极控制并预防持续发作。对有中枢性高热的患儿，应及时采用物理降温，必要时施行人工冬眠。对反复呕吐、持续高热及呼吸功能紊乱的患儿，因其容易发生水电解质紊乱和酸碱失衡，应及时给予预防和纠正，这对小儿重型颅脑损伤尤为重要。

(7) 当凹陷性骨折深度>1 cm时，应手术复位。对后颅窝骨折的患儿，要特别提高警惕，即使在患儿意识清楚的状态下，也应严格卧床，严密观察意识、瞳孔、肢体活动及生命体征变化，必要时复查CT以及时发现后颅窝血肿。特别是小儿硬膜外血肿的发生往往在骨折线部位，其出血源多为硬脑膜血管及板障静脉。

(8) 小儿脑组织对损伤有较强的修复能力，患儿如果能度过急性期，多数恢复较快，预后良好。对于遗留有神经损害症状的患儿，在度过急性期后尽早给予脑神经营养药物，脑代谢活化药，加强营养及功能锻炼等，以促进脑功能的恢复。

（四）护理措施

1. 意识、精神、瞳孔、生命体征的观察

小儿颅脑损伤后首要观察的是意识及精神状态，因为儿童颅脑损伤后反应可能较成人慢，但病情发展多快而重，因此应严密观察意识和精神的细微变化，尤其是在72 h内。如患儿持续精神萎靡、哭闹、烦躁、嗜睡、淡漠、昏迷等，应注意可能有颅内出血倾向，如意识障碍加深或由意识清醒突然转入昏迷，瞳孔不等大，或一侧进行性散大，呼吸深快，血压升高，脉搏加快，应警惕脑疝的发生，需紧急抢救。

2. 术后护理

(1) 颅内引流管的护理。引流管保持通畅，密封的引流袋放于床头下方距创伤3 cm处，严防引流袋位置平或高于引流口，以免逆行感染。换引流袋时严格执行无菌操作。

(2) 切口的护理。局部保持清洁干燥，拔管后还应观察切口渗液情况，注意有无脑脊液漏的发生。

(3) 吸氧。鼻导管吸氧，1～2 L/min。

(4) 保持呼吸道通畅。全麻清醒前取平卧位，头偏向一侧，以防口腔分泌物及呕吐物吸入肺内。

(5) 预防脑水肿或颅内出血：清醒后血压正常可将床头抬高20°～30°，保持头部正中位置，以利于头部静脉回流，防止或减轻脑水肿。

3. 脑脊液耳漏、鼻漏的护理

脑脊液耳漏、鼻漏者要保持局部清洁，可用无菌棉签擦拭脑脊液，禁止堵塞、冲洗、挖耳、大笑、用力排便等，以防颅内压增高，影响脑脊液耳漏、鼻漏的愈合，按医嘱应用抗生素预防感染。

4. 呼吸道的护理

颅脑损伤的小儿常有不同程度的意识障碍，丧失正常的咳嗽反射和吞咽反射，易发生气管梗阻或肺部感染。应及时叩背吸痰，随时清除呼吸道分泌物，保持呼吸道通畅。

5. 高热的护理

小儿体温中枢发育不完善，伤后易出现高热或高热惊厥，加重脑细胞的缺氧坏死。有文献报道，体温每降低1℃，脑组织基础代谢率下降6%～7%，颅内压下降5%～6%。因此，对高热者要及时行药物或物理降温，持续高热者应按医嘱给予亚冬眠疗法，以减少耗氧量，保护脑组织，预防颅内压增高。降温时要密切观察生命体征的变化，降温速度不宜过快，体温维持在34～36℃为宜。

6. 预防继发感染

做好皮肤、口腔护理，床铺保持清洁、平整、干燥，昏迷者使用海绵垫，每2 h翻身1次，按摩受压部位。留置尿管患儿每天清洁尿道口和冲洗膀胱，并观察有无尿路感染症状。

7. 饮食护理

早期可通过输液、输血浆、白蛋白维持营养，长时间昏迷者可进行鼻饲，一般伤后3天肠鸣音良好即开始鼻饲。清醒而无呕吐者可逐步进食易消化的食物，初期控制盐的摄入，不宜吃含糖高的食物，以免引起腹胀。

8. 康复期护理

根据患儿具体情况制订康复计划，清醒后生命体征平稳者即可进行语言、听力训练，病情稳定后开始肢体功能锻炼，防止关节僵硬和足下垂。

第五节　老年颅脑损伤

老年人存在生理性脑细胞萎缩，血管硬化，弹性功能降低，颅腔内容积相对扩大。当头部受到损伤时，硬化的脑血管易破裂出血，由于血管收缩能力差，若发生颅内出血，不易自凝而形成较大的血肿。

（一）临床表现

(1) 年龄60岁以上，受伤原因多为交通事故、跌伤等。

(2) 老年患者由于自身生理特点，脑萎缩及脑血管结构和功能改变，其损伤与年轻患者不同，急性硬膜下血肿的发生明显增加。单纯硬膜外血肿、硬膜下血肿、脑内血肿、脑挫裂伤和原发性脑干损伤发生率高。劳年人骨缝骨化，颅骨对脑的保护能力减弱。大块脑组织在相对增宽的蛛网膜下腔中移动和旋转时，剪应力和脑干扭伤引起的损伤程度较重，因此，多有较长时间的昏迷和意识障碍。

(3) 原发性脑损伤较重者，伤后即刻出现严重意识障碍，原发性脑损伤较轻者，临床症状出现较迟缓，早期意识障碍不明显，头痛、恶心、呕吐等急性颅内压增高症状亦相对较轻，早期症状也常不典型，易掩盖伤情，延误治疗。

(4) 伤情较重的老年颅脑损伤患者常表现为剧烈头痛、恶心、呕吐、颈强直等颅内压增高症状，肢体运动障碍、失语、抽搐、肌张力增高；反射亢进、病理反射阳性；一侧或双侧瞳孔散大、对光反射减退或消失。清醒患者均有不同程度的头痛、头晕、头部不适、恶心、呕吐、记忆力减退、情绪改变等症状。亦可有小便失禁、步态不稳等症状。

（二）诊断要点

(1) 老年人颅脑损伤往往不典型，症状较少，易与老年人退行性病变混淆，病情易变，易忽视病情而延误治疗。有的患者受伤较轻，甚至已忘记有外伤史，出现头晕、不适、反应迟钝、智能障碍等时易被误诊为脑血栓、动脉硬化性脑病，头部CT检查才发现为慢性硬膜下血肿。故不论昏迷时间长短，即使无明显神经系统阳性体征，亦应十分重视，严密观察。头部CT扫描有助于早期诊断，一般CT所发现的病理征象同临床症状的严重程度呈正相关。

(2) 有的患者可发生迟发性血肿，早期CT扫描发现的脑挫伤、硬脑膜下积液、蛛网膜下腔出血、颅骨骨折等均可能是导致迟发性颅内血肿的重要原因，应予高度重视。对早期CT扫描阴性或仅有轻微改变者，仍需根据病情做CT动态观察。

(3) 老年人易发生颅脑损伤的根本原因是脑组织萎缩和动脉硬化。由于脑组织萎缩，造成蛛网膜下腔增宽，使皮质回流静脉和硬脑膜血管过伸，增加了血管易损性，在外力作用下，即使外力轻微也可能会使脑组织移动，造成该血管断裂出血，这是引起老年人硬膜下血肿的主要原因。在脑神经细胞萎缩同时,胶质细胞减少,脑组织脆性增加,在受到同等外力作用时,老年患者极易发生脑挫裂伤和颅内血肿,更容易发生对冲性损伤。患者易出现继发性脑缺血,其原因是在伤前就有动脉硬化。

(三) 治疗原则

(1) 掌握老年颅脑损伤的病理和临床特点,有利于正确的诊断和及时处理,可以减少重残率和病死率。一般认为,影响老年颅脑损伤患者预后的主要因素包括颅脑损伤类型,入院时病情严重程度及伤后重要器官和系统并发症发生情况。

(2) 对老年颅脑损伤的手术治疗,有人主张严加限制;也有人认为老年颅脑损伤无特定的手术禁忌证。经临床实践表明,凡有手术指征者,应积极尽早手术,手术方式力求简单,以尽快解除颅内压增高和脑受压为目的,尽量做到内减压充分,必要时行去骨瓣减压术,并注重术后护理及全身各重要脏器的监护和综合性辅助治疗。

(3) 由于老年人颅腔有效代偿空间相对较大,同时老年人对手术耐受性差,应权衡手术的利弊。对意识障碍较轻,CT 表现以脑挫伤散在点状及局灶性出血为主,血肿量＜30 ml,中线移位＜5mm的患者,可在严密观察下行非手术治疗。

(4) 老年人颅脑损伤有叠加特点,由于老年人内环境的稳定性减弱,伤前常有重要脏器的功能不足或疾患,加上机体应激能力降低,因此伤后极易引起伴随疾病的加重和出现并发症,所以预后较差。早期采取有效措施防止各种严重并发症的发生,对提高老年急性颅脑损伤患者的疗效有重要意义。

(四) 护理措施

(1) 加强病情观察。老年人颅脑损伤早期症状不明显,伤后 48 h 应重点观察,若意识障碍加深,头痛呕吐剧烈,肢体偏瘫,应立即报告医生。明确是否存在颅内血肿或严重脑水肿,迅速降颅压并做好术前准备。

(2) 颅内伤情观察。颅内血肿清除后脑水肿或继发性颅内血肿所引起的颅内压增高和继发性脑疝是导致死亡的主要原因,需密切观察生命体征,并做好心电监护,随时分析病情及意识变化。严密观察瞳孔变化,瞳孔变化是判断有无颅内继发出血和脑疝的主要体征,病情发展往往可以从瞳孔的细微观察中判断。密切观察引流液的色和量,并详细记录,每天更换无菌引流袋,严格执行无菌操作,妥善固定,防止脱出,保持引流通畅。

(3) 心功能监测。60～70 岁老年人的心输出量与青年人相比减少 30%～40%。心脏代偿功能下降,器官顺应性降低,加之颅脑损伤后合并心脑综合征和脑心综合征,易诱发心律失常甚至急性左心衰。而脑外伤后水电解质紊乱(主要包括钾、钙、钠降低)是心律失常的常见诱发因素,应强调动态心电监护,早期发现并处理各种心律失常。静脉输液时注意滴数,不宜过快,防止心衰发生。

(4) 防止颅内压骤升,警惕脑疝发生,维护生命体征,做好心电、血压监测,不可骤然降低血压,也不可居高不降。保持呼吸道通畅,保持大便通畅,避免用力排便和剧烈咳嗽。

(5) 呼吸功能监测。重型颅脑损伤可引起肺充血、瘀血、水肿和神经性肺水肿致换气障碍,加重脑细胞损害。呼吸功能障碍是颅脑损伤最常见的死亡原因,故加强呼吸道管理对保护脑细胞至关重要。必要时配合医生行气管切开,要做好其护理,注意翻身拍背,保持呼吸道通畅,吸痰时注意勿损伤呼吸道黏膜,监测呼吸频率,一旦有中枢性呼吸衰竭先兆症状时,立即报告医师,给予果断处理,防止其他脑部并发症的发生。

(6) 胃肠道并发症监测。由于老年患者自身调节功能降低及伴有不同程度脏器功能减退,发生应激性溃疡较为多见，故应保护胃黏膜屏障，合理应用 H_2 受体阻滞剂或质子泵抑制进行预防。如患者出现消化道出血，应严密观察呕血与便血情况，并记录其量与性质。严密观察生命体征，维持静脉通道通畅，及时补充血容量，积极止血。

(7) 加强基础护理。术后昏迷及肢体瘫痪者，每 2 h 翻身，按摩受压处，保持皮肤清洁干燥，防止褥疮发生，在昏迷与禁食期间做好口腔护理，防止口腔炎。每天认真做好晨晚间护理，保持床单整洁、干燥，潮湿后应及时更换；留置尿管者，采用封闭式 1 次性引流袋，保持导尿系统通畅，同时注意定期开放排尿，每天 2 次用 0.5%碘伏消毒尿道口，老年人由于活动量低，肠蠕动减弱，易发生便秘，护士应指导患者多食蔬菜，对大便干结者可适当给予缓泻剂。

（杨美霞　张传强）

第十二章　颅脑损伤并发症与后遗症护理

在颅脑损伤的当时，或是在颅脑损伤的治疗过程中，由于原发性颅脑损伤程度不同、治疗的时间和条件不同，出现的伴随病症，称颅脑损伤并发症。原发性颅脑损伤是发生并发症的基础，而并发症又可以加重伤情，为了防止某些可复性损害转变为不可复性病变，关键在于抓好颅脑损伤急性期的治疗，做到尽量减少并发症的发生，防患于未然。另一方面，在已经出现某些并发症时，应积极治疗，尽力促使病情好转、减少伤残程度。根据并发症或并发症出现的时间不同，可分为早期和晚期两类；根据损害的性质，又可分为器质性和功能性两类，但常常难以截然区分，而且随着病程的演变，病情性质也可以转化。本章重点介绍各类器质性并发症、并发症的有关诊断和治疗问题。

第一节　脑膜炎

（一）病因

多见于开放性颅脑损伤、火器伤及颅底骨折患者。常与伤口处理过晚、清创不彻底有关。多为弥漫性化脓性脑膜炎，为细菌侵入蛛网膜下腔所致，致病菌常为葡萄球菌、链球菌，亦有大肠杆菌等革兰氏阴性杆菌。

（二）临床表现

多在伤后3～4天发生。伤后应用抗生素者可推迟感染发生的时间。有高热、头痛、恶心、呕吐、食欲减退，并可有程度不等的意识障碍：嗜睡或谵妄等。可有脑膜刺激征，外周血白细胞增高，脑脊液压力正常或稍高，外观混浊，白细胞显著增加，多为有核细胞，糖含量降低，蛋白增高，球蛋白反应阳性等。细菌培养可为阳性。

（三）诊断

(1) 症状。感染中毒症状多发生在伤后3～4天，或于抗生素治疗过程中发生。

(2) 体征。脑膜刺激征。

(3) 辅助检查。外周血白细胞增高。腰穿压力升高，脑脊液稍浑浊，蛋白含量增高，糖含量降低。脑脊液和(或)外周血细菌培养可呈阳性。头颅CT无明显占位性改变。

（四）治疗

(1) 抗炎药物。全身应用敏感抗生素，选用血-脑脊液屏障透过率高的药物(如第三代头孢菌素、氯霉素等)，足量、长程、联合用药。

(2) 腰穿释放炎性脑脊液，鞘内予以抗生素注射，此外合理的应用激素及脱水药物，有时可帮助改善病情，根据病情每天使用1～2次。

(3) 去除病因。伤道彻底清创、换药，清除颅内异物，整复颅骨骨折，修补硬膜漏口以控制脑脊液漏，伤区亦可加行理疗。

(4) 营养支持。加强营养支持，给予新鲜全血、血浆、白蛋白、球蛋白等。

(五) 护理措施

1. 一般护理

(1) 保持病室安静，经常通风，为避免强光对患者的刺激，宜用窗帘适当遮蔽。

(2) 饮食。给予营养、清淡可口易于消化的流质或半流质饮食，餐间可给予水果及果汁，昏迷患者可给予鼻饲以保证患者有足够的入量。

(3) 口腔及皮肤护理。患者因发热、呕吐、饮食少等，常有口臭，要认真做好口腔护理，口唇有疱疹者涂擦1%龙胆紫，干裂者涂液状石蜡，保持皮肤清洁干燥，特别是淤点、淤斑处的皮肤，有时有痒感，避免抓破。

(4) 病情观察。病情有突然恶化的可能，必须经常巡视，密切观察意识、瞳孔变化、面色、出血点及生命特征。

(5) 协助做好腰椎穿刺术，术前排空小便，专人固定体位，放脑脊液时速度不宜太快，放液不宜太多，留取标本立刻送检。腰穿过程中，注意患者生命体征变化，术后平卧4～6 h，整个过程必须严格无菌操作。

2. 遵医嘱应用抗生素

剂量要大，疗程要长，至少2周，以免复发。

3. 对症护理

(1) 发热头痛者可用物理降温或服解热止痛药。

(2) 烦躁惊厥者除加床挡适当约束外，可给予镇静剂。

(3) 呕吐者可用止吐镇静剂。

4. 并发症护理

(1) 单纯疱疹多发生于口唇周围，保持局部清洁，如抓破者涂1%龙胆紫，化脓者可用抗生素油膏。

(2) 关节炎应限制活动，适当抬高患肢，局部可热敷，疼痛者可用解热止痛剂，有变态反应性关节炎者可用泼尼松。

(3) 硬膜下积液。多见于婴儿，应用抗生素治疗，如积液过多并有颅内压增高或神经刺激症状者，需做硬膜下穿刺放出积液，以减轻症状，便于脑膜炎的恢复。

第二节 脑脓肿

一、病因

多见于开放性颅脑损伤及火器性颅脑损伤，早期彻底清创对防止脑脓肿形成有重要意义。常见感染途径：①异物(金属片、毛发、木屑)直接刺入脑组织内。②颅腔与污染区(鼻旁窦、中耳腔)沟通。③脑膨出直接感染。④邻近感染病灶向颅内蔓延。脑脓肿发病分急性炎症期和脓肿形成期，脓肿多于伤后2周至3个月内发生，尤以1个月内多见。常见致病菌为葡萄球菌，也可见革兰阴性杆菌感染或混合性感染。外伤性脑脓肿占全部脑脓肿的12. 4%，战时可达30%，是颅脑损伤后期的严重并发症。

二、临床表现

急性期，患者大多有全身不适、寒战、发热，继而出现头痛、呕吐、颈项强直等急性脑炎或脑膜炎表现。经抗生素治疗，一般 2～3 周内症状减轻，少数可持续 2～3 个月。当脓肿包膜形成后，患者体温趋于正常或低热；而颅内压则逐渐增高，表现为头痛、呕吐加重，可呈“喷射状”呕吐，伴有程度不等的意识障碍，如淡漠、反应迟钝、嗜睡、朦胧或谵妄，甚至昏迷。除全身症状外，尚伴有明显的脑局部损害症状，可表现为癫痫、偏瘫、失语、视力和视野障碍等。症状的突然出现和急骤加剧预示着脓肿扩大或脓肿破溃，患者常因突发脑疝而死亡。

三、诊断

(1) 症状。脑损伤恢复期可有中枢神经系统症状加重或出现新的症状，患者的一般情况迅速转差，出现畏寒、高热，明显颅内压增高症状和意识障碍，经强力脱水后症状改善，随后又再次恶化者，应考虑有脑脓肿形成的可能。

(2) 体征。脑膜刺激征阳性，表现为明显颈项强直，血压升高、脉搏徐缓、呼吸深慢(Cushing 综合征)，病灶对侧上运动神经元麻痹征象。

(3) 辅助检查。①腰椎穿刺示脑脊液压力增高；白细胞增多，中性粒细胞升高；重者脑脊液浑浊，蛋白含量增高；细菌培养可有阳性发现。②头颅 X 线片检查，见脓肿外围颅骨骨髓炎性变化，也可见金属碎片等异物。③头颅 CT，见大片状水肿，中线偏移，平扫可见脓肿灶，强化后明显，多为环状强化。④脑电图：大脑半球的脓肿可见局限性病灶改变。小脑脓肿可见脑电波广泛异常。但需注意与原有脑外伤所致的改变相鉴别。⑤诊断性穿刺：如因条件所限不能进行检查者可根据患者的症状、体征和异物在颅内停留的部位进行诊断性穿刺。有的尚可于穿刺后注入对比剂(碘油或钡剂胶浆)进行脓腔造影，显示病变的部位和范围，对可为治疗策略的确定提供重要依据。

四、治疗

脓肿急性期，应积极全身应用抗生素以控制感染蔓延，水肿明显时辅以脱水药物治疗，在强力抗生素应用下可给予糖皮质激素，以提高机体耐受力，同时改善脑水肿。对有异物存在的脓肿，手术将脓肿连同异物一并切除是较彻底的治疗方法。如脓肿浅在，周围蛛网膜下腔已闭锁且伴有开放性伤口或局部骨髓炎者，可行切开引流术，但需注意清除脓肿内或其附近的碎骨片等异物。穿刺法只适用于脓肿较大、脓肿壁过薄或脓肿深在或位于重要功能区而其内不含异物者。另外，对体质过弱或已有脑疝形成而无开颅手指征者，穿刺抽脓可作为暂时性的治疗措施。手术前后需应用抗生素，颅压高时可使用脱水药。此外，合理使用激素、注意营养支持及维持电解质的平衡。

五、护理

(1) 依病情轻重分级护理。注意观察患者的神志、瞳孔、生命体征变化，若有意识加深，瞳孔异常，及时通知医生。

(2) 脑脓肿形成。颅内压增高迅速，头痛加剧，呕吐频繁，反应迟钝，意识加深时，应警惕脑疝的发生。

(3) 防止交叉感染。脑脓肿为颅内感染性疾病，开颅术后应住在单独的隔离病房，防止交叉感染。

(4) 术后有引流的患者。保持引流管通畅，观察引流液的性质、量，发现异常及时报告医生。引流袋每天在无菌操作下进行更换，防止脓液外流。

(5) 遵医嘱按时按量给予抗生素。

(6) 发热的处理。脑脓肿患者体温可维持在37.5～38℃之间，体温过高时给予冰毯、冰帽、酒精擦浴等降温处理，每4 h测1次体温，做好记录并通知医生。

(7) 脑脓肿常伴有全身感染症状。患者多体质衰弱，营养状况差，饮食护理极其重要，因而必须给予含丰富蛋白质及维生素且易消化的流质饮食或半流质饮食，必要时给予静脉输入高营养液，以改善患者的全身营养状况，增强机体抗病能力。

第三节　颅骨缺损

一、病因

颅脑创伤可由于下列情况造成颅骨缺损。

(1) 重型颅脑损伤患者，行去骨瓣减压术后。

(2) 不能复位的凹陷粉碎性骨折行扩创术后。

(3) 火器伤。

(4) 外伤性颅骨骨髓炎死骨切除后。

(5) 儿童颅骨生长性骨折。

近年来由于对重型颅脑损伤脑压较高的病例，盛行去骨瓣减压术，因而人为的巨大颅骨缺损亦为数不少，但实际上其中有相当一部分患者无需施行大骨瓣减压术，应该引起临床医生的重视。

二、临床表现

通常颅骨缺损小于3 cm者多无症状；施行颞肌下减压术或枕下减压术后，有肥厚的肌肉及筋膜覆盖，可在缺损区形成坚韧的纤维性愈合层，起到保护作用，故在临床上亦无任何症状。直径3 cm以上的缺损，特别是位于额部有碍美观和安全的缺损，常有如下症状，如头昏、头疼、局部触痛、易激怒、焦躁不安等；或者患者对缺损区的搏动、膨隆、塌陷存在恐惧心理，怕晒太阳、怕震动甚至怕吵闹声，往往有自制力差、注意力不易集中和记忆力下降；或有忧郁、疲倦、寡言及自卑；或因大片颅骨缺失造成患者头颅严重畸形，直接影响颅内压生理性平衡，直立时塌陷、平卧时膨隆，早上凹入、晚上凸出；或因大气压直接通过缺损区作用在脑组织上，久而久之导致局部脑萎缩，加重脑废损症状伴患侧脑室逐渐向缺损区扩张膨出或变形。此外，小儿颅骨缺损可随着脑组织的发育而变大，缺损边缘向外翻，凸出的脑组织逐渐呈进行性萎缩及囊变，所以小儿更需要完整的颅骨以保证脑的正常发育。

三、诊断

(1) 症状表现为颅骨缺损综合征，即头痛、头晕，体位变动时加重，颅骨骨窗边缘疼痛不适等。

(2) 体征为骨窗区可见脑波动，体位变动时骨窗区膨隆或下陷，伴脑积水时骨窗区张力增高。

(3) 辅助检查。头颅 X 线片可显示颅骨缺损，头颅 CT 还可显示有无脑组织膨出及脑室系统扩大积水。

四、治疗

颅骨缺损的治疗是施行颅骨修补成形术，但须认真考虑手术的时机、方法和选用的材料以及适应证与禁忌证等，特别是患者要求修补颅骨缺损的目的，希望解决什么问题。因为单纯的颅骨成形术对脑外伤后功能性症状、精神障碍和外伤性癫痫等表现的治疗效果是难以预测的。

目前公认的手术指征为：①颅骨缺损直径大于 3 cm 者。②缺损部位有碍美观者。③引起长期头昏、头痛等症状且难以缓解者。④脑膜-脑瘢痕形成伴发癫痫者（需同时行癫痫灶切除术）。⑤严重精神负担影响工作与生活者。

手术禁忌证：①头皮、颅骨或颅内有炎症者。②颅内残存有不可摘除的碎骨片，特别是伤后颅内曾有化脓感染者。③有颅内压增高者。④昏迷患者或一般情况甚差者。

修补时间的选择：

(1) 闭合性颅骨骨折、头皮完整及损伤较轻、脑损伤不重者，可在凹陷粉碎骨片清除同时行一期颅骨成形术，但仍需警惕感染问题。

(2) 无感染伤口，伤后 2～3 月行颅骨成形术；感染伤口应视感染范围及程度而定，最早也须待伤口完全愈合半年以上方可行修补术。

(3) 颅骨缺损部有广泛头皮疤痕时，手术宜分期进行，先行头皮成形术（如转移皮瓣等），愈合后 3～4 周，再行颅骨修补术。

(4) 小儿颅骨缺损不宜于 5 周岁以前作修补。因小儿大脑发育较快，特别是三周岁以内头围增长迅速，过早修补将会发生缺口不合。且幼儿虽有骨质缺损，只要其骨膜、硬膜存在、可重新生长骨质，所以不急需修补。5 岁以后，头颅增长明显减慢，即可行颅骨修补术。

修补材料的选择：近百年来，颅骨修补材料曾经历不少演变，基本上可分为四类。

(1) 自体骨移植。即采用自体肋骨、胫骨、髂骨嵴、肩胛骨等。

(2) 同种异体骨移植。常用骨库贮存的颅骨片或肋骨等。

(3) 异种异体骨移植。即选用动物骨骼、兽角、象牙等，早期文献曾有报导，因缺点甚多，目前已被废弃。

(4) 异物植入成形术。临床应用已久，可分为金属与非金属两种。有机玻璃（聚甲基丙烯酸甲酯）、骨水泥、硅橡胶、三维钛网等。钛网术中塑形好，强度大，排异反应较少，是目前最好的修补材料。

五、护理

1. 术前护理

(1) 术前心理护理。绝大部分患者年纪轻，对外伤后颅骨缺损而造成的外观不满意，以至于影响生活、工作；有的患者对疾病造成的记忆力差、怕声响、怕震动等症状感到焦虑，甚者产生心理障碍。家属更是焦虑、紧张，担心手术效果。针对患者及家属的心理特点，加强心理疏通，与患者、家属耐心交谈，听取他们的意见，以亲切的语言、细致体贴的服务得到患者的信任，讲解手术的必要性、可靠性、安全性、重要性，以消除患者及家属的紧张、恐惧心理，树立战胜疾病的信心。

（2）骨窗的观察护理。骨窗张力的大小直接反映颅内压力的高低，与术后恢复有密切关系。护理人员应定人、定时观察，感受其张力大小的变化。骨窗张力低，术后恢复好，张力高则不宜手术。一般根据触摸感觉判断，张力由低到高分别为触唇感、触鼻感、触额感。如触摸感觉张力高，应注意观察患者意识、瞳孔变化，及时报告医师并给予处理。

（3）术前讲解颅骨修补知识。认真讲解颅骨修补术的必要性，修补后对脑组织起到的保护作用，又能保持美观。认真讲解麻醉方法、术中配合及术后注意事项。

（4）术前一天严格备皮。需理全发，理发用具消毒后使用，一人一套，备皮时注意动作轻柔，勿损伤头部皮肤，以减少感染机会，有利于切口愈合。

（5）手术当日术前准备。如全麻患者给予导尿，术前 30 min 肌肉注射术前针。

2. 术后护理

（1）严密监测生命体征。患者回病房后予平卧位，抬高床头 15°～30°。术后 48 h 持续心电监护，严密监测心率、心律、血压的变化，每 2 h 记录 1 次。给予低流量吸氧 2 L/min，安置好各引流管，并保持其通畅。密切观察患者意识、瞳孔及生命体征变化，如发现瞳孔变化应立即通知医生并采取治疗措施，对抢救患者生命及提高手术成功率十分重要。

（2）预防切口感染及其他并发症。术后观察切口渗液、渗血、肿胀、疼痛及体温变化，每天测量体温 4 次。保持切口外敷料清洁、干燥，术后第一天给予常规换药 1 次，若发现敷料松动、渗出应及时更换，并注意无菌操作，避免感染。若出现切口积液，可用较粗的注射器抽吸，并加压包扎，消除无效腔。

（3）引流管的护理。术后各引流管及时标记管理，定时挤捏引流管以保持通畅，及时观察引流液的量及颜色。如切口外敷料引流液较多，应通知医生及时更换，并做好交班和记录。切口引流管如引流量较少，1～2 天可拔除。导尿管保留 2～3 天，每天 2 次用 0.75%碘伏棉球擦洗外阴及导尿管近端 2 次。拔除尿管后，鼓励患者多饮水，及时排尿。

（4）饮食护理。指导患者进食高蛋白、高维生素、易消化饮食，并根据其饮食习惯制定饮食计划，为患者营造良好的进餐环境。注意保持大便通畅，必要时应用开塞露，勿让患者用力排便以免增加颅内压。

（5）加强心理护理和生活指导。多与患者沟通，减少手术打击对患者心理的不良影响。加强生活护理，及时更换床单，为其提供生活便利，增强患者的自信心，有助于身心全面恢复。

3. 出院指导

（1）指导患者遵医嘱用药。向患者交代用药的目的、剂量、方法、时间等。

（2）指导患者合理膳食，注意劳逸结合，养成良好的生活习惯。

（3）鼓励患者循序渐进地锻炼身体，提高机体的抵抗力和耐受力，并做好心理指导，有助于回归社会。

（4）近期应注意切口情况，防止积液、感染，一般术后一周拆线，外出时可佩戴帽子保护切口，嘱患者 3 个月后门诊复查。

（5）如有不适，随时就诊复查。

第四节　脑脊液漏

一、病因

外伤性脑脊液漏常见于伴有硬脑膜及蛛网膜同时破裂的开放性颅骨骨折患者。脑脊液漏好发于颅底骨折，因颅底硬脑膜与颅底骨粘连紧密，骨折极易造成硬脑膜及蛛网膜的破裂。常见的脑脊液漏包括鼻漏、耳漏、眼漏 3 种，前两者较多见。

(1) 鼻漏。多由于筛板骨折、额窦后壁骨折引起，少数由蝶窦骨折引起，偶有由于颞骨岩部骨折而鼓膜未破，脑脊液经耳咽管流入鼻咽腔，再经鼻孔流出(耳-鼻漏)。偶有颅底骨折而只有嗅神经断裂，脑脊液沿嗅神经纤维通路流入鼻腔。

(2) 耳漏。多见于岩骨鼓室盖部骨折，硬脑膜裂口可在颅中窝底或颅后窝，前者多并发鼓膜破裂，脑脊液经中耳自外耳道流出。如无鼓膜破裂者，则脑脊液可自鼻腔流出。

(3) 眼漏。见于眶顶的穿通伤或眶顶粉碎性骨折刺破硬脑膜伴有眶内及眼睑裂伤者。外伤初期，脑脊液漏加杂有伤道出血，故患者多表现为血性脑脊液漏。

二、临床表现

多于伤后立即发生，也有伤后数日出现。漏口可早期自行闭合，少数患者，脑脊液漏停止后数月或数年，由于硬脑膜裂孔愈合不牢，或硬脑膜裂口的填塞物(血块、脑组织等)的脱落、吸收，加上咳嗽、喷嚏造成口、鼻咽腔气流冲击，可导致脑脊液漏再度发生。有些脑脊液漏发生于体位变动时，尤其在行走、起立、低头时漏液出现。患者可自觉有带咸味的液体下流至口咽部。急性期多为血性脑脊液，伤道出血停止后漏液转为清亮，常间歇流出。脑脊液流失过多时，可出现头痛、头晕等低颅压综合征表现，头位抬高时症状加重，平卧减轻。颅底骨折常伴随多根颅神经损伤，如嗅神经、视神经、面神经、听神经和动眼神经。颅内感染是脑脊液漏的最大并发症，常引起中枢神经系统感染。

三、诊断

(1) 症状。伤后早期自鼻、耳或眼部流出血性或淡血性液体，晚期流出淡黄色或清水样液体。

(2) 体征。多伴有颅底骨折征象。

(3) 辅助检查。脑脊液漏的诊断首先是确定溢液的性质，脑脊液含糖量较高，故可用“尿糖试纸”测定之。有时漏出液混有血液，生化测定难于确诊，故可采用红细胞计数法，比较漏液与血液的血球计数来判定。

附：(1) 脑脊液漏定侧。①如颅内硬脑膜外有积气时则漏孔多在积气侧。②鼻漏：压颈部，当脑脊液固定自一侧鼻孔漏出常示瘘孔在该侧。③耳漏：岩骨骨折而鼓膜完整时，注染料后病侧鼓膜发蓝，耳咽管口有蓝色液体流出。

(2) 漏孔测定。①造影检查：将含碘制剂(如碘苯脂 2～3 ml)注入小脑延髓池，在 X 线片或透视下观察瘘孔的位置。②鼻漏患者，可滴入麻黄碱溶液使鼻腔黏膜收缩，将不带刺激性的粉末喷洒在黏膜上，观察何处首先潮湿，据此判断漏口所在；也可用靛胭脂或其他染料 1～2 ml 或荧光素 0.25ml 注入小脑延髓池或腰部蛛网膜下腔，观察它们从何处流出，或者先在鼻腔各处塞以棉块，看其中哪一块首先着色。额窦口及前组筛小房漏液可在中鼻道发现，而后组筛小房及蝶窦漏液均见于嗅裂。

四、治疗

因颅底骨折引起的急性脑脊液鼻漏或耳漏，多数可以经 1～2 周非手术治疗痊愈，仅有少数持续 3～4 周以上不愈者，才考虑手术治疗。

(1) 非手术治疗。一般采用头抬高30°卧向患侧，使脑组织沉落在漏孔处，以利贴附愈合。同时应清洁鼻腔或耳道，避免擤鼻、咳嗽及用力屏气，保持大便通畅，限制液体入量，适当予以减少脑脊液分泌的药物，如乙酰唑胺，或采用甘露醇脱水。必要时亦可行腰穿引流脑脊液，以减少或停止漏液，并使漏孔得以愈合。约有85%以上的脑脊液鼻漏和耳漏患者，可经1～2周的姑息治疗而痊愈。

(2) 手术治疗。需行手术治疗的外伤性脑脊液漏仅占2.4%，只有在漏孔经久不愈(3个月以上)或自愈后多次复发时才需行脑脊液漏修补术。

五、护理措施

脑脊液漏的护理重点是早期发现、预防感染、促进漏口及早闭合，可减少或避免手术治疗。

1. 及早发现脑脊液鼻漏

正常脑脊液为清水样透亮液体，在颅底骨折早期，血性脑脊液易与耳鼻道损伤出血相混淆，应仔细鉴别。血性脑脊液鼻漏一般不填塞，但伴大出血时仍需填塞止血，但宜1～2天内拔除。有时需行选择性血管内栓塞止血。

2. 预防感染

(1) 局部清洁。出现脑脊液鼻漏时应仔细清洗鼻前庭血迹及漏出液，用生理盐水擦洗，及时彻底地清除鼻腔或外耳道内的血迹、结痂及污垢，并用酒精棉球或碘伏消毒局部，每天1～2次。用无菌干棉球松松置入耳、鼻孔处，以吸附脑脊液。棉球饱和后，应及时更换，并详细记录脑脊液流出的量及性质。防止液体逆流感染，不可填塞冲洗鼻腔，不滴用药物。做好口腔护理。

(2) 环境要求。有条件者安排单间，条件差者应与气管切开及化脓感染者隔开，病房温度要求18～20℃，湿度50%～60%，每天用紫外线照射消毒2次，减少人员流动，避免交叉感染。

(3) 全身治疗。全身应用抗生素、止血剂，适当补充蛋白类胶体液。

3. 促进漏口愈合

(1) 体位要求。脑脊液鼻漏患者可借助脑的重力作用封闭漏口，因此确诊为脑脊液鼻漏的患者应绝对卧床，保持正确的体位，减少脑脊液的流出。清醒患者取半卧位或坐位，昏迷患者抬高床头15°～30°，头偏向一侧以避免脑脊液逆流，头高位一般持续至脑脊液鼻漏停止后的3～4天。

(2) 避免颅内压增高。①呼吸道管理：避免受凉、感冒、打喷嚏，避免用力咳嗽、咳痰。指导清醒患者，掌握咳痰的技巧：患者取半卧位或卧位，两肩放松，咳嗽前先深呼吸4～5次，在深呼吸后张口，浅咳一下将痰咳至咽部，再迅速咳出，咳嗽无力者可将痰咽下，必要时结合雾化吸入，祛痰药物或经口腔吸痰，禁止经鼻吸痰，预防感染，避免屏气、抠鼻、擤鼻涕。②保持大小便通畅，多吃蔬菜水果，清晨空腹喝温开水或将一匙蜂蜜兑入温开水中服下，预防便秘，避免用力大便，必要时遵医嘱给予开塞露或缓泻剂，禁用高压灌肠。③及时有效地降颅压，遵医嘱及时准确地应用脱水剂，减轻脑组织对修补漏口的压力。④对躁动不安的患者，给予适当的束缚或镇静剂。

4. 密切观察病情变化

(1) 观察脑脊液的性质、量和颜色。估计漏出液的量：于前鼻孔轻放棉球，宜松，当脑脊液渗透后及时更换，24 h计算棉球数，粗略估计漏出量。

(2) 密切观察有无颅内感染的发生。监测患者体温变化，并注意患者有无头痛、呕吐、颈项强直等脑膜刺激征。

(3) 密切观察患者有无低颅压症状。观察患者有无头痛、头晕、视物模糊、尿量过多等低颅压症状。如患者出现以上症状，应及时报告医生并进行对症处理。

5. 手术治疗的选择

脑脊液鼻漏者经保守治疗大部分都能治愈，但漏孔经久不愈超过1个月或愈合后多次复发者，需行脑脊液漏修补术。

6. 心理护理

脑脊液鼻漏患者由于活动受限，病情反复，担心治疗效果，常出现焦虑、烦躁；另一部分症状较轻者则认为生活可以自理，易出现不遵医嘱行为，因此需多巡视病房，随时与患者交流，掌握患者的心理变化，进行健康宣教，以取得患者积极配合。

（杨建军 冯 梅）

第五节 颈内动脉海绵窦瘘

一、解剖

颈内动脉海绵窦（CCF）。海绵窦在蝶骨体的两侧，前端起自眶上裂内缘，后方达岩骨尖。接受眼静脉、大脑中静脉以及脑膜中静脉经蝶顶窦回流的静脉血，注入岩上窦及岩下窦。两侧海绵窦相连，窦内有颈内动脉及第Ⅲ、Ⅳ、Ⅵ及Ⅴ颅神经第1支通过。当颈内动脉窦内段破裂时，高压的动脉血注入海绵窦，造成窦内压力升高，静脉血回流障碍，出现相应症状。窦内段颈内动脉呈乙字形，分出很多小支至海绵窦及垂体腺。在出海绵窦之后分出眼动脉，其在视神经下方经视神经孔进入眶内，分出视网膜中心动脉，并分出筛前动脉经前筛骨孔入颅，分布于颅前窝硬脑膜，称脑膜前动脉，与脑膜中动脉的眼眶支连接。眼动脉终于额动脉、鼻背动脉及泪腺动脉，与同侧颞浅动脉、颌内动脉、内眦动脉及对侧颈外动脉均有分支吻合。当结扎病变近端的颈内动脉而颈内动脉海绵窦漏症状不消失时，即为上述侧支循环的结果，特别是通过眼动脉的侧支循环。外伤引起的颈内动脉海绵窦瘘（TCCF）占3/4，海绵窦内颈内动脉瘤破裂者占1/4。

二、CCF病因

CCF在脑外伤中的发生率为2.5％，而TCCF占CCF的75％以上。颈内动脉在进入和离开海绵窦时均被硬脑膜固定，外伤的剪应力和冲击力很易撕裂这两个固定点之间的颈内动脉。常为同侧额部钝性，可伴或不伴颅底骨折；穿透伤常伤及眶部，可同时伴视神经损伤。成人以车祸伤多见，儿童多为眶部锐器伤。医源性损伤也可引起TCCF，Fogarty导管在颈内动脉取血栓时可损伤颈内动脉；也有报道经蝶手术或鼻咽部活检引起CCF；也有继发于三叉神经热凝术后的报道。有些患者外伤史不明确或很轻微外伤也会引起TCCF，此时应考虑颈内动脉虹吸部本身存在病变的可能，如血管结构不良（Ehler Danlos综合征），在血管造影时应注意寻找有无动脉瘤或其他与此相关的疾病。同时也有可能是其他机械因素如呕吐、打喷嚏或急性高血压等诱发。CCF的症状出现时间，可自伤后数小时至数月不等。症状出现于伤后10天内者占75％。10天至1个月内者占20％，2至3个月者占10％。症状出现的早晚与其发展过程有关，也可能与前述颈内动脉破裂的机理有关。

三、临床表现

（1）搏动性突眼。当回流静脉为眼上静脉时，为其主要临床表现，根据环窦与瘘口的关系，可发生在同侧、对侧，甚至双侧；由于眼静脉内为动脉血，可见到与脉搏同步的搏动。同时由于眼静脉压力高致静脉回流不畅，可引起球结膜充血水肿，严重者眼睑外翻，两者构成了 TCCF 最典型的表现。

(2) 血管杂音。与头痛一起是 TCCF 患者最难以忍受的两大症状。血管杂音是由于高压力血流通过瘘口产生湍流所引起，为隆隆样或枪击样杂音，与动脉搏动一致，可随静脉引流放射到额部、颞部、颈部或其他区域。压迫同侧颈动脉可因通过瘘口血流减少而致杂音减弱或消失，同时可在眼球触到震颤。

(3) 眼球运动受限。静脉回流障碍使眶内容物充血水肿可限制眼球运动；另一原因是动眼神经、展神经和滑车神经受损。若颅神经麻痹在伤后即出现，多为外伤直接损伤所致，一般 TCCF 治愈后也难以恢复。若颅神经损伤在伤后延迟出现，可能是由于静脉高压引起的压迫或动脉盗血引起的血供障碍，或两者综合所致，闭塞 TCCF 瘘口后颅神经麻痹恢复的可能性较大，甚至能完全恢复。

(4) 视力减退。其原因是多方面的，动脉盗血可以影响眼动脉血流，如颈外动脉的吻合支不能有效代偿，则可引起眼部缺血性损伤。扩张静脉栓塞视网膜中央动脉，另外扩张的眼静脉还可直接压迫视神经造成萎缩；眶内容物充血水肿和静脉高压可引起眼内压急剧升高，视力很快丧失；巩膜静脉窦回流因静脉高压而受阻时可发展成青光眼，慢性缺血损害可引起白内障和角膜血管新生；另外，长期突眼可发生角膜溃疡也可加重视力丧失。不管什么原因引起的视力丧失，在 TCCF 是一个紧急信号，意味着需要尽快闭塞瘘口以挽救视力。外伤引起的 TCCF 多为高血流瘘口，易发生视力减退，应引起高度重视。

(5) 颅内血肿或蛛网膜下腔出血。当 TCCF 主要引流途径为皮质静脉时易发生，可引起神经功能缺失症状，癫痫发作等，因此如发现 TCCF 有皮质静脉引流时应尽快处理 TCCF，以免出血并发症的发生。

(6) 神经系统功能障碍。当瘘口大，盗血量大，而颅底 willis 环发育不好不能提供有效的侧支循环时，脑组织低灌注可引起缺血性脑损伤，患者可有意识障碍，此时需紧急治疗闭塞瘘口以改善脑循环。

(7) 其他相关损伤。TCCF 常伴有其他脑损伤，如脑挫裂伤、颅内血肿、颅底骨折、眼眶部伤和其他面部伤。应注意病情轻重缓急，首先处理对患者有生命威胁的损伤，如蝶窦有骨折时应警惕是否有急性鼻出血。

四、辅助检查

典型的 TCCF 患者常为青年男性，有外伤史，有或无颅底骨折，伤后出现突眼、球结膜水肿和视力丧失等。这些临床表现提示有 TCCF 可能，但确诊还需靠脑血管造影，造影前可先行以下检查。

(1) 头颅 CT。可以显示有无骨折及其类型、脑组织损伤、颅内有无血肿等情况、鞍旁密度可见增高；眶部情况包括眼上静脉增粗，眼外肌增粗，眼球突出，眼睑肿胀及球结膜水肿等。

(2) MRI 和 MRA。MRI 显示眶内结构和扩张的眼上静脉比 CT 清楚，MRII 和 MRIA 结合可作为脑血管造影前的筛选检查。

(3) 脑血管造影。可以了解瘘口在颈内动脉上的位置，海绵窦的静脉回流方式以及海绵窦是否疝入蝶窦或蛛网膜下腔，还可以显示血流动力学改变、侧支循环情况以及颈外动脉是否参与供血等。因此，为全面了解 TCCF，必须进行以下血管造影的操作。①患侧颈内动脉正侧位：可以证实瘘口存在及静脉引流，也可以提示远端血流动力学的“盗血”情况以及是否存在其他血管损伤。

特别要注意眼动脉充盈情况和海绵窦形状，并与术后海绵窦情况相比较。②同侧颈外动脉侧位片：可逆行显示颈内动脉海绵窦部分，逆行显示出瘘口，反映眼动脉与颈外动脉分支的侧支循环情况，以及颈内动脉、咽升动脉与颈内动脉海绵窦段侧支循环情况。③在颈部压迫同侧颈动脉行对侧颈内动脉造影：可以了解 Willis 环的前半部情况，同侧颈内动脉由 Willis 环经前交通动脉的交叉充盈情况，也可逆行充盈来显示瘘口位置。④压迫颈部患侧颈动脉行椎动脉侧位造影：可以了解血流经 Willis 环后半部分逆行充盈颈内动脉的情况，还可精确确定瘘口位置以及盗血程度。如果按此方法颈内动脉和瘘口显示不理想，可用一不可脱球囊放置于患侧颈内动脉瘘口近端，充盈球囊以阻断血流，再由椎动脉造影，此时可以较好地确定瘘口位置。如仍不能清楚显示，可将球囊插至瘘口远端，充盈球囊阻断瘘口远端颈内动脉，再从近端导管注入造影剂，此时可清楚地显示瘘口。

五、诊断及鉴别诊断

TCCF 的诊断较易，眶部震颤和血管杂音是 CCF 的诊断依据。多数患者伤后早期可伴发颅底骨折征象，如熊猫眼。临床上需与眶内脑、脑膜膨出、眶内动脉瘤及海绵窦血栓形成鉴别。眶内脑膜膨出可于眼睑后摸到肿物，眼眶像可见眶顶有骨质缺损。海绵窦血栓形成有急性感染症状如高烧、白细胞增高等，患者常陷入昏迷状态。根据病史及体征，多不难鉴别。颈动脉造影对 CCF 的诊断有决定性价值。

六、治疗

TCCF 的治疗在 1974 年 Setbinenko 发明可脱球囊栓塞技术后经历了 1 次革命。可脱球囊栓塞术既能迅速闭塞瘘口且又可保持颈内动脉通畅，改善患者的视力和脑灌注，达到治疗 TCCF 的目标。近年来，随着介入神经放射技术的发展，正丁基-2-氰丙烯酸盐(NBCA)栓塞胶和微弹簧圈也已用于 TCCF 的栓塞治疗，使 TCCF 的治疗技术日趋成熟。外伤性 TCCF 多为高血流瘘，难以自愈，单纯颈动脉压迫法难以治愈，一般需栓塞或手术治疗。但有一部分患者的瘘口在颈内动脉分支而不在颈内动脉主干，瘘口小，血流量少且缓慢，经压迫颈动脉疗法有可能治愈。建议对此类患者应观察视力变化，如视力完整，则保守治疗 6 个月，若视力减退或瘘口持续存在，则需介入或手术治疗。Halbach 则认为此种压迫颈动脉疗法不适用于皮质静脉引流、有视力下降、颈动脉分叉处有动脉粥样硬化以及颈动脉窦敏感等的患者。

目前治疗 TCCF 的方法主要有血管内栓塞治疗和手术。手术包括颈动脉结扎，伴或不伴肌肉片栓塞，可直接在海绵窦内进行，用铜丝或电凝致血栓形成以闭塞窦口。血管内栓塞治疗在目前为首选疗法，包括可脱球囊栓塞技术，NBCA 脱栓塞及弹簧圈栓塞。外伤性 CCF 多为位于颈内动脉壁上的单个瘘口，一般首选可脱球囊技术。

总之，目前外伤性 TCCF 首选介入神经放射治疗，其中可脱性球囊栓塞为首选。对颈内动脉海绵窦内行分支栓塞可考虑用栓塞胶或弹簧圈，对栓塞治疗失败或不彻底者才考虑手术治疗。

七、护理

1. 术前护理

(1) 心理护理。由于患者视力下降、眼球外突、球结膜充血水肿等，患者的形象、自尊和个人身份有明显的改变可致自我概念紊乱；同时，患者对疾病与手术认识不足，担心术后颅内血管杂音不能消除，眼球不能回缩，致失明等而产生紧张情绪。需主动关心、帮助患者以正确认识疾病和手术，应正确评估患者的心理状态，向患者说明CCF的血管内介入治疗创伤小、不需开颅、效果确切、成功率高，是CCF的首选治疗，并讲解简单的手术操作流程。说明精神紧张对疾病的不良作用和心情舒畅对疾病的良好影响，取得患者的信任。等待手术时播放患者喜爱的音乐，减轻焦虑和紧张情绪，增强其战胜疾病的信心，取得患者最大程度的配合。

(2) 颈总动脉压迫训练。海绵窦瘘血管内栓塞术的目的是阻断颈内动脉漏口的血流。为保证患侧颈动脉阻断后不致发生脑缺血，手术前需要进行颈总动脉压迫训练，即促进患侧颈动脉对结扎术的耐受性，一旦在手术中阻断患侧入颅血供仍可通过健侧血供代偿，保证患侧大脑生理功能所必需的最低血供量，以防止偏瘫等后遗症的发生。①不可压在第六颈椎横突，以防止压迫椎动脉。②压迫时出现患侧视力障碍，对侧肢体麻木无力、失语，甚至意识障碍等急性脑缺血症状时，应立即停止。③初次压迫时，可能会出现头晕、目眩、恶心，护士应解释这是正常反应，坚持可逐渐适应。第一次压迫5～10 min，耐受力差的患者30 s～3 min，并逐渐延长压迫时间，至每次压迫30 min而不出现脑缺血症状，即表示侧支循环代偿性供血能力良好。在经颅多普勒(TCD)监测下压迫患侧颈内动脉颅外段以观察前、后交通侧支循环情况，循环良好且患者能耐受压颈试验时方能行栓塞术。

2. 术后护理

(1) 严密观察病情变化。①手术结束导管拔出后立即压迫穿刺部位15～30 min，无菌纱布加压包扎。取平卧位，绝对卧床8～12 h，患肢制动，15～30 min巡视1次，密切观察穿刺部位有无渗血，触摸足背动脉搏动，有无减弱或消失。观察末梢循环是否良好，双下肢皮肤温度及颜色是否一致，有无疼痛及感觉障碍，若出现术侧趾端苍白、疼痛、皮温较对侧降低及感觉迟钝，则有股动脉栓塞及穿刺点出现血肿等并发症的可能，应及时报告医生并予以处理。②注意患者生命体征、意识状态、瞳孔、言语反应、运动反应等的变化。每4 h测血压、体温、脉搏、呼吸1次，注意意识变化。如出现表情淡漠、言语迟钝、一侧肢体活动受限时，应考虑血管损伤或球囊过早脱离致颅内血管栓塞的可能。③栓塞后脑血管自动调节功能不良，易引起颅内过度灌注，导致脑组织水肿和出血。患者可自觉头痛、头晕眼胀、呕吐、肢体功能障碍等，遵医嘱应用20%甘露醇250 ml，快速静脉滴注，2次/天。治疗4～6天后可恢复。同时鼓励患者进食高热量、高维生素、高蛋白、易消化的食物，以增强机体抵抗力，促进康复。

(2) 眼部护理。瘘口闭塞后，球结膜充血、水肿将明显缓解，可以在2周内恢复正常，但在恢复正常之前，球结膜充血水肿可引起眼结膜糜烂。应指导患者白天用0.5%氯霉素眼药水滴眼，6次/天，夜间用红霉素眼膏涂眼并盖以湿盐水纱布，有眼睑闭合不全者可加用眼罩保护，球结膜外翻者用凡士林纱条覆盖角膜，防止角膜炎或角膜溃疡。同时，做好健康宣教，告诉患者不能用手揉眼，避免水及污物进入眼内，球结膜感染患者，眼内分泌物多，可先用生理盐水清洗干净，然后再滴药。

(3) 询问患者能否听到颅内轰鸣声，患侧颅内杂音是否再现。是海绵窦瘘口附近及海绵窦腔内的骨碎片刺破球囊致瘘复发所致。

(董金华　葛丽丽)

第六节　应激性溃疡

文献报道，颅脑损伤后急性上消化道出血发生率为16%～47%，在严重颅脑损伤患者中高达40%～80%。1932年，Cushing首先描述了3例颅内肿瘤患者术后短期内发生胃或肠道上段急性穿孔，并把此种病变命名为Cushing溃疡，后称应激性溃疡。近20年来，由于纤维胃镜广泛用于重型颅脑外伤患者的检查，发现除溃疡外，引起上消化道出血的病变还有黏膜糜烂、黏膜下出血及出血性胃炎等，因此将其统称为急性上消化道出血，因其病变主要为急性胃黏膜糜烂、浅表溃疡等，故又称为急性胃黏膜病变。Cushing 溃疡一般较深，常侵及食管、胃、十二指肠壁的全层，有 10%～20%患者可发生上消化道出血和穿孔。颅脑损伤后急性上消化道出血是急性上消化道黏膜病变发展的结果，后者的发生率高达 91%。临床上表现为急性上消化道出血的病变主要为溃疡或出血性胃炎，是严重颅脑损伤的常见并发症。应激性溃疡出血者的死亡率高达 30%～50%，严重影响患者的预后，因此如何预防和治疗应激性溃疡出血的发生是提高重型颅脑损伤患者救治成功率的重要步骤之一。

一、临床表现

溃疡出血或出血性胃炎可根据临床表现即作出诊断。颅脑外伤后出现呕血或黑便，此前很少有上腹痛，多在伤后 1 周内发生，胃液或大便潜血试验阳性，严重者胃液呈咖啡色，血细胞比容降低，血红蛋白逐渐下降，甚至血压下降引起出血性休克的表现。此类患者的临床表现特点为：①既往无消化道溃疡病史。②消化道出血前多无前驱症状。③上消化道出血易反复发作，以间歇性出血为其特点，特别在急性心衰、高血压患者中更是如此。④随着脑功能的恢复，发作次数减少，溃疡逐渐愈合。⑤大多发生在严重脑损伤尤其是特重型颅脑损伤、脑干伤和下丘脑损伤患者中。昏迷患者消化道溃疡穿孔甚易忽略，以十二指肠穿孔最常见，其次为胃穿孔。昏迷患者发生穿孔后可表现为不明原因血压下降、脉搏细速、心率上升、腹肌紧张、肠鸣音明显减弱或消失。

二、诊断

主要依靠临床表现和辅助检查。

（一）胃液检查

插入胃管，抽取胃内容物，可了解出血情况，测定 pH 值以指导治疗。严重颅脑伤尤其是昏迷患者应尽早插入鼻胃管，胃内容物如系鲜红色或咖啡色则是诊断上消化道出血的可靠依据；对非显性出血者，应每 4～6 h 作胃液潜血试验，连续 4～6 天。pH 值在 3.5 以下为出血的危险信号，但不能诊断为应激性溃疡。

（二）紧急内镜检查

若仅有胃肠黏膜糜烂或黏膜下出血，诊断有一定困难，需进行相应的辅助检查，以纤维胃镜检查最可靠。急性出血时，应争取在 24 h 内行内镜检查，对判断出血的性质及部位具有重要意义。内镜直视下可见胃黏膜呈散在糜烂性病灶，直径 0.1～1 cm，伴有点状、片状或条状出血，或呈大小不等的淤点或淤斑，有时淤斑可遮盖小的糜烂灶而使黏膜呈弥漫性渗血外观。病灶以胃体、胃底多见，严重者可遍及全胃，甚至可累及食管或十二指肠、小肠，个别患者尚可表现为局灶性胃窦部或十二指肠部溃疡。

（三）选择性或超选择性动脉造影

内镜检查不能确定出血原因和部位时应考虑行选择性动脉造影。可经皮股动脉插管至腹腔动脉行选择性腹腔动脉造影和肠系膜上动脉造影。出血大多数来自胃左动脉，因而应将导管插到胃左动脉。如怀疑出血来自胃窦部应将导管插到胃右动脉，出血来自十二指肠时则插至胃十二指肠动脉，如无法确定出血部位则插至腹腔干或肠系膜上动脉。选择性动脉造影的阳性率为90%，出血速度在0.5 ml/min以上（超过200 ml/h）时可见造影剂外渗，借以确定出血部位。急性胃黏膜糜烂时可看到10～20个小的造影剂外渗阴影，静脉出血一般不易看到。急性上消化道出血时行选择性动脉造影检查的确诊率为72%。也可经胃左动脉选择性注入血管升压素，约有80%的患者可首次止血，无需外科治疗。动脉造影发生动脉血栓形成、栓塞、血肿等严重并发症的发生率为0.7%，病死率为0.06%，应特别注意其适应证和禁忌证。

三、治疗

（一）非手术治疗

颅脑外伤后出现应激性溃疡出血时，除给予输血、输液、纠正休克和酸中毒、供给营养等积极的全身支持疗法外，目前还包括以下常用的方法。

1. 禁饮食

2. 留置鼻胃管

可吸出胃液及血液，使胃黏膜暴露面积缩小，同时可观察出血情况，还可灌注治疗药物。必要时应行持续胃肠减压，防止胃扩张以改善胃壁血循环，吸出胃内容物以减少胃酸浓度或吸出反流的胆汁和十二指肠液以保护胃黏膜。

3. 胃内灌注治疗药物

(1) 冰盐水去甲肾上腺素溶液。可使胃内局部降温，收缩胃黏膜血管，有利于止血，适用于有明显活动性出血的患者。方法为：冰盐水100 ml加去甲肾上腺素4～8 mg，每30 min灌洗1～2次；一般灌洗4～6次，当吸出胃内容物由红逐渐变清，即证明止血有效，随后改为1次/2～4 h，每次胃内灌注后保留半小时后吸净，根据上消化道出血情况调整去甲肾上腺素的用量及间隔时间；出血基本停止后，改冰盐水100 ml加去甲肾上腺素2 mg，继续使用24 h。

(2) 凝血酶。可单独应用，也可与冰盐水去甲肾上腺素溶液交替使用。每50～100 ml生理盐水中加入凝血酶1 000～2 000 U，1次/4～6 h，每次灌注前应将胃内容物吸净并尽量洗胃至吸出液澄清为止。如此凝血酶方可直接作用于溃疡出血的黏膜表面，以避免凝血块的影响，用药至出血停止、胃液澄清为止。

(3) 云南白药。可用于应激性溃疡隐性出血的患者，或用于上述两种药物的后续治疗。剂量为0.5～1.0 g，溶于生理盐水中，1次/6～8 h。

(4) 抑酸剂的应用。甲氰咪胍0.8～1.2 g/d，静脉分2～3次滴入，约1周，好转后改口服或胃管灌注，对有高危因素的患者，也常规应用。洛赛克针剂40 mg，静脉或肌肉注射，每天2次，出血停止后继续用药1周，然后改口服20 mg，2次/天，维持用药1周。亦有使用片剂20 mg胃内灌注，1次/12 h，用药1周。目前认为，洛赛克是颅脑伤后应激性溃疡出血治疗的首选制酸剂。

(5) 联合应用抗酸剂和细胞保护剂。葡萄糖与碳酸氢钠混合液（25%或10%葡萄糖500 ml加入5%碳酸氢钠30 ml），冰箱中保存，视出血情况，冲洗后注入30 ml，保留20～30 min，好转后逐渐延长间歇期。

(6) 经胃镜止血。血管收缩剂、硬化栓塞剂注射止血；激光、微波或电灼止血等。常用3%高张盐水80～100 ml，加1‰肾上腺素3滴（约2～4 mg），在出血部周围及黏膜下注射，都能达到暂时止血的效果，一般在行胃镜检查后即注射，诊断和治疗可同时进行。

(7) 选择性动脉栓塞或滴注垂体加压素。以下两种情况可考虑应用：①胃内出血量太多无法在内镜下辨认出血源；②经上述各种止血措施仍然不能奏效，患者病情危重不能耐受手术者。此时可考虑行经股动脉穿刺选择性胃左动脉插管造影，通过导管注入明胶海绵微粒或真丝线段等栓塞材料，使出血的动脉栓塞止血。也可经导管滴注垂体加压素使胃左动脉的分支收缩止血，但滴注需花费较长的时间，现一般较少采用。开始时滴注速度为 0.2 U/min，24 h 后若出血量减少可改为 0.1 U/min 并继续滴注 36 h，然后改为滴注右旋糖酐 24 h，据报道止血率可达 84%。

（二）手术治疗

外科治疗仅限于某些药物治疗无效的应激性溃疡出血与穿孔。外科治疗一定需阻断迷走神经功能，应激性溃疡出血部位常在胃底、体部，只行胃大部切除是不够的。若一味等待至病情严重时再行手术，则病死率较高。

1. 手术指征

(1) 药物治疗时，每天仍需输血 1 200 ml 以上尚不能维持血压者。

(2) 经输血及药物治疗，血细胞比容不升，仍有出血倾向者。

(3) 纤维内镜检查证实上消化道出血来自胃或十二指肠溃疡病灶，经非手术治疗无明显好转，仍有活动性出血，24 h 内需输血 1 000 ml 以上方能维持血压或血压不稳定者，应行紧急手术切除溃疡病灶。

(4) 高龄合并心肺功能不全，药物治疗未能止血，又难以维持液体治疗者。

(5) 虽然出血量不大，但伴幽门排空梗阻者。

(6) 有胃及十二指肠穿孔者。

2. 手术原则

颅脑伤后应激性溃疡出血，可行迷走神经切断术加幽门成形术、迷走神经切断加胃次全切除术。溃疡穿孔的治疗也可行迷走神经切断，穿孔修补加幽门成形术或迷走神经切断加胃次全切除术。

四、护理

1. 基础护理 对于重症患者

(1) 绝对卧床，头偏向一侧，避免呕吐造成误吸，双下肢抬高 10°～15°，以增加回心血量。

(2) 保持室内清洁，空气新鲜，防止交叉感染。

(3) 注意保暖，避免受凉。

(4) 保持呼吸道通畅，及时吸痰，必要时吸氧。气管切开患者要密切观察痰液颜色，防止大量胃液逆流引起呛咳甚至窒息。

(5) 尤其注意口腔及皮肤护理。

2. 病情观察与监测

观察是否有应激性溃疡先兆，如出现意识障碍逐渐加深、眼球浮动或震颤、喉痒、恶心、呃逆、肠鸣音增强、腹胀、体温持续升高、心率加快、外周血象白细胞升高等提示随时有发生应激性溃疡的可能。

(1) 密切观察神志、瞳孔、生命体征，尤其是血压、脉搏、心率变化，有无面色苍白、冷汗、烦躁不安等失血性休克的表现。

(2) 观察胃管引流液及呕吐物和大便颜色、量，注意有无出血，准确判断和记录出入量。

(3) 必要时留置导尿管，监测每小时尿量。

(4) 监测胃液 pH 值对应激性溃疡有预警作用。胃液 pH 值<3.5 时，是出血的危险信号。胃内 pH 测定应间隔适当时间，在开始 24 h 内每小时测 1 次。此后如果 pH≥4，可减为每 4 h 测 1 次。

(5) 注意监测血红蛋白、红细胞计数，若血红蛋白呈进行性下降，应做好输血准备。

(6) 大便或胃液潜血试验。

3. 营养支持

(1) 鼻饲。①初次鼻饲时应以低浓度等渗液、单一成分食物为宜，使患者逐渐适应，防止渗透性腹泻。②限制钠盐的供给，预防高钠血症。③头抬高 30°～35°，防止食物反流，预防误吸等。④早期鼻饲行肠内营养者应选择高蛋白、高热量、高维生素流质饮食，如牛奶、豆浆等。⑤饮食温度 37～40 ℃，量约 300～400 ml，3～4 次/天。⑥每次鼻饲前应抽吸胃液并观察其性状及有无出血，每次鼻饲后注入少量温开水冲洗鼻饲管，以保持胃管通畅，防止食物残渣堵塞胃管。

(2) 肠外营养。应激性溃疡出血患者，由于经消化道补充营养受到限制，因此，应从静脉补入充足营养，常用营养液有白蛋白、脂肪乳、氨基酸、高渗糖等，以维持机体代谢平衡。需长期静脉补充营养者，应给予中心静脉置管，并做好中心静脉置管的护理。

(3) 自主进食。能自主进食者可先给予流质饮食，宜选用米汤、豆浆等碱性食物；再逐渐改为半流质、软食，软食开始少量多餐、细嚼慢咽，避免粗糙、坚硬、刺激性食物；再转为普食，要限制钠盐的摄入。

4. 预防用药

有研究显示早期肠内营养联合应用抑酸药可使胃内保护因素增强、损伤因素减轻，从而预防溃疡发生，使已发生的溃疡加速愈合。

(1) 应用抗酸剂及胃黏膜保护剂。抗酸剂可以中和过多分泌的胃酸，使胃液 pH 维持在 3.5 以上，目前国内常用的抗酸剂有氢氧化铝凝胶、碳酸氢钠等，抗酸剂的使用方法是每次进餐后 1 h 和 3 h 及睡前各服 1 次；目前临床应用最多的黏膜保护剂为硫酸铝。研究表明，硫酸铝不影响胃肠液 pH 值，无细菌过度繁殖现象，医源性肺炎发生率低。剂量为 6 g/天，分 3 次口服或胃管注入。

(2) 早期常规应用质子泵抑制。如奥美拉唑、潘妥洛克、洛赛克等，可起到良好的预防作用。研究表明洛赛克不仅能抑制胃酸的分泌，还能增加胃黏膜血流量，对胃液总量和胃蛋白酶的分泌也有一定的抑制作用。

(3) H_2 受体阻滞剂的应用。研究表明，H_2 受体阻滞剂是很多医院预防应激性溃疡的首选药物，常用的 H_2 受体阻滞剂有西咪替丁和雷尼替丁。

(4) 中医中药应用。创伤早期应用丹参可以有效预防应激性溃疡的发生。

5. 出血量评估

(1) 大便潜血试验阳性提示每天出血量>5 ml，出现柏油样便提示出血量 50～70 ml 以上。

(2) 胃内积血量达 250～300 ml 时可引起呕血。

(3) 一次出血量不超过 400 ml，一般不引起全身症状，如超过 1 000 ml，临床即出现急性周围循环衰竭的表现。

6. 止血

(1) 药物止血。发现出血应立即采取止血措施，静脉给予雷尼替丁或法莫替丁、立止血、洛赛克等药物；有新鲜出血时还可以生理盐水加去甲肾上腺素 1 mg 注入胃内；给予奥美拉唑 20 mg，2 次/天，并给予凝血酶 1 000U，4～6 次/天，口服或胃管内注入，连用 3～5 天。研究表明奥美拉唑联合凝血酶治疗危重患者应激性溃疡出血的疗效满意，且没有发现明显的恶心、呕吐及肝、肾损害等不良反应。

(2) 胃内降温止血。通过胃管以 10 ～14 ℃的冷盐水反复冲洗胃腔,可达到止血的目的。

7. 补充血容量

患者出血时,应迅速建立两条静脉通道,及时补充新鲜血(全血),并根据出血量的多少决定补充液体量。

8. 心理护理

已有许多研究表明,无论是实验室诱发的急性应激或生活事件的应激,均可影响机体的免疫系统功能,且机体免疫功能改变受多种心理因素的影响。可见危重患者应激反应不仅来自疾病本身,很大程度上受疾病伴随的心理影响。所以对患者进行心理护理不可忽视。

9. 减轻颅脑损伤护理措施

有效处理原发性颅脑损伤,减轻应激反应,是有效预防应激性溃疡的前提。护理上须密切观察病情变化,及时发现颅内压增高征象,遵医嘱使用脱水剂。中枢性高热患者应积极采取降温措施,使体温控制在 38 ℃以下,必要时给予冬眠疗法,以减轻原发性脑损伤。

10. 血糖监测

有报道重型颅脑损伤患者血糖＞8 mmol/L 时,其应激性溃疡的发生率可由 4.2%增至 16.5%。且致死亡率升高,血糖＞10 mmol/L,病死率为 64.3%,血糖＞15 mmol/L,病死率为 86.7%。因此须监测应激性溃疡高危患者的血糖,并控制血糖在 8 mmol/L 以下。

第七节　肺部感染

肺部感染是颅脑伤后最常见的并发症之一,目前认为其多为院内感染所致,即医院获得性肺炎(nosocomial pneumonia,NP)。NP 是指住院期间由细菌、真菌、支原体、病毒或原虫等引起的感染性肺部疾患。近年来危重病患者合并肺部感染已受到广泛的重视。

一、发病机制

(一) 免疫防御功能下降

颅脑伤造成机体免疫力下降,呼吸道黏膜-纤毛清除能力下降,咳嗽反射减弱;肺泡巨噬细胞介导的吞噬作用受到影响;因呼吸中枢抑制而使潮气量减低,分泌物储留,这些均可抑制呼吸道局部免疫防御功能。外伤还造成细胞和体液免疫功能的下降,降低了机体对致病微生物的抵抗力,易导致肺部感染。

(二) 致病微生物侵入下呼吸道

颅脑伤可造成呼吸道上皮细胞表面纤维连接结合蛋白减少,使上呼吸道机会致病菌或其他病原体得以黏附繁殖,为 NP 的发生提供了先决条件。昏迷、休克、气道分泌物增多、人工气道及雾化吸入、机械通气患者,均可促使病原体侵入下呼吸道。

(三) 滥用抗生素

广谱抗生素的大量应用造成菌群失调和 2 次感染。

病理环境和医源性因素如无菌操作不严格亦是导致病原体进入下呼吸道的重要因素,全身和局部免疫功能障碍是导致肺部感染的体质因素。

二、病原学特征

NP可由多种病原体引起，其中以需氧革兰阴性杆菌最多见，占各种感染的60%～80%，尤以肺炎杆菌、绿脓杆菌、肠杆菌更常见，而金黄色葡萄球菌和嗜肺军团菌的感染有增加趋势。近年来随着广谱抗生素的发展和大量使用，使一些平时少见的病原体如真菌、病毒、原虫等引起的肺部感染也时有发生。

（一）绿脓杆菌肺炎

由铜绿假单胞菌所致，病情严重，死亡率高。为条件致病菌，广泛存在于潮湿环境中，在有潜在疾病、免疫功能低下或ICU、机械通气患者中易引起肺部感染。该菌虽为需氧菌，但在厌氧条件下也可生长，是院内感染的重要病原体，其所产生的溶血素与肺部感染有关。90%的铜绿假单胞菌可产生细胞外蛋白酶，导致出血、坏死性病变，其中A毒素毒力最大，易引起毒血症及败血症。临床表现为高热、咳嗽、气道分泌物增多、痰呈黄绿色，白细胞升高，感染严重时可下降；X线显示双侧肺下叶呈结节状浸润，部分发生融合，或表现为局限性及弥漫性肺部浸润。

（二）克雷伯杆菌肺炎

为近年来引起院内感染最多见的革兰阴性杆菌，占30%。可产生肠毒素，由其所致的肺部症状出现快，痰呈黏稠果酱样，常有明显中毒症状，严重感染者可出现粒细胞减少。X线表现为支气管炎、大叶性肺炎及肺脓肿。肺炎以上叶多见，病程长，机体抵抗力低下者可多叶受累。

（三）金黄色葡萄球菌肺炎

金葡球菌引起的急性化脓性肺部感染病情重，病死率高。正常情况下此菌寄生于鼻前庭及皮肤等处，为兼性厌氧的革兰阳性球菌，占院内肺部感染的10%。由其产生的溶血毒素和血凝固酶与致病密切相关。近年来出现的耐甲氧西林的金葡菌株（MRISA）给临床治疗提出了新的挑战。金葡菌肺炎起病往往隐匿，表现为咳嗽、发热、咯黄脓痰或脓血痰。肺部体征早期往往不明显，与病变范围大小、严重程度等因素有关，肺叶实变不多见。可出现白细胞升高，核左移，重症患者白细胞可不升或下降。X线显示肺部炎性浸润、肺脓肿、脓胸或脓气胸，病灶可于数小时或数天内发生改变，故短期X线随访有助于本病的诊断。

（四）军团菌肺炎

为需氧革兰阴性杆菌，属细胞内寄生菌，多通过吸入到达肺部，细胞免疫起主要防御作用，后期体液免疫也参与。临床表现为高热，咳嗽以干咳为主，伴有明显的肺外症状，如恶心、呕吐、腹泻等，可累及多个脏器。呼吸急促，相对缓脉，病程长。X线表现缺乏特异性，通常可见斑片状实质浸润，重症者可累及多叶。

（五）肺部真菌感染

正常人体对真菌具有较强的抵抗力，机体免疫力下降时通过吸入真菌孢子或经皮肤、黏膜侵入可造成感染，为机会致病菌。在呼吸系统机会性感染中占首位。另外长期大量使用广谱抗生素，使体内敏感细菌受抑制，不敏感细菌包括真菌得以繁殖，引起二次感染；激素的应用，危重患者机体免疫系统的破坏也使肺部真菌感染逐年增多。常见肺部真菌病有呼吸道念珠菌病、肺曲菌病、肺毛霉菌病、肺隐球菌病、肺孢子丝菌病、肺放线菌病、肺奴卡菌病等。临床发生肺部感染时,除细菌、病毒等病原体外,应警惕真菌感染的可能。对机体抵抗力低下,长期使用抗生素或糖皮质激素的患者更应注意真菌病原学的检查。

(六) 其他致病菌肺部感染

如大肠杆菌、阴沟肠杆菌、不动杆菌属等亦十分常见,均为机会致病菌。临床表现无特征性,不易及时诊断,防治困难,预后差,因其对社会、经济、医疗等方面造成的影响而受到普遍重视。

三、诊断

(一) 初步诊断

颅脑伤患者伤前肺部多无感染,伤后误吸,呼吸、咳嗽抑制以及局部和全身免疫功能下降是造成颅脑伤后肺部感染的重要因素。颅脑伤 48 h 后出现发热、咳脓性痰,肺部听诊闻及湿罗音,白细胞计数升高,特别是中性粒细胞升高,结合胸部 X 线发现异常阴影,均提示肺部感染的存在,应进一步查找病原体。

(二) 病原学诊断

痰涂片染色和培养是诊断肺部感染常用的重要手段。但痰标本采集时应注意污染的可能,有时分离到的病原体不能真正代表下呼吸道感染致病菌。近年来为提高病原体查找的准确性,采取对痰标本洗涤法处理,定量培养以及提高获取标本的可靠性如经气管吸引、纤支镜采样、支气管肺泡灌洗法,其结果对临床诊治具有重要的参考价值。另外还可通过肺炎标记物的检测,如测定分泌物中弹性蛋白纤维对坏死性肺炎具有特异性;通过抗体染色技术对已使用过多种抗生素、细菌培养阴性的患者具有特殊意义;纤支镜活检结果更为可靠,对机会性感染有诊断价值。对于真菌性肺炎痰培养找到真菌,如中段尿培养找到同种真菌,可以确立真菌感染,同时提示存在真菌性败血症。

(三) 医院内获得性支气管-肺感染诊断标准(试行方案,2001-1-2)

临床诊断

符合下述两条之一即可诊断。

(1) 患者出现咳嗽、痰黏稠,肺部出现湿罗音,并有下列情况之一:①发热。②白细胞总数和(或)嗜中性粒细胞比例增高。③X 线显示肺部有炎性浸润性病变。

(2) 慢性气道疾患患者稳定期(慢性支气管炎伴或不伴阻塞性肺气肿、哮喘、支气管扩张症)继发急性感染,并有病原学改变或 X 线胸片显示与入院时有明显改变或新病变。

病原学诊断

临床诊断基础上,符合下述六条之一即可诊断:

(1) 经筛选的痰液,连续两次分离到相同病原体。

(2) 痰细菌定量培养分离病原菌数≥106 cfu/ml。

(3) 血培养或并发胸腔积液者的胸液分离到病原体。

(4) 经纤维支气管镜或人工气道吸引采集的下呼吸道分泌物病原菌数≥105 cfu/ml;经支气管

肺泡灌洗(BAL)分离到病原菌数≥104 cfu/ml;或经防污染标本刷(PSB)、防污染支气管肺泡灌洗(PBAL)采集的下呼吸道分泌物分离到病原菌,而原有慢性阻塞性肺病包括支气管扩张者病原菌数必须≥103 cfu/ml。

(5) 痰或下呼吸道采样标本中分离到非呼吸道定植的细菌或其他特殊病原体。

(6) 免疫血清学、组织病理学的病原学诊断证据。

说明:

(1) 痰液筛选的标准为痰液涂片镜检鳞状上皮细胞<10个/低倍视野和白细胞>25个/低倍视野或鳞状上皮细胞:白细胞≤1:2.5;免疫抑制和粒细胞缺乏患者可见柱状上皮细胞或锥状上皮细胞与白细胞同时存在,可以不严格限定白细胞数量。

(2) 应排除非感染性原因如肺栓塞、心力衰竭、肺水肿、肺癌等所致的下呼吸道的胸片改变。

(3) 病变局限于气道者为医院感染气管-支气管炎;出现肺实质炎症(X线显示)者为医院感染肺炎(包括肺脓肿),报告时需分别标明。

四、抗菌药物选择策略

目前虽有大量新的抗生素问世,但肺部感染仍面临新的问题,抗生素应用不合理,使细菌耐药率明显上升,降低了治疗效果,故应强调抗菌药物的合理应用。

(一) 应用原则

(1) 经验性治疗。在未查明病原菌前,针对临床表现和痰涂片革兰染色结果,尽可能使用窄谱抗菌药物,对革兰阳性球菌应选用青霉素或红霉素;革兰阴性菌或混合感染者可给予第二代或第三代头孢,或与氨基糖甙类抗生素联合应用。

(2) 病原学治疗。根据病原体培养和药敏结果选择敏感的抗菌药物。

(二) 各类抗菌药物特点

(1) 大环内酯类。为大分子内酯药物,以红霉素为代表,属窄谱抑菌类抗生素,对需氧革兰阳性菌有较强抗菌活性,对革兰阴性菌作用较差;而对支原体属和衣原体属特别敏感。本类药在组织和体液中分布广泛,在痰及支气管分泌物中的浓度为血药浓度的60%,主要经胆汁排泄,从尿中排出较少,但在尿、粪中均可达到较高浓度。副作用为胃肠道反应,少见的有血清转氨酶升高。是敏感革兰阳性球菌、支原体属、衣原体属所致感染的首选药物,静滴量20~40 mg/kg/d,分3~4次给予。

(2) 氨基糖甙类。代表药物为阿米卡星、妥布霉素及立克菌星。主要针对革兰阴性杆菌,作用于细菌蛋白质合成的全过程,可导致细菌胞膜通透性增加,加速细菌死亡。与β-内酰胺类合用可获得协同或累加作用。注射给药后多数组织中的浓度为血药浓度的50%,90%以原型经尿排出。毒副作用以耳、肾毒性多见,引起2次感染少见。听力损害有成为永久性的可能,肾毒性多数可逆。正常肾功能者每天给药1次,因其具有抗生素后续作用,未被杀灭者于短时间内不易恢复,无需保持高于最低抑菌浓度的药物浓度。妥布霉素每天量为3~5 mg/kg,阿米卡星和立克菌星每天量为15~20 mg/kg,后两者副作用小,但也应注意肾功能监测。

(3) β-内酰胺类。分青霉素类、头孢菌素类和不典型类。青霉素类以青霉素G应用最多,针对不产酶金葡菌、溶血性链球菌和肠球菌属等,氨苄西林与舒巴坦的合剂(舒氨新)对肠球菌属和敏感的革兰阴性杆菌的作用较强;头孢菌素类为广谱抗生素,第一代包括头孢唑啉、头孢噻吩和头孢拉定等，第二代包括头孢呋辛、头孢孟多、头孢替安和头孢西丁等，第三代包括头孢他啶、头孢曲松、头孢噻肟和头孢哌酮，第四代为头孢匹罗；不典型类包括亚胺培南和氨曲南。目前头孢菌素应用较广，第一代对革兰阳性球菌作用较强，对革兰阴性杆菌作用弱或无效，肾毒性较大；第二代对革兰阳性菌活性同第一代，而对革兰阴性菌作用增强，但对不动杆菌属、绿脓杆菌无效，仍具较大肾毒性；第三代对肠杆菌属有强大抗菌活性，头孢他啶对绿脓杆菌作用最强，对革兰阳性菌作用较第一、二代弱，肾毒性有所降低。亚胺培南和氨曲南抗菌活性强，前者对革兰阳性菌、革兰阴性菌及厌氧菌均有良好作用，后者只对革兰需氧菌作用强，两者对肠道正常菌群影响小，且氨曲南与青霉素无交叉变态反应。

本类药品主要作用于细菌胞壁产生杀菌作用。由于组织中浓度多较低，故青霉素 G、氨苄西林、头孢呋辛、氨曲南、第三代头孢菌素（除头孢哌酮外）可使用较大剂量以使组织中达到有效水平。与氨基糖甙类联合常可获得协同效果。β-内酰胺类的每天量为 50～100 mg/kg，分 2～3 次给予，长期应用需注意发生 2 次感染（真菌）的可能。

（4）喹诺酮类。为全合成的化学药物，第一代已淘汰，第二代为吡哌酸，仍用于尿路及肠道感染，第三代为诺氟沙星、环丙沙星和氧氟沙星。适用于革兰阴性杆菌，抗菌谱较头孢三代广，主要作用于细菌 DNA 旋转酶。在组织和体液中的浓度高，且具有抗生素后续作用，一般每天给予 2 次即可，环丙沙星每天量为 200～600 mg，氧氟沙星 400 mg/d，1 次给予。

（5）氯霉素类。主要为氯霉素，其进入痰、支气管分泌物及脑脊液的浓度较高，可用于呼吸系感染和敏感的脑膜炎球菌、肺炎球菌引起的化脓性脑膜炎。中、重度肺部感染（特别是需氧和厌氧菌的混合感染）不失为有效药物之一，可与红霉素合用，每天量 2～3 g，分 2 次给予。副作用为胃肠道反应，白细胞减少，贫血（与剂量有关，可逆）。

（6）抗厌氧菌药物。肺部厌氧菌感染多见，多与需氧菌、兼性菌共同造成混合感染。青霉素 G、甲硝唑（灭滴灵）和氯霉素是常用抗厌氧菌药物。青霉素 G 首选，用量大，每天量 600～1 000 万 U，分 2 次静滴；甲硝唑对各种厌氧菌有强大杀菌作用，临床上广泛用于预防和治疗厌氧菌感染及混合感染（与氨基糖甙类或 β-内酰胺类合用），每天量 2～4 g，分 2～3 次给予。

（7）抗真菌药物。①多烯类抗生素：代表药为两性霉素 B，用于治疗多数深部真菌病，疗效较为满意，其与真菌胞质膜的麦角固醇结合，使通透性改变，致胞内物质外漏而死亡，常作深部真菌感染的首选。副作用有寒战、高热、头痛、恶心、呕吐等，可以激素减轻反应；肾毒性较为常见，如蛋白尿、尿中见红白细胞、氮质血症和肾小管性酸中毒，停药后多数可消失，但肾小球滤过率降低可为永久性；此外还可造成肝功能损害、心肌损害等。两性霉素 B 静滴时应从小剂量（0. 02～0. 1mg/kg/d）开始，每天或隔日增加 5 mg 至 0. 5～1 mg/kg/d，由于半衰期长，达到治疗剂量后可隔日给药，以 5%葡萄糖液 500 ml 稀释，避光，至少 6 h 缓慢静滴，以减少副作用。用药过程中密切监测肝、肾、心脏功能。近年出现的两性霉素 B 脂质体减低了毒副作用，临床初步应用疗效满意。②咪唑类抗真菌药：代表药有酮康唑、咪康唑、伊曲康唑和氟康唑，具有广谱抗真菌作用，对深部、浅部真菌病均有效。可直接损伤真菌的胞质膜，改变通透性，使细胞内重要物质摄取受影响或漏失造成真菌死亡。酮康唑临床上为口服用药，主要针对白色念珠菌、类球孢子菌、组织胞质菌等引起的全身感染，200～400 mg/d。副作用为胃肠道反应，长期用药需注意肝功能损害；咪康唑主要用于深部真菌感染，对白色念珠菌、曲菌、新生隐球菌、芽生菌、球孢子菌、拟酵母菌等深部真菌有良好的抗菌作用，静脉给药每天常用量为 600～1 800 mg，最大量可用至 3 600 mg/d，应稀释后使用，先给予小剂量（200 mg），再逐渐加大剂量，滴注速度不可过快，副作用为静脉炎、皮疹、红细胞压积和血小板下降；伊曲康唑的抗真菌谱与酮康唑相似，口服吸收好，在肺、肾及上皮组织中浓度较高，在支气管分泌物中浓度低，临床主要用于深部真菌引起的系统感染，每天常用量为 100～200 mg,口服,副作用较酮康唑小;氟康唑(大扶康)对新生隐球菌、白色念珠菌及其他念珠菌、黄曲菌、烟曲菌、皮炎芽生菌、粗球孢子菌、荚膜组织胞质菌均有抗菌作用,其有口服和静脉用药两种,口服 50 mg/d,对严重深部真菌感染可静脉给药,200～400 mg/d,分 2 次给予,病情稳定后改口服给药,副作用主要为胃肠道反应,偶有皮疹,本药 60%～75%自尿排出,肾功不全患者应调整剂量。③5-氟胞嘧啶:对隐球菌、念珠菌和球拟酵母菌具有较高抗菌活性,易出现耐药性,可与两性霉素 B 合用,用于治疗念珠菌败血症。肺、尿路、消化道真菌感染疗效佳,每天用量 50～150 mg/kg,分 2～3 次静脉滴注。副作用有胃肠道反应,肝毒性,骨髓抑制等,应定期检查肝功能和血象。

(三) 肺部感染治疗中应注意的问题

(1) 颅脑伤后肺部感染属院内获得性感染,以革兰阴性杆菌为主,其中不动杆菌属有增加的趋势。长期应用广谱抗生素者,应警惕真菌、卡氏肺孢子虫、结核、军团菌感染。

耐药问题的出现已成为当今抗感染治疗的一大难题。许多肺部感染是由多重耐药的革兰阴性杆菌,包括绿脓杆菌、肺炎克雷伯杆菌、大肠杆菌、不动杆菌属以及耐甲氧西林的金黄色葡萄球菌、肠球菌在内的革兰阳性球菌混合感染所致。ICU 内绿脓杆菌对头孢他啶和亚胺培南耐药率明显增多。

(2) 造成难治性肺部感染的原因应从宿主的抵抗力、病原体和抗菌药物三者全面分析,其中最主要的是机体免疫因素。治疗上不能忽略加强营养,以提高机体抵抗力。

(3) 为减少耐药菌株及 2 次感染,应避免长期大量使用一种或某几种抗菌药物,应采用抗菌药物轮换使用法。

(4) 掌握抗菌药物应用时机,预防性使用抗菌药物不可取;应密切观察病情,一旦咳嗽、痰量增多,或痰转为脓性,需更换适宜药物。

五、护理

(1) 保持呼吸道通畅。重型颅脑损伤患者因处于昏迷状态,咳嗽及吞咽反射减弱或消失,易造成分泌物、呕吐物等误吸或附积于肺部。因此,保持呼吸道通畅,对预防肺部感染极为重要。

(2) 空气清洁和消毒。病室定时通风和换气,保持室内空气清新,温度保持在 22℃左右,湿度保持在 80%～90%,每天 2 次紫外线消毒,每次 1h,消毒时注意保护患者皮肤和眼睛,尽量减少家属探视。

(3) 保持口腔清洁。及时彻底清除口腔及呼吸道分泌物、呕吐物,做好口腔护理,pH 值高宜用 2%～3%硼酸溶液,pH 值低宜用 2% $NaHCO_3$、1%～3%双氧水或生理盐水清洗口腔,2 次/日,及时治疗口腔炎、黏膜溃疡及化脓性腮腺炎等口腔感染。

(4) 定时翻身叩背。经常变换患者体位,以利于呼吸道分泌物排出,防止呕吐物误吸,并定期采用拍击震动法协助排痰,定时改变体位除能预防褥疮发生外,尚能减轻肺部瘀血,提高氧气运送能力,克服重力造成的气体分布不均,改善通气/灌注比例并能促进分泌物排出,1～2 h 翻身 1 次,拍击震动可使小支气管分泌物松动排至中、大气管,并利于进一步排出体外。

(5) 防止舌后坠。舌后坠影响呼吸通畅者,应取侧卧位并抬起下颌,以改善呼吸道通气状况。

(6) 及时清除痰液。彻底吸痰对预防重型颅脑损伤患者肺部感染极为重要,可经口腔、鼻腔或气管切开处吸痰,前颅窝骨折致脑脊液鼻漏患者应避免从鼻腔吸痰,以免引起颅内感染。吸痰动作要轻柔,吸痰管自气管深部左右前后旋转,向外缓慢退出,防止因吸力过大或动作过猛造成口腔、气管黏膜损伤致出血，痰液过多时应间断反复抽吸，每次吸痰 10～15s，如患者出现心率增快或发绀，则应抽出吸痰管给予吸氧，待情况稳定后重新进行，一般连续吸 3～4 次，不宜过长，以免加重脑缺氧。

(7) 气管切开。重型颅脑损伤患者咳嗽反射减弱，如出现误吸、呼吸道梗阻、气管内分泌物增多而排出不畅时，应尽早行气管切开。及时气管切开能有效解除呼吸道梗阻，易于清除下呼吸道分泌物，减少通气无效腔，改善肺部通气功能，保证脑组织供氧。以 0.45% NaCl 湿化液，微量注射泵持续湿化气道，可减少气道干燥、出血，有利于痰液的吸出，可有效预防肺部感染，对减轻脑水肿和防止肺部感染具有积极重要作用。

(8) 加强营养，增强机体免疫力。重型颅脑损伤患者基础代谢率高，能量消耗增加，蛋白质分解利用大于合成，处于低蛋白血症、负氧平衡状态。营养不良可导致机体免疫力降低，因此，对重型颅脑损伤患者应采用高热量、高蛋白营养支持治疗，可采用胃肠道内营养和胃肠道外营养方式予以补充，必要时应给予输新鲜血及血液制品等支持，同时注意维持水电解质和酸碱平衡。加强营养，对预防肺部感染也十分重要。

(9) 抗生素的应用。正确及时地选用抗生素，是肺部感染治疗成功的关键。由于颅脑损伤合并肺部感染的致病菌株不断增多，菌群复杂，毒力和侵袭力强的致病菌多表现为单纯感染，而毒力和侵袭力弱的致病菌则以混合感染的形式存在。因此，临床用药宜根据细菌敏感试验。重型颅脑损伤患者，肺部感染约一半以上是在伤后 3～4 h 出现，颅脑损伤患者在提高全身抵抗力的同时，应有针对性地给予预防性抗菌药物治疗。临床资料显示，颅脑损伤合并肺部感染的主要病原菌为革兰氏阴性杆菌，预防性使用抗菌药物时可首选羟苄西林，或以羟苄西林为基础加用丁胺卡那或甲硝唑等。

(10) 控制高热。重型颅脑损伤特别在伤后早期患者体温在 39℃以上者，应视为重型颅脑损伤严重。因高热可使代谢率增高，加重脑缺氧和脑水肿，必须及时处理。中枢性高热，可应用物理降温、解热剂等，如果降温无效或体温继续上升，可改用亚低温疗法，有较好效果。

（王彦红　仕海涛）

第八节　外伤性癫痫

一、概述

外伤性癫痫是指继发于颅脑损伤后的癫痫发作，可发生在伤后的任何时间，甚难预料，早者于伤后即刻出现，晚者可在头伤痊愈后多年突然发作。不过，并非所有的脑外伤患者都并发癫痫，其发生率在 0.1%～50%不等，由于资料不同，差异甚大。外伤性癫痫的发生以青年男性为多，可能与颅脑伤机会较多有关。Eva 生理盐水(1963)指出有家族性癫痫史的患者并发癫痫较一般患者为多，前者占 9%而后者仅占 3%，说明遗传因素与外伤性癫痫亦有一定关系。一般说来，脑损伤愈重并发癫痫的机会愈大，并且开放性脑损伤较闭合性者多，各为 20%～50%及 0.5%～5%，其中穿透硬脑膜者较非穿透者高 5～10 倍，尤其是火器伤并发癫痫的概率更高，可达 42.1%，而非火器伤仅约占 16.4%。早期癫痫(即刻或近期发作)指伤后 24 h 内发生癫痫，约占 30%，可能与脑实质损伤、颅内出血、凹陷性骨折压迫或局部脑组织缺血、水肿及生化改变有关。其中，30%发生在伤后 1 h之内，尤以儿童多见，常为部分性癫痫发作，有人认为早期癫痫常预示有引起晚期习惯性癫痫的可能。中期癫痫(延期或晚期发作)系指伤后 24 h 至 4 周内发生的癫痫，约占 13%，多与脑组织挫裂伤、颅内出血、脑水肿肿胀及软化等病理改变有关,特别是大脑皮层额-顶中央区的损伤尤易出现癫痫,其次,颞叶内侧损伤,包括海马、杏仁核等亦是癫痫的易发区,可因损伤引起神经细胞的微小化学改变、代谢紊乱和电生理变化而导致癫痫发作。上述早期和中期的癫痫主要源于急性脑实质损伤、颅内血肿特别是急性硬脑膜下血肿,或源于脑损伤后继发性组织反应及创伤的愈合过程。这类病理生理变化可以在一定时间内逐步缓解和恢复,故不一定都导致反复发作性癫痫,且常属部分性发作,若对药物治疗反应较好或能自行缓解,则无需手术治疗,给予适量的抗癫痫药物加以预防或控制发作即可。晚期癫痫(远期或习惯性发作)是指伤后 4 周至数年乃至十数年始出现的外伤性癫痫,约占 84%,往往呈重复性或习惯性发作。此类癫痫的发病很难预料,颅脑外伤后遗忘症状延长及早期曾有过抽搐的患者,较易发生晚期癫痫。Jennett(1975 年)指出急性颅内血肿患者出现晚期癫痫者占 31%,颅脑外伤后早期抽搐者为 25%,有凹陷性骨折者为 15%。开放性颅脑损伤特别是火器伤,由于硬脑膜破裂、脑实质挫碎及异物存留机会较多,更易导致癫痫。半数以上的晚期癫痫都出现在伤后 1 年内,约有 1/5 的患者是在伤后 4 年始有发作,后者常较顽固。晚期外伤性癫痫的发作类型大多为局部性发作,约占 40%,颞叶癫痫约占 25%。其原因常与脑膜脑瘢痕、脑内囊肿、脑穿通畸形、脑脓肿及颅内血肿、异物、骨折片有关,由于这些病变压迫、牵拉和刺激邻近的正常或部分损伤的脑组织,引起神经细胞痫性放电,而致癫痫发作。

二、诊断

外伤性癫痫均有头部外伤史可查,不论是闭合性或开放性颅脑损伤,伤后不同时期出现的不同类型癫痫发作,特别是脑组织损伤部位与痫灶相符合的局部性发作而伤前无癫痫病史,不难确诊。一般除小发作及双侧严重的肌阵挛之外,任何类型的癫痫均可出现,多数患者的发作类型较固定,少数可有改变。早期及中期癫痫随着时间的推移约有 25%的患者在 2 年或稍长的时间内自行缓解而停止,但晚期癫痫常有加重的趋势,可由局部性发作演变为全身性发作,严重时并有记忆力减退、人格障碍、智力低下等表现。通常额叶脑瘢痕常引起无先兆的大发作;中央-顶区的病灶多为肢体的运动性或感觉性发作;颞叶损害表现为精神运动性癫痫;枕叶则常有视觉先兆。外伤后早期癫痫常在首次发作之后有一间歇期,数周或数月不等,以后频率逐渐增高,约在 3～5 年左右半数患者可能有所好转,或趋于停止。部分患者仍持续有所发作,但频率不定,程度较轻者抗痫药物多能控制。另有少数患者癫痫发作频繁,甚为顽固,预后较差。外伤性癫痫的诊断,除临床表现及其特点之外,尚须依靠脑电图检查。源于大脑皮质的癫痫波常为高波幅的尖波、棘波、尖慢波或棘慢综合波,位相一般为阴性;病灶深在者,其波形多为尖波或尖慢综合波,波幅较低,位相有时阴性,有时阳性。癫痫灶的定位,除根据波形、波幅及位相之外,尚应注意癫痫波出现的同步性。两个以上同步的癫痫波,有时可来自同一个病灶,呈现双侧同步的阵发性慢波,一般认为是中央系统发作,或陈旧性癫痫。此外,脑 CT 或 MRII 扫描亦有助于了解病灶的部位和性质,通常可见局限性或弥漫性脑萎缩、脑胶质增生或囊性病变、脑穿通畸形、蛛网膜囊肿、脑池扩大、脑室受牵扯、骨折片陷入、血肿、脓肿及异物等。

三、治疗

外伤后一周以内的短暂抽搐,多无重要临床意义,此后也不再发作,故无需特殊治疗。对反复发作的早期或中期癫痫则应给予系统的抗痫药物治疗。一般应根据发作类型用药,如大发作和局限性发作,选用抗痫药物的顺序为苯妥英钠、苯巴比妥、卡马西平、扑痫酮或丙戊酸钠;小发作则常用丙戊酸钠、乙琥胺、安定或苯巴比妥；精神运动发作则首选卡马西平，其次为苯妥英钠、苯巴比妥、扑痫酮、丙戊酸钠或安定；肌阵挛发作则宜选用安定、硝基安定或氯硝基安定。用药的原则是使用最小剂量，完全控制发作，又不致产生副作用，应从小剂量开始，逐渐增量至完全控制发作，并根据患者的发作时间，有计划地服药。所选定的药物一旦有效，最好是单一用药，不轻易更换，并行血药浓度监测，维持血药浓度直至完全不发作 2～3 年，再根据情况小心逐步缓慢减药，若达到完全停药后仍无发作，则可视为临床治愈。对少数晚期难治性癫痫经系统药物治疗无效者，则需行手术治疗，在脑皮质电图监测下将脑瘢痕及癫痫源灶切除，约有半数以上的患者可获得良好效果。

手术方法：术前应认真进行癫痫源灶定位，因为脑损伤后的瘢痕虽为外伤性癫痫的病因，但引起癫痫发作的却往往是位于病变附近的（偶尔是远离的）痫性放电灶，有时甚至是多源性的，故手术时不仅要切除脑瘢痕组织，同时还必须切除貌似正常的痫灶，否则癫痫不能控制。手术宜在局部麻醉或静脉麻醉下施行，以便术中描记脑皮质电图及电刺激。如果头皮留有较大的瘢痕，手术切口应考虑头皮的血运供应及整形修复设计。开颅方法以骨瓣开颅为佳，暴露充分，有利于痫灶的测定。若有颅骨缺损，应先将头皮与硬脑膜的粘连小心锐性分离，如常环状切开硬脑膜，小心分离硬脑膜与脑组织，以免损伤过多的正常脑皮质。然后在脑皮质电图指引下，切除脑瘢痕及癫痫源灶，切除时应注意保护脑重要功能区，将已瘢痕化的胶样组织尽量予以切除，深部到脑室膜为止，应避免穿通脑室。皮质上的癫痫放电灶则宜采用软膜下灰质切除，按脑皮质电图监测的范围，小心沿脑回中线电凝后剪开软脑膜，再用小括勺或吸引器，切除该脑回的灰质，把保留的软脑膜盖回原处。继而再测定脑皮质电图，直到所有痫性放电灶均消失为止。最后，充分止血，完善修复硬脑膜，颅骨缺损应视具体情况同期或择期修补，如常缝合头皮各层，皮下引流 24 h。术后继续抗痫药物治疗 2～3 年。

四、护理措施

1. 防止受伤

发作时使患者平卧，在患者上下臼齿之间放置牙垫，预防舌咬伤。患者床旁要有床档、安全带等保护装置，防止坠床和碰撞伤。切忌强行按压患者肢体以免发生肌肉拉伤、骨折、关节脱位等。

2. 并发症的观察

癫痫持续状态常伴有缺氧、发热、脑水肿、水电解质紊乱、酸碱平衡失调等。可对症给予吸氧、物理降温、建立静脉通道、进行心电、血气、血电解质监测等，并予以对症处理。

3. 使用抗癫痫药物

常用药物有安定、苯巴比妥钠、冬眠药等。要遵医嘱准确给药。静脉用药时注意调整速度，密切观察患者呼吸、心率、血压变化，注意药物的不良反应。癫痫发作控制后要切记递减停药。

4. 防止窒息

发作时将患者头偏向一侧，防止舌后坠。松开衣领以促进唾液、呕吐物流出。患者口腔有分泌物或呕吐物时，要立即清除以防止误吸。保持呼吸道通畅，如自主呼吸停止，立即行人工复苏，有条件者可气管内插管，呼吸机维持呼吸。

5. 做好记录

要准确记录癫痫发作的类型、持续时间及间歇时间。记录用药的名称、剂量、用法、时间和效果。发作未停止前，应派专人守护，以便观察病情变化，及时采取抢救措施。

第九节　外伤性脑积水

一、概述

脑挫伤后蛛网膜下腔出血较常见，大量的血性脑脊液对脑膜产生强烈刺激，可引起无菌性炎症反应，软脑膜与蛛网膜发生粘连，甚至堵塞蛛网膜绒毛，从而造成脑脊液的循环和吸收障碍。这与化脓性脑膜炎所致蛛网膜下腔梗阻引起的脑积水相类似，即脉络丛产生的脑脊液虽然可以流出脑室，但却受阻于蛛网膜下腔，在脑基底池、环池及侧裂池等处阻碍脑脊液经脑凸面循环至蛛网膜粒吸收。因此，患者往往出现颅内压增高症状，且脑室系统也随之扩大，如果没有得到及时合理的治疗，病情将日趋恶化。有时脑脊液循环梗阻发生在脑室系统之内，引起一侧或双侧脑室积水，这种情况多系脑室穿通伤或髓内血肿破入脑室所致，常在室间孔、导水管或第四脑室出口处发生阻塞。间或可因小脑幕切迹疝，脑干移位而致环池闭塞或导水管受压引起脑积水；或因不适当的大骨瓣减压，脑严重膨出、移位，导致脑脊液循环受阻而伴发脑积水。外伤后脑积水有急性、慢性两种，伤后数小时至2周之内发生者均为急性脑积水，多因血块直接阻塞脑脊液循环通路或因蛛网膜被红细胞阻塞所致，进行性颅内压增高显著，临床上较常见。伤后3周乃至半年甚至1年始发病者为慢性脑积水，这类患者有蛛网膜增厚、纤维性变、室管膜破坏及脑室周围脱髓鞘等病理改变，常以脑脊液吸收障碍为主。Johnston认为脑脊液的吸收与蛛网膜下腔和上矢状窦的压力差以及蛛网膜绒毛颗粒的阻力有关。当脑外伤后颅内压增高时，上矢状窦的压力随之升高，使蛛网膜下腔和上矢状窦的压力差变小，从而使蛛网膜绒毛微小管系统受压甚至关闭，直接影响脑脊液的吸收。由于脑脊液的积蓄造成脑室内静水压升高，脑室乃进行性扩大。因此，慢性积水的初期，患者的颅内压高于正常，至脑室扩大到一定程度之后，由于加大了吸收面，才渐使颅内压下降至正常范围，故临床上称之为正常颅压脑积水。但由于脑脊液的静水压已超过脑室壁所能承受的压强，脑室持续扩大，脑萎缩加重致进行性痴呆。

二、症状与体征

外伤后脑积水因发病急、缓不同，临床表现也有所不同。急性者以进行性颅内压增高为主，脑挫裂伤程度较严重，伤后持久昏迷或曾有一度好转又复恶化，虽经脱水、排除血肿、减压手术及激素等多方治疗，但意识恢复欠佳。患者颅内压持续升高，减压窗脑膨隆，脑脊液蛋白含量增加，颅内无其他残留或迟发血肿存在，故易误诊为迁延性昏迷或植物状态。慢性者多表现为正常颅压脑积水，自伤后至出现脑积水症状平均为4～18月，一般都不满1年。患者逐渐出现痴呆、步态不稳、反应迟钝及行为异常，有大、小便失禁、癫痫、情感自制力减退等症状。病情发展较缓慢，症状时有波动。腰穿或脑室内压力大都正常，脑脊液蛋白含量升高。眼底检查亦无视乳头水肿。

三、诊断

外伤后脑积水过去主要依靠气脑等方法诊断，各家报道发生率悬殊，约在21%～36%之间。晚近采用CT扫描诊断，发生率仅为1.3%～8%左右，是当前较准确的诊断手段之一。但凡严重脑外伤患者，经过及时合理的处理之后，病情虽已稳定但意识恢复欠佳或有新的神经受损体征出现时，应及时进行影像学检查。CT扫描可见脑室系统扩大，尤以侧脑室前角为著；侧脑室周围特别是额角部有明显的间质性水肿带；脑室扩大程度甚于脑池的扩大；脑回无萎缩表现，脑沟不加宽。需要与脑萎缩相鉴别，因为严重脑挫伤、轴突损伤、脑缺血、缺氧和坏死等造成的脑萎缩也具有脑室扩大的CT影像。后者的特点是：侧脑室普遍扩大、脑沟增宽、无脑室周围的透亮水肿区。MRI检查虽与CT所见相同，但更为明确和清晰：首先是侧脑室前角的扩张及脑室周围的间质性水肿带，MRI加权图像上可显示明显的高信号；其次于冠状面可以测出两侧室顶之间的夹角小于120°。相反，在脑萎缩患者此角则常大于140°；再者于矢状面尚可看到第三脑室呈球形扩大，视隐窝和漏斗隐窝变浅变钝，而在脑萎缩患者，其第三脑室前后壁、漏斗隐窝、视隐窝则虽有扩大但仍保持其原有轮廓。另外，放射性核素脑脊液成像检查对脑积水的诊断亦有重要价值，其特征性表现是核素经第四脑室中孔向脑室内逆流，而脑突面却无核素的显影，说明脑脊液循环和吸收已发生障碍。核素在脑室内滞留的时间有助于估计脑积水的严重程度。

四、治疗

外伤性脑积水的治疗，无论是颅内高压脑积水还是正常颅压脑积水都应采用单向阀门分流管行分流术。急性脑积水患者，如果在头外伤后早期即施行颅内压监护，并及时排出血性脑脊液，有可能减少后期脑积水的发生率。在怀疑有外伤性脑积水时，即应早期行影像学检查以及时明确诊断，尽快施行分流手术，以缓解由脑积水引起的进行性脑萎缩。植入分流装置的方法分脑室-腹腔及脑室-心房两种，因后者不适宜于分流脑脊液中含有空气、挫碎组织及血凝块和（或）新近施行脑室外引流的患者。因此此处仅介绍外伤后脑积水较常用的脑室-腹腔分流术。此术适用于梗阻性脑积水、交通性脑积水及正常颅压脑积水。术前首先选择适当长度的分流装置，按患者头顶至右下腹麦氏点的长度再加50 cm，目的在于将分流管末端置入盆腔，以防止大网膜包裹封闭。同时还应测定患者脑脊液压力，高于140 mm H_2O者选用中等压力的分流装置（55～85 mm H_2O）；低于140 mm H_2O的采用低压分流装置。因过度引流可造成负压综合征，患者常有体位性头痛和烦躁，所以采用宜低压或中压分流。

目前，脑脊液分流术已成为治疗创伤后脑积水的主要手段。

适应证：①创伤后脑积水合并颅内高压者；②神经功能缺失不能以创伤所致的局部脑损伤解释者；③有特征性正常压力脑积水（NPH）临床表现者。

禁忌证：①年龄过大或昏迷时间较长，即使分流术成功，症状也不会有所改善者；②颅内感染未控制者；③脑脊液蛋白含量过高或有出血者；④分流处或分流管径内有局部感染者；⑤有严重循环、呼吸系统疾病者。

五、护理措施

(1) 室温保持在18～21℃，湿度55%为宜，定时通风换气，保持病房空气流通，为患者提供一个安静、整洁、舒适、安全的治疗和康复环境。

(2) 饮食应易开脑窍、通经络、健脾益肾、填精益髓、强身易消化的食物为主。

(3) 作好心理护理，护理人员应亲切、热情、耐心地照顾患者详细了解患者的病情、家庭、社会环境，帮助患者及家属树立起战胜疾病的信心，积极配合治疗，变被动为主动，创造出一个接受治疗康复的最佳心理状态。

(4) 定时测量患儿头部，询问有无恶心、呕吐等。

(5) 颅内压增高时严密观察生命体征的变化，特别是意识、瞳孔的变化，有无脑疝发生及颅内高压三联症(头痛、呕吐、视盘水肿)，做好特护记录，记出入量。

(6) 应用甘露醇降压时一定要快速滴入，在半小时内滴完，不可漏入皮下，以防局部皮肤组织坏死。

(7) 预防并发症，颅内压增高时避免搬动，头下垫以软枕，头偏向一侧并抬高 15～30°，及时吸出呼吸道分泌物并保持呼吸道通畅，昏迷时注意保护角膜，预防褥疮。

(8) 危重患者做好抢救准备(器械、药品)，必要时行气管切开。

(9) 对症护理，抽搐时通知医生并给予镇静剂，有缺氧指征时吸氧，高热时退热处理。

(10) 指导家长或协助患者做功能训练，以主动运动为主。

(11) 针对疾病病因及康复治疗原则进行治疗，做好出院指导。

第十节 脑外伤后综合征

一、概述

脑外伤患者在急性创伤恢复之后，仍有许多自觉症状长期不能消除，但临床上又没有确切的神经系统阳性体征，CT、MRI 等检查亦无异常发现。这类患者往往为轻度或中度闭合性颅脑损伤，伤后一般情况恢复较好，但头昏、头痛及某些程度不一的自主神经功能失调或精神性症状却经久不愈。如果这些症状持续至伤后 3 个月以上仍无好转时，即称为脑外伤后综合征。以往虽曾有脑震荡后遗症或脑外伤后神经官能症之称，但对其发病原因究竟属器质性或是功能性，至今仍无定论。不过从目前的观点看，可能是在轻微脑器质性损伤的前提下，由患者的心身因素与社会因素促成。在暴力打击头部之后，无论轻重都将引起一系列不同程度的脑组织病理生理改变。轻者仅有暂时的生物化学及脑血灌注方面的变化，重者不仅造成脑挫裂伤、颅内血肿、脑缺血、缺氧，也可引起蛛网膜下腔出血、轴突断裂等，其中，显著的病变在后期检查时易于发现，但也有一些难以查出的轻微病变。例如，头皮的外伤性神经瘤、颅内外小血管沟通、脑膜-脑软膜粘连、蛛网膜绒毛封闭、轴突断裂、脑白质或脑干内的微小出血、软化，以及颅颈关节韧带或肌肉的损伤波及颈神经根等等，都可引起各种症状。脑外伤后综合征的发生与脑组织受损的严重程度并无相应的关系，相反，脑损伤轻不伴有明显神经功能障碍者比重型脑外伤者发生神经功能缺损为多。本综合征在失业者中的发生率较已就业者为多，在智商较高、拥有专业知识者中较少。上述情况足以说明患者的身心因素、社会影响以及生活、工作是否安定均与本病的发生密切相关。

二、症状与体征

脑外伤后综合征的临床表现虽然多种多样，但归纳起来主要是头昏、头痛和神经系统机能障碍三方面。头痛最多，约占 78%，患者常有头部胀痛、割裂痛或跳痛，发作时间不定，以下午为多，部位常在额颞部或枕后部，有时可累及整个头部，或有头顶压迫感，或呈环形紧箍感，因而终日昏沉、焦躁不安。位于枕后的头痛经常伴有项部肌肉紧张及疼痛，多与颅颈部损伤有关。头痛的发作可因失眠、疲劳、情绪欠佳、工作不顺利或外界的喧嚣而加剧。头昏亦较为常见，约占 50%。患者往往述为头昏目眩，其实多非真正的眩晕，而是主观感到头部昏聩、思维不够清晰，或是一种混乱迷糊的感觉。有时自认为身体不能保持平衡，常因转动头部或改变体位而加重，但神经检查并无明确的前庭功能障碍或共济失调，给予适当的对症治疗和安慰鼓励之后，症状即可减轻或消失，但不久又复出现。除了头昏、头痛外，患者还常有情绪不稳定、容易疲倦、失眠、注意力涣散、记忆力减退，甚至喜怒无常、易激动等表现。自主神经功能失调时，患者尚可出现耳鸣、心悸、血压波动、多汗、性功能下降或月经紊乱等。

三、诊断与治疗

脑外伤后综合征的诊断必须慎重，首先应在认真排除器质性病变之后始能考虑。对这类患者应耐心询问病史，了解伤后至现在病情的全过程，包括各项检查的结果、治疗经过、手术发现以及曾经作出的诊断意见和治疗效果。在全面了解患者情况之后，再根据需要进行必要的检查。虽然神经系统检查常为阴性，但认真仔细的查体仍有重要意义，有时能从一些蛛丝马迹中发现线索，从而找到病因或排除器质性损害。其次可根据病史和检查有目的地安排辅助性检查：腰椎穿刺可以测定颅内压以明确有无颅压增高或降低，同时，还能了解脑脊液是否正常；脑电图检查有助于发现局灶性损害及有无持久的异常波形，以决定进一步检查方向；CT 扫描能够明确有无脑萎缩、脑积水或局限性病灶；MRI 更有利于发现脑实质内的微小出血点或软化灶；放射性核素脑脊液成像可以了解脑脊液循环是否通畅。

脑外伤后综合征患者应选择综合治疗。以下几个环节是主要的：

(1) 做好思想工作，使患者和医生两方面的积极性都动员起来，一起同疾病作斗争。对患者尤其是一部分病程较长的患者，更要学好关于外因是变化的条件，内因是变化的根本这一哲学思想。消除顾虑，增强信心，明确措施，共同努力。

(2) 积极促使患者恢复并保持规律、劳逸结合的正常生活。只有保持神经系统正常的兴奋和抑制规律，才能使神经系统的正常能力和各部位之间的功能协调。

(3) 加强体育活动：这是锻炼并协调自主神经功能的一个重要措施。国内用气功、太极拳配合心理疗法的效果都不错，国外也有单用体育疗法治疗而完全治愈的报导。

(4) 药物和其他治疗的目的在于恢复失衡了的神经系统功能，在选择药物时应当考虑如下病情特点：有些患者表现出明显的皮层弱化的症状，如易兴奋与易疲乏的同时存在，无力状态等，可以选用一些能增强皮层张力，有利神经细胞新陈代谢的药物，如高渗糖与维生素 C 静脉注射、谷胺酸、7-氨酪酸口服。并合用一些增强皮层兴奋的药物如复方甘油磷酸钠肌肉注射，咖啡因等。以癔症症状群为主者宜以这类治疗为主。有些患者表现以兴奋症状为主，则以安定、利眠宁、奋乃静，溴剂等镇静剂的治疗为主。对于以自主神经功能失衡为主要症状者，可用溴钙合剂、谷维素、异丙嗪、小剂量阿托品及苯巴比妥作为对症治疗。

(5) 各地用中医疗法治疗本病者甚多，新针、耳针、电兴奋、穴位注射、经络疗法等都有一定效果。为使患者恢复身心健康，还应鼓励患者积极参加户外活动，锻炼身体，生活规律化，纠正不良习惯和嗜好，尽早恢复力所能及的工作，学习新的知识和技能，主动参与社会交往，建立良好的人际关系，做到心情开朗、情绪稳定、工作顺利、家庭和睦，则更有益于身体上、精神上和社会适应上的完全康复。

四、心理护理

(1) 脑外伤后综合征患者以女性较多，情绪多变，针对这一特点，应认真倾听其主诉，耐心解释由其提出的问题，引导其阅读一些娱乐方面的书籍，观看一些令人快乐的电视节目，在生活上予以关心照顾，满足他们提出的合理要求，使他们感觉到温暖，情绪逐渐趋于稳定。

(2) 解除疑虑。多数患者认为自己的病情非常严重，对今后的生活及工作顾虑重重，怀疑自己能否正常工作与生活。对此从医学角度向患者讲解，诚恳地告诉他们各项检查都正常，只要心情愉快，配合治疗，很快便能痊愈，而且可与正常人一样工作、学习和生活。

(3) 鼓励。因此类患者大多无器质性病变，情绪稳定时，能做一些很细致的工作，所以，及时给予引导，使其正确认识自己的病情，对自己的身心健康状况有一个客观的了解，以积极配合治疗。

第十一节　持续性植物生存状态

一、概述

目前通常认为颅脑伤患者伤后持续昏迷 1 个月以上者为长期昏迷(prolonged coma)。也有人认为颅脑伤后持续昏迷 2 周以上就属于长期昏迷。根据格拉斯哥预后评分(Glasgow coma scale, GCS)，颅脑伤患者伤后持续昏迷 1 个月以上为持续性植物生存状态(persistent vegetative state, PVS)。1996 年 4 月我国学者在南京持续性植物生存状态讨论会上将伤后持续昏迷 1 个月以上定义为持续性植物生存状态。日本等国家的学者则将伤后持续昏迷 3 个月以上称为持续性植物生存状态。由于重型颅脑伤伤后持续昏迷 1 年以上的患者极少能恢复意识，故有人将伤后持续昏迷 1 年以上称为持续性植物生存状态。目前国内外学者对长期昏迷和持续性植物生存状态这两种命名尚未达成共识。颅脑伤伤后长期昏迷患者的临床表现为伤后早期处于闭眼状态，逐渐能睁眼，出现醒样-睡眠周期。能睁眼但不能理解其周围事物，即无认知功能。患者有瞬目反射，两眼可追踪物体，有吞咽动作，力握反射阳性，刺痛肢体可过伸或回缩，或有痛苦表情，但不能说话，不能按吩咐做简单动作等。一旦患者出现能按吩咐做睁闭眼、点头、张口等动作，表示意识开始恢复。

二、颅脑损伤后长期昏迷发生率及相关因素

重型颅脑伤伤后长期昏迷的患者发生率较高，约 10%。特重型颅脑伤、脑干伤患者长期昏迷的发生率更高。据统计，美国重型颅脑伤伤后长期昏迷的患者约 2 万人，中国大约超过 20 万人。长期昏迷患者给国家、社会和家庭带来巨大经济负担。

颅脑伤患者伤后长期昏迷相关因素主要有：年龄、伤情、颅内血肿、颅内压、下丘脑损害、中枢性高热、抗利尿激素释放异常、脑干伤、呼吸功能不全、全身严重合并伤、癫痫以及脑积水等。

(1) 年龄因素。颅脑伤患者年龄越大，残死率越高，长期昏迷发生率也越高。

(2) 伤情(GCS 评分)。颅脑伤患者伤情越重，残死率越高，长期昏迷发生率越高，但也有颅脑伤患者 GCS 评分与长期昏迷发生率无明显相关的报道。

(3) 颅内血肿。重型颅脑伤并发颅内血肿，尤其是脑内血肿的患者，残死率和长期昏迷发生率高于无颅内血肿的脑外伤患者，但也有长期昏迷发生率与同等伤情无颅内血肿患者无明显差异的报道。

(4) 颅内压。颅脑伤后伴颅内高压(>2.7 kPa)的患者预后差。颅内压升高越明显，患者预后越差，长期昏迷发生率越高。但也有临床统计结果表明，颅脑伤伴颅内高压并不增加患者长期昏迷的发生率。

(5) 下丘脑损伤。颅脑伤伴下丘脑损伤的患者除长期昏迷外，常表现为中枢性高热或体温不

升、大汗淋漓以及抗利尿激素释放异常(少尿、血浆渗透压降低),残死率很高,长期昏迷植物生存状态发生率也显著增加。

(6) 脑干伤。颅脑伤伴脑干伤患者除昏迷外,还会出现呼吸不规律、血压下降、瞳孔散大、固定和去脑强直等,残死率极高,长期昏迷植物生存状态发生率也显著增加。

(7) 呼吸功能不全。颅脑伤患者发生呼吸功能不全的原因主要包括脑干伤、上呼吸道阻塞、神经源性肺水肿和严重胸部外伤等,提示患者预后差,残死率和长期昏迷发生率也明显增加。

(8) 全身严重合并伤。严重颅脑伤合并全身其他部位严重损伤的患者,如重型颅脑伤合并血气胸、腹部脏器伤、四肢骨盆骨折或脊髓伤等,特别是发生低血压性休克患者,预后较差,残死率和长期昏迷发生率也明显增加。

(9) 癫痫。颅脑伤后伴发继发性癫痫会导致脑缺血、缺氧,加重脑神经元损伤,长期昏迷发生率明显增加。

(10) 脑积水。一组 105 例颅脑伤后长期昏迷患者中,54 例(51.4%)存在交通性脑积水,其中 17 例交通性脑积水患者的脑室进行性扩大,17 例经外科脑室分流术后,7 例患者由长期昏迷转变成清醒状态,充分说明颅脑伤后交通性脑积水形成是加重患者意识障碍、造成患者长期昏迷状态的原因之一。

三、催醒方法及其疗效

由于目前临床采用的催醒方法缺乏严格随机双盲对照研究结果的支持,所以难以肯定其疗效。甚至有人认为颅脑伤长期昏迷患者苏醒是自然恢复过程,催醒治疗无任何作用。但无论如何,目前全世界各国医师均常规采用康复训练和药物催醒等综合疗法,希望促使长期昏迷患者苏醒。长期昏迷催醒治疗应包括下列内容:预防各种并发症,使用催醒药物,减少或停止使用苯妥英钠和巴比妥类药物,外科治疗交通性脑积水等。

(一) 催醒方法

(1) 预防各种并发症。预防各种并发症是长期昏迷患者苏醒的基本条件,尤其要注意预防肺部感染、营养不良、高热和癫痫等发生。

(2) 催醒药物。目前国外常用的催醒药物主要包括五大类:①多巴胺类似物,如左旋多巴、甲基溴隐停、盐酸金刚胺;②精神兴奋剂,如盐酸哌醋甲脂、硫酸右旋苯丙胺和匹莫林;③抗抑郁药,如普罗替林和氟西汀;④纳洛酮:是非特异性阿片受体拮抗剂,临床通常用于麻醉患者的催醒,可能是一种安全有效的长期昏迷患者催醒药物;⑤脑细胞活性药物,临床常用的药物包括:神经节苷酯(Gml)、ATP、CoA、胞二磷胆碱、脑复康、安宫牛黄丸、多肽类药物等。

(3) 停止使用苯妥英钠和巴比妥类药物。停用这类药物目的在于避免加重脑损害,避免加深患者的意识障碍程度,加快患者意识恢复。

(4) 交通性脑积水的外科治疗。临床对颅脑伤后长期昏迷患者应定期作头颅 CT 扫描,一旦发现交通性脑积水、脑室进行性扩大又无明显脑萎缩,应及时采取外科脑室分流术,可以取得理想的催醒效果。

(5) 音乐疗法。尽早让患者听伤前喜爱的音乐、相声、故事、与亲人的谈话等,以协助催醒治疗,值得临床广泛应用。

(6) 高压氧。高压氧治疗是指在超过 101 kPa 环境下的给氧治疗,以提高血氧含量,增加血氧弥散和组织含氧量,迅速改善或纠正组织缺氧状况,防止或减轻缺氧性损害的发生和发展,从而达到治疗的目的。高压氧是目前长期昏迷患者行之有效的催醒方法之一。颅脑伤昏迷患者一旦伤情平稳，应该尽早接受高压氧治疗。

一般是应用202～303 kPa面罩间歇吸氧，呼吸纯氧20～40 min换吸空气5～10 min，共吸氧80 min。另一种为舱内纯氧加压，患者在舱内直接呼吸高压氧，由于患者持续吸氧，故必须严格限制吸高压氧时间和压力。202 kPa吸氧不超过120～150 min，253 kPa吸氧不超过90 min，253 kPa吸氧不超过60 min，每天1次，10～12天为一个疗程，通常治疗2～6个疗程。根据患者具体情况，可适当增加或减少。高热、高血压、心脏病、开放性颅脑伤、脑脊液漏、肺部损伤、急性上呼吸道感染、活动性出血的昏迷患者禁用，以免发生意外。

（二）疗效

颅脑伤后长期昏迷患者能否苏醒、临床医护人员如何促使长期昏迷患者苏醒、颅脑伤后长期昏迷以及长期昏迷苏醒的确切机制，一直困扰着基础和临床医务工作者。迄今对上述问题仍无答案。临床回顾性调查资料表明，有10%～50%长期昏迷的患者能够苏醒。美国多中心PVS工作组报告，成年颅脑伤长期昏迷患者苏醒的成功率为52%，儿童颅脑伤长期昏迷患者的苏醒成功率为62%。国外一组134例重型颅脑伤昏迷1个月以上的患者中，72例(54 %)意识恢复正常，其中绝大多数在伤后2～3个月苏醒，平均苏醒时间为伤后11.3±8.9周。72例苏醒成功的患者中，8例(11.1 %)恢复正常工作，35例(48.6%)生活自理，其他29例(40.3%)患者重残，丧失生活能力。国外另一组134例颅脑伤长期昏迷患者的随访结果表明：83例(61.9%)苏醒成功，11例(8.2%)成为植物生存状态，40例(29.9%)死亡。临床结果表明相当一部分颅脑伤后长期昏迷患者具有苏醒的可能性，意识复苏成功绝大多数发生于伤后3个月以内。国内曾报道51例重型颅脑伤后长期昏迷(>1个月)患者的催醒疗效。经综合治疗，30例苏醒，11例无效，10例死亡。30例苏醒患者中，伤后1～2个月苏醒23例、2～3个月苏醒4例、3个月以上苏醒3例，最长453天。苏醒主要取决于患者年龄、脑干损伤、脑疝、高热和低氧血症。国外一组资料报道颅脑伤长期昏迷患者伤后1～3个月苏醒成功率为40%、4～12个月为11%、1～2年为6.2%、2年以上为0%。国内另一组资料报道21例重型颅脑伤长期昏迷(>1个月)患者的临床预后，14例意识恢复(67%)，意识恢复在伤后62～440天。并认为外伤后昏迷1个月以上的患者仍有苏醒可能。

（三）颅脑损伤后长期昏迷患者预后判断标准

格拉斯哥预后评分已被全世界绝大多数国家的神经外科医师所接受，并且已经成为目前国际神经外科学术界判断脑损伤患者预后最常用的统一标准。但是几十年的临床应用结果也表明GCS评分太简单，不能全面准确反映颅脑伤患者的脑功能预后。有人提出其他预后判断标准，目前国内外神经外科医生用于判断颅脑伤患者脑功能预后的其他判断标准包括功能障碍评分(disability rating scale，DRS)和Barthel指数测定。DRS分值越高，脑功能障碍越重；Barthel指数越低，脑功能障碍越重。

四、护理

1. 康复护理

(1) 因患者常有短暂癫痫发作，可给予卡马西平、丙戊酸钠等抗癫痫药物。

(2) 鼻饲饮食。主要为混合奶，并每天补充菜汤、果汁等富含维生素的食物。定期给予神经营养药物和输注脂肪乳、氨基酸、白蛋白等。

(3) 每天针灸(头针和体针)、按摩等,帮助患者改善脑部和躯体血液循环、脑电和肌电活动,促进意识恢复和预防肌肉萎缩。

(4) 视听觉刺激:说与看同时并用,语言和手势可以帮助患者意识觉醒,荧屏感光刺激和音乐疗法能助患者视觉和听觉的恢复。

2. 基础护理

(1) 眼部护理。双眼因闭合功能差而出现角膜炎、球结膜炎,因而在护理中可用眼药水湿润保护双眼,预防感染。

(2) 口腔、鼻孔护理。口腔和鼻孔是外部病菌进入体内的通道,昏迷患者口腔炎症和鼻腔的分泌物常常可导致肺部感染,可加强护理以防止肺部感染的发生。

(3) 长期植物状态患者防止褥疮是重点,应定时翻身、按摩被压肢体、保持皮肤清洁干燥、勤换衣裤、保持垫褥平整、软硬适度是有效的预防方法。

(4) 肺部护理是预防肺部感染、吸入性肺炎的关键,经常侧身拍背或雾化吸入后拍背可帮助患者将痰排出。

(5) 消化系统和泌尿系统的护理是保持患者消化道通畅、防止泌尿系逆行性感染的关键。

(6) 护理时注意躯干和四肢的温度变化,能够帮助患者平稳的生存和预防突发意外的发生。

3. 康复宣教

随着现代护理观念的革新,家庭护理的兴起,护士的职能不但要注重临床护理,还要帮助患者家属增强对植物状态的认识和植物状态护理的常识,加强对植物状态的营养补充、各种可能发生的疾病和并发症的预防等知识的宣教和护理指导。耐心宣教和护理指导既可提高家庭护理质量也可完善护士的护理工作。

(朱桂彩　杨建军)

第十三章　常用抢救仪器的应用

第一节　心电监测仪的使用

心电监测仪可通过屏幕对危重患者进行连续的心电示波观察，及时发现患者心率、心律的变化，对有意义的波形可暂时冻结于屏幕上或描记保留，以便分析，从而有利于患者得到及时正确的诊治。

一、适应证

(1) 各种危重患者。

(2) 冠心病患者，以便及时发现 ST 段的改变和心肌梗死的发生。

(3) 心脏手术后的患者，以便监测术后心功能以及有无心律失常的发生。

(4) 心脏起搏器植入前后的患者，以便观察心率及起搏效果。

二、准备用物

心电监测仪 1 台，导电糊一份、电极片 3～5 个。

三、操作步骤

(1) 向清醒患者解释心电监测的目的，以便取得配合。

(2) 患者取平卧位或半卧位，解开上衣纽扣，清洁放电极片处的皮肤，涂以导电糊，贴好电极片。

(3) 连接电极。正极放在左锁骨下，负极放在右锁骨下，接地电极可放在正负极下的任何位置，并固定好电极。

(4) 打开心电监测仪，设定报警界限、心电图波形大小、储存时间等。

四、注意事项

(1) 放置电极片前应清洁所放位置的局部皮肤，电极片与皮肤应贴紧、贴平。

(2) 电极导线应从患者颈部或上衣前引出，勿从腋下引出。

(3) 放置电极片时须留出除颤用的部位，以备急用。

(4) 监测导联应选择心电波形清晰、易判断且能触发心率计数的导联。

(5)避免各种干扰，监测仪报警时一定要查明原因。

第二节　除颤器的使用

除颤器可释放短暂的高能量脉冲电流以通过心脏，使整个心肌包括所有自律细胞同时除极，从而消除折返激动而终止异位心律，恢复正常窦性心律。

一、适应证

(1) 风湿性心脏病二尖瓣病变经手术治疗后仍有房颤者。

(2) 特发性房颤经药物治疗未转入窦性心律者。

(3) 室性心动过速经药物治疗无效或情况紧急者。

(4) 心室颤动者。

二、准备用物

电除颤器1台、导电糊、抢救药品及物品。

三、操作步骤

(1) 患者取平卧位，给予心电监护。

(2) 除颤器连接电源。

(3) 室颤患者选择非同步除颤，房颤及室性心动过速患者选择同步除颤。

(4) 按充电键充电至所需除颤功率。

(5) 将电极板均匀涂好导电糊，一电极板放在患者左侧腋中线第5肋间(心尖部)，另一电极板放在胸骨右缘第2～3肋间(心底部)；或者将一电极板放在患者胸骨右缘第2～3肋间，另一电极板放在患者背部左肩胛下。

(6) 嘱他人离开患者床边，操作者两臂伸直固定电极板，使身体离开床缘，然后双手按下放电钮进行除颤。

(7) 放电同时观察心电示波图形，了解除颤效果。若除颤不成功，可加大电击能量，再次除颤，同时寻找失败原因，并采取相应措施。

四、注意事项

(1) 除颤前应详细检查除颤器的性能，做好一切抢救准备。

(2) 除颤时电极板放置部位要准确，并与患者皮肤密切接触，以保证导电良好。

(3) 除颤时任何人不得接触患者及病床，以免触电。

(4) 对于细波室颤者，应先行胸外心脏按压及药物处理，使之变为粗颤后，再行电转复，以提高成功率。

(5) 选择适宜的除颤能量。成人首次可选用200 W·s，重复除颤每次可提高50 W·s，但最大不超过360 W·s。开胸除颤时，电极直接置于在心脏前后壁，除颤能量一般为5～10 W·s，最大不超过40 W·s。

(6) 除颤器用后应擦净电极板上的导电糊，以免腐蚀板面；并将电源插头接稳压电源充电，以备下次应用。

第三节　呼吸机的使用

呼吸机是一系列的肺通气装置，用以代替、控制或改变自主呼吸运动，从而减少机体呼吸功耗，改善通气与换气功能，纠正和治疗由于自主呼吸微弱或消失所致的缺氧和二氧化碳潴留，缓解呼吸困难。

一、适应证

(1) 各种原因所致的呼吸停止及各种类型的呼吸衰竭。
(2) 呼吸窘迫综合征及肺水肿。
(3) 哮喘持续状态。
(4) 阻塞性睡眠呼吸暂停综合征。
(5) 麻醉及心肺复苏术的呼吸支持。
(6) 外科手术中和术后的呼吸支持，如心胸外科手术、腹部手术、颈部、脑部、气管手术等。

二、禁忌证

原则上对呼吸道施加正压会使病情加重的患者均视为禁忌证。
(1) 低血压休克未纠正者。
(2) 高压气胸及纵隔气肿未行引流者。
(3) 巨大肺大泡者。
(4) 活动性肺结核，病变范围不大时可以使用，若同时合并肺气肿或肺大泡或多次发生气胸者，不宜使用。
(5) 急性心肌梗死伴心功能不全者。

三、准备

(1) 使用前，必须了解呼吸机的类型、型号、使用参数。
(2) 向清醒患者解释使用呼吸机的目的及注意事项，以取得其配合。
(3) 建立人工气道，保持呼吸道通畅。
(4) 备呼吸机，正确连接各部件，并将呼吸机与电源、气源连接。湿化瓶内装无菌蒸馏水至水位线。

四、操作步骤

(1) 检查各部件连接是否正确，打开压缩空气、氧气、主机开关。
(2) 根据患者病情、体重，设置通气模式、呼吸参数及报警上下限。
(3) 连接模拟肺，观察机器运转及模拟肺胀缩情况。

(4) 试机无异常后将呼吸机与患者的人工气道联结。

五、注意事项

(1) 严密观察患者的面色、皮肤颜色、呼吸、心率、血压、神态、血氧饱和度的变化，尤其应注意双肺呼吸音的情况。

(2) 注意保证呼吸机的正常运转，保持人工气道与呼吸机紧密衔接，防止管道漏气、扭曲受压，及时排除管道中的积水。

(3) 上机前后 15～30 min 检查应行血气分析，此后根据病情随时检查或在病情平稳后每天检查 1～2 次，根据血气分析结果及时调整呼吸机各参数。

(4) 加强呼吸道湿化，定时翻身、叩背、吸痰，保持呼吸道通畅。

(5) 加强心理护理，恰当地运用非语言交流技巧，满足患者的合理需求。

(6) 根据报警提示及时寻找并解除报警原因。若呼吸机发生故障，应先将呼吸机与患者脱开，用人工气囊辅助呼吸，再检查机器，必要时更换呼吸机。

(7) 停机后应将呼吸机进行终末消毒，以备下次使用。

第四节 微量泵的使用

微量泵可将所需浓度和剂量的药物匀速注入患者静脉，适用于长时间、小剂量给药，以达到速度均匀、剂量准确的给药目的。

一、适应证

(1) 抢救危重患者时，可通过微量泵注入呼吸兴奋剂及血管活性药物等。

(2) 需在长时间内维持准确用量的特殊药物，如肝素、阿托品等。

(3) 不宜过多输液，但又需要长时间小剂量维持用药者，如心力衰竭、尿毒症等。

二、准备

(1) 向清醒患者说明使用该泵的目的，并为患者建立静脉输液通道。

(2) 备微量泵、延长管、电源线、50 ml 注射器。

三、操作步骤

(1) 用注射器抽取药物，其用量按每小时所需剂量计算并稀释至 50 ml，连接延长管，并排尽注射器及管内空气。

(2) 接电源线，将注射器正确安装在泵上，将延长管与患者静脉通路连接。

(3) 打开电源开关，开始系统自动检测。

(4) 按药物浓度及患者所需剂量设置注射速度，此速度即为该药物每小时输入的该浓度的毫升数。可以在 0.1～99.9 ml 范围内调节。

(5) 显示器数据与设置数据一致时，按开始键，自动推注开始。

(6) 需改变注射速度时,按停止键,注射停止;按消除键,显示器注射速度为0,设置新的注射速度后按开始键,微量泵即按新的注射速度注入。

(7) 注射结束,关闭开关,取下空针,将微量泵用75%酒精擦拭后放置在清洁干燥处备用。

四、注意事项

(1) 为保证用药剂量准确,应在注射速度设置准确后,方可开始注射。

(2) 微量泵上应设一卡片,注明患者床号、姓名、药名、浓度、每小时注射剂量及速度。

(3) 注意无菌操作并保持静脉通道通畅,若与其他液体合用一静脉通道时,可用三通管相连。

(4) 尽量减少更换注射器的时间,药物注射完毕前3 min微量泵会自动报警,此时应将另一注射器的药物准备好。

(5) 注意观察用药反应,根据病情及时更换药物或改变注射速度。

第五节　输液泵的使用

输液泵可将每小时所需液体量准确地输入患者体内,以达到控制输液的目的。

一、适应证

适用于抢救危重患者时,需在规定时间内控制输液量或静脉用药剂量等。

二、准备

(1) 向患者说明用泵的目的。

(2) 备输液泵及电源线、输液器、所需液体及药物、静脉输液盘。

三、操作步骤

(1) 建立静脉通道,液体连接输液器,常规排气,关闭输液器轮夹,在输液器点滴壶上安置流量探测器。

(2) 安置输液器,打开泵门,将减压阀接头在泵门内安装正确后关闭泵门。

(3) 接通输液泵电源,打开输液泵开关,自动检测开始。

(4) 打开输液器轮夹,按患者每小时需要液体量设置输液速度。可在1～999 ml范围内调节。

(5) 显示器数据与设置数据一致时,将输液器与患者静脉通路相连。

(6) 按Σ键,将所需液体总量记录于输液泵内,按开始键,输液开始。

(7) 若需改变输液速度时,先按停止键,停止输液,再接取消键消除原输液速度,设置新的输液速度后按开始键,即以新的速度输入。

(8) 停止输液时,按停止键,取下输液器,关闭电路,输液泵用75%酒精擦拭后放于清洁干燥处备用。

四、注意事项

同微量泵使用注意事项。

第六节　心脏起搏及电复律

一、临时心脏起搏

心脏起搏仅用于短暂性心律失常，可通过经静脉、食管、胸壁、心外膜或经冠状动脉等途径实现。经胸壁心室起搏可用于紧急抢救心脏停搏和严重心动过缓。是将大面积、高阻抗电极置于前后胸壁，以较宽脉冲间期(20～40 ms)和较强电流(50～100 mA)的脉冲经胸壁刺激心脏。

(一) 适应证

传导阻滞、严重窦房结功能障碍和窦性静止者；在急性心肌梗死、高血钾、药物诱发的心动过缓或药物中毒(如洋地黄)时，如果短暂心动过缓可使患者产生症状，引起血流动力学或电生理改变者，应放置临时起搏器。

(二) 禁忌证

有静脉炎、静脉栓塞、右室穿孔或有行心内膜起搏的手术禁忌证时，应避免临时经静脉心内膜起搏，但仍可采用经胸壁心脏起搏。

(三) 用物准备

心电监护仪、起搏器、电极、导线、电极膏等。

(四) 安置方法

(1) 胸壁表面起搏法：将两枚盘状电极，分别放在左侧背部(阳极)和心前区(阴极)或心尖部进行起搏。

(2) 食管起搏法：用单极、双极或多极食管气囊电极，经鼻孔插入食管至相当于心房(35 cm)或心室(40 cm)水平，气囊电极充气后易于接触和固定。

(3) 静脉临时起搏：双电极导管经周围静脉(一般穿刺右股静脉)送到右心室，电极接触心内膜，起搏器置于体外起搏。

(五) 注意事项

(1) 除因严重代谢紊乱引起的心脏停搏外，经胸壁心脏起搏失败往往是电极板放置不当所致。

(2) 经静脉心内膜起搏法在安置心内膜电极时，可引起心律失常。

(3) 操作不当可引起急性心脏穿孔。

(4) 电极移位致与心内膜脱离接触可使起搏阈值增高，造成起搏器感知障碍。

(5) 可以引起静脉炎、血栓栓塞和感染。

(6) 长期心室起搏可因心室充盈量下降而出现“起搏器综合征”。

二、心脏电复律

心脏电复律(cardioversion)是用电能来治疗异位性快速心律失常,使之转复为窦性心律的方法,最早用于消除心室颤动,故亦称为心脏电除颤(defibrillation)。同步触发装置能利用患者心电图中的R波来触发放电,使电流仅在心动周期的绝对不应期发放,避免诱发心室颤动,可用于转复心室颤动以外的各类异位性快速心律失常,称为同步电复律。术前复查心电图并利用心电图示波器检测电复律器的同步性。静脉缓慢注射安定0.3~0.5 mg/kg或氯胺酮0.5~1 mg/kg麻醉,达到患者睫毛反射开始消失的深度,电极板放置方法、部位与操作程序同前,充电到150~200 J(心房扑动者则100 J左右),按同步放电按钮放电。如心电图显示未转复为窦性心律,可增加电功率,再次行电复律。

不启用同步触发装置则可在任何时间放电,用于转复心室颤动,称为非同步电复律。仅用于心室颤动,此时患者神志多已丧失。立即将电极板涂布导电糊或垫以生理盐水浸湿的纱布,分置于胸骨右缘第2~3肋间和左背或前胸部心尖区,按充电按钮至功率达300 J左右,将电极板导线接在电复律器的输出端,按非同步放电按钮放电,此时患者身躯和四肢抽动一下,通过心电示波器可观察患者的心律是否已转为窦性。

以往,除颤器应用的除颤波型均为单向波(monophasic waveform)。近年来,双向波(biphasic wareform)已研究成功并得到应用,即在除颤的过程中,使除颤波的极性倒转,形成两个相反方向的脉冲,可用小于200 J的能量获得与更高能量的单向波同样或更好的效果。

(一)适应证

异位快速心律失常药物治疗无效者可采用电复律,尤其是心室颤动和扑动者,为电复律的绝对适应证。

(二)禁忌证

心脏(尤其是左心房)明显增大、伴高度或完全性房室传导阻滞的心房颤动、伴完全性房室传导阻滞的心房扑动,不宜用电复律,洋地黄中毒和低血钾时,暂不宜采用电复律。

(三)用物准备

抢救车、心电图机、除颤器、呼吸机、其他(导电膏或盐水纱布、弯盘、电筒)。

(四)操作步骤

(1) 非同步电复律仅用于心室颤动。立即将电极板涂导电膏,分置于胸骨右缘第2~3肋间和左背或前胸心尖部,按充电钮充电达功率300 J左右,按非同步放电按钮放电,通过监护仪观察患者的心律是否转为窦性。

(2) 使用维持量洋地黄类药物的心房颤动患者,行同步电复律前停用洋地黄至少1天。复律前一天给予奎尼丁0.2 g,每6 h 1次,预防转复后心律失常再发或其他心律失常的发生。术前复查心电图并利用心电图检测电复律器的同步性。静脉缓慢注射地西泮0.3~0.5 m/kg或氯胺酮0.5~1 mg/kg予以麻醉,达患者睫毛反射开始消失的深度,电极板放置方法、部位与操作程序同前,充电150~200 J(心房扑动者100 J左右)。按同步放电按钮放电。如心电监护未转复为窦性心律,可增加放电功率,再次行电复律。

（五）注意事项

(1) 保持患者皮肤干净、干燥，电极板必须涂满导电膏，以免烫伤皮肤。

(2) 除颤前后必须以心电图监测，加以前后对照，以供参考。

(3) 一旦发生室颤，应尽早采取心肺复苏措施。

(4) 注意不要碰撞机器，导连线不要过度弯曲。

(5) 除颤放电时，操作者及其他人员切勿碰到病床、患者或任何连接到患者身上的设备（避开导电体），除颤时，须去掉患者身上的其他医疗仪器。

(6) 禁忌电极板对空放电或面对面放电。

(7) 操作时禁忌手带湿操作，可戴绝缘橡胶手套。

(8) 给予吸氧，注意保暖。

(9) 操作结束后应检查设备（自动放电），按时充电，使其处于备用状态。

(10) 电复律后可有心律失常、局部皮肤红斑、前胸和四肢疼痛、周围血管栓塞、心肌酶谱增高等不良反应。

(11) 同步电复律心律转复后，宜密切观察患者的呼吸、心律和血压直至苏醒，必要时给氧，以后每 6～8 h 1 次口服奎尼丁 0.2 g 维持。

(12) 有栓塞史者，手术前后宜抗凝 2 周，以防新生血栓于转复时脱落。

（仕海涛　徐艳艳）

第十四章　急救监护技术

第一节　心肺脑复苏术

心肺脑复苏(cardio—pulmonary—cerebral resuscitation,CPCR)是抢救心脏呼吸骤停及恢复大脑功能的复苏技术,主要用于复苏后能维持较好的心、肺、脑功能及生存时间较长的患者。CPCR包括心、肺、脑复苏3个主要环节。完整的CPCR包括基础生命支持(basic life support,BLS)、进一步生命支持(advanced life support,ALS)和延续生命支持(prolonged life support,PLS)三部分。

心肺脑复苏术的具体步骤分别为A(airway)——开放气道或保持气道通畅,B(breathe,breathing)——人工呼吸,C(circulation)——胸外心脏按压,D(drugs)药物或病因治疗,E(electrocardiagram)——心电监护,F(fibrillation treatment)——室颤治疗,G(gauge)——评估,H(human mentation)——脑复苏,I(intensive care)——重症监护。

一、基础生命支持

基础生命支持(BLS)又称初步生命急救或现场急救,是复苏的关键。

1. 判断意识,开放气道(A)

(1) 轻拍并呼叫患者,无反应者用手指掐人中穴、合谷穴约5 s,如仍无反应可判断为意识丧失。

(2) 开放气道以保障呼吸道通畅是进行人工呼吸的首要步骤。使患者仰卧,松解衣领及裤带,掏出口中污物及呕吐物,取下义齿,然后按以下方法开放气道。①仰头抬颈法:使患者平卧,一手放于患者颈后将其颈部上抬,另一手置于患者前额,以小鱼际侧下按前额,使患者头后仰,颈部抬起。此种手法禁用于头颈部外伤者。②仰额抬颏:使患者平卧,一手置于患者前额,手掌用力向后压以使其头后仰,另一手手指放在下颌骨下方,将其颏部向前抬起,使患者牙齿几乎闭合。③托下颌法:使患者平卧,用两手同时将左右下颌骨托起,一面使其头后仰,一面将下颌骨前移。对有头颈部外伤者,不应抬颈,以避免进一步损伤脊髓。

2. 判断呼吸,人工呼吸(B)

(1) 在畅通患者气道后,可以明确判断其呼吸是否存在。术者用耳贴近患者的口鼻,采取看、听和感觉的方法来判断。

看:看患者胸部或上腹部有无起伏(呼吸运动)。

听:听患者口、鼻有无呼吸的气流声。

感觉:用面颊感觉有无气流的吹拂感。

(2) 人工呼吸。现场急救主要采用口对口、口对鼻人工呼吸。口对口人工呼吸是一种快速有效的供氧措施。正确的方法是在气道通畅情况下,术者用放在患者额部手的拇指和食指将患者鼻孔夹闭,防止吹入的气体从鼻孔漏出,深吸气后紧贴患者口唇,口对口吹气。

(3) 注意事项:①吹入的气体量和速度要适当,每次吹入 800～1200 ml,吹气时间为 1.5～2 s,速度在 12 次/min 左右。②单人心肺复苏(CPR)时,每按压胸部 15 次后,吹气 2 次,即 15 : 2。③双人 CPR 时,每按压胸部 5 次后,吹气 1 次,即 5∶1。④吹气速度和压力均不宜过大,以防咽部气体压力超过食管开放压力而造成胃扩张。⑤通气良好的标志是有胸部的扩张和听到呼气音。

口对口人工呼吸是一种临时急救措施,因为吸入氧的百分比只有 17%,对于需要长时间心肺复苏者,远远达不到满足动脉血氧含量的标准。因此,在徒手心肺复苏的同时应积极给予面罩给氧或气管插管以获得足够的氧气供应。另外,气管插管还可提供给药途径,这一措施尤其是在静脉通路未建立时尤为重要。

3. 判断有无脉搏,建立人工循环(C)

(1) 准确触摸颈动脉搏动,右手食指及中指并拢,沿患者的气管纵向滑行至喉结处,在旁开 2～3 cm 处停顿以触摸搏动。

(2) 胸外按压:按压部位在胸骨中下 1/3 交界处。快速选定按压部位,用右手食指和中指确定患者近侧肋弓下缘,然后以肋弓下缘上移至两侧肋弓交点处的胸骨下切迹,食指及中指横放在胸骨下切迹上方,左手掌根部紧贴食指上方放置,将右手掌根放于左手手背上,两手手指交叉抬起,使手指脱离胸壁。

(3) 注意事项:①术者需双臂绷直,双肩在患者胸骨正上方,垂直向下用力按压。按压时利用上半身的体重和肩、臂肌肉力量,频率 80～100 次/min。②按压应平稳、有节律地进行,不能间断,按压下陷深度以 3.5～5 cm 为宜。③患者头部应适当放低以避免按压时呕吐物反流至气管,也可防止因头部高于心脏水平而影响脑血流。④按压时,密切观察患者病情变化,判断效果。有效的指标是按压时可触及颈动脉搏动及肱动脉收缩压≥8.0 kPa(60 mm Hg),有知觉反射、呻吟或出现自主呼吸。⑤防止并发症的发生,如肋骨骨折、肝破裂、血气胸。

二、进一步生命支持

主要是在 BLS 基础上应用辅助设备及特殊技术以建立和维持有效的通气和血液循环,改善并保持心肺功能并治疗原发疾病等。

1. 给氧

纠正缺氧是复苏中最重要的环节之一。应尽快给氧,早期以高浓度为宜,以后可以根据血气分析逐步将吸氧浓度降低至 40%～60%为宜。

2. 开放气道

(1) 口咽通气管和鼻咽通气管:可以使舌根离开咽后壁,解除气道梗阻。

(2) 气管插管:有条件者应尽早作气管插管,以保持呼吸道通畅。

(3) 环甲膜穿刺:遇有插管困难而严重窒息的患者,可先行环甲膜穿刺,接"T"形管给氧,以缓解严重缺氧,为进一步抢救赢得时机。

(4) 气管造口术:可保持较长期的呼吸道通畅,便于清除气道分泌物,减少呼吸道无效腔。

3. 药物治疗(D)

(1) 用药目的:①增加心肌血液灌注量、脑血流量。②减轻酸中毒,使其他血管活性药物发挥更好的效应。③提高室颤阈值或心肌张力,为除颤创造条件。

(2) 给药途径:①静脉内给药,为首选给药途径,以上腔静脉系统给药为宜。②气管滴入法,因气管插管比开放静脉快,故可快速有效地吸收。早期可将必要的药物适当稀释至 10 ml 左右,从气管导管内用力推注,并施以正压通气,以便药物弥散到两侧支气管。其吸收速度与静脉给药相似,而维持作用时间是静脉给药的2～5倍。但药物可被分泌物稀释或因局部黏膜血循环量不足而影响吸收,故所用剂量较大。因而此法是给药的第二种选择。③心内注射给药,因其有许多缺点,如在用药时需中断CPR,还可引发气胸、血胸、心肌或冠状动脉撕裂、心包积液等并发症,故目前临床上应用较少。

4. 心电监护(E)

心电监护可及时发现和识别心律失常,判断药物治疗的效果;及时发现和识别电解质的变化;及时发现心肌缺血或心肌梗死的动态变化;观察心脏临时或永久起搏器感知功能,以免发生意外。

5. 除颤(F)

心室纤颤约占全部心脏骤停的2/3,一旦明确为室颤,应尽快进行电除颤,是室颤最有效的治疗方法。除颤的迟早是患者能否存活的关键,目前强调除颤越早越好,故应争取在2 min内进行,1次除颤未成功者,应当创造条件重复除颤。

(1) 心前区捶击法:心前区捶击只能刺激有反应的心脏,对心室停搏者无效,在无除颤器时可随时进行。方法为右手松握空心拳,用小鱼际在距胸骨20～30 cm高度处捶击胸骨中、下1/3交界处1～2次,力量中等。

(2) 电击除颤法:用一定能量的电流使全部或绝大部分心肌细胞在瞬间内同时发生除极,并均匀一致地进行复极,然后窦房结或房室结发放冲动,从而恢复规律、协调一致的收缩。

三、延续生命支持

重点是脑保护、脑复苏及复苏后疾病的防治。

(一) 评估生命体征及病因治疗(G)

严密监测心、肺、肝、肾、消化等器官及凝血功能,一旦发现异常应立即采取有针对性的治疗措施。

(二) 特异性脑复苏措施(H)

中枢神经细胞功能的恢复尽管受许多因素的影响,但最主要的是脑循环状态和脑温两个因素。因此,防治脑水肿、降低颅内压,是脑复苏的重要措施之一。

(1) 低温疗法。低温可降低脑代谢,减少脑缺氧,减慢缺氧时ATP的消耗和乳酸血症的发生,有利于保护脑细胞,减轻缺血性脑损害,也可降低脑脊液张力,减轻脑容积,有利于改善脑水肿。①方法:头部置于冰帽内,但要对耳、眼做好防护工作,同时还可在颈部、腋下、腹股沟等大血管处放置冰袋。有条件者可以使用冰毯或冰床。②注意点:降温时间要"早",在循环停止后的最初5 min,心脏按压同时即可行脑部降温。降温速度要"快",须在1～1.5 h内降至所需温度。降温深度要"够",头部要求28℃,肛温30～32℃。降温持续时间要"长",持续至中枢神经系统皮质功能开始恢复,即以听觉恢复为止。

(2) 脑复苏药物的应用。冬眠药物、脱水剂、激素、促进脑细胞代谢药物、巴比妥类等药物,可以减轻脑水肿,降低颅内压,对脑组织有良好的保护作用。

(三) 重症监护(I)

患者复苏成功后病情尚未稳定,需继续严密监测,及时处理和护理。主要是复苏后期的医疗和护理，包括：心电监护、血流动力学监护、呼吸系统监护、中枢神经系统监护、肾功能监护，密切观察患者的症状和体征，防止和治疗继发感染。

第二节　气道通路护理

一、环甲膜穿刺术的护理

环甲膜穿刺是一种紧急气道开放方法，是呼吸复苏急救措施之一，不能作为确定性处理，但能为进一步的救治工作赢得时间。

（一）适应证和禁忌证

（1）各种异物、声门水肿所致的喉梗阻。
（2）喉外伤所致呼吸困难者。
（3）下呼吸道分泌物引起气道梗阻，不能经口插管吸引者。
（4）有紧急气管插管或气管切开指征，但无条件立即执行者。
（5）3 岁以下的小儿不宜作环甲膜切开者。

（二）主要器械与用物

16 号抽血粗针头、T 形管、氧气及氧气连接管。

（三）操作方法

（1）体位。患者仰卧，肩下垫枕，头向后仰。
（2）穿刺部位。甲状软骨与环状软骨之间的凹陷处。
（3）穿刺方法。一手示指触摸穿刺部位，拇指及中指将两侧皮肤绷紧，另一手将环甲膜穿刺针垂直刺入，突破阻力后进入气管，取出针芯时若有气液冲出，表明穿刺成功。病情危急时，可不做局麻。
（4）固定针头后连接供氧管道，若气道内有分泌物可行负压吸引。

（四）注意事项

（1）穿刺时要正确定位，垂直进针，防止出血或皮下气肿。
（2）必须回抽有空气，确定针尖在喉腔内才能注射药物。
（3）做好气管切开或气管插管的准备。

二、气管插管术的护理

气管插管是指将特制的气管导管经口腔或鼻腔插入气管内，借以保持呼吸道通畅，以利于清除呼吸道分泌物，保证有效通气，为有效给氧、人工正压呼吸及气管内给药等提供条件，是抢救危重患者和施行全身麻醉过程中建立人工气道的重要方法之一。

（一）适应证

（1）各种呼吸功能不全而导致的严重低氧血症或高碳酸血症，需较长时间进行人工加压给氧或辅助呼吸而暂不考虑行气管切开者。

(2) 呼吸、心搏骤停而进行心肺脑复苏者。

(3) 昏迷或神志不清而有胃内容物反流,随时有误吸危险者。

(4) 呼吸道内分泌物不能自行咳出,需气管内吸引者。

(5) 需建立人工气道而行全身气管内麻醉的各种手术患者。

(6) 颌面部、颈部等部位大手术,呼吸道难以保持通畅者。

(7) 婴幼儿气管切开前需行气管插管定位者。

(8) 新生儿窒息复苏者等。

(二) 禁忌证

(1) 喉头水肿、急性喉炎、喉头黏膜下血肿。

(2) 咽喉部烧伤、肿瘤或异物残留者。

(3) 主动脉瘤压迫气管者。

(4) 呼吸道分泌物潴留致呼吸困难,难以经插管清除者,应考虑气管切开。

(5) 颈椎骨折或脱位者。

(三) 术前准备

(1) 器械准备。应根据患者的年龄、性别、身材情况,选择不同型号的气管导管。经口插管时成年男性一般用F36～40号导管,女性用F32～36号;经鼻腔插管相对小2～3号,并备相同大小号的导管各一副。插管前应仔细检查气囊是否漏气,检查咽喉镜电池是否充足、灯泡是否明亮;此外还需备有开口器、插管钳、导管芯、牙垫,注射器、吸引器、吸痰管、听诊器及简易呼吸器等,平时各物品应常备在一个气管插管专用箱中,并由专人定期检查备用物品是否处于备用状态。

(2) 患者准备。先清除患者口、鼻腔内的分泌物、血液或胃内容物。取下义齿,检查有无牙齿松动并给予适当固定。对清醒患者,应首先解释插管的必要性,以消除患者的心理负担并取得合作,同时进行局部麻醉以防咽反射亢进,必要时可考虑适当应用镇静剂或肌松剂。插管前给予患者吸纯氧以纠正缺氧状态。

(四) 插管方法

1. 经口明视插管术

该方法为最常用的方法。

(1) 患者体位。仰卧位,头向后仰,使口、咽和气管基本保持在一条轴线上,可在患者的肩背部垫一枕头,使头尽量后仰以利于喉头的充分暴露。

(2) 操作者位置。应站在患者的头顶侧。

(3) 操作过程。操作者先用一手的拇指和示指使患者适当张开嘴。若昏迷或牙关紧闭而难于手法张口者,可应用开口器。导管插入气管的同时,拔除导管管芯,用牙垫置于导管边,移去咽喉镜,即刻检查导管是否已进入气管(观察挤压胸廓时是否有气体呼出或给气管导管内吹气时呼吸音是否存在)。若已进入气管内,需固定导管和牙垫,用吸痰管清除呼吸道内分泌物,导管气囊充气后,将导管与其他通气设相连接。

2. 经鼻明视插管术

对需较长时间留置气管导管者或口腔插管难以耐受者,可使用该方法。但所用气管导管较细而可增加气道阻力,同时也不利于呼吸道分泌物的清除,此为其缺点。患者体位及操作者位置同经口插管。

3. 经鼻盲探插管术

该法适应于开口困难或咽喉镜难以全部进入口腔者。

（五）注意事项

(1) 应按置管的目的和患者的不同选择插管方法，若需较长时间置管可选经鼻插管，手术麻醉时一般选经口插管。

(2) 对经鼻插管者，应先检查是否有鼻中隔歪曲等异常，应选择通气良好侧鼻孔。

(3) 操作喉镜时，不应以门牙为支持点，以防门牙脱落。

(4) 对颈短、喉结过高、体胖而难以暴露声门者，可用手按压喉结或抬高肩垫以清楚暴露声门。

(5) 插管时，喉头声门应充分暴露，动作要轻柔、准确、迅速，以防损伤组织，尽量缩短患者的缺氧时间，以免发生心肺骤停，或迷走反射亢进等并发症而产生不良后果。

(6) 插管后应检查两侧呼吸音是否对称，以确保导管位置正确，防止过深或过浅。导管插入深度一般为鼻尖至耳垂间距离加 4～5 cm（小儿加 2～3 cm），然后适当固定，以防引起单侧通气或滑脱。

(7) 口插管留置时间一般不超过 72 h，鼻插管不超过 1 周。

(8) 拔除气管导管时，应注意发生喉头水肿的可能，须采取必要的防范措施。

(9) 拔管后应观察患者发音情况，必要时给予适当的对症处理。若发现由于杓状关节脱位而导致发音困难时，应及时给予复位。

（六）护理要点

(1) 气管插管要固定牢固并保持清洁，要随时观察固定情况和导管外露的长度。口腔插管采用交叉固定，鼻插管则以宽胶布先固定于鼻，再将两条延长细胶布交叉固定于管壁。此法固定既牢固又不易压伤，每天擦洗面部后更换胶布 1 次，防止脱落。

(2) 注意插管后的护理，包括口腔、鼻咽部的护理，保持导管通畅，防止扭曲。及时进行气道的湿化以防止气管内分泌物稠厚结痂而影响通气。吸痰时尽量做到无菌操作，以防交叉感染。每次吸痰时间勿超过 15 s 以防加重缺氧，定期进行气囊的充气和放气以防损伤气管黏膜。

(3) 湿化气道。气管插管本身增加了食管的长度和阻力，加之失去鼻黏膜的正常保护，因此除每天补充足够的液体量外，可通过插管滴注适量的 0.9%氯化钠溶液，刺激患者咳嗽，防止黏稠的分泌物结痂。每次吸痰前滴注 5～10 ml，每天供给 0.9%氯化钠溶液 200～400 ml。

(4) 保持口、鼻腔清洁。气管插管后，由于患者禁食，口腔失去咀嚼运动，致口干、异味加重；同时口腔插管者以牙垫填塞固定不利口腔清洁。对此，可用过氧化氢液加 0.9%氯化钠溶液冲洗，以去除口腔异味，减少溃疡发生。还可用温水棉签擦洗鼻腔，湿润鼻黏膜，保持清洁，液状石蜡涂于口唇或鼻腔以保护黏膜。

三、气管切开术的护理

通过气管切开造口确保有效通气，同时建立人工气道，能有效减少呼吸道无效无效腔及气道阻力，有利于气道内分泌物的清除及气道护理，此外还有患者容易耐受且不妨碍进食、易于外周固定等优点。但此法毕竟是一个有创的方法，操作不当可导致一定的并发症，如术后感染、拔管后气管狭窄等，临床上应给予重视。

(一) 适应证

(1) 各种原因造成的上呼吸道梗阻而导致呼吸困难者。

(2) 各种原因造成的下呼吸道梗阻而导致呼吸困难者。

(3) 需长时间机械通气治疗者。

(4) 预防性气管切开,某些颏面部手术为便于麻醉管理和防止误吸,可做预防性气管切开。

(二) 禁忌证

严重出血性疾病及下呼吸道占位所致的呼吸道梗阻。

(三) 器械准备

气管切开包(内含弯盘、药杯、手术刀、组织钳、止血钳、剪刀、拉钩、缝针、治疗巾等)、吸引器、吸痰管、气管套管、照明灯、无菌手套、局麻药、呼吸机等。

(四) 手术方法

(1) 体位。使患者仰卧,肩背部垫一枕头,将患者头后仰并固定于正中位,使下颌、喉结、胸骨切迹在同一直线上,使气管尽量暴露。对呼吸困难者,不必强求体位,以不加重呼吸困难为原则。

(2) 切口。应选择在以胸骨上窝为顶、两侧胸锁乳突肌前缘为边的安全三角区内,不得高于第二气管软骨环或低于第五气管软骨环,一般以第三、四气管软骨环为中心,可采取纵切口或横切口。

(3) 手术步骤。①常规手术野皮肤消毒铺巾后,用局麻药对手术切口进行局部浸润麻醉,昏迷者可免。②分层切开皮肤、皮下组织,仔细止血,用拉钩将胸骨舌骨肌及胸骨甲状肌向两侧拉开,显露气管前壁及甲状腺峡部。③将甲状腺峡部向上游离,显露第三、四、五气管软骨环,用注射器从第三、四气管软骨环间刺入,若抽有气体,确定为气管。④缝针穿过第四气管软骨后,用线轻轻拉起,再用手术刀片弧形切开第四气管软骨环。⑤清除气管内分泌物及血液。⑥撑开气管,随即将气管套管插入,拔除管芯,若原有气管插管导管应同时拔除。⑦气管套管与其他通气管道相连接,气囊适当充气。⑧缝合皮肤,固定气管套管,松紧以能塞入一手指为宜。

(五) 注意事项

(1) 术前尽量避免使用过量镇静剂以免加重呼吸抑制。

(2) 皮肤切口要保持在正中线上,防止损伤颈部两侧血管及甲状腺,进刀时避免用力过度损伤气管后壁产生气管食管瘘。

(3) 切开气管时,所取分泌物应及时送细菌培养。

(4) 应同时切开气管及气管前筋膜,两者不可分离,以免引起纵隔气肿。

(5)切断或损伤第一软骨和环状软骨以免形成喉狭窄,在环甲膜切开术时更应注意。

(6) 气管套管固定要牢固,术后应经常检查固定带的松紧,一般以固定带和皮肤之间恰能伸进一指为宜,太松手时套管容易脱出,太紧则影响血循环。

(7) 应仔细做好术后检查:伤口有无出血、导管是否通畅、呼吸运动情况、听诊双肺通气情况及心音、心律是否正常,一切正常无误后方可离开。

(8) 做好气管切开的护理,防止医源性感染,保持适当的气囊内压,定期进行放气和充气,防止气管黏膜损伤,定期进行气道湿化及清除分泌物,以保持呼吸道湿润和通畅。

(9) 正确掌握拔管的适应证及方法。若患者引起气道阻塞或呼吸衰竭的病因已去除，可考虑拔除气管套管。先给气囊放气(此时应注意及时清除潴留在气囊上方口咽部或气道内的分泌物，以防拔管后流入下呼吸道而引起窒息或感染)，拔管前可先试行塞管，若患者经喉呼吸平稳，方可拔管。创口可用油纱布填塞换药，拔管时及拔管后1～2天应常规配备抢救设施，以防不测。

（六）护理要点

1. 医护医务人员要严格执行无菌操作

医护人员在接触每个患者前后，在各种技术操作前后，需认真、有效地洗手，这是预防交叉感染的重要措施。

2. 认真做好开放气道的护理

人工气道便于吸痰，减少了解剖无效腔和气道阻力，增加了有效通气量，但由于吸入气体未经过鼻咽腔，失去了其生理保护作用，增加了肺部感染的机会。因此在护理中应注意扬长避短。

(1) 定期及时吸痰。常规吸痰每小时1次，具体视分泌物多少决定，每次吸痰时应监测 SaO_2 和心律变化。要求边吸引边观察监护仪上的心率、心律变化，若出现心率骤然下降或心律不齐，需暂停吸引，待缓解后再重复操作，吸痰动作宜轻、稳、快。对清醒患者必须做好解释工作，以取得患者配合。具体操作：①吸痰管选择，根据气管插管、套管内径选择粗细、长短合适的吸痰管。②吸引器压力，根据患者的情况及痰液黏稠度，正确调节负压，压力为40.0～53.3 kPa。③吸痰时间，每次吸痰操作时间不超过15 s，时间过长会引起患者憋气和缺氧。④吸痰方法，操作时左手夹闭吸引管，阻断负压，右手持吸痰管，以慢而轻柔的动作下送吸痰管至深部，放开左手充分吸引，右手保持旋转，左右旋转并向上提拉吸痰管，吸出痰液。切勿上下抽动，一根吸痰管只能用1次。⑤吸痰前后可给予患者1～2 min高浓度吸氧，应用呼吸机的患者可给予1～2 min纯氧吸入。

正确规范的吸痰术有利于保持呼吸道通畅，减少气道阻力；防止分泌物坠积致肺不张、肺炎；防止分泌物干结脱落而阻塞气道，吸取痰液作细菌培养加药物敏感试验可指导临床用药。

(2) 湿化。开放气道破坏了鼻、口咽部的正常湿化机制，气体湿化不充分，易致气道干燥，造成分秘物浓缩，容易发生呼吸道阻塞。24 h湿化耗水量为300～500 ml(至少>250 ml)。湿化方法：①雾化。用0.9%氯化钠溶液＋适量抗生素＋地塞米松＋糜蛋白酶配制雾化吸入液，每天4～6次，每次10～20 min为宜，用面罩吸入，患者清醒时嘱其深呼吸，尽量将气雾吸入下呼吸道；患者昏迷时将面罩固定于其口鼻部。②气道滴注。0.9%氯化钠溶液内加入少量抗生素，在吸痰前用注射器(去掉针头)直接自套管内滴注5～15 ml液体，可软化干痂状脓性分泌物，刺激患者咳嗽，有利吸引；或在不吸痰的情况下用注射器沿导管每次注入2～3 ml(每隔30～60 min 1次)。③空气湿化。未接用呼吸机者，套管口覆盖单层湿纱布，湿化干燥气体，防止灰尘和异物坠入气道。在给患者呼吸道湿化护理后，应注意观察分泌物的量、色、味和黏度。若湿化不均，则分泌物黏稠，有结痂或黏液块，味臭，甚至呈脓性，吸引困难，可有突然呼吸困难、发绀加重。而湿化过度，分泌物稀薄而量多，咳嗽频繁，听诊痰鸣音多，若患者烦躁不安，发绀加重，则应继续吸引。

(3) 口腔护理。气管切开手术后或插管的患者，口腔正常的咀嚼减少或停止，很容易导致口腔黏膜或牙龈感染、溃疡。正确的口腔清洁冲洗每天不应少于2次，可使用0.9%氯化钠溶液或2.5%碳酸氢钠漱口液等。昏迷患者禁忌漱口。每天清晨口腔护理前须采集分泌物标本，进行涂片和细菌培养及药敏检查，以指导临床护理及用药。

3. 认真做好气管套管的护理

(1) 气囊。气囊充气后长时间压迫气道黏膜易导致局部糜烂、溃疡和坏死。因此气囊应每2～

3 h 放气 1 次，每次时间 5～10 min；充气不可过于饱满，以能阻止气体漏出即可。

(2) 局部伤口护理。皮肤与套管之间的无菌纱布垫每 4～6 h 换 1 次，观察有无红肿、异味分泌物，保持局部干燥。

4. 并发症的护理

(1) 皮下、纵隔气肿。常因气管与所选择的气管套管不匹配、切口缝合太紧引起，一般不需特殊治疗，1 周左右可自行吸收。气肿严重者有纵隔压迫症状并影响呼吸循环时应施行减压术，将气体放出。

(2) 气胸。若手术分离偏向右侧，位置较低，两肋及胸膜顶易损伤引起气胸。若双侧胸膜顶均受损伤，形成双侧气胸，患者可立即死亡。对轻度气胸者可密切观察，张力性气胸者应立即用粗针头作胸腔穿刺抽气，或行胸腔闭式引流。

(3) 支气管肺部感染。肺部感染是最常见的并发症。人工气道的建立、湿化、雾化吸入、吸痰等各种操作，都会增加病原菌的侵入机会。分泌物潴留而阻塞下呼吸道可引起肺不张、全身营养状况的减退、局部及全身免疫防御功能减弱等。

护理：①严格执行无菌操作，掌握规范的吸痰术。②预防吸入性肺炎和胃内容物反流，病情许可时，患者应头抬高 30°，尤其是鼻饲时，头部须抬高 30°～45°并至少保持 1 h。③吸净气囊上的滞留物，避免口咽部分泌物进入下呼吸道。④呼吸机的螺纹管路应低于插管连接管，冷凝水收集瓶应置于管道最低位置，随时倾倒，以防倒流。⑤加强口腔护理。

(4) 出血。出现于凝血功能障碍或术中损伤甲状腺而止血不完善的患者，表现为伤口包扎处异常渗血、出血。早期出血多由于手术止血不充分引起。大量出血多由于创口感染或肉芽组织增生所致；致命性大出血多由于气管套管远端压迫损伤气管前壁及无名动脉，加之感染致无名动脉糜烂破溃而致。

护理：①手术中应仔细操作，避免损伤周围组织血管，术后伤口用凡士林纱条填塞有助于止血，伤口每天换药。少量出血可用局部压迫法止血；出血多者要重新打开伤口止血，防止血液流入呼吸道引起窒息。②应用抗凝药物者应在停药后 24 h 再行手术为宜。③预防致命性大出血应注意：气管切开的位置不应过低，不可低于第 5～6 气管软骨环；尽量少分离气管前软组织，避免损伤前壁的血液供应；选择适当的气管套管并检查套管气囊是否正确充气。若套管引起刺激性咳嗽或有少量鲜血咯出，应立即更换套管；严重出血者可静脉滴注垂体后叶素，有条件者可行纤维支气管镜下止血。

(5) 窒息或呼吸骤停。小儿多见。小儿气管较软，术中钝性剥离或误用拉钩将气管压瘪可引起窒息；在长期阻塞性呼吸困难者，呼吸中枢依靠高浓度二氧化碳的刺激维持。当气管切开后，突然吸入大量的新鲜空气，血氧浓度增加，二氧化碳浓度突然减少，呼吸中枢受二氧化碳刺激减少，因而呼吸表浅以致骤停。可采用人工呼吸，保持气管套管通畅，给予二氧化碳和氧的混合气体吸入，注射兴奋剂及纠正酸中毒。减少不适当的导管移位，导管的每次细微移动都会给气管造成微小的创伤，最终致气管狭窄，形成瘢痕。

护理：①掌握正确的气囊充气方法。②患者要有正确的体位，颈部不可过曲、过伸。③连接、脱离呼吸机时，必须固定好导管。④套管与皮肤夹角应该保持 90°。

(6) 气囊疝。气囊压力过高时，其所在位置引起疝。疝能在插管壁和气管壁之间滑动，在导管的顶端产生一个活门，此时患者可出现窒息，护理上主要是注意正确的气囊充气方法。

(7) 气管食管瘘。这是较少见但很严重的并发症。手术操作粗暴致损伤食管前壁及气管后壁，或损伤气管后壁，感染后可形成瘘管；气管套管位置不合适，套管压迫及摩擦气管后壁，引起局部溃疡及感染；由反复的气管、食管微小损伤引起，瘘管使胃液反流，食物残渣或胃液被吸入。慢性消耗性疾病及全身营养不良者容易发生。

护理：对疑有气管食管瘘患者可行食管吞碘造影，明确后禁食。轻者可更换短的气管套管，除下鼻饲管，使糜烂处的刺激减少而得以修复，加强营养，待其自愈；重者需手术缝合及行肌肉修补术。

四、经皮穿刺气管套管置管术的护理

气管切开，建立一个新的呼吸通道是保证重症患者气道通畅的重要措施之一。但在紧急抢救时有其不便之处。近年来，国内外正在逐步开展一种新的呼吸通道建立方法，即经皮穿刺气管套管置管术，其具有操作简便、快速、微创等优点。

（一）适应证

同气管切开术。

（二）禁忌证

气管切开部位以下有占位性病变引起呼吸道梗阻者。

（三）用物准备

经皮穿刺气管套管置管术器械包一套，其中包括：①手术刀；②套管针；③10 ml 注射器；④导引钢丝；⑤皮下软组织扩张器；⑥扩张钳；⑦气管套管；⑧其他：无菌手套、无菌手术巾、1%普鲁卡因、0.9%氯化钠溶液。

（四）手术方法

1. 体位

患者仰卧，肩背部垫一小枕，头颈后仰，下颌、喉结、胸骨切迹呈一直线。

2. 穿刺点

颈部第 1～2 或第 2～3 气管软骨环。

3. 操作方法

(1) 常规消毒皮肤，局麻。手术刀横行或纵行切开穿刺点皮肤 1.5～2 cm，并钝性分离。
(2) 套管针接注射器在正中位置处穿刺，针头向尾侧倾斜。
(3) 有突破感且回抽有气体时，证实套管针已进入气管。
(4) 固定外套管，退出穿刺针。
(5) 插入导引钢丝 10 cm，固定。
(6) 用扩张器穿过导引钢丝尾端，扩张软组织及气管。
(7) 退出扩张器，进一步用扩张钳扩张。
(8) 气管套管穿过导引钢丝，放置好气管套管。及时清除气管内分泌物，保证气道通畅。
(9) 气管套管气囊充气。

（五）注意事项

(1) 严格执行无菌操作及消毒隔离制度。
(2) 术前清除气道分泌物，予以吸氧。

(3) 术前不过量使用镇静剂,以免加重呼吸抑制。

(4) 应作钝性分离,以免损伤大血管及甲状腺。

(张文秀　赵庆彦)

第三节　静脉输液通路的建立

静脉输液通路的建立,在临床实际工作中应用广泛,是急诊患者,尤其是危重患者的一条重要生命线。常用的经皮静脉通道建立有以下三种途径:①外周静脉穿刺,位于上肢静脉、下肢静脉和颈外静脉。②外周中心静脉导管(PICC)置管术。③中央静脉穿刺,位于股静脉、颈内静脉和锁骨下静脉。本节重点介绍后两种途径。

一、外周中心静脉导管置管术及护理

(一) 适应证

PICC是专门为以下静脉输液治疗所设计:补液、静脉营养、抗生素治疗、化疗、疼痛治疗等。

(二) 禁忌证

有局部感染。

(三) 操作步骤

1. 选择合适的静脉

评估患者的静脉状况,然后再选择合适的静脉为最佳穿刺血管。

2. 测量定位

(1) 测量时手臂外展呈90°:应当注意体表测量不能准确地显示体内静脉的解剖。

(2) 上腔静脉测量法:从预穿刺点沿静脉走向到右胸锁关节再向下至第三肋间隙。

(3) 锁骨下静脉测量法:从预穿刺点沿静脉走向到胸骨切迹,再减去2 cm。

3. 建立无菌区

(1) 打开PICC导管包,戴手套。

(2) 应用无菌技术,准备肝素帽、抽吸0.9%氯化钠溶液和肝素盐水。

(3) 将第一块治疗巾垫于患者手臂下。

4. 穿刺点消毒

(1) 按照无菌原则消毒穿刺点,范围为10 cm×10 cm。

(2) 更换手套。

(3) 消毒。

(4) 铺洞巾及治疗巾。

5. 预冲导管并按预计导管长度修剪导管

(1) 用0.9%氯化钠溶液冲洗导管,润滑亲水性导丝。

(2) 剥开导管的保护外套至预计的部位。

(3) 撤出导丝至比预计长度短0.5～1 cm处。

(4) 在预测刻度处,修剪导管。

6. 扎止血带

让助手在患者上臂扎止血带，使静脉膨胀。

7. 去掉保护套

将保护套从穿刺针上去掉。

8. 施行静脉穿刺

一旦有回血，立即减小穿刺角度，推进导引套管，确保导引套管进入静脉。

9. 从导引套管内取出穿刺针

(1) 左手食指固定导引套管，避免移位。

(2) 中指压在套管尖端所在的血管处，减少血液流出。

(3) 让助手松开止血带。

(4) 从导引套管中抽出穿刺针。

10. 置入 PICC

用镊子夹住导管尖端，将导管逐渐送入静脉。

11. 退出导引套管

(1) 置入导管 10～15 cm 后，即可退出导引套管。

(2) 指压导引套管上端静脉，固定导管。

(3) 从静脉内退出导引套管，使其远离穿刺部位。

12. 劈开并移去导引套管

(1) 劈开导引套管并从置入的导管上剥下。

(2) 在移去导引套管时要注意保持导管的位置。

13. 置入导管

(1) 用力均匀、缓慢地将导管置入静脉。

(2) 当导管进到肩部时，让患者头转向穿刺侧(下颌靠肩以防导管误入颈静脉)。

(3) 完全将导管置入预计深度，达到皮肤参考线。

14. 移去导引钢丝

一手固定导管圆盘，一手移去导丝。移去导丝时，动作要轻柔，缓慢。若导管呈串珠样皱折，表明有阻力，应立即停止抽取导丝，并使导管恢复原状，然后连同导管、导线一起退出 1～2cm，再试着抽出导丝。重复这样的过程直到导丝较容易地移去。一旦导丝撤离，再将导管推进到预计的位置。禁止暴力抽去导丝，以免损坏导管及导丝的完整性。

15. 抽吸与封管

(1) 连接 0.9%氯化钠溶液注射器，抽吸回血并注入 0.9%氯化钠溶液，确定是否畅通。

(2) 肝素盐水正压封管(肝素液浓度：50～100 U/ml)。

16. 清理穿刺点

(1) 移去孔巾。

(2) 用乙醇棉签清理穿刺点周围皮肤。

(3) 涂以皮肤保护剂(注意不能触及穿刺点)。

17. 固定导管，覆盖无菌敷料

(1) 注意导管的体外部分必须有效地固定，任何的移动都可能使导管尖端的位置改变。

(2) 将体外导管放置呈“S”状，在圆盘上贴一胶带。

(3) 在穿刺点上方放置一小块纱布以吸收渗血，并注意不要盖住穿刺点。

(4) 覆盖一透明薄膜在导管及穿刺部位，但不要超过圆盘装置。

(5) 用第二条胶带在圆盘远侧交叉固定导管,第三条胶带再固定圆盘。

(6) 固定外露的延长管,使患者感觉舒适。

18. X线检查

(1) X线拍片确定导管尖端位置。

(2) 记录导管型号、置入长度、穿刺过程、固定状况及X线检查结果。

(四) 注意事项及护理

(1) 体表测量法不完全符合体内实际的静脉解剖长度,导管过深进入心房会导致心律失常、心脏损坏、心包填塞等。

(2) 严格执行无菌操作规范,局部严密消毒,以防感染。

(3) 当穿刺失败的时候不可将导入针重新插回导入销,以免使套管开裂。

(4) 如遇阻力,不能强行送入导管,应适当后退,再行送入。

(5) 不能剪断导丝,以免导丝尖端损伤导管及静脉。

(6) 导管材料较脆,操作时必须仔细认真,不能用镊子钳夹导管过紧,不能用力撤导丝,阻力太大会损伤导管及导丝,应轻柔缓慢地撤出导丝。硅胶导管不能使用高压注射器、少于5 ml的注射器和机械性高压注射泵,以免造成导管破损。不能用胶带直接黏贴导管,以免影响导管的弹性和清洁。不能在导管上进行缝合,以免割断导管。若必须缝合,则使用圆盘上的小孔,没有小孔的圆盘不能用于缝合。

二、中心静脉穿刺置管术及护理

(一) 适应证

(1) 严重创伤、休克及急性循环衰竭等危重患者且无法作周围静脉穿刺者。

(2) 需接受大量快速补液或输血的患者。

(3) 需长期静脉输注高渗或有刺激性液体及实施全静脉营养者。

(4) 经中心静脉导管安置心脏临时起搏器者。

(5) 利用中心静脉导管测定中心静脉压,随时调节输入液体量和速度者。

(6) 需长期多次静脉取血化验及临床研究者。

(7) 循环功能不稳定及施行心血管和其他大而复杂手术的患者。

(二) 禁忌证

(1) 锁骨外伤,局部有感染。

(2) 凝血功能障碍。

(3) 兴奋、躁动、不能合作者。

(三) 操作技术

1. 颈内静脉穿刺插管术

(1) 穿刺径路。①前路,常于胸锁乳突肌的中点前缘入颈内静脉。②中路,胸锁乳突肌的胸骨头、锁骨头与锁骨上缘构成颈动脉三角,在此三角形顶点穿刺进入。③后路,在胸锁乳突肌的外侧缘中下1/3交点,约锁骨上5 cm处进针。

(2) 步骤。①患者取仰卧头低位，头后仰并转向对侧，必要时肩部垫高。②常规消毒皮肤、铺巾，局部麻醉。③常取中路进针，边进针边回抽，并保持一定的负压，抽到静脉血时，固定穿刺针的位置。④经穿刺针插入导引钢丝，插入至 30 cm 刻度，退出穿刺针。⑤从导引钢丝尾端插入扩张管，按一个方向旋转，将扩张管旋入血管后，左手用无菌纱布按压穿刺点并拔除扩张管。⑥将导管顺导引钢丝置入血管内，同时将导引钢丝自导管的尾端拉出，边插导管边退出导引钢丝。⑦将装有 0.9%氯化钠溶液的注射器连接至导管尾端，在抽吸回血后，向管内注入 2～3 ml 0.9%氯化钠溶液，锁定卡板，换上肝素帽。⑧将导管固定片缝接固定在穿刺点处，用棉球擦干穿刺及缝合处，透明胶膜固定。⑨连接输液器。

2. 锁骨下静脉穿刺插管术

(1) 穿刺径路。①锁骨下，锁骨中内 1/3 交界处，锁骨下 1 cm 处为穿刺点。②锁骨上，胸锁乳突肌锁骨头外侧缘，锁骨上约 1 cm 处为穿刺点。

(2) 步骤。①患者肩部垫高，头转向对侧，取头低位。②消毒皮肤、铺巾，穿刺点局部麻醉，穿刺工具同颈内静脉穿刺。③按锁骨下或锁骨上径路穿刺。④其余同颈内静脉插管术。

(四) 注意事项及护理

(1) 选择穿刺途径。左侧穿刺易损伤胸导管，且左肺尖与胸膜顶较右侧高，所以，临床上多采用右颈内静脉穿刺。

(2) 定位准确。应选用自己最熟练的定位方法，不要直接用粗针反复探试锁骨下静脉。

(3) 判断动、静脉。通过血的颜色和血管内的压力来判断动、静脉。但对于严重缺氧、休克或静脉压力升高、三尖瓣关闭不全的患者，常难以作出准确的判断。

(4) 插入导引钢丝"J"。导丝的弯曲方向必须与预计的导管走形一致，否则可能会出现导引钢丝打折或导管异位的发生。导管的重力滴速可达每分钟 80 滴，如导管发生打折、移动、脱出或凝血，可导致滴速明显减慢，应拔除导管。在导管留置期，每天用 2～3 ml 含肝素(10～100 U/ml) 0.9%氯化钠溶液冲洗管道；穿刺点每 2～3 天更换 1 次敷料，如发现局部红肿、导管位置变化、皮下渗液或缝合线松动等情况，应及时作出相应处理。

(五) 常见并发症及护理

1. 气胸

气胸是较常见的并发症，多发生于经锁骨下的锁骨下静脉穿刺。穿刺后患者如出现呼吸困难、同侧呼吸音减低，就要考虑此并发症的可能。应及早拍摄胸片加以证实，以便及时作胸腔抽气减压或闭式引流等处理。

2. 血胸

穿刺过程中若将静脉甚至锁骨下动脉壁撕裂或穿透，同时又将胸膜刺破，血液可经破口流入胸腔，形成血胸。患者可表现为呼吸困难、胸痛和发绀，胸片有助于诊断。一旦出现肺受压症状，应立即拔出导管，并作胸腔穿刺引流。

3. 血肿

由于动、静脉紧邻，操作中可能会误伤动脉。当刺破动脉时，回血鲜红且压力较大，应立即拔出穿刺针，压迫局部以防血肿形成。

4. 神经损伤

损伤臂丛神经时，患者可出现放射至同侧手、臂的触电感或麻刺感，应立即退出穿刺针或导管。

5. 胸导管损伤

行左侧锁骨下静脉或颈内静脉穿刺插管时有可能损伤胸导管。表现为穿刺点渗出清亮的淋巴液，此时应拔除导管。如发生乳糜胸，应及时放置胸腔引流管。

6. 空气栓塞

中心静脉在吸气时可能形成负压，穿刺过程中、更换输液器及导管、接头脱开时，尤其是头高半卧位的患者，容易发生空气栓塞。患者应取头低位穿刺，插管时不要大幅度呼吸，多可避免空气栓塞的发生。输液时注意防止输液瓶输空，更换接头时应先弯折或夹住导管，以防空气进入发生气栓。

7. 血栓形成和栓塞

主要发生于长期置管和全静脉营养的患者，应注意保证液体持续滴注及定期肝素生理盐水冲洗。

8. 感染

导管留置期间局部护理十分重要，一般每 2～3 天更换 1 次敷料，有渗血或污染时及时更换。如患者出现不能解释的寒战、发热、白细胞升高、导管穿出皮肤处有压痛和红肿等，应立即拔除导管，导管头端及患者血液行细菌培养，并同时应用抗生素。

9. 大血管和心脏穿孔

为少见的严重并发症。

(1) 主要表现。血胸、纵隔血肿和心包填塞。一旦发生，后果严重，心包填塞病死率可高达 80%。穿孔原因往往与导管太硬及插入过深有关，尤其当原有心脏病变、腔壁变薄而脆的情况下更易发生。留置中心静脉导管的患者若突然出现发绀、面颈部静脉怒张、恶心、胸骨后和上腹疼痛、不安、呼吸困难，进而血压下降、脉压变窄、奇脉、心动过速、心音遥远时，提示有心包填塞的可能。

(2) 应对措施。①立即中止静脉输液。②降低输液容器的高度至低于患者心脏水平，以利用重力尽可能吸出心包腔或纵隔内的积血或液体，然后慢慢拔出导管。③必要时应考虑做心包穿刺减压。

(3) 预防措施。①导管质地不可太硬。②导管顶端插至上腔静脉与右心房交界处即可，不宜过深。③怀疑穿孔时，可经导管注入 2 ml X 线显影剂，以判断导管尖端的位置。

第四节　心电监护

心电监护是指持续或间断地监测心肌电活动指标，反映心电功能，是危重症患者的常规监测项目。

一、心电监护的目的

(1) 及时发现致命性心律失常。这是心电监护的主要目的，通过动态观察心律失常的发展趋势和规律，可预示致命性心律失常的发生。如某些急性器质性心脏病患者出现进行性增加的高危险性室性早搏，随后即可能出现致命性心律失常。

(2) 及时发现心肌损害动态。观察 ST 段和 Q 波等改变，可及时发现患者有无心肌缺血性改变、有无心肌梗死的发生等。

(3) 监测电解质紊乱情况。危重症患者由于原发疾病或应激反应，会出现神经内分泌失调，并导致水、电解质及酸碱失衡，进而影响心脏电生理活动，出现心电图的改变，甚至诱发心律失常。

(4) 指导抗心律失常的治疗。通过心电监护不仅可及时发现心律失常，还能有效评价各种治疗措施的疗效和不良反应。

(5) 术中监护。许多手术，特别是心血管手术的术前、术中、术后及各种特殊检查和治疗过程中，需实行心电监护，以及时发现术中可能出现的并发症并迅速采取救治措施。

(6) 指导其他可能影响心电活动的治疗。当其他非抗心律失常治疗措施有可能影响患者的心电活动时，也应进行心电监护以指导治疗。

二、心电监护仪的基本功能与结构

(一) 基本功能

(1) 显示、记录和打印心电图波形和心率。

(2) 图像冻结功能。

(3) 数小时的心电图趋势显示和记录。

(4) 异常心律报警功能。

除上述基本功能外，新型的监护仪还可提供心律失常分析，如室性早搏次数报警和记录、ST 段分析等。有些心电监护仪还可进行连续呼吸、血压、氧饱和度和体温等方面的监护。

(二) 基本结构

(1) 信号输入装置。分有线和无线两种。有线信号输入是通过导线直接将贴在患者身上的电极与监护仪连接起来，进行心电信号的传递。此方式的优点是干扰少、信号失真度小，但患者必须卧床。无线信号输入是先将心电信号通过电极引入一小型便携式无线信号发射装置，再通过无线电波将心电信号传到心电监护仪或中心监护站的接收器，通过解码、放大，再还原为心电波。该方式的优点是可观察到患者动态活动时的心电图改变，适合于可起床活动的患者，但容易受到外界电波的干扰。

(2) 显示器。多为存贮显示器，其特点是可以处理并贮存信息。心电图波形规则滑动，可直接观察心电信号，并可根据需要冻结心电图，增强捕获异常心电信号的机会。

(3) 记录器。多数监护仪带有记录装置，可进行实时记录和延时记录。实时记录可记录患者即刻的心电图，延时记录可记录实时记录前 5～15 s 的心电图形，有的监护仪还有记忆磁带，通过回放系统可了解几个小时前的心电情况。

(4) 报警装置。可通过发声、指示灯和屏幕符号指示等报警，最初的心电监护仪报警仅限于心率，近年来随着电脑技术的推广应用，已经能对某些心律失常进行报警，并能自动将心律失常进行分类，将心电波形冻结、贮存和记录。

(5) 其他附属装置。包括测定呼吸波、血氧饱和度、血压等指标的装置，因监护仪功能的不同而不同。

当多个危重患者同时需要监护时，为提高工作效率，减轻护理人员的工作强度，可将各患者床旁监护仪的信号传输到一台监护仪上，形成中心监护仪。床旁监护仪和中心监护仪共同组成了基本的心电监测系统。

三、心电监护导联

心电监测的实质是动态阅读、长时间记录的常规体表心电图。为便于操作，多采用简化的心电图导联来代替标准体表心电图导联，其连接方式不同于常规心电图的 12 导联。监护导联多为 3 个电极，即正电极、负电极和接地电极，标有不同的颜色可加以区分。

(1) 综合Ⅰ导联。正极放置于左锁骨中点的下缘，负极放置于右锁骨中点的下缘，接地电极放置于右侧胸大肌的下方。其心电图波形类似于标准Ⅰ导联。此种连接方法优点是电极很少脱落，不影响常规心电图的描记，但 QRS 波振幅较小。

(2) 综合Ⅱ导联。正极放置于左腋前线第 4～6 肋间，负极放置于右锁骨中点的下缘，接地电极放置于右侧胸大肌的下方。其心电图波形类似于 V5 导联。此种连接方法的优点是波幅较大，电极脱落机会较多。

(3) 综合Ⅲ导联。正极放置于左锁骨中线肋弓上缘第 4～6 肋间，负极放置于左锁骨中点的外下方，接地电极放置于右侧胸大肌的下方。其心电图波形类似于标准Ⅲ导联。

(4) 改良监护胸导联 1(MCL1)。正极放置于胸骨右缘第 4 肋间，负极放置于左锁骨中点的外下方，接地电极放置于右侧胸大肌的下方或右肩。其优点是 P 波显示清楚，缺点是电极易脱落。

四、监测操作的基本步骤

(1) 准备好物品。主要包括：①监护系统中心台一部，床边台若干部。②监测导线 3～4 根，电极 3～4 个。③导电膏或电极胶(已少用)。④乙醇棉球等。

(2) 解释说明。向患者说明监护的意义，消除患者的顾虑，以取得合作。

(3) 连接电源。床边监测要先接好地线，再接电源线，然后打开监护仪电源开关。

(4) 选好电极安放位置。

(5) 清洁皮肤。有胸毛者应剃除，再用乙醇棉球清洁皮肤，以尽可能降低皮肤电阻抗，保证心电波形的记录质量。

(6) 安放电极。将电极粘贴固定于选定的导联位置上，注意有的电极须涂上电极胶或电极膏再行固定。调好心电监测基线灰度及振幅后即可监测。操作过程中要注意患者的保暖，监护时间超过 72 h 要更换电极位置，以防皮肤过久刺激而发生损伤。

五、造成心电监测伪差的原因

(1) 交流电干扰。病房内各类电器可能对心电监测造成干扰，在有电极脱落、导线断裂及导电糊干涸等情况时则更易发生。

(2) 肌电干扰。各种肌肉震颤可引起细小而不规则的波动，掺杂在心电图波形内，可被误认为心房颤动。患者精神紧张、输液反应或低温疗法时的寒战，也可发生肌肉震颤，影响观察和记录。

(3) 线路连接不良。电极与皮肤接触不良、导线连接松动或断裂，可使基线不稳，大幅度漂移，或产生杂波。

(4) 电极放置位置不当。正负电极距离太近，或两个电极之一正好放在心肌梗死部位的体表投影区，均会导致 QRS 波振幅减低。

六、使用胸前心电监测电极的注意事项

(1) 力求获得清晰的心电波形。若存在规则的心房扑动，则应选择 P 波显示较好导联的 QRS 波，振幅应大于 0.5 mV，以触发心率计数。

(2) 暴露心前区。为便于除颤时放置电极板，应留出易于暴露的心前区部位。

(3) 心电监护不能代替常规心电图检查。必须牢记心电监护只是为了监测心率、心律的变化，不能用以分析 ST 段异常或诊断心脏器质性病变，如需更详细地分析心电变化，应及时做 12 导联心电图以助分析、诊断。

第五节　血氧监护

血氧是反映组织的供氧量与耗氧量的重要指标，常用的血氧指标有：氧分压、氧容量、氧饱和度和动静脉氧分压差等。全面监测血氧情况需要进行动静脉血气分析，而近年来无创监测技术也有了长足进步，因其很大程度上减少了采血次数，且具有快速、动态、能连续监测等特点，因而临床应用日渐广泛。本章节重点介绍无创血氧监测技术。

一、脉搏血氧饱和度(SpO_2)监测

(一) 监测原理

(1) 氧合血红蛋白(HbO_2)和还原血红蛋白(Hb)分子可吸收不同波长的光线。HbO_2 吸收可见红光，波长为 660 nm，而 Hb 吸收红外线，波长为 940 nm。运用分光光度计比色原理，测定这两种光的吸收情况，即可分别测得 HbO_2 与 Hb 浓度，从而计算出动脉氧饱和度。

(2) 动脉血管床的搏动使其光吸收作用产生脉冲信号，当一定量的光线经过手指或耳垂时传到分光光度计探头，除动脉血血红蛋白可吸收光外，其他组织(如皮肤、软组织、静脉血和毛细血管血液)也可吸收光，但是动脉血吸收的光强度会随着动脉搏动而有所改变，而其他组织吸收的光强度不随搏动和时间而改变。动脉床搏动性膨胀，使光传导路程增大，因而光吸收作用增强，此时光电感应器测得的光强度较小。利用仪器可测知穿过手指或耳廓的透过光强度，在搏动时与每 2 次搏动之间测得的光强度比较，其减少的数值就是搏动性动脉血所吸收的光强度。据此，就可计算出在两个波长中的光吸收比率 R，R 值与 SpO_2 呈负相关，利用标准曲线可得出相应的 SpO_2 值。当 R 为 1 时，SpO_2 值大约为 85%。

(二) 优点

(1) 能够敏感地反映患者即刻的血液氧合情况。

(2) 可同时计数脉搏。

(3) 能够连续监测，及时诊断低氧血症。

(4) 监测为无创性，患者无痛苦。

(5) 操作简便，开机即可测定。

(6) 适用范围广，可用于多个科患者的监护。便携型脉搏血氧饱和度监测仪还可用于院前急救、转院、转科或从手术室回病房途中的监测。

(三) 影响因素

(1) 血中碳氧血红蛋白(HbCO)含量病理性增高。HbCO 在波长 660 nm 时的光吸收作用与氧合血红蛋白相似，而在波长 940 nm 时的光吸收作用很弱。当血液中有较多的 HbCO 存在时，波长 660 nm 的入射光吸收增加，透过减少，吸收比率(R 值)增高，SpO_2 测定值假性降低。

(2) 血中正铁血红蛋白(Fe_2Hb)含量病理性增高。在波长 660 nm 时,Fe_2Hb 的光吸收作用与还原血红蛋白几乎相等,在波长 940 nm 时 Fe_2Hb 的光吸收作用比其他几种血红蛋白都强,因此,在两个波长上都引起一个大的光吸收脉冲,使 R 的分子分母均增大。随着血中 Fe_2Hb 含量增高,R 值趋向于 1,SpO_2 趋向于 85%,而且与实际动脉氧饱和度几乎没有关系,因而不能反映患者真实的氧合情况。

(3) 静脉内注射。染料动物实验表明,静脉注射亚甲蓝、吲哚花青绿等可使 SpO_2 出现假性降低。

(4) 肢端循环不良。休克或其他原因引起肢端血液循环不良时,由于脉搏幅度减小,SpO_2 信号消失或精确度降低。且此时 SpO_2 仪对外光源(如室内荧光灯)呈敏感状态,由此可影响 SpO_2 值。

(5) 测定部位表皮增厚(如灰指甲)或痂壳(如严重烧伤后结痂)。局部组织的病变可能会影响光的透过与吸收,并进而影响 SpO_2 读数的准确性。

(6) 静脉搏动。SpO_2 监测仪是以动脉血流搏动的光吸收率为依据,但静脉血流的光吸收也有搏动成分,由此可影响 SpO_2 值,在静脉充血时 SpO_2 读数往往偏低。

(7) 感应器未戴好。如果传感器没有正确放在手指或耳垂上,传感器的光束通过组织就会擦边而过,可产生"半影效应",信号减少,影响 SpO_2 的准确性,并由此产生误导。婴幼儿因手指(或足趾)短而细,感应器常不易戴稳或够不着光源。如用指夹式感应器,可夹住两个手指(示指和中指或中指和环指),并将末节手指对准光源;如用指套式感应器,可将指套反方向套在拇指上,以使末节拇指对准光源,才能进行监测。

二、经皮氧分压($PtcO_2$)监测

(一) 基本原理

$PtcO_2$ 测定是一种监测动脉化毛细血管平衡后的组织氧张力的无创技术。研究表明角质层是 O_2 经皮肤扩散的有效屏障。皮肤加热超过 41℃时,角质层由品状结构转化为杂乱结构,气体通过角质层的扩散速度增加 100～1 000 倍,从而有效地消除角质层的屏障作用。皮肤加热还可使真皮毛细血管襻顶端的氧分压增加。因此,皮肤加热能使 $PtcO_2$ 传感器迅速地反映皮肤组织氧分压。

(二) 监测方法

本法是将加热的氧电极直接置于患者胸骨旁第 2、3 肋间处的正常皮肤以测定氧分压,其优点在于可无创性连续监测组织氧合情况。

(三) 临床意义

组织血液灌注量正常时,$PtcO_2$ 与 PaO_2 具有良好相关性。而当机体血流动力学发生改变,组织血液灌注不良时,$PtcO_2$ 的变化与心排血量的变化密切相关,能在心排血量减少的早期即起报警作用。临床和动物实验表明血流充足时,$PtcO_2$ 随 PaO_2 的变化而变化;休克时 $PtcO_2$ 下降并随心排血量的变化而变化。$PtcO_2/PaO_2$ 为 $PtcO_2$ 指数,可用于估计外周血流是否充足,$PtcO_2$ 指数高说明血流灌注佳。

(四) 注意事项

(1) 必须注意 $PtcO_2$ 本身的实际意义,它能无创显示组织氧供,但并不能精确估计低氧血症、

休克或组织缺氧的严重程度。如需要进行更精确的判断，则要借助血气分析、脉搏氧饱和度等手段进行监测。

(2) 必须注意影响 $PtcO_2$ 与 PaO_2 相关性的因素。首先必须考虑不同年龄人群皮肤的特点，新生儿皮肤表面几乎没有角质层且皮肤毛细血管较稠密，故 $PtcO_2$ 监测的准确程度优于年龄大者。随着年龄增长，表皮角化层增厚，氧弥散梯度加大，$PtcO_2$ 与 PaO_2 的相关性减小。其他影响因素还包括低血压、低温和某些药物等，故临床应用时须综合分析。

(3) O_2 的适宜温度范围为 43～45℃（早产儿常用 43℃，成人常用 45℃），电极放置部位应无毛、无油，每 2 h 变换 1 次。

(4) 要经常检查电极有无偏移并加以校正。

(5) 确保电极和皮肤的正确接触，既要避免压迫电极，又要防止电极脱离。

（王贵芬　汤苏文）

第六节　血气分析

血液气体分析是许多危重病患者急救过程中的常规监测项目。它不仅可用于监测呼吸系统功能、组织氧供情况，而且是监测机体酸碱平衡的有效手段。现代血气监测技术正日趋成熟和完备，基本能够满足临床需要。

一、标本的留取

（一）基本步骤

(1) 选择穿刺部位。采集动脉血时多选择体表较容易扪及或较易暴露的动脉，如股动脉和桡动脉。而混合静脉血可通过肺动脉导管采集。

(2) 湿润注射器。抽取动脉血气标本之前，必须用肝素稀释液湿润注射器，其目的在于：①防止送检过程中血液凝结；②在注射器管壁形成液体膜，防止大气和血样的气体交换；③填充无效腔。一般每毫升血样需要 0.05～0.1 ml 肝素。

(3) 排气。针尖向上排出气体和多余肝素。

(4) 采血。触摸动脉搏动最明显处并定位。局部常规消毒，术者左手食指、中指消毒后触摸到动脉搏动处，右手持针，针头斜面向上，逆血流方向与血管成 60°刺入。穿刺后不必抽吸，如确入动脉，血液可自行进入针内。待血量达 2 ml 时拔针。

(5) 封闭注射器。采血后立即退针并将针头斜面刺入橡皮塞内以封闭针头，若注射器内有空气应尽快排出再封闭。

(6) 混匀。将注射器轻轻转动，使血液与肝素充分混匀，以防止凝血。

（二）注意事项

(1) 事先做好解释工作。患者的心理因素会对血气分析的结果产生影响。若患者过于紧张、恐惧致呼吸加速而发生过度通气时，会使 $PaCO_2$ 下降；而若患者因怕痛而屏气，则可发生通气不足，$PaCO_2$ 升高。因此在穿刺前应向患者做好解释工作，消除其紧张情绪并教会其如何配合，保持平静呼吸。

(2) 掌握好采血时机。如吸氧患者应在停止吸氧 30 min 后再采血进行血气分析，以更好地了解患者呼吸功能的实际状况。

(3) 严格遵守操作规程。尤其应注意抗凝和隔绝空气。血液中有凝血块将无法进行检测，而空气进入血标本会使血 PO_2 明显上升，PCO_2 显著下降。

(4) 及时送检。有研究表明，血细胞正常的血液在 38℃ 环境中存放 1 h 后，$PaCO_2$ 会升高 0.665 kPa (5 mm Hg)，pH 会降低 0.06，因此血标本应及时送检，若暂时不送，应置于 4℃ 以下冰箱内保存，但保存时间一般不宜超过 2 h。

二、常用指标的正常值和临床意义

由血气分析直接测定的参数有 PO_2、PCO_2 和 pH，其他参数则是分析计算产生。

(一) 与氧代谢有关的指标

(1) PO_2(氧分压)。氧分压是指血液中物理溶解的氧所产生的张力。

PaO_2(动脉血氧分压)：中青年的正常值为 11.97～13.30 kPa(90～100 mm Hg)，低于 10.64 kPa(80 mm Hg)为缺氧。可引起 PaO_2 降低的因素有：吸入气体中氧浓度降低、患者通气功能或换气功能障碍。

PvO_2(静脉血氧分压)：正常值范围是 5.32～7.98 kPa (40～60 mm Hg)，可反映组织细胞的摄氧能力，PvO_2<5.32 kPa(40 mm Hg)提示组织摄氧增加，PvO_2<3. 99 kPa (30 mm Hg)提示组织缺氧。

(2) PCO_2(二氧化碳分压)。二氧化碳分压是指物理溶解在血浆中的二氧化碳所产生的张力。由于 CO_2 分子具有很强的弥散能力，故 $PaCO_2$ 可反映肺泡 $PaCO_2$。$PaCO_2$ 的正常值为 5.32 kPa (40 mm Hg)，低于 4.66 kPa(35 mm Hg)为低碳酸血症，提示有过度通气；高于 5.99kPa (45 mm Hg)为高碳酸血症，提示肺泡通气不足。另外由于 $PaCO_2$ 的改变可直接影响 pH 值，因此 $PaCO_2$ 又是反映酸碱平衡的重要指标。

(3) SO_2(氧饱和度)。氧饱和度是指血中 HbO_2 占全部 Hb 的百分比，1 g 血红蛋白最多能与 1.36 ml 的氧结合。动脉血氧饱和度 SaO_2 正常值为 96%～100%，混合静脉血氧饱和度约 75%。氧饱和度高低可反映氧分压的高低。氧分压与氧饱和度之间的关系，可用氧离曲线来表示。由于血红蛋白的生理特点，氧离曲线呈 S 形，PO_2 在 7.98 kPa(60 mm Hg)以下，氧饱和度明显降低，氧含量明显减少，从而引起缺氧。氧离解曲线可受多种因素影响而发生左移或右移。判断该曲线是否发生移动的指标是 P_{50}，即血氧饱和度达到 50%时的氧分压数。正常情况下，体温 37℃，pH 7.40、PCO_2 5.32 kPa(40 mm Hg)时 P_{50} 为 3.50 kPa(26.3 mm Hg)。P_{50} 升高提示氧离曲线右移，氧与 Hb 的结合力降低；反之，P_{50} 降低提示氧离曲线左移，氧与 Hb 的结合力增加。可导致 P_{50} 增加的常见因素有碱中毒、低碳酸血症、体温降低、2,3-二磷酸甘油酸(2,3-DPG)减少等；可导致 P_{50} 减少的常见因素则有酸中毒、高碳酸血症、体温升高、2,3-DPG 增加等。

(二) 与酸碱平衡有关的指标

(1) pH。pH 为血液的酸碱度，是 H^+ 的负对数。参考值为 7.35～7.45，pH<7.35 为酸血症，pH>7.45 属碱血症。但 pH 仅能反映是否存在酸血症或碱血症，并不能完全排除无酸碱失衡，更不能反映是代谢性还是呼吸性酸碱失衡。

(2) T_{CO_2}(二氧化碳总量)。二氧化碳总量是指血浆中各种形式 CO_2 含量的总和，代表血中 H_2CO_3 和 HCO_3^- 之和。参考值为 3. 19～4.26 kPa(24～32 mm Hg)，其中 95%为 HCO_3^- 结合形

式，5%为物理溶解的 CO_2，极少量以碳酸、蛋白质氨基甲酸酯的形式存在。体内 CO_2 含量受呼吸和代谢两方面影响，但主要是代谢因素。

（3）AB（实际碳酸氢根）。实际碳酸氢根是指血浆中 HCO_3^- 的实际含量，参考值 25±3 mmol/L。AB 受代谢和呼吸两种因数的影响。

（4）SB（标准碳酸氢根）。标准碳酸氢根是指取全血在标准状态下［温度 37℃，HbO_2 100%，PCO_2 5.32 kPa(40 mm Hg)］的血中 HCO_3^- 的含量。参考值 25±3 mmol/L。SB 是反映代谢性酸碱失衡的重要指标。临床上常计算 AB 与 SB 的差值来判断酸碱失衡的性质。正常情况下 AB＝SB。两者皆低为代谢性酸中毒（未代偿），两者皆高为代谢性碱中毒（未代偿）；AB＞SB 为呼吸性酸中毒，AB＜SB 为呼吸性碱中毒。

（5）BE（剩余碱）。剩余碱是指在标准条件下将 1 L 血液的 pH 值滴定到 7.40 所需要的酸或碱量。参考值为 0，范围是－3～＋3 mmol/L。BE 是反映代谢性因素的重要指标，若滴定所需要的是酸，则 BE 为正，称为碱超，提示缓冲碱增加；若滴定所需要的是碱，则 BE 为负，称为碱缺，提示缓冲碱减少。

（6）BB（缓冲碱）。缓冲碱是血浆中具有缓冲能力的负离子总和。正常值为 45～55 mmoL/L。BB 增加为代谢性碱中毒或代偿性呼吸性酸中毒；BB 降低提示代谢性酸中毒或代偿性呼吸性碱中毒。

（7）AG（阴离子间隙）。阴离子间隙是指血清中所能测定的阳离子和阴离子总数之差。正常参考值为 12 mmol/L，范围 8～16 mmol/L，是早期发现混合性酸碱中毒的重要指标。例如，当发生高 AG 型代谢性酸中毒合并代谢性碱中毒且两者程度相当时，pH 和 HCO_3^- 的改变均可相互抵消，血气结果正常，此时 AG 是诊断的唯一线索。

三、分析血气报告的基本步骤

血气分析报告单的指标较多，但有的指标意义相近，要抓住主要和有代表性的指标，一般酸碱失衡主要看 pH、$PaCO_2$ 和 BE（或 AB）这三项；缺氧及通气状况主要看 PaO_2 和 $PaCO_2$，一般遵循以下步骤。

（1）先看 pH，根据 pH 的确定有无酸血症或碱血症。若 pH 超出正常范围，提示确已存在酸碱失衡，但 pH 正常也有可能存在酸碱失衡，对此不能忽视。

（2）根据 $PaCO_2$ 和 BE（或 AB）变化分析酸碱失衡的性质。当 $PaCO_2$ 和 BE（或 AB）呈反向变化时，提示为混合型酸碱失衡；如 BE（或 AB）↑，$PaCO_2$↓提示代谢性碱中毒合并呼吸性酸中毒；BE（或 AB）↓，$PaCO_2$↑提示代谢性酸中毒合并呼吸性碱中毒。当 $PaCO_2$ 和 BE（或 AB）呈相同变化时，则可能存在两种情况，其一是存在单纯型酸碱失衡，如 BE（或 AB）原发性↑，$PaCO_2$ 继发性↑，为代谢性碱中毒呼吸代偿，但是代偿不可能过度，即原发的失衡变化必定大于代偿变化。另外一种情况则是发生了混合性酸碱失衡。如代谢性碱中毒合并呼吸性酸中毒时，BE（或 AB）和 $PaCO_2$ 可能均升高。这两种情况的鉴别要根据机体代偿的速率、幅度和限度来判断。例如，若从患者临床实际情况已能确认其原发疾病和可能发生的酸碱失衡，而与原发变量相对应的另一变量数值变化超越了其代偿限度则可判断为混合性酸碱失衡。

（3）根据阴离子间隙判断酸碱失衡。阴离子间隙（AG）与酸碱失衡的关系密切，根据 AG 诊断代谢性酸中毒非常迅速、可靠。血浆中阴阳离子总数相等，但一般情况下仅测定 Na^+、Cl^-、HCO_3^-。AG＝［Na^+］－［Cl^-］－［HCO_3^-］，即 AG 代表未测定的阴、阳离子差值中的阴离子部分。AG 正常值为 7～16 mmol/L。AG 升高时多数属代谢性酸中毒，但必须结合病史和用药情况才能确定诊断，应注意排除引起 AG 增高的其他因素，如脱水、大剂量应用钠盐等。

第七节 血流动力学监测

血流动力学监测的适应证包括各科危重病患者，如创伤、休克、呼吸衰竭和心血管疾病及较大而复杂的手术患者。可分为无创和有创两大类，无创的血流动力学监测，是应用对机体组织器官没有机械损伤的方法，经皮肤或黏膜等途径间接取得有关心血管功能的参数，优点为安全、操作简便、可重复等；但影响因素很多，会使结果的准确性受到影响。有创的血流动力学监测是指经体表插入各种导管或监测探头到心腔和(或)血管腔内，直接监测各项生理参数。目前临床应用较广泛的血流动力学监测方法为应用 Swan-Ganz 导管进行的有创监测。

一、Swan-Ganz 导管的监测原理

在心室舒张终末，主动脉瓣和肺动脉瓣均关闭，二尖瓣开放，此时在肺动脉瓣到主动脉瓣之间形成了一个密闭的液流内腔；若肺血管阻力正常，则 LVEDP(左心室舒张末压)＝PADP(肺动脉舒张压)＝PAWP(肺动脉楔压)＝PCWP(肺毛细血管楔压)。因此，LVEDP 可代表左心室前负荷。但临床测量 LVEDP 较为困难，而 PADP 和 PAWP 在一定条件下近似于 LVEDP，故监测 PAWP 可间接判断左心功能。

二、Swan-Ganz 导管基本结构

导管全长 110 cm，每 10 cm 有一刻度，气囊距导管顶端约 1 mm，可用 0.8～1 ml 的空气或二氧化碳充胀，充胀后的气囊直径约 13 mm，导管尾部经一开关连接至 1ml 注射器，用以充胀或放瘪气囊。导管顶端有一腔开口，可做肺动脉压力监测，此为双腔心导管。三腔管是在距导管顶部约 30 cm处，有另一腔开口，可做右心房压力监测。如在距顶部 4 cm 处加一热敏电阻探头，就可做心排血量的测定，此为完整的四腔气囊漂浮导管。

三、插管方法

经肘静脉、股静脉、颈内静脉、锁骨下静脉穿刺置管，导管均可经上或下腔静脉进入右心房、右心室到肺动脉。目前临床多选择颈内静脉或锁骨下静脉。经此静脉插入导管比较通顺，置入长度几乎是远端静脉置管的一半，污染机会少，便于监测及护理。

(一) 术前准备

(1) 环境准备。手术应在清洁、通风后的心导管手术室内或病房内进行。地面以 2%～5%甲酚(来苏儿)消毒，操作床及单位可用紫外线灯照射 30 min。

(2) 物品准备。无菌 Swan-Ganz 气囊漂浮导管一根。静脉穿刺针、引导钢丝、扩张器、手术刀片、三通板等泡于乙醇中备用。换能器、床边监护仪。碘酒、乙醇、甲紫、棉签，5 ml 空针备用。导管包，内备有手术衣、无菌治疗巾、无菌手套、无菌钳等。

(3) 药品准备。利多卡因、普萘洛尔、硝酸甘油、肾上腺素、阿托品、地西泮、地塞米松、氯筒箭毒碱、多巴胺等。2%普鲁卡因 2 支。

肝素液配置：肝素 100 mg 加入 0.9%氯化钠溶液 1 000ml 中，将其中的 500 ml 为一瓶连接至静脉输液管，排尽管内空气后备用。

(4) 患者准备。平卧位，头偏向一侧，插管部位清洁。测量并记录生命体征：血压、心率、呼吸频率、意识状态等。

(二) 颈内静脉置管方法

术者左手食指与中指触摸到颈动脉表面，并将其推向内侧，使之离开胸锁乳突肌前缘。在其前缘中点，示指与中指之间，与额平面呈 30°～45°进针，针头向尾侧指向同侧乳头。穿刺针进入皮肤抽到静脉血证明穿刺成功，沿钢丝导管鞘放入引导钢丝后拔出穿刺针，再经导引钢丝送入扩张管和外鞘管，尔后退出引导钢丝及扩张器，再经外套管置入漂浮导管，使导管以小距离快速进入心腔。在送入导管过程中可利用 X 线追踪导管位置或进行床边盲目置管，即通过导管在某一心腔内的压力波形来间接判断其位置所在，这需要一定的基础知识及临床经验。漂浮导管插入 15～20 cm 即可进入右心房，在监护仪上即可呈现右心房内压力波形，经血流通过三尖瓣进入右心室，此时压力突然升高，出现典型的平方根形波形，将气囊充气 1.2～1.5 ml，使其上漂经肺动脉瓣至肺动脉，监护仪上可见舒张压明显升高，有重波切迹。导管继续前行，最后进入肺动脉远端分支并嵌入，可出现 PAWP 波形。

四、并发症的防治

1. 心律失常

由于导管尖端接触心肌壁或心瓣膜，可出现室性早搏、室上性心动过速等，发生率约为 72%。

防治要点：操作中必须有心电图持续监护，插入的导管如遇到阻力时不可强行进入。原有心肌供血不足或心脏疾患者，可于术前含硝酸甘油 5 mg，并给予氧疗。原有心律失常者先予注射利多卡因 50 mg 预防心律失常发生。患者床边需备急救药物。

2. 气囊破裂

多见于反复使用的导管，因气囊弹性丧失所致。气囊破裂后肺动脉楔压波形丧失，且可能由于再次气囊充气而造成气栓。

防治要点：导管的存放温度应小于 20℃。气囊充气最大量不能超过 1.5ml，并注意小心缓慢充气。发现气囊破裂应及时拔除。

3. 感染及血栓性静脉炎

由于置管术中无菌操作不严格，反复使用的导管消毒不彻底及导管维护中的污染所致。

防治要点：强调无菌操作，皮肤插管处伤口每天换药 1 次，并保持局部清洁干燥。导管留置时间以最多不超过 72 h 为佳，以防止感染及血栓性静脉炎的发生。

4. 血栓形成

多见于有栓塞史及血液呈高凝状态的患者。

防治要点：主要采取预防性抗凝治疗，心导管各腔以每小时 1 次肝素盐水冲洗，并注意心内压力图形的改变，保持导管通畅。

5. 肺栓塞

多见于导管插入过深，位于肺小动脉分支内，此外气囊过度膨胀和长时间嵌顿，血管收缩时气囊受压及导管周围血栓形成等也可能成为肺栓塞的原因。

防治要点：充气量应控制在 1.5ml 以下，间断缓慢充气，必要时摄胸片，检查导管尖端位置及气囊充气的情况。

6. 肺动脉破裂

见于肺动脉高压、血管壁变性的患者，由于导管在肺动脉内反复移动、气囊过度充气所致。

防治要点：应使气囊内保持适当的充气量并尽量缩短测量 PAWP 的时间。

7. 导管扭曲、打结

因导管质软、易弯曲、插入血管过深所致。

防治要点：控制导管置入长度，从右心房进入肺动脉一般不应超过 15 cm。发现扭曲时应退出。如已打结，可用针丝插入导管内解除打结，如不奏效，只能将结拉紧，缓缓拔出。

五、常用指标的测定

从 Swan-Ganz 气囊漂浮导管所获得的直接指标有右心房压力(RAP)、肺动脉压力(PAP)、PCWP、心排血量(CO)。通过公式计算所获得的间接指标为肺循环血管阻力(PVR)、体循环血管阻力(SVR)、每搏功(SW)、左室每搏功(LVSW)、右室每搏功(RVSW)、心脏指数(CI)。具体方法如下。

(1) 调节零点，使换能器与患者心脏在同一水平，扭转三通管，使换能器与大气相通。待监护仪压力数值显示为零时，表示零点调整完毕。

(2) 冲洗各管腔，使换能器与一管腔相通。

(3) 准备心排血量计算机，调至预备工作状态，输入患者血温、体外对照冰水温度。用 10 ml 注射器反复抽吸无菌冰 0.9%氯化钠溶液 10 ml，使其接通右心房腔导管尾端。

(4) 在 4 s 之内迅速将冰 0.9%氯化钠溶液推入，同时打开心排血量计算机，机器即显示心输出量数值。

(5) 同步记录 PAP、PCWP、BP、HR、RAP。

PAP：将换能器与通向肺动脉的管腔相通测得。

PCWP：在以上情况下，使导管气囊充气，导管漂入肺毛细血管测得。

RAP：将换能器与通向右心房的管腔相通测得。

血压、心率：常规方法测得。

第八节　呼吸机参数设置与报警处理

一、呼吸机参数的监测

呼吸机类型不同，需设置的参数也不完全相同，医护人员应熟悉各种类型呼吸机常用参数的设置和调节原则。某些特殊类型呼吸机所具有的特殊参数，只能在不断地应用过程中摸索和积累。

(一) 呼吸频率

呼吸频率是呼吸机治疗最常用的参数，掌握好该参数的合理设置，有利于减少呼吸做功，有助于自主呼吸与机械通气的协调。设置时，首先应观察患者的自主呼吸频率。倘若患者的自主呼吸频率基本正常或明显减弱，甚至已经停止，呼吸频率的设置就非常简单，一般仅需按照正常人的呼吸频率进行设置，如将呼吸频率设置在 1～20 次/min；倘若患者的自主呼吸频率明显增快，则初始的呼吸频率不宜设置过低，否则会发生呼吸机对抗，增加呼吸做功，一般应接近或略低于患者的自主呼吸频率，以后随着自主呼吸频率增快原因逐渐去除，再逐渐将呼吸频率下调至正常或接近正常水平。

在设置呼吸频率时，有时还需分析患者发生呼吸衰竭的病理生理特点。对有气道阻力增高的阻塞性肺部疾患患者，为进一步降低气道阻力，尤其适合选用慢而深的呼吸频率；而对肺顺应性下降和有效气体交换肺单位减少者，则宜使用稍快的呼吸频率。

（二）潮气量(Tidal volume，TV)

除少数单纯定压型呼吸机外，多数呼吸机均需设置 TV。一般状况下均可先按 10 ml/kg 的水平设置，以后再根据动脉血气分析指标进行相应调整。如患者有肺大泡、可疑气胸、血压下降等，可将 TV 设置在较低水平，此时为预防通气不足，可适当提高呼吸频率；另外，对自主呼吸频率较快，呼吸机呼吸频率设置较高的患者，TV 水平就应适当降低。

（三）每分通气量(MV)与 TV

MV 与 TV 的临床价值基本相同，有的呼吸机只有其中一项，设置 MV 参数时，常以 $1/(m^2 \cdot min)$ 为单位，一般控制在 3.5～4.5 $U(m^2 \cdot min)$ 水平。设置 MV 时，一般先确定 TV，间接设置 MV；对于只设 MV 参数的呼吸机，计算 TV 值后，将假 TV 值×呼吸频率，所得的就是需设置的 MV。

（四）吸/呼时间

吸/呼时间是指吸、呼气时间各占呼吸周期中的比例，是重要的机械通气参数。从呼吸生理的角度上分析，吸气时间有助于吸入气(氧气)的分布，但可能会对循环功能带来一些不利的影响；呼气时间主要影响二氧化碳的排出。在选择和设置吸/呼时间时，应考虑上述因素。吸/呼时间设置值的选择主要依据患者呼吸病理生理学改变特点进行分析。呼吸功能基本正常者，多选择 1∶1.5～1∶2；有阻塞性通气功能障碍的患者，可选择 1∶2～1∶2.5；有限制性通气功能障碍的患者，多选择 1∶1～1∶1.5。此外也可参照缺氧和二氧化碳潴留的程度，兼顾患者的心功能状况或血流动力学改变情况。以缺氧为主的患者，只要循环功能状况允许，可适当延长吸气时间；以二氧化碳潴留为主的患者，则可以适当延长呼气时间。

吸/呼时间设置的方式有很多。最简便的设置方式为直接设置，即将呼吸机的吸/呼旋钮或开关放于相应的位置。也可通过调节吸气时间，达到满意的吸/呼时间，此法比较麻烦，需要计算在呼吸频率固定的前提下，预计设置的吸/呼所需要的吸气时间，然后再将吸气时间旋钮调至相应的位置。此外，还可以通过调节流速设定吸/呼时间。

（五）通气压力

机械通气时一般不需要设置通气压力，在呼吸机工作压力正常的前提下完成 TV 的设置就等于设置了合理的通气压力。但多需要设置通气压力的上限或下限水平，以确保通气压力不至于过高产生气压伤或过低造成通气不足。下限以能达到满意 TV 最低吸气压力[1.47～1.96 kPa(15～20 cm H_2O)]为宜，上限以多不超过 2.45 kPa(25 cm H_2O)水平为妥。在某些情况下，肺水肿、ARDS、广泛肺纤维化时，肺的顺应性降低，需要适当提高吸气压力，才能达到满意的潮气量。吸气压力最高可达 5.88 kPa(60 cm H_2O)，但必须严密观察，防止气压伤。

（六）呼气末正压(PEEP)

初使用呼吸机时，一般不主张立即应用或设置 PEEP，因为有加重心脏负担、减少回心血量及心排血量，易引起肺气压伤等可能，故应尽量避免使用。

（七）吸入氧浓度(FiO_2)

FiO_2 设置的原则是使 PaO_2 维持在 7.98 kPa(60 mm Hg)前提下的最低 FiO_2 水平。初用呼吸机治疗时，为迅速纠正低氧血症，可以应用较高浓度的 FiO_2(>60%)，最高可达 100%。但时间应控制在 30 min～1 h。随着低氧血症纠正，再将 FiO_2 逐渐降低至<60%的相对安全水平。低氧血症未能完全纠正的患者，不能以一味提高 FiO_2 的方式纠正缺氧，应采用其他方式，如应用 PEEP 等。低氧血症改善明显的患者，应将 FiO_2 设置在 40%～50%水平为最佳。

二、呼吸机报警的处理

（一）压力报警

压力报警是呼吸机非常重要的保护装置。呼吸机多有压力传感器持续监测患者气道压力的变化。当实际压力超过或低于预先设置的水平时，呼吸机将以灯光闪烁和蜂鸣声报警提示操作者注意。

1. 高压报警

呼吸机的高压上限一般设定在正常气道的最高压力水平，即 0.49～0.98 kPa(5～10 cm H_2O)。在呼吸机使用过程中因某些原因使患者气道压升高，超过预先设定的高压上限即发生高压报警。致使气道压力升高的常见原因有咳嗽、分泌物堵塞、管道扭曲、呼吸机拮抗以及患者的自主呼吸不协调等。

处理方法：①检查呼吸机管道是否打折、受压，管道内是否积水过多，并作相应处理，若积水已进入患者气道应立即予以吸痰。②检查患者是否有气道分泌物阻塞、气道痉挛等情况。对痰液过多者应立即有效吸痰以清理患者气道，分泌物黏稠者可通过雾化吸入或呼吸机湿化器等湿润气道；对于支气管痉挛者则应采取解痉措施。③检查患者的呼吸与呼吸机是否同步，呼吸机送气时患者是否屏住呼吸。有呼吸机拮抗的患者可酌情使用镇静剂、肌肉松弛剂等；而对于因呼吸机潮气量设置过高而引起的报警，应与医生共同检查，重新设置参数。

2. 低压报警

呼吸机的低压下限一般设定在能保持吸气的最低压力水平。低压报警最可能的原因是管道脱落和漏气，这是非常危险的情况，若没能及时处理，患者将会因缺氧或通气不足而危及生命。

处理方法：①检查气管导管气囊充气情况，必要时重新充气，如气囊破裂立即更换气管导管。②仔细检查呼吸机管路，更换破裂管道并将各接头接紧。③如患者出现呼吸急促、发绀等缺氧症状，立即使用简易呼吸机进行人工呼吸。

（二）容量报警

容量监测系统主要为保障患者的通气量或潮气量而设置。当实测的 TV 或 MV 低于或高于预设值，呼吸机就可能报警。该装置对预防漏气和脱机具有重要意义。

(1) 低容量报警。常见原因主要为患者的气管导管与呼吸机脱开或某处漏气。处理见低压报警。

(2) 高容量报警。其价值不如低容量报警，主要是提醒医护人员注意防止实际 TV 和 MV 高于所设置的水平。处理见高压报警，同时要检查所设置的通气方式、潮气量、呼吸频率等参数是否合适，报告医生并及时调整。

（三）气源报警

呼吸机气源报警有吸入氧浓度 FiO_2 报警和氧气或空气压力不足报警。FiO_2 报警用于保障 FiO_2 在预先设定的水平。倘若实际 FiO_2 低于或高于所设置的报警水平，FiO_2 报警装置就会启动，告诫人们实际 FiO_2 水平的增高或降低。FiO_2 一般为高于或低于实际设置的 FiO_2 10%～20%。氧气或空气压力不足时主要通知中心供氧室调整或更换氧气瓶以确保供气压力。

（四）电源报警

见于停电或电源插头脱落、电闸掉闸。处理主要是立即将呼吸机与患者的人工气道脱开，给予人工通气以确保患者正常的通气功能；电源插头脱落或电闸掉闸时，在人工通气同时重新连接电源或打开电闸。

（五）低 PEEP 或持续气道内正压(CPAP)水平报警

有些呼吸机为保障 PEEP 或 CPAP 的压力能在所要求的水平，配备了低 PEEP 或 CPAP 水平的报警装置。设置此项报警参数时，一般以所应用的 PEEP 或 CPAP 水平为准，即倘若所设置的 PEEP 或 CPAP 水平为 0.98 kPa(10 cm H_2O)，则报警水平也设置在此水平，一旦低于这个水平时，机器就会报警。

第九节　肾功能监测

一、尿量监测

尿量变化是肾功能改变的最直接指标，在临床上通常记录每小时尿量或 24 h 尿量。每小时尿量少于 30 ml 提示肾脏血流灌注不足，应予以补液。24 h 尿量少于 400 ml 称为少尿，提示肾功能有一定程度的损害，而当 24 h 尿量少于 100 ml 时为无尿，是肾衰竭的基础诊断依据。

二、肾小球滤过功能监测

肾小球滤过率(glomerular filtration rate，GFR)是指单位时间内从双肾滤过血浆的毫升数。临床实际中常用某种物质的血浆清除率来表示 GFR。肾清除率是指肾在单位时间内能将若干毫升的血浆中所含的某种物质全部清除，其结果以 ml/min 表示。用清除率来评价肾小球滤过功能比单纯测定某物质从尿中排出的绝对量更好，因为它能更好地反映肾脏的排泄功能，即净化血液的能力。

（一）菊粉清除率测定

菊粉是由果糖构成的一种多糖体，人体内无此物质且不被人体分解、结合、利用和破坏。菊粉从人体清除的方式是从肾小球滤过而不被肾小管重吸收或排泌，故能准确反映肾小球的滤过功能。测定时患者保持空腹和静卧状态。

以下举例说明菊粉测定的具体实施方法：

(1) 早晨7时饮500 ml温开水，留置导尿管。

(2) 7时30分取10 ml尿和4 ml静脉血作空白对照，随即静脉输入150 ml 0.9%氯化钠溶液+5 g菊粉，15 min内输完。

(3) 400 ml温0.9%氯化钠溶液+5 g菊粉静脉滴注，滴速为4 L/min。

(4) 8时30分将导尿管夹住。

(5) 8时50分取静脉血4 ml进行菊粉含量测定，随后放空膀胱测定尿量。

(6) 用20 ml温水冲洗膀胱并注入20 ml空气，使膀胱内的液体排尽。

(7) 将冲洗液加入尿液标本内，充分混匀后取出10 ml尿液进行菊粉含量测定。

(8) 分别于9时10分和9时30分重复(5)～(7)，并代入以下公式。

公式一：

菊粉清除率＝尿内菊粉清除率×稀释倍数×尿量/血浆菊粉的含量

公式二：

稀释倍数＝实际尿量＋冲洗液量/实际尿量

正常参考值为2.0～2.3 ml/s。菊粉清除率虽然精确，但测定程序繁杂，不适于临床应用，目前多用于实验室研究工作。

（二）尿素清除率测定

血液中的尿素通过肾脏时，经肾小球滤过后进入肾小管，大部分排出体外，小部分经肾小管重新吸收入血。

测定方法：在同一时间内测定血中尿素含量和1 h尿中尿素的排出量，计算出每分钟由肾所排出的尿素相当于多少毫升血液中所清除的尿素。正常参考值为40～65 ml/min。

本指标测定方法简便，但尿素代谢特点可影响该指标的价值，如尿素的合成受进食蛋白质以及肝脏实质性病变等的影响，尿素会被肾小管重吸收，且吸收率与利尿剂的使用有关。

（三）内生肌酐清除率测定

一般情况下，内生肌酐绝大部分经肾小球滤过，而肾小管不吸收，亦很少排泄。单位时间内由肾清除的内生肌酐相当于多少毫升血浆中所清除的内生肌酐，称为内生肌酐清除率。

测定方法：患者连续进低蛋白质饮食3天，每天蛋白质应少于40 g并禁食肉类，避免剧烈运动；于第4天晨8时将尿液排净并丢弃，然后收集24 h尿液，留尿期间的任意时间点抽取2～3 ml血液，加入抗凝剂，摇匀后与尿液同时送检，测定尿和血浆中的内生肌酐浓度，并记录24 h尿量，代入以下公式得出24 h内生肌酐清除率。

24 h内生肌酐清除率＝尿肌酐浓度×24 h尿量/血浆肌酐浓度

上述公式所得数值必须按体表面积进行矫正

矫正清除率＝1.73m^2×应得肌酐清除率/实际体表面积；

实际面积＝0.006×身高(cm)＋0.0128×体重(kg)－0.152。

在严格控制饮食的情况下，尿中肌酐排泄量比较稳定，故可采取简化的4 h留尿法：于试验日凌晨3时排尿弃去，饮水400 ml，20 min后排尿弃去，准确收集4 h尿液并取抗凝血，测定尿中和血中肌酐含量，计算出每分钟的尿量并计算清除率。

三、肾小管功能监测

(一) 肾浓缩-稀释试验

主要用于监测肾小管的重吸收功能。

具体方法:试验过程中正常进食、水,每餐含水量限制在500～600 ml,上午8时排尿弃去,8时至20时之间每2 h留尿1次,共6次(为昼尿量),晚20时到次晨8时收集全部尿量共7个标本,分别测定尿量和尿比重。

正常人24 h尿量为1 000～2 000 ml,昼尿量与夜尿量的比值为(3～4)∶1,12 h夜尿不应超过750 ml。尿液的最高比重应在1.020以上,最高比重与最低比重之差不应少于0.009。

(二) 尿/血渗透压

试验日前晚18时后禁食、水,至次日晨7时。次日晨6时排尿弃去,7时再排尿并做渗透压测定。正常人应大于800 mmol/L,低于此值则为肾浓缩功能不全。

正常成人尿液渗透压为600～1 000 mmol/L,血渗透压280～310 mmol/L,尿/血渗透压为3∶1～4∶1。功能性肾衰时,尿渗透压＞正常;急性肾衰时,尿渗透压接近血浆渗透压,两者比值＜1∶1。

(三) 自由水清除率(free water clearance,CH_2O)的测定

CH_2O指单位时间内从血浆中清除到尿中不含溶质的水量。正常人排出的均为含有溶质且浓缩的尿,因此CH_2O为负值。

目前CH_2O是最理想的肾脏浓缩与稀释功能测定指标。CH_2O的计算公式为:

$$CH_2O = V - UV/P = V - (1 - U/P);$$

其中V:每小时尿量,U:尿渗透分子浓度,P:血浆渗透分子浓度。

CH_2O正常范围为－100～30 ml/h。CH_2O越接近0,则肾功能越差。

(四) 酚红排泄试验

尿中酚红的排出量可作为判断近曲小管排泄功能的指标。试验方法为空腹饮水300～400 ml,20 min后排尿弃去,并立即静脉注射0.6%的酚红溶液1 ml,酚红注射后于15、30、60、120 min分别收集尿液,并分别计算其百分比。

第十节　中枢神经系统功能监测

一、颅内压监测

(一) 脑脊液压

通过腰穿蛛网膜下腔置管或颅骨钻孔侧脑室置管,与压力传感器连接可持续测定颅内压。此法的优点为简便、可靠,可以间断释放脑脊液以降低颅内压,但有感染的危险。留管时间一般不能

超过1周，侧脑室有时置管难度较大。

（二）硬脑膜外压

目前比较常用的方法是将压力传感器直接放置在硬膜与颅骨之间，硬脑膜外连续测定颅内压，经颅骨钻孔后，水平置入压力传感器约2 cm。硬膜外传感器法保留了硬脑膜的完整性，颅内感染的危险性小；缺点是显示出的颅内压比脑脊液压力略高，监护时间较长者可因硬脑膜受刺激而增厚，使传感器灵敏度下降，影响监测效果。

（三）硬脑膜下压

硬膜下放置特制的中空螺栓可测定脑表面液压。颅骨钻孔，打开硬脑膜，拧入中空螺栓至蛛网膜表面，螺栓内注入液体，然后外接压力传感器。此法测压准确，但硬脑膜完整性被破坏，增加了感染的机会，目前已很少应用。

二、脑电图监测

脑电图是应用脑电图记录仪，将脑部产生的自发性生物电流放大100倍后，记录获得的图形，通过脑电活动的频率、振幅和波形变化，可了解大脑的功能状态。脑电图的监测对了解脑功能具有重要意义。

（一）电极的安放

床旁监护仪中的脑电监测插件一般只有3线或5线导联电极与监护仪相连接。电极有针型和纽扣型。针型直接刺入皮内，可在头皮任意处安置，记录不同部位的脑电活动；纽扣型电极对患者无损伤，但电极只能贴在发际外，或者需要剔除局部头发后安放。一般可将电极置于双侧颞部及额部，无关电极安置在下颌或胸前；也可根据需要将电极安置在记录脑电活动的任意部位，无关电极安置在同侧耳垂处。

（二）脑电监测的注意点

(1) 安置电极前，应先将局部头皮油脂擦洗干净，使电极与头皮接触紧密。

(2) 避免外界电流干扰。监护室内的其他电器如心电图仪、呼吸机等均会发出电磁波并可能对脑电监护仪造成干扰，因此记录脑电图时应尽可能停用其他电器。

(3) 颅脑手术后左右半球的脑电图波形不对称，应将电极安置在特别需要关注的位置，同时注意防止切口感染。

(4) 当床旁监护仪显示异常脑电图波形时，必须用标准12导联脑电图机准确测量。

三、脑血流监测

（一）经颅多普勒超声

经颅多普勒超声是将脉冲多普勒技术与低频发射频率相结合，使超声波能够穿透颅骨较薄的部位进入颅内，直接获得脑底血管多普勒信号，进行脑底动脉血流速度的测定。

（二）激光多普勒脑血流监测

氦氖激光多普勒血流监测仪的测量原理是基于多普勒效应。波长为 600～780 mm 的氦氖激光束直接照射大脑皮质，因其波长介于血红蛋白的最大吸收波长及水的最大吸收波长之间，光束照射至流动红细胞将予以不同程度的折射，其折射光的波长小于光源波长，波长减弱的程度及频率分布与红细胞的数量、流速直接相关，但不受流动方向的影响；非流性脑组织细胞则直接将光线予以反射而不造成波长衰减。反射光为探头接收，其信号经放大器放大后予以分光光谱分析，判别发生衰减的折射光谱。继而调制成方波，经微机整分，最后以电压信号的方式送至记录仪或显示器。

（王新玲　冯　梅）

参 考 文 献

[1] 王忠诚. 王忠诚神经外科学[M]. 武汉:湖北科学技术出版社,2005.

[2] 吴承远,刘玉光. 临床神经外科学[M]. 北京:人民卫生出版社出版,2001.

[3] 周良辅. 现代神经外科学[M]. 上海:复旦大学出版社,2001.

[4] 郑静晨. 实用急救护理与操作流程[M]. 北京:人民军医出版社,2009.

[5] 刘世勤,张国庆,王江泉. 实用颅脑急症的救治[M]. 上海:上海第二军医大学出版社,2007.

[6] 曹伟新. 外科护理学(第四版)[M]. 北京:人民卫生出版社,2006.

[7] 魏革,刘苏君. 手术室护理学(第 2 版)[M]. 北京:人民军医出版社,2005.

[8] 中华医学会. 临床技术操作规范・护理分册[M]. 北京:人民军医出版社,2005.

[9] 黄惠根. 护理操作流程及评分标准[M]. 西安:第四军医大学出版社,2007.

[10] 宋瑰琦,秦玉霞. 临床护理技术操作与质量评价[M]. 中国科学技术大学出版社,2008.

[11] 周秀华. 急危重症护理学(第 2 版)[M]. 北京:人民卫生出版社,2001.

[12] 王欣然,杨莘. 危重病护理临床实践[M]. 北京:科技文献出版社,2008.

[13] 史玉泉. 中国医学百科全书:神经外科学[M]. 上海:上海科学技术出版社,1984:39.

[14] 章翔. 颅脑火器伤的分类诊断[M]. 北京:人民军医,1996,10:13-14.

[15] 刘海生. 闭合性颅脑损伤的分类及急救处理[M]. 中国社区医师,2008,13:10-11.

[16] 姜淑君,宋秀远,沈艳丽. 常见急症的急救与护理[M]. 上海:上海第二军医大学出版社,2007.

[17] 华艳贞. 颅底骨折患者的护理[J]. 中国中医急症,2005,14(9):913.

[18] 景雪冰,张立杰,李杰红,等. 音乐干预在护理轻微脑震荡患者中的应用[J]. 中华现代护理杂志,2009,15(18):1754-1755.

[19] 孟凡菲,王仕仿. 建立对重症颅脑损伤患者的最佳护理模式[J]. 中国社区医师,2004,6(16):67-68.

[20] 程军,王瑞兰,刘淑杰,等. 老年颅脑损伤患者的特点和术后护理[J]. 中华国际护理杂志,2004,3(7):518-519.

[21] 梁小碧. 颅脑损伤患者的院前抢救及护理[J]. 中国医药卫生,2005,6(16):94.

[22] 张金华,曹谨玲. 应用护理程序对重型颅脑损伤气管切开术后患者有效吸痰的护理[J]. 中华现代护理学杂志,2005,2(2):139-140.

[23] 常杏萍,赵素琴. 重型颅脑损伤患者肢体的康复护理[J]. 护理研究,2005,19(8):1635.

[24] 文儒敏,漆小勤,周乐红. 重型颅脑损伤的护理体会[J]. 黔南民族医专学报,2003,16(3):174.

[25] 陈北方. 重型颅脑损伤术后患者高压氧治疗与护理[J]. 当代护士,2006,4:12.

[26] 刘秋艳 宋志燕 叶钦林. 护理程序在高压氧治疗中的应用[J]. 现代中西医结合杂志,2007,16(1):117-118.

[27] 刘毅玲. 广泛性、重型脑挫裂伤的护理及康复训练[J]. 中国临床康复,2001,5(24):132.

[28] 梁青芝. 重型脑挫裂伤的护理重点[J]. 张家口医学院学报,1996,13()3:95-96.

[29] 张霞. 重型脑挫裂伤的观察和护理[J]. 实用医技杂志,2004,11(2):257.

[30] 张平平. 亚低温治疗 DIA 的临床观察与护理[J]. 中国护理杂志,2007,4(3):3-5.

[31] 王海霞. 脑 DIA 的护理干预(附 32 例报告)[J]. 浙江临床医学,2008,10()5:711-712 .

[32] 牛秋红,王召平,冯燕. 原发性脑干损伤的护理体会[J]. 济宁医学院学报,2009,32(1):73.

[33] 杨凯平,任艳军,周红莉. 急诊重症监护病房医院感染管理的进展[J]. 中华医院感染学杂志,2009,19

(9):1169-1170.

[34] 舒凯,吴俊,曾莹.神经外科重症监护病房医院感染的临床调查[J].中华医院感染学杂志,2009,119(10):1214-1216.

[35] 朵燕. 679 例危、重症患者护理风险因素分析及对策[J].卫生职业教育,2009,l27(7):147-148.

[36] 李波,郭光华,白祥军. 气管切开术在严重创伤患者救治中选择时机的分析[J].创伤外科杂志,2009,111(4):310-312.

[37] 牛红云.护理程序在重型颅脑损伤患者救护中的应用体会[J].齐鲁护理杂志,2006,12(10):2038.

[38] 莫晓芳,何芳.预见性护理程序应用于神经外科的效果评价[J].家庭护士,2008,6(18):1628-1629.

[39] 汪跃友.预见性护理程序在颅脑损伤中的应用[J].安徽医学, 2006,27(2):159.

[40] 吕玲玲.急救护理程序在重型颅脑损伤患者早期救护中的运用[J].现代临床护理,2008,7(6):50-52.

[41] 潘静,黄怀.高压氧综合治疗的合理化程序的探讨[J].重庆医学,2004,33(3):363-364.

[42] 管玉梅,钟超宇.护理程序在重型颅脑损伤合并其他部位损伤中的应用[J].医学理论与实践,2001,14(9):901-902.

[43] 牛红云.护理程序在重型颅脑损伤患者救护中的应用体会[J].齐鲁护理杂志 ,2006,12(10):2038.

[44] 冯爱琼,曾少霞,刘涛,等 .颅脑损伤患者高压氧治疗的护理[J].国际医药卫生导报,2005,17:224-225.

[45] 莫晓芳,何芳.预见性护理程序应用于神经外科的效果评价[J].家庭护士,2008,6(18):1628-1629.

[46] 汪跃友.预见性护理程序在颅脑损伤中的应用[J].安徽医学, 2006,27(2):159.

[47] 谢春雷,李春霞,陈兵,等.运用 Orem 自我护理模式对重型颅脑损伤患者护理干预的疗效观察[J].广东医学院学报,2004,22(3):295-296.

[48] 孙勤,李琦.重型闭合性颅脑损伤患者伤后急性期的康复护理[J].伤残医学杂志, 2003,11(3):79-80.

[49] 朱秀梅,王风云.重型颅脑损伤患者的整体护理[J].医学理论与实践,2002,15(10):1201-1202.

[50] 吕玲玲.急救护理程序在重型颅脑损伤患者早期救护中的运用[J].现代临床护理,2008,7(6):50-52.

[51] 陈晓荣.颅脑损伤昏迷患者院前救护程序改进的效果观察[J].护理学报,2008,15(1):53-55.